"博学而笃志，切问而近思。"
《论语》

博晓古今，可立一家之说；
学贯中西，或成经国之才。

U0258334

复旦博学·复旦博学·复旦博学·复旦博学·复旦博学·复旦博学

主编简介

　　傅华，复旦大学公共卫生学院教授，复旦大学健康传播研究所所长。为全国高校精品课程"非预防医学专业《预防医学》"负责人，上海市教学名师。现为国际健康促进与教育联盟理事，上海预防医学会健康促进与健康教育专业委员会主任委员，中华预防医学会健康教育与健康促进分会副主任委员，中华预防医学会劳动卫生与职业病分会副主任委员等。主要的研究方向为场所健康促进与社区慢性病防治。主编有国家"十五"和"十一五"规划教材《预防医学》、《现代健康促进理论与实践》、《健康城市理论与实践》等教材以及慢性病自我管理有关的著作等。

博 学 · 公 共 卫 生 与 预 防 医 学 系 列

临床预防医学

（第二版）

Clinical Preventive Medicine

主　编　傅华
副主编　祝墡珠　王家骥
编　委（以姓氏笔画为序）

王　波　上海市计划生育科学研究所
王家骥　广州医科大学公共卫生学院
王　爽　中国医科大学附属第一医院
卢洪洲　上海市公共卫生临床中心
申　颖　广西医科大学全科医学院
史慧静　复旦大学公共卫生学院
许能锋　福建医科大学
孙建军　上海市公共卫生临床中心
孙建琴　复旦大学附属华东医院营养科
李文昌　复旦大学附属中山医院全科医学科
何燕玲　上海市精神卫生中心
张立威　广州医科大学公共卫生学院
陈　于　重庆医科大学公共卫生学院
罗春燕　上海市疾病预防控制中心
周热娜　复旦大学公共卫生学院
郑频频　复旦大学公共卫生学院
施　萍　中国医科大学附属第一医院
祝墡珠　复旦大学附属中山医院全科医学科
姚国英　上海市儿童医院
袁兆康　南昌大学公共卫生学院
顾　杰　复旦大学附属中山医院全科医学科
钱文昊　上海市徐汇区牙病防治所
徐爱娣　上海市虹口区卫生局
徐培成　上海市徐汇区牙病防治所
高俊岭　复旦大学公共卫生学院
黄　煊　上海市浦东新区塘桥社区卫生服务中心
梁雨露　上海市东方医院
彭伟霞　复旦大学公共卫生学院
彭　炜　上海市虹口区卫生局
傅　华　复旦大学公共卫生学院
谢　华　复旦大学附属华东医院营养科
蔡　英　上海市东方医院
戴俊明　复旦大学公共卫生学院
秘　书　彭伟霞

副主编　祝墡珠　王家骥
主编　傅华

Linchuang Yufang Yixue

复旦大学出版社
www.fudanpress.com.cn

内 容 提 要

　　《临床预防医学》是一本以防治结合为宗旨，针对临床医务工作者如何开展健康促进和疾病预防工作的教材和参考书。全书分为5大篇，共30章。作为总论的第一篇，主要介绍临床预防医学的基本概念，实施临床预防服务整体流程和理论基础。第二篇为疾病的早期筛检，重点介绍了如何科学开展疾病的筛检以及随后的处理原则，尤其是指出了一些不适宜的筛检技术。第三篇是针对主要健康危险因素如何开展临床干预，包括合理营养、身体活动促进、体重控制、戒烟、控制饮酒、心理卫生、睡眠管理、性传播疾病预防、口腔保健以及伤害的预防。第四篇以生命全程为主线，介绍在生命各个阶段如何对各类人群的特殊健康问题开展健康指导，如孕产妇、儿童、青少年、在职人群以及老年人等具有的特殊健康问题的干预指导。第五篇是有关如何组织和管理临床预防服务的内容，还专门针对在社区卫生服务中心这样特别的场所如何实施以及如何利用现代的信息化技术来指导临床预防服务的开展。本书既可作为全科医学培训教材，也可为临床医务工作者作参考。

前　言

《临床预防医学》是一本指导临床医务人员如何在临床场所(包括社区卫生服务工作者在家庭和社区场所)对就医者实施个性化的健康干预措施来预防疾病和促进健康的教科书。当前,在保护、促进和维护健康方面的一个共识是:医院(包括社区卫生服务中心)是开展疾病预防的主阵地和最佳场所之一,因此,倡导防治结合的呼声越来越高,同时要求占整个卫生队伍95%以上的临床医务人员参与到预防工作中来,这已成为当今21世纪发展的趋势。尤其是我国新一轮的卫生改革,在加强社区卫生服务建设的同时,非常强调全科医生应做到防治结合,提供以人为本、以健康为中心的全程连续性的健康维护服务。为顺应当前这样的需求,我们编写了这本《临床预防医学》,以指导临床医务人员在临床场所科学地开展预防服务。

在这次《临床预防医学》第二版的修订中,本着防治结合的精神,贯彻三基(基本观念、基本知识和基本技能)和五性(思想性、科学性、先进性、启发性和适用性)的原则,根据我国当前的实际情况和长期的教学经验,针对读者对象为临床医务人员的特点而编写。在这次教材修订中,对整个教材的框架和内容作了一定幅度的改动。

全书分为5大篇,共30章。作为总论的第一篇,主要介绍临床预防医学的基本概念,实施临床预防服务的整体流程和理论基础。第二篇为疾病的早期筛检,重点介绍了如何科学地开展疾病的筛检和随后处理的原则,尤其是指出了一些不适宜的筛检技术。第三篇是针对主要健康危险因素如何开展临床干预,包括合理营养、身体活动促进、体重控制、戒烟、控制饮酒、心理卫生、睡眠管理、性传播疾病预防、口腔保健以及伤害的预防。第四篇是如何对生命全程中各类人群的特殊健康问题开展健康指导,如孕产妇、儿童、青少年、在职人群以及老年人等具有的特殊健康问题的干预指导。第五篇是介绍如何组织和管理临床预防服务,包括在社区卫生服务中心这样特别的场所如何实施以及如何利用现代的信息化技术来指导临床预防服务的开展。

本书重在强调以科学证据为指导的循证医学理念来组织编写内容,并立足国情,同时也注意吸收国外的先进经验。希望本书既有助于读者夯实临床预防医学的理论基础,也能掌握开展临床预防服务的能力,从而能在临床场所为就医者科学有效地开展预防服务,并促进和维护他们的健康。

本书在编写过程中,得到编写者单位的大力支持。本书是在第一版基础上修订的,其中引用了上一版各位作者的部分资料,凝结了他们的智慧及辛勤劳动的结晶,在此一并致谢。

限于水平,谬误难免,还望兄弟院校的同仁及读者提出宝贵意见。

傅　华

2014 年 1 月

第 二 版 序

在地球上自人类诞生以来,与疾病作斗争以维护和增进自身健康、延长寿命就成为人类历史中重要的一章,所以医学是一门历史悠久,称得上是古老的科学。公元前 5 ~ 公元前 3 世纪的古希腊时期,希波克拉底就创立了医学的理论和实践,撰写了众多的医学论著,奠定了现代西方医学的基础。此时,我国春秋战国时代也有医学专著《黄帝内经》问世,它总结了古代我国人民长期与疾病作斗争的经验和理论知识,奠定了我国传统医学的理论基础。随着岁月的渐进及科学的发展,促使构筑在科学实验基础上的现代医学不断发展,其观念不断更新,实践不断改进。因此,医学又是一门不断创新的学科,以不断地变化作为它永恒不变的规律,体现了现代医学的活力。

医学科学不断地发展,它所探索的范围也不断地扩展。到 19 世纪初,现代医学已逐渐分化成基础医学、临床医学和预防医学三大领域。基础医学是研究人体的解剖、生理功能、致病因素及人体对其入侵所作出的反应、疾病发生的机制以及药物或其他治疗措施等干预对人体所起作用的学科。临床医学是研究人体各系统疾病发生的规律及其临床表现、诊断和治疗的学科。预防医学是研究人群中疾病的发生、发展和流行的规律及其预防措施的学科,以保护、促进和维护健康,预防疾病为目标。

基础医学的研究成果促进对疾病的了解,为临床医学和预防医学研究疾病新的预防和治疗措施提供支持。近年来基础医学发展迅速,临床医学和预防医学利用其研究成果的速度滞后,逐渐产生了"转化医学"概念,认为应将实验室研究的结果加速转化到临床应用,使之更好更快地为患者服务。

临床医学与预防医学的不同在于前者是医治患者于既病之后,后者是预防疾病于未病之前。从费用 – 效益的角度来考虑,预防医学对维护健康、延长寿命所付出的代价低,所获得的效益高。因此,目前预防医学逐渐得到各国政府和医学界的重视,广大群众也逐渐认识到预防疾病、保持身体健康的重要性。《黄帝内经》中提到"是故圣人不治已病治未病,不治已乱治未乱",体现我国古代医家对预防医学的高度重视。新中国成立初期,我国的卫生工作方针被定为"预防为主,团结中西医,卫生工作与群众运动相结合",此后防病工作一直被放在我国卫生工作的主要地位。

然而,随着经济的不断发展、社会的不断进步和科技的不断创新,临床医学和预防医学却仍旧沿着各自的道路发展。临床医师忙于救治患者,即使技术很高超,能治好的仅仅是一个个体。治疗过程中临床医师多数重视解决生物学方面的致病因素而往往忽视其心理、环境和社会因素,于是患者越治越多。预防医师努力为人群防病,却得不到从事治病临床医师的合作和支持,在预防和减少疾病发生的实际工作中既费力而成效也大打折扣。进入 21 世纪,随着以患者为中心服务理念与服务模式的推广,越来越显示出传统的临床医疗与预防工作的分离已严重阻碍了卫生服务质量以及公平性、相关性和成本效果的提升,不能满足人民日益增长的卫生服务需求。因此,临床医学与预防医学如何协调发展,已成为全球普遍关注的重要问题。解决的关键在于临床医师要在临床实践过程中提供预防服务。这就迫切要求他们学习健康促进、健康教育和维护健康等一系列相关的理论知识和技能。

有鉴于此,以复旦大学公共卫生学院傅华教授为主编、复旦大学附属中山医院祝墡珠教授和广州医科大学公共卫生学院王家骥教授为副主编,组织了 24 位相关专家和教授编写了《临床预防医学》第二版,为临床医师补上预防医学理论知识和技能这一课。本书以临床医务工作者为对象,以易于实际应用为导向,根据循证医学的原则,围绕如何在临床工作中开展预防服务,有针对性地介绍了个体化健康维护的咨询指导、疾病的早期发现和处理等第一级和第二级预防措施。能够科学合理地选择所要提供的服务,正是保证预防和治疗相结合长效机制的核心。

党的"十八大"报告指出:"健康是促进人的全面发展的必然要求"。促进全民族健康素质的不断提高是实现中国梦的前提。临床医务工作者占整个卫生队伍的绝大多数,有责任和有义务参与到促进人群健康的工作中来。只有让广大的临床医务人员有动力和有能力参与到健康促进和疾病预防的工作中来,我国"预防为主"的卫生工作方针才能真正得到落实。我相信《临床预防医学》这本书能在推动防治结合的过程发挥更大的作用,故乐为作序并衷心祝贺本书的出版。

中国工程院院士
世界卫生组织心血管病研究和培训合作中心主任
复旦大学附属中山医院内科学教授
上海市心血管病研究所名誉所长

2014 年 1 月

第　一　版　序

20 世纪 30 年代初我在学医启蒙期,曾自学一本通俗医学史——《医学的境界》(1933 年版),编著者是当时美国医学界权威。该书从 20 世纪初叶回顾了西方 2 000 多年的医学发展,最后有如下结语:

"人类自古即有长生不老的痴欲,许多人渴求药酒、药丸和咒语,以期获得长生。唯科学的医学,其目的不在求仙之道或返老还童术,而在使大部分人得到其健康而有作为的长寿。"作者并预言:"将来的医学是希望无穷的,能使大部分人活到 70 岁,老年人可无疾而终。一般民众对于医学不再视为神秘,而能了解一部分。学龄儿童除了学语文、作文和数学外,更要学一些生理、解剖、维生素、睡眠时间和卫生习惯,能使他们体格与精神同时发展。"

那时的旧中国正处于"三座大山"压迫下,人民在贫、愚、私、弱的苦难中生活。直至第二次世界大战结束,1948 年成立了世界卫生组织(WHO),翌年新中国成立,人民的卫生事业随着世界潮流和国家兴旺蓬勃发展,至今将满 50 年了。经过我国自力更生,也来自世界的经验,特别是 1978 年改革开放以来,在 20 年中至少有下列共识:①人类生老病死,不是孤立的医学问题,必须在社会安定、发展生产的同时,还要提高人民文化教育水平。②解决群众中的疾病,要从医疗到防病,包括个人、家庭、社会(社区)有组织连续性的卫生服务。所以需要保护环境、控制人口、改进卫生服务的组织和资源利用,要求政府带头,多部门参与,采用适宜技术,这就是初级卫生保健的内容。在社区的框架内才能发展全民的事业——社区卫生。③医学院校培养人才,首先需要医务人员能接近群众。多数疾病由物质环境即生物的、物理的、化学的因素,以及心理和社会因素所引起。医生的任务不仅治病,更需要防病,通过提高群众文化水平,使每个人懂得保护和促进健康,以达到"人人享有卫生保健"。④要使医务人员具有以上新观念,医学院校除有临床实习的医院外,必须有为医学生到社区实践的示范点和实习场所,使学生进入社会工作之前,能理解近代医学的个人－家庭－社区连锁人群,以及全人类医学发展的必然道路。

医学院校如仅有临床实习医院和实验室,则医学教育不能达到以上目的。因此,要求教师"走下象牙之塔",为人人享有卫生保健而教学;医学院校由原来的教学和科研功能转变为为教学、科研、社会服务。为实现这一转变,要求医学院校师生把社会卫生实践作为教学与科研以外的必需任务。我国是创建 WHO 的国家之一，具有保护个体与人群的丰富经验，为全球策略作出了贡献。其中也包括我国医学先贤在 20 世纪 20 年代所创建的乡村卫生实验教学示范，如北方的定县，上海的吴淞、高桥，一直到抗战时期的四川璧山。以上的教学思想可以追溯到 1931 年我校创始人颜福庆所提出"医学为人群服务"的先进思想。

为了加速实现全球战略，WHO 在 1988 年联合其他国际组织召开了世界医学教育会议，发表《爱丁堡宣言》。《爱丁堡宣言》第一句即是"医学教育的目的是培养促进全体人民健康的医生"。我国是该会议的 9 个筹备国家之一，所以《爱丁堡宣言》也吸收了新中国的经验总结。高等医学教育应对完成全球战略目标负起责任。

社区医生服务对象从个体患者扩展到所在社区的健康人群和无症状的患者，从仅解除人体结构和功能的疾患，扩展到预防、保健、治疗和康复 4 个方面的任务。全科医生，又称为家庭医生，他的任务必须是防治结合，并以预防为主。除满足患者的需要外，还应具有大卫生观念；医务人员与群众接触不应限于门诊，还应包括家庭、社会的各种场所。

在以上教学思想指导下，特别是 20 世纪 80 年代以来，我校预防医学教研室的领导和全体人员密切注视来自国际上的信息，结合国家当前实际，重视所承担的临床医学专业的预防医学教学改革，已进行了持续 14 年的教学改革。把 50 年代的《卫生学》等 3 本教材，综合为《预防医学》一本教材。该教材用预防医学的基本观念，即"环境－群体－健康"为纲，三级预防为手段，并把统计学、流行病学以及社会医学的基本知识融合在一起。此教材通过与 6 个兄弟院校合作，进入卫生部的规划教材之列。为了学生的社会实践，除了在原有上海县（闵行区）的农村卫生教学基地外，教研室还与地方协作，建设了城市教学基地——曹家渡地段医院。继续实施行之有效的"服务－教学－科研"的模式。他们除了本身改革外，还与上海预防医学会合作，推广改革的经验，并出版专辑，由上海医科大学姚泰校长亲自写序言。通过两次评比，目前有 20 余所高校加入了我们的改革道路。我们的改革得到卫生部和原国家教委（教育部）高教司的支持。

全国中等职业医学教材已采用我们的观念，全部改编为预防医学的综合教材。为了加速推广已有的教改成果，我院曾于 1996 年底召开了有两位瑞典大学医学院教授参加的"预防医学教育改革研讨会"，并出版了专辑。在这次会议上，进一步深入讨论一个更有远见的问题，即如何面向 21 世纪预防医学教育和未来医生培养的问题。上海医科大学校党委书记、原副校长彭裕文介绍了哈佛大学医学院从新入学的医学生就加强第一级预防的学习，同时将第一年的基础学科与预防医学联系起来，以后每学年的教学中都包括第二级和第三级预防的相关知识。由此启发了教研室教师进一步将《预防医学》教材分段进行教学的设想。目前该教材第三版，已由卫生部批准由原教研室主任叶葶葶教授主编，正筹备中。在 1996 年的交流会中也提出了医生的继续教育问题，现教研室主任傅华教授（兼公共卫生学院副院长）循着前辈们长期从事预防医学教学和改革的思路，又想到为在职的医生，特别是一级医院（街道、乡镇、企业、社区等）的全科医生在日常工作中如何开展预防的问题。于是，在两年前就着手编写

《临床预防医学》，供广大医务人员使用。除社区医院外，也适用于二、三级医院的医生，以及卫生防疫站与疾病预防控制中心等机构的专业人员。

我有幸阅读《临床预防医学》的全部目录、编写计划和部分文稿，感到本书的出版，对所有医务人员，特别是全科医生、卫生管理行政人员都有实际应用的机会和价值。本书所介绍的内容，能真正体会医务界遵照邓小平提出的："教育要面向现代化、面向世界、面向改革"的教诲。所有作者特别是主编，将不愧为当代社区卫生改革的先导者，谨予推荐并祝贺本书的出版。

顾学箕

1998 年 12 月

目　　录

第一篇　总　　论

第二篇　疾病的早期筛检

第三篇　主要健康危险因素的临床干预

第五篇　临床工作中预防服务的组织与实施

第一篇

总　论

第一章 导　论

当前如心脑血管疾病、肿瘤、慢性阻塞性肺部疾病、糖尿病等慢性病无论是在城市或在农村,都成为人类健康的主要威胁。2011年据世界银行估计,如果不采取有效的措施,预计在将来的20年里,仅由心肌梗死、脑卒中、糖尿病和慢性阻塞性肺部疾病这4种慢性病所导致的疾病负担将超过50%。在2005～2015年的10年间,上述4种疾病会给中国造成5 500亿美元的经济损失。临床医生都深有体会,这些迁延性疾病到了临床特征出现后,其临床治疗只能是治标和缓解症状而已。由于无有效的根治办法,不仅使患者和其家庭遭受长期的身心折磨,其沉重的经济负担同样使患者家庭和社会不堪重负。鉴于其对健康威胁的严重性,不得不投入大量的资金来治疗其并发症。每天对这些疾病晚期的治疗成了医生、医院、急诊室以及家庭护理的主要工作,也是国家卫生费用年年攀升的主要原因。治疗晚期疾病所用的技术也是最为昂贵的。据调查,大约30%的医疗费用是用于生命的最后1年,其中40%花费在生命的最后1个月内。

世界卫生组织(WHO)在《公共卫生的新挑战》一书中列举了一个非常生动的"想想上游情景"的例子:医务工作者相当于一个站在急流边上的救护人员。当看到沿河而下的落水者(患者)时,他们就跳下水去把他们救上来。接着,又有另一名落水者沿河出现了。所以,他们整天在忙于救护落水者,而没有时间走到上游去看看,为什么有那么多的人掉到河里去:这些落水者是自愿掉下河里(责任在他们本身),还是被推下了水,或由于偶然的事故所致? 针对这些原因,应该做些什么? 作为一名医生,只要求成为一名合格的救护人员的想法是不够的。本书想就此问题展开讨论,重点是在临床场所如何开展疾病的预防。

第一节　临床预防医学的概念

预防医学是医学的一门应用学科,它以个体和确定的群体为对象,目的是保护、促进和维护健康,预防疾病、失能和早逝。根据疾病发生、发展过程以及健康决定因素的特点,把预防策略按等级分类,称为三级预防策略。第一级预防即病因预防,它是在疾病还没有在机体出现之前就采取包括针对健康个体的措施和针对整个公众的社会措施来预防疾病的发生。第二级预防是在疾病已经在机体出现,但还没出现临床症状之前,即在临床前期做好早期发现、早期诊断、早期治疗的"三早"预防工作,以控制疾病的发展和恶化。第三级预防是对已患某病的患者,采取及时有效的疾病管理措施,防止病情恶化,预防并发症和伤残,使患者尽量恢复生活和劳动能力,能参加社会活动并延长寿命。

由于预防服务的对象、服务的内容和服务的场所不同,预防医学有不同的分支。研究由医务人员在临床场所(包括社区卫生服务工作者在家庭和社区场所)对个体健康者和无症状"患者"的健康危险因素进行评价,实施个性化的预防干预措施来预防疾病和促进健康的学科,则称为临床预防医学(clinical preventive medicine);其相对应的预防服务则称为临床预防服务(clinical preventive services)。由此可见,临床预防医学是预防医学的分支之一,是预防医学的重要组成部分,但有其自身学科的特点和特有的学科内容。它与公共卫生机构开展的预防服务工作不同,临床预防服务的提供者是临床医务人员,服务的地点是在临床场所,服务对象是健康和无症状"患者"个体,服务的内容强调第一级和第二级预防的结合,且是临床与预防一体化的卫生服务。这里需要说明的是,其服务对象中的无症状"患者",并不是说来看病的人没有症状,而是相对于将来危及他本人生命的疾病而言,他现在还没有出现症状。这样,就为医务人员提供了更好的机会在临床场所开展预防工作。当然,从事临床预防服务的人员同时也应积极参加促进和维护社区人群健康的工作,对社区居民尤其是特殊人群中存在的健康危险因素进行定期健康筛检、个性化的健康咨询和教育,对存在的各种危险因素进行干预。

为了有效地开展临床预防服务,医务人员应该掌握如下相应的知识和技能:① 鉴别和评价个体疾病的危险因素;②应用生物、行为和环境的方法,为纠正或减少疾病(损伤)的危险因素进行干预;③组织和管理临床诊疗室工作,使之有利于临床预防与医疗工作相结合,而且便于进行监控,并成为开展个体健康促进活动的倡导者;④对社区以及其他人群包括职业群体实施危险因素评价,减少人群健康危险因素,并通过大众传媒等手段,成为一名在社区中实施健康促进活动及利用预防策略信息和资源的倡导者;⑤评估用于减少个人和社区危险因素技术的有效性,了解相关信息,成为医生、工作场所和政府对临床预防服务的发展和评价的顾问。

临床预防医学的理论体系和研究方法首先由加拿大卫生福利部于1976年提出。他们组织了专家组(Canadian Task Force),应用循证医学和经济学的方法,对目前在临床场所应用的各种预防服务进行严格的科学评价,以提供有效的健康促进和疾病预防的服务,并于1979年正式出版了他们对78种疾病检测方法的系统总结报告。1984年,美国预防服务专家组(US Preventive Services Task Force,USPSTF)成立,他们采纳了加拿大临床预防医学的理论和方法,系统地运用循证医学和经济学的方法评价临床预防服务措施的效果,设计评价资料质量的方法体系,通过科学评价,提出包括定期体格检查和其他预防措施的临床预防服务建议。1989年,USPSTF出版了第一版《临床预防服务指南》,对60种疾病筛检、健康教育、免疫和化学预防的169种预防措施进行了系统的论述。《临床预防服务指南》以后不断更新及添加新的内容和建议,最新一版是《2010～2011年临床预防服务指南》(含67种临床预防服务的建议)。当前,临床预防医学受到越来越多的重视,它已成为当今医学发展的一个趋势。临床预防服务在卫生服务中得到了较为广泛的应用。尤其是全科医生,临床预防服务已成为了其主要的工作之一。当前,临床预防服务的推荐建议已对整个医学教育产生了重大影响,USPSTF的资料被用于医学院校、护士学校和住院医生培训计划的临床实习中,并作为预防医学的课程之一。

第二节　临床预防服务的必要性和可行性

（一）开展临床预防服务是解决卫生系统所面临的健康问题的方法之一

早在《黄帝内经》中就提出："圣人不治已病治未病"，"夫病已成而后药之，乱已成而后治之，譬如临渴而掘井，斗而铸锥，不亦晚乎"的论断，说明在传统上我国已经树立了医务人员开展预防工作的思想。随着人类的进步，医学日渐具有更为丰富的内涵，从治疗疾病发展到预防疾病、促进健康、延年益寿。而在过去的 50 年里，由于经济的发展、卫生服务水平的提高，人类的寿命得到延长。很多国家和地区逐步走向老龄化社会，从而带来慢性病的增多。根据卫生部统计数据，目前中国有慢性非传染性疾病（简称"慢性病"）患者超过 2.6 亿；在每年 1 030 万各种死亡人口中，85% 是由慢性病所致，并占整个疾病负担的 70%。可见，慢性病代替急性传染病成为威胁人类健康的主要疾病。其中，心血管病、肿瘤、糖尿病和慢性阻塞性肺部疾病这 4 种慢性病则占了全部慢性病的 80% 以上，而导致这 4 种慢性病的主要原因是烟草使用、不合理的饮食、缺少身体活动以及过量饮酒等不健康的生活行为方式。另一方面，一些已经消灭或基本消灭的传染病（如性病）有死灰复燃并呈上升的趋势。因此，卫生系统同时面临着第一次卫生革命和第二次卫生革命的双重任务，卫生工作任重而道远。

"预防为主"是我国卫生工作的方针，防患于未然的重要性也人所皆知。预防为个体和社会提供了更加合理的处理疾病和促进健康的策略，无论是从理论或从实践上的合理性来讲都是明显的。除了我们熟知的给婴儿免疫接种可避免小孩发生脊髓灰质炎外，如果早期筛检高血压比若干年后再用血透析法治疗高血压肾病或脑卒中的康复治疗更有效；避免或减少造成心脏病的危险因素（如不吸烟、合理膳食和增加身体活动）来预防心脏病的发生比许多年后想恢复已增厚的冠状动脉或已有缺血性心肌损害的功能更有效。由于临床医生所处的特殊地位，使其有机会面对面地与就医者交谈和指导他们纠正一些不健康的生活行为方式，而且就医者对临床医生的劝告有着更高的依从性。另外，许多免疫接种、性病防治和计划生育工作也主要由基层医院的医生来具体实施。所以，临床预防服务可以带来良好的成本－效果和成本－效益，越来越受到决策者、保险者、卫生服务者和消费者的重视。

（二）社区卫生服务和全科医学需要临床预防服务

《中共中央、国务院关于深化医药卫生体制改革的意见》指出：要完善以社区卫生服务为基础的新型城市医疗卫生服务体系，加强全科医学教育。开展社区卫生服务是当前我国卫生系统的重要工作之一。社区卫生服务强调卫生工作要根据社区的特点，为所辖社区居民提供基本医疗和基本公共卫生服务，尤其是通过临床医疗和预防的结合提供一体化的服务。因此，临床预防服务是其中一种有效的预防模式，它的采纳将会使社区卫生服务的开展更为有效。社区卫生服务在医疗服务中属于第一级接触服务的范畴，其提供者是全科医生。作为健康的"守门人"，全科医生服务于患者的社区生活环境之中，不分患者的年龄、性别和病种，为患者及其家人提供连续性、综合性以及协调性初级保健服务。全科医学的一个主要特征是要求全科医生为就医者提供临床医疗服务的同时，还要为其本人和家庭提供预防服务，即连续性和一体化的服务方式。全科医生除了为患者解除身体的病痛外,还是一位患者及家人的医学顾问,帮助解答医学上的疑问和忧虑。因此,疾病的预防以及健康促进是全科医生的另一项重要任务。全科医生根据对患者及其家人情况的了解,有针对性地为患者提供健康咨询,提出个体化的健康"处方";利用为患者看病的机会为患者作简单的体格检查,不知不觉中为患者提供必要的预防服务,提早为患者找出疾病的早期变化,在病情还在酝酿期间就给予解决,大大改善和减少了严重疾病的发生,保护了患者的身心健康。

当前,社区卫生服务的迅速发展,也促进了临床预防服务的开展,全科医学的教育将为临床预防服务提供其所需的人力资源。

（三）临床医生开展预防服务的优势

（1）患者对医生的建议有较大的依从性。

（2）医生能通过随访和了解患者健康状况的变化和行为改变的情况,及时有针对性地提出建议。

（3）医生比其他的医务工作者能直接接触更多的个体,所以临床医生从事个体化预防工作是最适宜的。研究表明,患者决定戒烟、进行乳腺检查和儿童的免疫常常是在医生的鼓励下作出的。许多预防服务如宫颈涂片、乙状结肠镜筛检、激素替代疗法,只有医生才能进行。事实上,他们已经为此做过许多工作。例如,儿科医生和全科医生对婴幼儿的保健,妇产科医生对孕产妇的保健,职工、在校学生的定期体检和家庭病床服务,以及护士和医生提供给患者有关营养和体育锻炼的教育等等,这些都是临床预防服务的工作。近年来,许多医学专家在临床医疗工作中也从事了许多预防保健。如心血管病专家鼓励患者消除心血管病的危险因素,消化系统疾病的专家进行的大肠癌筛检,妇科病专家开展的子宫颈癌预防和早期检查。

（4）临床医务人员占整个卫生队伍的大多数,大约有78%的人每年至少要去看医生1次,平均1年3次。如果临床医生发挥健康促进和疾病预防的作用,其效果将是巨大的。

第三节　临床预防服务的内容

临床预防医学的对象是健康人和无症状"患者"。因此在选择具体措施时,应该是医务人员在常规临床工作中提供的第一级预防和第二级预防服务。其服务内容主要有:就医者的健康咨询(health counseling)、健康筛检(health screening)、免疫接种(immunization)、化学预防(chemoprophylaxis)和预防性治疗(preventive treatment)等。

1. 就医者的健康咨询　通过收集就医者的健康危险因素,与就医者共同制订改变不健康行为的计划,督促就医者执行干预计划等,促使他们自觉地采纳有益于健康的行为和生活方式,消除或减轻影响健康的危险因素,预防疾病,促进健康,提高生活质量。根据当前疾病主要以不良行为生活方式导致的慢性病为主的现状,建议开展的健康咨询内容主要有:劝阻吸烟,倡导有规律的适量运动,增进健康饮食(平衡膳食,避免三餐无规律、偏食及节食等),保持正常体重,预防意外伤害和事故,预防人类免疫缺陷病毒(human immunodeficiency virus, HIV)感染以及其他性病等。

2. 健康筛检　是指运用快速、简便的体检或实验室检查以及危险因素监测与评估等手段,在健康人群中发现未被识别的患者或有健康缺陷的人。目前常用的可有效发现早期疾病或健康缺陷的筛检措施有:①对18岁以上成年人定期测量血压;②成年人每2年至少测量1次身高、体重和腰围来评价其体重的情况;③35～65岁男性、45～65岁女性定期测定血胆固醇;④对3～4岁幼儿进行1次弱视和斜视检查,对65岁以上老年人进行青光眼筛检;⑤有性生活的妇女,每1～3年进行1次脱落细胞涂片检查(pap smear,又称巴氏涂片)直至65岁,以早期发现子宫颈癌;⑥40岁以上妇女每年接受1次乳房临床物理检查,有条件时50～75岁妇女每1～2年进行1次乳腺钼靶摄影检查,以及时发现乳腺癌;⑦50岁以上人群每年进行1次粪便隐血试验或不定期乙状结肠镜检查,以发现结肠、直肠癌。

3. 免疫接种　是指将抗原或抗体注入机体,使人体获得对某些疾病的特异性抵抗力,从而保护易感人群,预防传染病发生。我国目前实行的是计划免疫(planned immunization),它是指根据疫情监测和人群免疫状况分析,按照规定的免疫程序,有计划地进行预防接种,以提高人群免疫水平,达到控制乃至最终消灭相应传染病的目的。免疫接种的实施必须按照《中华人民共和国传染病防治法》、《中华人民共和国急性传染病管理条例》、《全国计划免疫工作条例》、《计划免疫技术管理规程》、《疫苗流通和预防接种管理条例》及《预防接种规范》等相关法律法规来执行。

4. 化学预防　是指对无症状者使用药物、营养素(包括矿物质)、生物制剂或其他天然物质作为第一级预防措施,提高人群抵抗疾病的能力,防止某些疾病的发生。已出现症状的患者以及有既往病史的人使用上述物质治疗疾病不属于化学预防。常用的化学预防方法主要有:对育龄或怀孕妇女和幼儿补充含铁物质,降低罹患缺铁性贫血的危险;在缺氟地区补充氟化物,降低龋病患病率;孕期妇女补充叶酸,降低神经管缺陷婴儿出生危险;用阿司匹林预防心脏病、脑卒中等。但是,化学预防必须在医务人员指导下进行,尤其应注意其禁忌证和副作用。

5. 预防性治疗　是指通过应用一些治疗手段,预防某一疾病从一个阶段进展到更为严重阶段,或预防从一较轻疾病发展为另一较为严重疾病的方法。如早期糖尿病的血糖控制(包括饮食和身体活动等行为的干预以及药物治疗),预防将来可能出现更为严重的并发症;手术切除肠息肉,预防发展为大肠癌等。

第四节　循证临床预防服务内容确定的方法

疾病的预防是重要的,但不是每一项预防措施对人群都是有益的。因此,对预防的策略必须以科学研究的循证为基础。比如,通过体检早期发现疾病及早进行治疗以控制甚至终止疾病的进展,这是我们所说的第二级预防。所以,许多部门和企业都将其作为福利的一部分,一年一度为员工进行健康体检。一年一度的体检固然对于预防疾病、早期发现疾病起了积极作用。但也提出了以下疑问:究竟什么疾病应该早期检查? 一年一度的体检是否必要? 是不是所有对象都要接受同样项目和频度的检查? 不同项目的检查相隔多久为宜? 等等,都应该有科学的方法来进行判断和决策。对肩负繁忙临床诊疗工作的医务人员和对其服务对象的患者来讲,时间都是非常宝贵的。如果一些效果不好或作用不大的事情占用了他们很多时间,其实在无形中就挤掉了应该得到的服务和所需要的服务。因此,科学合理地选择所要提供的服务,在临床预防服务中就显得更为重要。

循证临床预防服务是指在临床场所开展预防服务的实践中,遵循科学的方法获得最充分证据来为服务对象提供最佳预防措施的决策。循证临床预防服务内容确定的步骤如下。

1. 选择所要解决的健康问题,确定与其相关的危险因素

(1)疾病的严重程度:除了用发病率、患病率、死亡率以及减寿年数(YLLS)和失能年数(YLDS)以外,如果条件许可的话,也可以考虑使用伤残(失能)调整生命年(DALY),以全面评价疾病负担。

(2)危险因素的选择:根据导致疾病发生的危险因素在人群中的流行情况和危险因素对疾病影响的大小来确定选择应该干预的危险因素。危险因素在人群中的流行广且影响大的,则应优先考虑。但是,一个相对弱的危险因素假若流行范围广,它比一个相对强的却流行范围小的危险因素更值得考虑。

2. 干预措施效果的评价

(1)影响程度的确定:干预效果用影响程度来评判。影响程度是指通过干预措施,其对人群健康改善的净效益。这里的"净效益"是指"获得的益处"减去"不良的影响"。进行临床预防服务最根本的原则是干预带来的益处大于害处(不良影响),这也是判断干预效果好坏的根本原则。关于效果有两点应该加以考虑:第一,干预能否减少疾病的发病率或减轻其严重程度(获得的益处)。第二,干预的副作用是否会增加其他疾病(不良的影响)。例如,服用阿司匹林可以用来预防冠心病,但可能会并发出血。所以对于效果要全面的评估。

(2)效果指标的确定:是指所评价干预效果是否来自最有说服力的证据。假如采用的预防措施来自设计优良的随机试验,而且得到完全正确的实施,在最后比较采用和不采用预防措施的试验组时,其结果表明前者的健康状况明显好于后者,那么这就是有力的证据。然而,这在实践中可能很难做到。首先是设计和实施不可能每一步都完善,而且健康产出需要长期的随访跟踪。因此,在评价时只能通过一些分散的干预试验研究获得信息,如果通过研究认为干预的中间结果和最终结果的联系足够强,可以用中间结果代替最终结果来描述干预的效果。Battista 和 Fletcher 首先描绘了称为干预和评价的因果关系链(causal chain)流程图。它是根据疾病危险因素、疾病的发生和转归以及不同阶段的干预措施、产生的结果之间的关系所描绘的流程图,将回顾评价、过程评价和终末评价连成了一个整体。图1-1为高血压早期诊断与控制在预防脑卒中发病的因果关系链示意图。由图1-1可见,最有说服力的证据来自因果关系的第5链,可以直接说明干预产生的效果。但将第1和第4链或将第1、2、3链联合起来考虑也可以说明干预的效果,因为每一步都可以进行效果、副作用、安全性和经济等方面的评价。在分别评价第一级预防和第二级预防时,还可以分别画出相应的因果关系链来进行评价。

当然,应该注意的是,在有些因果关系链中,虽然从流行病学可以证明危险因素和疾病的关系,但降低危险因素作用的干预措施并不能降低疾病的发病率,这样就不能说明降低危险因素的干预措施是有效的。如对青光眼的筛检是根据流行病学的调查结果,认为眼内压高的患者有发生青光眼性失明的危险,但没有直接的证据说明降低眼内压可以预防青光眼所致的失明。要证明早期诊断的价值,就必须能说明那些被检查出的无症状患者的结局要比第一次症状已经出现的患者要好。所以,在决定使用什么样的干预措施时,不能仅仅考虑其与疾病在流

行病学上的联系,必须同时考虑干预所带来的效果。

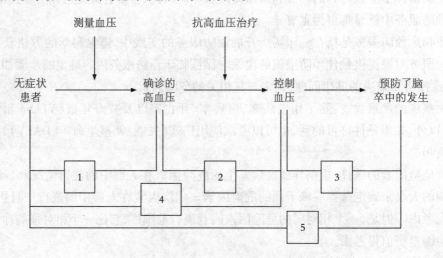

图1-1　干预和评价的因果关系链流程图

在评价干预措施的副作用时,主要是评价其是否引起其他疾病的发生,有无经济上的影响、医源性的损伤、时间的消耗和伦理道德上的影响。

(3) 干预措施的其他特征:除了评价干预措施的有效性以外,还应考虑干预措施的其他特征,包括操作的难易、费用、安全性和可接受性。全科医生和临床医生要求干预措施简单易行,能方便地在临床场所开展和随访;所采用的措施应该具有较好的成本－效果,安全可靠,没有副作用,且为人们所接受。

3. 研究质量的评价　相对于研究的结果,必须要看研究本身的质量,即对经过良好研究设计且证明研究质量可靠者给予一定的权重,以示区别。研究设计如随机试验、队列研究和病例－对照研究都应该按照其应用条件和范围来进行,这样才能保证结果的可靠性。研究质量可用证据肯定性的级别来表示,具体内容如下。

高:获得证据充分,包括研究设计和实施良好,评估了预防服务(干预)的健康产出,而且所得的结论不可能受到以后研究的影响。

中等:所获得的证据足以确定预防服务对健康产出的效果,但在估计其可信性方面受到下列因素的影响:研究数目、规模和质量;在不同研究的结果之间不一致;研究结果要普及到初级保健实践中有一定的限制;在证据链中缺乏相关性。

低:所获得的证据不足以评估预防服务对健康产出的效果。证据不足的原因主要有:研究数目或规模有限;研究设计或方法有严重的缺陷;在不同研究的结果之间不一致;在证据链中有裂痕;研究结果不能普及到初级保健实践中;缺乏重要的健康产出信息。

4. 推荐意见的形成　临床预防的方法是否值得推广主要是看效果。设计良好所得到有效的预防方法应大规模推广;设计方法有缺陷,但效果良好的预防服务应该给予肯定,值得推广使用;有些预防方法无明显副作用,能够降低疾病的发病率,应建议普遍使用;有些预防方法能够使用在高危人群中降低危险因素,仍然具有推广的价值;临床上无效甚至有害的方法应该给予抵制;对有些预防方法至今还缺乏有效的证据,应持审慎的态度。可区分为以下5个等级。

A：推荐,高度肯定性研究表明有很大的净效益。

B：推荐,高度肯定性研究表明有中度的净效益,或中度肯定性研究表明有中到大的净效益。

C：不作常规应用推荐,但可考虑推荐给个别患者。中度肯定性研究表明有小的净效益。

D：不推荐。中到高度肯定性研究表明无净效益,甚至是有害的。

I：目前的证据还不足以评价其有益或有害,证据缺乏包括研究质量差或缺乏,或相互矛盾,因此不能衡量其有益和有害的情况。

第五节　患者教育和咨询在预防医学中的重要性

在筛检、免疫、健康教育、化学预防及治疗性预防这 5 类临床预防中,改变人的行为是预防疾病最有效的方式。因此,临床医生所提供的询问、教育和纠正患者健康行为比体检更能帮助他们预防将来的疾病。换句话说,沟通比体检更重要。

然而,医生往往更希望从临床工作中确定自己的位置,钟情于疾病的筛检。他们一般认为提供预防服务应该是做结肠检查或胆固醇检测,而不是要问患者是否吸烟、患者吃什么,或患者是否锻炼。不重视健康教育的另一方面原因是临床工作太忙,没有经济效益或者是看不出立竿见影的效果。更深层次的原因还与我们的宏观政策以及培养方式(生物医学模式)有密切的关系,譬如担心没有按规定要求进行检验会造成医学法律上的问题,在临床训练期间养成的按顺序检验的习惯,对高新技术的青睐、对检验结果的过分依赖及其带来潜在危害无正确认识,以及患者的要求(患者认为如果医生进行广泛的检查,就会得到更好的治疗)等有关。

另外,医生在临床工作中忽视评价患者的健康行为和其他危险因素可能还有其他许多原因。首先,临床医生习惯于处理当时当地的情况。临床训练和照顾患者所具有的实用性,促使他们把更多的注意力放在解决当前的问题上,而不去考虑危险因素对将来健康的影响。他们认为健康行为的长期影响不比现在实际的病理情况更严重,比如咽炎带来的不适可能比讨论不吸烟行为更为重要。但是,如果吸烟者没有机会与医生进行这方面的讨论,将会错过在生命某一阶段可能得到预防疾病的机会,于是吸烟成为早死的原因(心脏病)。消化不良比吸烟导致死亡的重要性要小得多,但事实上人们却更重视消化不良。

第二个原因是临床医生常认为筛检比健康教育更有效。显然这种观念是错误的。有研究结果表明,尽管常规体检能减少某些疾病的死亡率,但对多数其他疾病而言,不健康的行为是人类主要的死因。全世界每年死于各种原因的成年人有 3 000 万,其中有 300 万死于吸烟。中国每年死于烟草的人数至少 50 万,估计到 2025 年可达 200 万或 300 万。因此,告诫患者改变吸烟行为,远远比进行体检有更大的作用。

从疾病发生与发展的过程,我们也可以体会到健康教育比筛检产生的效果更佳。图 1-2 为疾病自然史和三级预防策略。通过健康教育培养健康的行为以及纠正不良的健康行为,与第一预防、第二预防和第三级预防都有密切的关系。例如为了预防高血压,采取的第一级预防的措施包括教育患者不吸烟、不酗酒、不酗酒,避免吃过咸的食品,适当运动,保持理想体重,劳逸结合等;第二级和第三级预防的健康教育包括教育患者定期测定血压以早期发现,发现有高血压后及时看医生,治疗中遵从医嘱、坚持非药物和药物治疗等。然而,对筛检来说,只有当疾病产生可测量病理改变时才能检出疾病。而到了这个阶段,疾病的病理生理过程已进展到了不可逆的阶段,即使采取干预措施,其效果也是非常有限的。在其自然病史的早期改变不良行为,就可能比体检或筛检提早许多年预防或逆转疾病的进程。因此,把注意力放在疾病和外伤的原因上,才能做到真正的预防,而筛检需要等到疾病开始后才可实施。

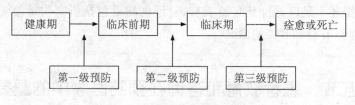

图 1-2　疾病自然史和预防策略

第六节　保证良好的临床预防服务和质量的原则

像临床医疗服务一样,良好的预防服务的基础是收集患者全面的资料。临床医生如果不首先考虑患者的危险因素,就不能确定应该为这个患者提供什么样的预防服务。同理,如果不首先问患者是否吸烟,就不能意识到需要告诫他戒烟。因此,在设计一个预防方案时,危险因素的诊断方法就像在确定治疗有症状患者前的诊断方法一样重要。用单一的健康维持计划给所有的患者就像让一个治疗方案给所有胸痛的人一样不恰当。应该在收集个人信息、体检和实验室检验资料的基础上,才能制订个人危险度评价的框架,同时才能确定什么样的预防措施和什么样的计划是应该优先考虑的。

在评价中找出的危险因素要当作重要的内容来对待,与疾病、体检结果和症状一起记录在病历上;不健康的个人行为、不恰当的筛检和不合理的免疫程序所反映的问题应该重视,就像大便带血、脾大或心脏收缩期杂音一样值得随访。如果一个人不锻炼、嗜烟如命、有多个性伙伴、酗酒开车,则其生命受到威胁的严重程度比他因感冒来看病所反映的问题会更大。因此,作为医生,应该足够地重视危险因素的发现,以减少患者因这些危险因素导致的严重后果。

临床预防医学只有与其他保健措施紧密结合才可更有效地实施。只有了解患者过去的病史、共存的其他医学问题以及曾采取过的措施,才能恰当地制订纠正患者不良健康行为的合理方案。随着社区卫生服务的发展和全科医学的普及,各级临床医生所提供的预防服务要通过社区卫生服务使其连贯起来。否则,其有效性就会受到限制。如果发现的问题和采取的措施不让社区卫生服务的医生了解,就会造成一些不必要的麻烦。例如,社区卫生服务的医生不知道患者已经使用了抗高血压药,可能会重复使用或造成不良后果。也就是说,不管是社区卫生服务的医生,还是其他的专科医生如心脏病专家、五官科专家、急诊室的医生和护士,他们所提供的预防服务必须记录在案,最好与社区卫生服务的医生沟通,以形成一个综合的健康维护方案。

临床预防服务的另一特点是医患双方共同作出决策,并以相互尊重、共同决策的模式来进行教育和咨询。这个模式不是告诉患者该做什么,而是只提供给患者有关如何生活和如何做好保健的建议。临床医生有责任保证患者为了维护患者自己的健康而作出的决定,而不是迫使患者该做什么。一旦把健康危险因素不利于健康的有关信息告诉他们的患者后,医生应该尊重患者的选择。即使患者不听从医生的建议,也不必强迫。使用权威迫使患者改变行为是违反伦理道德的。我们提倡和鼓励共同决策,即医患共同作出最佳的选择。简单地说,强调选择而不是命令,患者愿意而不是遵从,伙伴关系而不是开处方。近年来,提倡以患者为中心,与患者共同决策的趋势在整个医疗过程中正在出现,而这种模式更适合于预防保健。在健康促进中,主动地位更多的是在患者一方,而不是医生,仅依靠患者本身就可以解决他们的问题。如戒烟、改变饮食习惯、增加体育锻炼以及改变其他的生活方式等,完全是患者自我控制的,并且都是在医院以外实施的。临床医生能够而且应该提供与行为有关的危险因素的信息,鼓励患者改变并提出这样做的建议和策略,但最终是否改变则取决于患者而不是医生。因此,患者对这些健康问题的认识和态度,临床医生应该给予充分的注意和尊重。

要做好疾病的预防和健康促进,必须对健康有一个全面的理解。生物医学模式强调医生应成为一个"还原家"(reductionist),即只会通过血液检查的结果、医学影像学的发现以及心电图的图形来测量健康。可是,健康不仅受到生理因素的影响,也受情感、精神、家庭状况和关系、个人工作的满意度、收入的高低、食品的保障、教育状况、个人成就和社会支持等因素的影响。因此,健康并不仅仅是无疾病,它包括了除生理状况以外更为复杂的因素。然而,忙碌的临床医生很容易忽视这些问题。如果在思维时不把这些因素看作是医学的问题,不从广义上理解健康的概念,医生就可能限制或不重视全面地去帮助患者解决问题。比如在患者就诊时,一个临床医生的思维早被患者不服从做乳房检查的印象所占据,不考虑她的个人生活,就不会发现她因丈夫死亡带来的压抑而产生对活下去的厌烦。一个关心他本人基本生存得不到保障的下岗工人,往往不会听得进医生让他戒烟的劝告。临床医生花些时间来考虑这些问题会受益匪浅!通过了解患者更多的生活情况,医生会更多地分享和处理好与患者以及他们家庭的关系。这时医生所提出的让患者行为改变的策略或措施就会与患者的实际情况更符合,从而会收到更好的效果。也就是说,把健康的目标定义得更广泛,就会使医生知道他们的努力是为了使患者提高生活质量,从而获得满足感。

做好健康促进和疾病预防,使人人享有基本卫生服务,全民族健康素质不断提高,这是社会主义现代化建设的重要目标,是人民生活质量改善的重要标志,是社会主义精神文明建设的重要内容,更是经济和社会可持续发展的重要保障。在健康促进和疾病预防工作中,要把临床医疗与公共卫生相结合,临床预防服务是关键的一环。医生,尤其是全科医生,他们的基本任务应该是将健康促进和疾病预防纳入为患者服务的日常工作中,并通过走出医院,参与社区中以健康促进和疾病预防为目的的活动而起到积极作用。还可利用医生这一崇高的信誉,对一些有关健康促进和疾病预防的公共政策提出自己的看法,坚持正确的和科学的、反对错误的和误导的舆论,从而影响政策制定者和广大群众。总之,医务工作者在肩负治疗疾病重担的同时,还应承担起预防疾病和健康促进的社会责任,为保障和促进我国人群健康作出更大贡献。

(傅华)

参考文献

[1] The World Bank. Human development unit of east Asia and pacific region：Toward a healthy and harmonious life in China：stemming the rising tide of non-communicable diseases. 2011.

[2] WHO. New challenges for public health. Geneva：World Health Organization，1996.

[3] Lang RS，Henscrud DD. Clinical preventive medicine. second ed. American Medical Association Press，2004.

[4] USPSTF. Guide to clinical preventive services 2010-2011. http：//www. USPreventiveServices TaskForce. org.

[5] 中国卫生部疾控局. 中国慢性病防治工作规划（2012—2015）. 2012. http：//www. moh. gov. cn/publicfiles/business/htmlfiles/mohjbyfkzj/s5878/201205/54755. htm.

[6] Woolf SH，Battista RN，Anderson GM，et al. Assessing the clinical effectiveness of preventive maneuvers：analytic principles and systematic methods in reviewing evidence and developing clinical practice recommendation. J Clin Epidemiol，1990，43：891-905.

[7] Woolf SH，Jonas S，Lawrence RS，eds. Health promotion and disease prevention in clinical practice. second ed. New Your：Lippincott Willliams & Wilkins，2008.

〔附录〕

医学界应勇担历史责任，大力开展医学科普教育

—— 2011'中国慢性病防控论坛倡议书

慢性病已成为我国国民首位的健康威胁。2005 年,我国因各种因素导致的约 1 030 万死亡人口中,慢性病所占比例超过 80%;2010 年,慢性病造成的疾病负担占总负担比重已高达 68.6%。不仅如此,我国慢性病的发展速度惊人。2008 年第四次国家卫生服务调查显示,调查地区居民的慢性病患病率为 20%。据此推算全国 2008 年慢性病总病例数达到 2.6 亿,比 2003 年增加了 6 000 万。更令人担忧的是,我国慢性病的潜在危险十分突出。据估计,2010 年我国至少有 5.8 亿人具有一种或以上与慢性病相关的危险因素,其中 70% ~85% 发生在 65 岁以下的人群。如果不加以控制,到 2030 年,生活方式和营养危险因素将使中国的慢性病负担增长 50%。由此可见,慢性病防治已成为事关全局的重大社会经济问题。

通过干预慢性病的主要危险因素,大部分慢性病可以被预防和延缓发病并减轻危害。科学研究发现,有效干预不合理膳食及过多的能量摄入、缺乏体力活动、吸烟等慢性病共有的可改变的危险因素,可以预防 80% 的心血管疾病和 2 型糖尿病以及 40% 的肿瘤。由此可见,帮助个体选择健康的个人行为和生活方式是当前控制我国慢性病迅速蔓延的必要和有效手段。

国际社会公认,健康促进和健康教育是实现全人群健康的必然选择。因此,需要动员全社会和多部门的力量,营造有益于健康的环境,传播健康相关信息,倡导有益健康的行为和生活

方式;要通过健康教育,鼓励或劝说人们改变自己不健康的行为,对高危人群大力开展针对吸烟、膳食和体力活动等生活方式干预,帮助人们提高健康意识和自我保健能力,促进全民健康素质的提高。

医学界作为人民群众的健康卫士,是遏制我国慢性病迅速蔓延的重要力量,应该承担起历史赋予的重任。因为医务人员具有丰富的医学知识和学术地位,是开展全民健康教育的最佳人选;广大医务人员的医学实践是开展包括传染病和慢性病在内的医学科普活动的最适宜领域;医务人员开展医学科普讲座、撰写科普文章是进行大众健康教育的有效途径。总之,医务人员能够在临床医学与公共卫生整合方面发挥积极作用,推动我国慢性病防控工作的开展。

为保证医疗卫生机构积极参与疾病的预防控制工作,同时激励广大医务工作者成为全民健康行动的积极参与者和践行者,我们呼吁医疗卫生主管部门:① 将健康教育工作纳入到医疗机构的绩效考核评价制度中。② 将开展医学科普工作列入医务人员医学实践的工作内容,并作为医务人员工作绩效评价和技术职称评审的重要指标之一。

与此同时,我们向全国所有医疗卫生专业人员倡议:① 医务人员在日常医学诊疗过程中,要针对患者或高危人群开展健康教育,并根据需要开具健康处方。② 医务人员要积极参加各种医学科普活动,成为健康知识的宣讲员。③ 医务人员要结合本专业特点,主动撰写科普文章,通过大众媒体、网络等新型科普阵地,科学严谨地传播健康知识。

医务界的同行们,让我们携起手来,齐心协力,共筑防线,为应对我国慢性病的严峻挑战而贡献我们的知识和力量!

第二章 健康危险度评估

健康决定因素是指决定个体和人群健康状态的因素。健康危险因素是指能使疾病或者死亡发生的可能性增加的因素,或者能使健康不良后果发生概率增加的因素,包括环境、生物、社会、经济、心理、行为等因素,如烟草使用、高血压家族史、有害物质的职业暴露史等。

健康危险度评估是研究致病危险因素与慢性病发病率及死亡率之间数量依存关系及规律性的科学,也是预防疾病、促进健康的方法。它将健康危险因素转化为可测量的指标,根据所处的环境、行为生活方式、遗传等情况对个体危险状况做出综合评估,预测个体在未来一定时间发生疾病或死亡的危险,同时估计个体降低危险因素的潜在可能,并根据该可能性对改进后的危险再次评估,并将信息反馈给个体。健康危险度评估的目的是促进人们改变不良的行为与生活方式,降低危险因素,提高生活质量和改善健康水平。

第一节 健康危险度评估的意义

国内外的研究均显示,行为与生活方式因素在疾病的发生、发展中占据了突出地位。WHO 2002 年估计,全球 1/3 以上的死亡人口可归因于烟草使用、酗酒、不健康饮食等 10 种行为危险因素。目前导致我国人群死亡的前 10 位疾病的病因和疾病危险因素中,行为与生活方式因素占了 37.73%,人类生物学因素占 31.43%,环境因素占 20.04%,卫生保健因素占10.80%。根据 WHO 2008 年的资料,全球 5 700 万例死亡病例中估计有 600 万例系慢性病致死,特别是心血管疾病、癌症、慢性呼吸系统疾病和糖尿病。因此,应推进采取具有成本效益、面向全民的干预措施,以便减少非传染性疾病的共同危险因素即烟草使用、不健康的饮食、缺乏锻炼和酗酒等因素的影响。

各种危险因素不仅直接对人体的健康产生影响,而且它们之间还存在着相互作用。只有使多种行为危险因素同时转向健康行为,才会对控制和降低慢性病的发生、提高人民健康水平产生重要影响。

在我国,每天有成千上万的人去医院看病,其中有很多人如果能在早年认识到潜在的健康危险因素并采取一定的预防措施是能够阻止疾病和早死的发生的。因为在患者看似健康的时候,我们若能帮助检测和处理这些危险因素,就可以避免危险因素的长期作用而导致最终不得不进行创伤性治疗(如化疗、外科手术、透析等)及发展为慢性病(疼痛、瘫痪、精神疾病、致残、死亡等)。事实表明,可以通过相对简单的干预措施(改变不良的行为方式如吸烟、免疫接种、筛检早期疾病等)可以预防那些在人力、财物上花费很大的疾病和早死,而实际上大多数人并没有得到这些卫生服务。在我国,不能很好地贯彻预防性措施的原因有许多,包括卫生部门缺乏相关的政策、患者不遵从医嘱或劝告、民众缺乏相关意识以及费用问题。同时,临床医生在对来就诊的患者进行常规诊疗的过程中,对那些"无症状"或看似健康的患者没有考虑到进行健康危险度的评估也是一个重要的原因。事实上,通过危险度评估可以使人们意识到不良行为所带来的健康危害,促进人们改变生活方式,将可能发生的疾病危险降低到最低限度,提高生活质量。

此外,危险度评估对筛检试验的合理医嘱也很重要。多年以来,临床医生都把一系列标准的实验室检查作为每年体检的一部分,如血细胞计数和生化分析、尿常规、胸片和心电图,这样不仅花费了巨大的财力,而且也产生了大量的假阳性结果,从而导致了不必要的诊断措施和治疗费用。如果针对具有特定危险因素的患者(他们的患病危险性和阳性预测值较高)进行筛检的话,会减少许多负面作用。因而,一些专家推荐临床医生避免对不同患者使用同样的实验室检查系列,而应该根据患者个体的危险因素进行有选择性的筛检试验。当然,这就要求临床医生首先能够识别患者的危险因素,也要求临床医生花费更多的时间仔细采集病史并减少对实验室检查的过分依赖。

危险度评估的优越之处在于可定量分析危险因素对健康的影响,并对未来的发病或死亡情况作出预测。现在许多危险度评估方法有其共同的特征:即按照某人的年龄、性别并考虑其生活方式和体质因素,与其他同年龄、同性别的群体相比较,描述个体发生或死于某病的机会大小。这些方法还可以估计个人的特征、习惯和健康行为在多大程度上影响他将来死亡的危险性,有利于卫生保健工作者给他们的患者或服务对象提出有益的劝告。

在个体层面,健康管理有下列好处:①实现个体健康危险性的量化评估;②获得控制疾病危险因素的健康干预策略;③有利于管理个人的健康状况,早期发现疾病并及时治疗;④改善患者生活质量并延长健康寿命。在群体层面,健康管理可以改善人群健康水平,提高群体健康干预的工作效率,同时也可以有效地降低医疗费用。美国的健康管理研究成果表明,依靠有针对性地健康指导和干预,可更有效地保持或改变人群的健康状态,使人群维持低水平的健康消费。

第二节　健康危险度评估的优先次序

至少有几百种个人特征、生理参数、环境接触物、症状和临床前疾病状态可以增加个体未来患病的危险性。由于实际操作和理论发展上的局限性,在健康危险度评估过程中临床医生不可能筛检所有的危险因素。那么,怎样选择危险因素来进行健康危险度评估呢?可考虑下列问题:①特定疾病的严重性;②危险因素是否有普遍性;③危险因素的危险程度如何;④危险因素可否准确地测量;⑤有无证据表明干预措施的有效性;⑥上述几个方面与其他优先的健康问题相比其重要性如何。

一、特定疾病的严重性

正如第一节所述,不必考虑那些无关紧要的健康问题的危险因素,可以用特定疾病的发生频度和严重度来评价患病对个体和社会的影响。频度通常用发生率或患病率来衡量。发生率(如发病率,死亡率)是一个动态的测量指标,是指在一段时间内发生(或死于)某种疾病的人数在总人群中所占比例。患病率是一个静态指标,是指在任何时间点患者数占总人群的比例。传统估计疾病严重度的指标包括发病率、死亡率及存活率。但最近的卫生服务研究鼓励使用更有意义的测量指标,包括生活质量、功能状态和综合健康状况。就死亡率来说,疾病重要性比较方便的排列方法就是死因次序,即可以对总人群进行死因排序;也可以针对特定的危险组进行分层排序,以表示某病的重要性。

二、危险因素的普遍性

非常罕见的危险因素一般不值得进行常规筛检。假如一个相对弱的危险因素流行范围很广,则它比一个相对强但流行范围小的危险因素更值得去筛检。与特定的疾病一样,在人群中危险因素的频度一般也可以用患有率和发生率来测量,但在人群的不同亚群中频度的变异可能非常大。

三、危险因素的危险程度

危险因素的危险程度可通过相对危险度或绝对危险度来确定。相对危险度是暴露于危险因素人群中疾病的危险度与不暴露于危险因素人群中疾病的危险度之比值。相对危险度等于2.0,表明具有危险因素的人患疾病的机会是没有此危险因素人的2倍。医学文献和非专业媒体常常使用相对危险度来强调危险程度,但不结合绝对危险度的信息,容易使人产生误解。绝对危险度是暴露于危险因素并将发生疾病的人数的实际比例。

绝对危险度可帮助人们区分危险因素和真正的疾病,这在卫生专业人员和公众中经常会引起混淆。由于开展群众教育活动,让人们了解某些危险因素,于是就有人以为如果发现有危险因素就等于患有相对应的疾病。比如,20世纪80年代美国政府采取措施让更多的人了解血胆固醇水平的重要性,尽管这一计划促进了人群的健康水平,但同时也带来了不良后果,如许多人胆固醇只有基线水平(5.2~6.2mmol/L),因担心自己会生病而赶紧去看医生。假如知道胆固醇基线水平的人10年内死于心脏病的绝对危险度只增加了0.5%~1.5%,而超过98%的人不会因此而死亡,那么大概就不会出现这种"胆固醇恐惧症"了。

四、可否准确地检测危险因素

即使特定的疾病及其危险因素很严重,如果筛检试验不准确的话产生假阳性或假阴性结果,检测危险因素可能没有意义,甚至有害。假阳性结果可引起不必要的焦虑、随访性检查以及临床处理,而假阴性结果可延迟危险因素的检测和处理。筛检试验的准确性可用敏感度、特异度和预测值等指标衡量。一般来说,如果危险因素在人群中较为少见的话,筛检试验容易出现假阳性结果。

五、有无证据表明干预措施的有效性

即使危险因素和特定的疾病都很重要,可用的筛检试验也很准确,但如果没有适当的证据表明现有的干预措施可以改善预后的话,筛检也是无意义的。假如接受了改变危险因素的干预措施后的患者比没有接受干预的患者有更好的健康结局,这样的干预研究就可以提供最好的证据。但更多的情况是,只有一些流行病学证据提示危险因素可以引起疾病,为了改变危险因素,于是利用这些因果关系作为证据来推断干预措施是有效的。但这样的推断并不总是正确的。例如,有相当多的证据表明膳食脂肪与癌症有关,但很少有研究能证明减少膳食脂肪的摄入量可降低癌症的发病率。当然也有一些例外,可以从证据的联系强度和一致性来推断改变危险因素是有效的。例如,从来就没有进行过有对照的干预研究来表明戒烟可以降低癌症的发病率(因为这样的研究在伦理学上是不合适的)。但证据联系强度很大和一致性也非常好,在戒烟的人群中疾病的发生率也较低,这些就足以证明戒烟干预对降低癌症的发病率是有效的。

六、与其他优先的健康问题相比其重要性如何

个体的危险因素和疾病并不是独立存在的。在决定是否将有限的时间和精力投入到特定的危险因素或健康问题时,有责任心的临床医生还需要考虑到与其他危险因素和健康问题相比,它的相对重要性如何。建议患者增加膳食纤维的摄入量是重要的,但利用同样的时间讨论膳食脂肪的摄取量、戒烟、是否需要乳腺癌筛检或监测血压是不是更有意义呢?

第三节　健康危险度评估原理和方法

某些人看起来健康,而且没有任何症状,可能因为具有某些潜在风险因子,而有导致发病或死亡的可能性。若是能够将这些潜在的风险因子鉴定出来,并且加以消灭或控制的话,即可达到预防的效果或者延迟发病的时间。简单地说,健康危险度评估是一种以广泛基础的流行病学数据与个人数据比较并推估个人患病或死亡风险的运算过程。

健康危险度评估是估计具有一定健康特征的个人会不会在一定时间内发生某种疾病或健康的结果。以往常用的健康危险度评估一般以死亡为评价结果。近年由于技术的发展及健康管理需求的改变,健康危险度评估已逐步扩展到以疾病为基础的危险度评价。因为后者使个人更好地理解危险因素的作用,并能更有效地实施控制措施和减少费用。

疾病危险度评估一般有两种方法。第一种是建立在单一危险因素与发病率的基础上,将这些单一因素与发病率的关系以相对危险度来表示其强度,得到的各相关因素的加权分数即为患病的危险度。由于这种方案简单实用,不需要大量的数据分析,是健康管理发展的主要危险度评价方法。比较典型的有美国卡特中心(Carter Center)及美国糖尿病协会的评价方法。该方法比较简单易行,而且容易理解。具体内容和方法如下。

首先是收集个人的危险因素资料,与当地同年龄、性别组进行比较,预测个人在今后一定时间内发生某病的概率。根据预测的死亡危险,计算评估年龄。再根据个人改变不良生活方式的潜在可能,计算降低后的疾病危险,推算出通过建立健康行为可达到的年龄,即增长年龄。

比较实际年龄、评估年龄、增长年龄，即可了解由危险因素所带来的死亡危险及寿命可延长的程度。根据实际年龄、评价年龄和增长年龄三者之间的不同量值，可以将评价结果分成4种类型。

（1）健康型：个体的评价年龄小于实际年龄。例如，一名50岁男子评价年龄为46岁，说明他的危险因素低于平均水平，健康状况良好。当然，他有可能还可以进一步降低危险因素，但是潜力有限。

（2）自创危险因素型：个体的评价年龄大于实际年龄，并且评价年龄远大于增长年龄，说明危险因素的平均水平较高，但是有降低的潜力。例如，50岁男子的评价年龄达到54岁，但是增长年龄为47岁，说明他身上有多种自创的危险因素存在，如果能把这些自创的危险因素去除，可以较大程度地延长寿命。

（3）难以改变的危险因素型：个体的评价年龄大于实际年龄，但评价年龄和增长年龄的差别较小。例如，50岁男子的评价年龄为53岁，但增长年龄为51岁，说明个体的危险因素主要来自个体的生物遗传因素或者既往病史等难以改变的因素，提升的空间有限。

（4）一般危险型：个体的评价年龄接近于实际年龄，说明个体的危险因素水平和人群的平均水平相接近。

第二种方法是建立在多因素分析基础上，即采用统计学概率理论的方法来得出患病危险度与危险因素之间的关系模型。为了能包括更多的危险因素，并提高评价的准确性，这种以数据为基础的模型在近几年有了很大的发展。所采取的数理手段，除常见的多元回归外，还有基于模糊数学的神经网络方法及基于 Mote Carlo 模型等。这种方法的典型代表是 Framingham 冠心病模型，它是在前瞻性研究的基础上建立的，因而被广泛使用。

第四节　健康危险度评估步骤

在临床预防服务中，建议采用一些简单、明确的评价工具，快速评价疾病的发病风险。这样，既可以让患者对自身的发病风险有所了解和警示，也有助于进一步的干预。WHO 出台了心血管疾病风险评估和管理袖珍指南，通过危险因素分层，可以迅速、直观地分析与预测心血管疾病的发病风险。所收集的信息包括有无糖尿病、性别、是否吸烟、年龄、收缩压（SBP）、血总胆固醇水平。如可获得上述信息，则继续按照以下步骤评估10年心血管疾病的风险。

步骤1：根据有无糖尿病选择相应的图（图2-1、图2-2）。

步骤2：选择男性或女性用表。

步骤3：选择吸烟者或不吸烟者框图。

步骤4：选择年龄组框图（如年龄在50~59岁之间，选择50；如果年龄在60~69岁之间，则选择60；余类推）。

步骤5：在该框图内，找到与待评估者的收缩压（mm Hg）和血总胆固醇水平（mmol/L）交叉点最接近的单元格，根据此单元格的颜色判定10年心血管疾病的风险（如单位系 mg/dl，则除以38后转换成 mmol/L）。

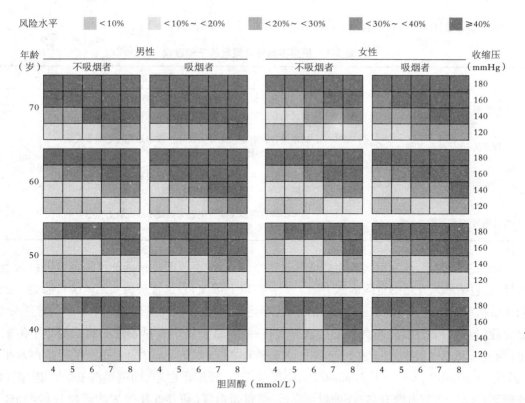

图2-1　有糖尿病患者的心血管疾病风险评估

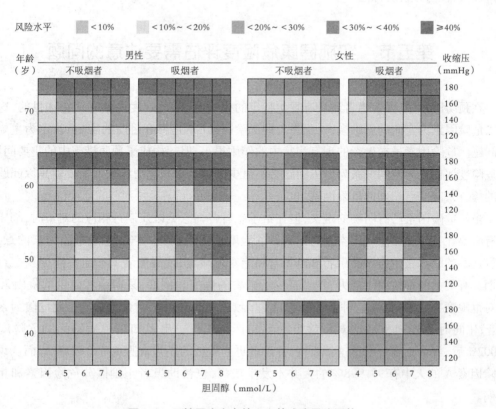

图2-2　无糖尿病患者的心血管疾病风险评估

然后,结合不同的评估结果,采取不同程度的干预策略(表2-1)。

表2-1 根据不同评估风险的干预建议

风险程度	建议
心血管疾病10年风险<10%	属本类者风险低,低风险并不意味着没有风险 建议采取稳妥的管理方式,重点是生活方式干预
心血管疾病10年风险10%~<20%	属本类者有中度风险发生致死性或非致死性心血管疾病 每6~12个月监测一次风险指标
心血管疾病10年风险20%~<30%	属本类者有高风险发生致死性或非致死心血管疾病 每隔3~6个月监测一次风险指标
心血管疾病10年风险≥30%	属本类者有很高风险发生致死性或非致死性心血管疾病 每隔3~6个月监测一次风险指标

必须注意的是,作为疾病风险评估只是粗略的估计,不可能是精确的预测。原因包括个体差异,也包括纳入评估的危险因素有限。如存在以下情况,心血管疾病实际风险可能会高于预测图所指示的风险:已接受抗高血压治疗;过早绝经;接近下一个年龄组或下一个收缩压分级;肥胖症(包括中心性肥胖);久坐型生活方式;一级直系亲属中有早发冠心病或脑卒中的家族史(男性<55岁,女性<65岁);三酰甘油水平升高(>2.0 mmol/L);高密度脂蛋白水平低(男性<1 mmol/L,女性<1.3 mmol/L);C-反应蛋白、纤维蛋白原、同型半胱氨酸、载脂蛋白B或脂蛋白(a)、空腹血糖升高,或糖耐量降低;微量蛋白尿(可使5年糖尿病风险升高约5%);脉搏加快;社会经济资源匮乏。

第五节 实施健康危险度评估需要注意的问题

在预防医学中,因为患者还没有发生特定的疾病,所以危险度评估有其特殊目的,这就需要以危险因素为定向的思维模式,把患者的危险因素(不是患者目前的疾病)认定为主要的健康问题。危险因素虽在患者的现有症状中的作用很小,但却构成了预防措施中的主要问题,因而危险度评估成为阐明一系列健康问题必不可少的起点。根据思维模式需要就是以问题为定向的检查来改变已识别的危险因素。

虽然危险因素已有明确的定义,但在给予患者咨询意见以及制订相应的对策时,临床医生仍有必要在日常操作中应用本章讨论到的危险度评估原则。当告知患者危险因素的意义时,有责任心的临床医生应该让患者知道相对和绝对危险度,使得患者对确定危险因素是否重要方面具有更大的知情决定能力,并且减少不必要的焦虑。例如,只向患者提供危险因素A的相对危险度方面的信息(如对患者说他们发生致死性疾病的机会大约是没有此危险因素人的2倍)比同时也告知患者绝对危险度更容易产生焦虑。患者知道患病的绝对危险度只有0.002%后,就会正确地看待这件事情,并采取更为积极的措施来避免危险因素A,而认识到有危险因素A的人中有99.998%的人并不发生疾病,也帮助患者正确区分危险因素和相应的疾病。

在制订适合自己的操作策略时,也可以应用危险度评估原则。例如,在总人群中并不提倡进行常规糖尿病筛检,但有些地区人群的糖尿病患病率较高,这就要求临床医生根据当地的情况决定是否有必要采取不同的操作策略。

对于每一种情况,临床医生都应该运用本章中讨论的原则来确定危险因素的相对重要性,以及与其他已确立的卫生问题的关系、特定疾病的严重性、危险因素是否有普遍性、危险因素的危险程度如何、可否准确地测量危险因素、有无证据表明干预措施可促进健康后果等。临床医生有责任全面考虑患者的卫生需求,在把这些推荐标准纳入危险度评估记录之前必须仔细进行自主的判断分析。

最后,临床医生必须考虑到重视这个危险因素在操作上是否可行。当危险因素确定后,必须可以进行随访。例如,在确定体育锻炼是否对所有的患者都是比较优先考虑的健康问题前,临床医生应该提出下列问题:①提倡体育锻炼对实际操作是否重要。如果重要,是针对哪些患者? ② 对患者和实际操作来说,提倡体育锻炼的目的是什么。③ 在实际操作中哪些临床医生负责咨询工作,是否需要外部的专职人员(如理疗师、体育教练)。④是否需要进行患者小组咨询或考虑利用社区资源。⑤临床医生和其他职员需要多长的时间来受教育或培训以便进行咨询工作。⑥ 是否有足够的时间投入到这项工作,如何支付费用。⑦临床医生是否应该鼓励医务人员进行体育锻炼,既为了自己的身体健康,也为患者树立榜样。

在门诊科室可以用健康危险度评估软件作为工具来综合危险度的信息,例如可以通过人际互动的方式收集患者的危险度数据并形成以流行病学为基础的个体化危险度评估计划。这样省去了复杂的运算步骤,使健康风险评估纳入临床预防服务成为可能。

从危险度评估方法本身而言,进行风险评估需要流行病学资料的支持。但是,能够被定量的危险因素有限,有些危险因素无法定量。此外,人群中暴露于某种因素的资料有时也难以获得,影响了评估模型的建立。况且,疾病的发生尤其是肿瘤的发病原因相当复杂,而且通过群体流行病学资料精确地预测个体疾病的发病是不现实的。因此,健康危险度评估最重要的意义并不在于精确地预测未来,而是作为预防疾病的手段,使评估个体能够及时识别目前存在的危险因素,从而有针对性地采取干预措施,改变不良的生活方式,达到增进健康的目的。

(郑频频)

参考文献

[1] 傅华,叶葶葶主编. 临床预防医学. 上海:复旦大学出版社,2006.

[2] 傅华主编. 预防医学. 第六版. 北京:人民卫生出版社,2013.

[3] 王陇德. 健康管理师:国家职业资格一级. 北京:人民卫生出版社,2013.

[4] 世界卫生组织. 心血管疾病预防——心血管风险评估和管理袖珍指南. 日内瓦:世界卫生组织,2008.

第三章 临床工作中健康危险因素的收集

医师从事临床工作旨在为患者诊治疾病,发现疾病的诱因和影响健康的危险因素及预防疾病,提高人们的健康水平和生活质量。健康维护是医师的职责。医师既要重视诊疗,也要重视预防。

在生活中存在着大量的健康危险因素,当然很难全部都避开,但是人体有一定的免疫能力,少量的危险因素并不会使人发生疾病。当危险因素累积到一定程度的时候,就会有致病因素的产生,也就有可能导致疾病。因而,在我们的日常生活中,要随时注意自己的生活方式,尽量避免可以自我控制的健康危险因素的发生及不良的生活方式。医师在临床工作中,主要是收集环境、心理与行为和生物遗传危险因素,避免医疗卫生服务中的危险因素。

本章讨论如何采集个人史中危险因素的信息;在完成一份常规病史时,如何询问患者是否存在今后有可能患病或受伤害的危险因素问题。

第一节 健康危险因素的概念及其收集的意义

健康危险因素是指能使疾病或死亡发生的可能性增加因素,或者是能使健康不良后果发生率增加的因素,包括环境、生物、社会、经济、心理、行为诸因素。其特点是:①潜伏期长。需要人们长时间反复接触这些危险因素后才会发病,而且其长短因人而异。②特异性弱。非直接的特定的与某一种疾病相联系。③联合作用明显。其通过联合作用,增强致病的危险性。④广泛存在。主要分类为环境危险因素、心理与行为生活方式危险因素、生物遗传危险因素和医疗卫生服务中的危险因素等。

慢性病自然史一般包括6个阶段:无危险因素阶段、出现危险因素阶段、致病因素出现阶段、症状出现阶段、体征出现阶段、劳动力丧失阶段。因此,早期发现影响健康危险因素对防治慢性病尤为重要。各种疾病的发生和致残致死的原因主要与一些危险因素有关,这些危险因素包括个人特点、生理参数、环境条件和疾病的亚临床期等,它们可增加个体患病的可能性。临床实践中预防疾病提高健康水平的主要方法是通过询问个人健康史资料、体检和实验室检查证实患者是否存在有可缓解的危险因素,然后实施消除或减少这些危险因素的干预措施。这些措施包括改变个人不健康的行为和生活方式、筛检、免疫接种和药物预防。

由于诊断过程中症状和体征比危险因素信息显得更为重要,所以这些信息常常被忽视或遗漏。虽然,许多医师对初诊患者或对定期健康检查者期望了解一些相对详细的危险因素问题,但在许多场合,尤其是一些特别需要健康照顾的高危人群,在无临床症状时常不参加体检。此外,目前临床医师的思维方式适合于诊断有症状的患者,而不适合于预防保健;即使有时也想全面考虑问题,由于他们缺乏系统询问危险因素的方法,仍可能忽视重要危险因素的询问。

健康危险因素资料收集的目的在于确定哪些危险因素需要在应诊当时或以后随访中进一步评价。这些问题应纳入常规临床业务,在初诊、随访或定期健康检查时询问。如果危险因素评价和预防干预只在健康人群体检时才提供,而在疾病诊治时缺如,则只有小部分患者受到预防性照顾。因此,临床医师应习惯于将预防医学与常规的诊疗工作相结合。除了诊治痛苦不堪或患严重疾病的患者外,在应诊过程中为患者确定将来是否患病的危险度提供合适的咨询。

健康危险因素资料收集是医师在临床工作中的重要工作任务之一。健康危险因素资料收集主要包括两个方面:一是采用什么方法进行收集;二是需要收集哪些内容。

健康危险因素资料收集的方法主要是通过问诊获得。问诊(inquiry)是医师通过对患者或相关人员的系统询问获取病史资料,经过分析综合而作出临床判断的一种诊法。问诊是采集健康危险因素的主要手段,还是医学交流的主要内容和重要形式之一。解决患者诊断问题的大多数线索和依据都来源于采集病史所获取的资料,同时健康危险因素资料收集也更有助于疾病的诊断和预防。因此,在临床工作中掌握健康危险因素及收集的方法,是医师最重要的必备的基本临床技能之一。

健康危险因素资料收集的内容主要包括个人行为生活方式、疾病史、环境因素、生物遗传因素、医疗服务5个方面。个人健康危险因素资料收集是进行健康危险因素评价的基础资料的重要组成部分。同时,也为健康危险因素评价工作奠定了基础。

健康危险因素评价主要是研究危险因素与慢性病发病率及死亡率之间数量依存关系及其规律性。研究人们生活在有危险因素的环境中发生死亡的概率,以及当改变不良行为,消除或降低危险因素时可能延长的寿命。其目的是促进人们改变不良生活行为,减少危险因素,提高健康水平。进行健康危险因素评价,需要知道两个重要的变量:一个是某病与哪些危险因素有关;另一个是这些危险因素的危害程度。

第二节　健康危险因素收集的方法

健康危险因素资料收集(gathering data)方法主要是通过问诊的方式获得资料。医师掌握问诊的技巧与获取健康危险因素资料的数量和质量有着密切的关系。因此,医师必须掌握问诊的方法和技巧。

在患者进入诊室之后,医师应简单复习病史记录,了解哪些危险因素在以前的应诊中已经讨论过,回顾患者在减少危险因素方面成功与失败的尝试,确定本次应诊时需注意哪些危险因素。有些病史记录本内有存在问题的记载或上次应诊记录的提示,这将有助于提高复习病史的速度。如果患者在以前已成功地改变了一个危险因素,如停止吸烟,则在本次应诊时,医师应提供积极的强化措施,并核实该患者有无反复。然后,识别尚未询问的其他危险因素,确定本次应诊中值得注意的危险因素。

在任何诊疗接触时,医师都应遵循尊重患者和医学访谈的基本原则,包括确定与患者的讨论议程、应用开放式问题和保持目光接触等。但在应诊过程中转到讨论生活方式的细节时,患者常无思想准备,所以提出危险因素问题时患者可能会被突然的主题转变弄得不知所措,甚至感到被冒犯,以致不乐于配合回答问题。这时,使用一些婉转的词语就显得十分重要。例如:"好了,张先生,我看你的胆囊问题可以转到外科去处理,很可能需要手术治疗。请放心,我想治疗结果会使你满意的。你知道,有时我们常常过于注意某个健康问题,例如你的胆囊,而忽视了其他一些重要的健康问题。我想问一些与你健康有关的其他问题。你同意吗?""就这样吧,王女士,我想服用了今天开的抗生素,你女儿的耳朵感染会有所好转。下周再来一次我可以再为她检查一下耳朵。现在,我想问一些与你女儿健康有关的其他问题,可以吗?"

在询问时,医师应注意患者的情绪反应,患者的措词、语调、语音、语速和非语言性交流可能表示他们的不自在、不耐烦或不愿意讨论某种生活方式问题。应注意识别这些反应,并向患者强调与其共同分担是十分重要的。可以这样说:"讨论这些你可能不太方便"。如果患者没有把这些情绪表现出来,他们可能会感到压抑或对医师不满。医师主动说明并表示理解这种情绪,通常可以减轻患者的顾虑。虽然有些患者会以不方便为借口试图转变话题,但是医师对他们情绪的公开认可常会使他们有勇气回到正题并愿意详细叙述。如果医师处理不当,则患者常常会消极应付或讲些无关紧要的事。

有时,危险因素的线索可深埋于其他问题的交谈之中。仔细听取患者的这些谈话,常能得到比初筛询问时更多的信息。例如:"虽然近来我已怀疑心口疼痛是否由我的生活方式所引起的,但是这种疼痛好像在餐后发生。所以,不管怎样,我已试用了抗酸药……""医生,你知道我已多年没看医生了。但是我实在不能忍受这胃部疼痛"。"我没有给孩子吃药,因为需等我丈夫把药拿来。近来他很忙,我怕打扰他。现在孩子发热了,并且不断地拉她的耳朵"。"我怀疑头痛是由于服用避孕药引起的,所以,2个月前我已停止服用了。我的丈夫认为我患偏头痛。我们家里人患过这种病"。

在临床实践中,医师应根据患者的具体情况决定所使用的语句,并采用最佳的交流方式。此外,对于大多数危险因素,尚未确定"正确"的询问方式,更未检验过其灵敏度和特异度。询问危险因素时,医师所用的语言反映其工作作风和与患者的关系。这些问题还需考虑患者的年龄、文化程度、语言习惯和对健康的态度。由于所询问的问题有时会涉及个人行为的某些敏感问题,因此应避免使用直接的或带有判断性的语句。例如,问可疑性病患者:"你不会是嫖娼的吧?"这样可能会使患者不愿意诚实回答。同样,一些提示医师本人不赞同的面部表情,如皱眉以及其他非语言交流也应避免。

一、健康危险因素收集的技巧

1. 缩短医患之间的距离　由于对医疗环境的生疏和对疾病的恐惧等,患者就诊前常有紧张情绪。医师应主动创造一种宽松和谐的环境,以解除患者的不安心情。注意保护患者隐私,最好不要当着陌生人开始问诊。如果患者要求家属在场,医师可以同意。一般从礼节性的交谈开始,可先进行自我介绍(佩戴胸牌是很好的自我介绍的一种方式),讲明自己的职责。使用恰当的言语或体语表示愿意为解除患者的病痛和满足他的要求尽自己所能,这样的举措有助于建立良好的医患关系,很快缩短医患之间的距离,改善互不了解的生疏局面,使危险因素采集的问诊工作能顺利地进行下去。

2. 注意倾听患者的陈述 尽可能让患者充分地陈述和强调他认为重要的情况和感受。只有在患者的陈述离病情太远时,才需要根据陈述的主要线索灵活地把话题转回,切不可生硬地打断患者的叙述,甚至用医师自己主观的推测去取代患者的亲身感受。只有患者的亲身感受和病情变化的实际过程才能为危险因素的采集及诊断提供客观的依据。

3. 按时间顺序询问 追溯首发症状开始的确切时间,直至目前的演变过程。如有几个症状同时出现,必须确定其先后顺序。虽然收集资料时,不必严格地按症状出现先后提问,但所获得的资料应足以说明疾病起始的情况和演变过程,能按时间顺序口述或写出主诉和现病史。

4. 在问诊的两个内容之间使用过渡语言 即向患者说明将要讨论的新话题及其理由,使患者不会困惑你为什么要改变话题以及为什么要询问这些情况。如过渡到家族史之前,可说明有些疾病有遗传倾向或在某些家庭中更容易患病,因此我们需要了解这些情况。过渡到系统回顾前,应该说明还需了解全身各系统情况,然后开始系统回顾。

5. 遵循从一般提问到直接提问的原则 根据具体情况采用不同的提问方式。一般性提问(或称开放式提问)常用于问诊的开始,可获得某一方面的大量资料,让患者像讲故事一样叙述他的病情。这种提问应该在现病史、过去史、个人史等每一部分开始时使用。为了系统有效地获得准确的资料,询问者应遵循从一般提问到直接提问的原则。

6. 提问时要注意系统性和目的性 杂乱无章的重复提问会降低患者对医师的信心和期望。

7. 引证核实信息 为了收集到尽可能准确的病史,有时医师需要引证核实患者提供的信息。如患者用了诊断术语,医师应通过询问当时的症状和检查等以核实资料是否可靠。经常需要核实的资料还有呕血量、体重变化情况、大便和小便量,重要药物如糖皮质激素、抗结核药物和精神药物的使用,饮酒史、吸烟史及过敏史等。

8. 注意肢体语言的表达 仪表、礼节和友善的举止有助于发展与患者的和谐关系,使患者感到温暖亲切,获得患者的信任,甚至能使患者讲出原想隐瞒的敏感事情。不要只埋头记录,应与患者有必要的视线接触,适当的时候应微笑或赞许地点头示意。

9. 多给予鼓励 恰当地运用一些评价、赞扬与鼓励语言,可促使患者与医师的合作,使患者受到鼓舞而积极提供信息,如"可以理解","那你一定很不容易"。一些通俗的赞扬语,如"你已经戒烟了? 有毅力";"你能每月1次进行乳房的自我检查,这很好"。请注意,对有精神障碍的患者,不可随便用赞扬或鼓励的语言。

10. 体恤患者的难处 询问患者的经济情况,关心患者有无来自家庭和工作单位经济上和精神上的支持。医师针对不同情况作恰当的解释,可使患者增加对医师的信任。有时应鼓励患者设法寻找经济上和精神上的支持和帮助,以及介绍一些能帮助患者的个人或团体。

11. 了解患者就诊的确切目的和要求 有时患者被询问病情时一直处于被动的局面,实际上他可能还有其他目的,如咨询某些医学问题、需要长期用药、需要与医师建立长期关系等。在某些情况下,咨询和教育患者是治疗成功的关键,甚至本身就是治疗的目标。医师应判断患者最感兴趣的、想要知道的及每一次可理解的信息量,从而为他提供适当的信息或指导。

12. 不要不懂装懂地回答患者的问题 如患者问到一些问题,医师不清楚或不懂时,不能随便应付、不懂装懂,甚至乱解释,也不要简单回答3个字"不知道"。

13. 表示感谢　问诊结束时,应谢谢患者的合作,告知患者或体语暗示医患合作的重要性。

必须指出,只有理论学习结合实际反复训练,才能较好地掌握问诊的方法与技巧。就像人类交往与交流的其他形式一样,防止机械的一成不变的问诊模式和方法,应机敏地关注具体情况并灵活把握。

二、一些常见的问诊问题与处理

1. 沉默　常使医师和患者都不自在,但在收集危险因素信息方面却常有帮助。患者可在讲一个危险因素后停顿,进入沉默,以回忆或鼓起勇气提出一个困难的话题。这时,医师不应提出另一个问题来打破沉默,可等待患者自己打破沉默。这样,常可得到另外的信息。例如:"我不用任何麻醉品,我几乎不饮酒(患者自己沉默)……我对你说过吗? 医生,我曾经戒毒。以前,我用过海洛因……"即使患者自己不沉默,医师有时也需有意识地停顿,看患者如何打破沉默。例如:"家里一切都好,我猜……(医师引入沉默)",患者沉默后说:"……我确实希望我丈夫和孩子们之间会相处得更好些,可是……"

2. 抵制　常表现为患者在回答问题时迟疑、含糊或突然转换话题。而在询问生活方式时表现出愤怒和敌意的患者为数甚少。如上所说,医师对患者情感的考虑和确认常可消除这类抵制。当然,患者有权终止自己认为困难的话题,医师应尊重患者的选择而转换话题。

3. 交谈障碍　包括耳聋、语言障碍、认知障碍和文化差别等。对于耳聋患者,可通过读唇法、写调查表、笔谈或手语等获得有关危险因素的信息。对于外国人,则需通过翻译回答医师的问题。如果患者只了解医师的部分讲话,很容易使人错误地认为患者听懂了医师的问题或指导。如果患者只用点头或摇头表示"是"或"否"来回答问题,但实际上并未了解医师的问题,则更易出错。对于因缺乏教育或智力低下而有认知障碍的患者可能难于理解复杂的语句,这时,应尽量避免用复杂的术语,如不饱和脂肪酸等,并应核实患者是否已理解所提出的问题。

由于患者的文化背景不同,即使能完全听懂医师的语言,也可能对危险因素有不同的理解,甚至可能被某些问题所激怒。因此,医师了解患者文化背景和健康信仰模式是十分重要的。例如,患者认为得病是恶有恶报,而不是医学上所说的危险因素,则预防疾病无从谈起。有时患者因对医师的措词不理解,而作出错误的应答。如询问有无高血压病,有的患者却回答:"我的血压不高,只有贫血。"

4. 筛检调查表　患者初诊时,往往需自行填写医学史表格。这种表格可以向医师提供有用的危险因素评价信息,使在应诊前就可确定需深入询问了解的问题,从而可节省应诊时间。填写医学史表格可以促进患者进行思考,使患者提出一些医师忽视的问题。这种表格也有局限性:①患者填表时可能不诚实或对某些问题不回答;②表中有些问题可能不够通俗易懂,这对阅读有困难的人更难理解;③表中的信息容易过时,几年前表格中所提供的危险因素信息可能早已改变,所以医师应及时增补和更新表中的信息。

如前所述,标准化的筛检问卷已确定为检出抑郁、乙醇(酒精)滥用、认知障碍和其他健康问题的工具,设计这些工具的目的是为了提高询问危险因素时所用问卷的敏感度和特异度。然而,多数标准化的问卷仍然存在敏感度和特异度不足的缺点。也就是说,患者评分不正常,可能并无需查的健康问题(假阳性);而患者评分正常,却可能存在此健康问题(假阴性)。例如，精神状态简易速检表的灵敏度和特异度分别为93%和79%。若一个老年患者患有痴呆的可能性为50%，则用此表筛检的阳性预测值为19%，即由此发现一个真的老年痴呆患者，就有4个假阳性者。若患痴呆的可能性为1%，则阳性预测值仅为4%，发现1个真痴呆患者，就有22个假阳性(表3-1)。

表3-1　常用筛检问卷的敏感度和特异度

筛检问卷	敏感度(%)	特异度(%)
Zung 抑郁自评量表(SDS 原型)	97	63
酒精依赖性疾患识别测验(AUDIT)	61～62	90～94
精神状态简易速检表(MMSE)	93	79

除阳性预测值低以外，因询问所需时间较多，所以在应诊时常难完成。通常的解决办法是请可能存在有关危险因素的患者在候诊时自行填写，或先由医师说明填表方法，然后患者自填，这时医师可为另一患者应诊。医师再为原来患者应诊时，即可直接检查填表的结果。此外，可由患者将调查表和填表说明带回家，填写后寄给医师。

5. 青少年　若以长者的身份与青少年交谈，他们通常表现出疏远、抵触，甚至敌视的态度。事先没有意料到青少年这些抵制态度的医师常很难得到详尽的危险因素资料和确切的病史。为克服这方面的困难，医师首先应做到对患者的不合作态度不发怒和不烦恼，不要作出反应。继而，通过闲聊现实生活中的事件，谈非医学问题，并强调与人交往的信任，把患者当作个体而不是作为一组症状进行真诚的对话，和青少年交朋友。例如："我很高兴终于见到你，小张。你妈妈几次谈到你。我知道你在常乐中学读书。常乐中学是个很好的学校吗？"这些问题还可以更具体化，例如："你在常乐中学有好朋友吗？""你觉得在那里生活怎么样？""在家里做大孩子难吗？"等。在集中讨论医学问题之前可先询问这些内容。然后可问："小张，我想问你一些医学问题，你是否想改变一些生活方式，从而使你更健康？"

虽然，医师应表现出轻松和蔼，并运用青少年易理解的语言和术语交谈，使患者配合回答。但采用青少年的流行语言或非语言的动作表达并无价值。这种故意做作，常会给青少年带来不真诚的感觉。因为青少年处于心理发育时期，所以一些适用于成人的询问技巧常会影响青少年的情绪，甚至引起不安和忧虑。如果将某些行为"正常化"、"普遍化"，常可增强青少年患者的自信，即告诉青少年其他人也同样存在这些行为。同时，必须密切注意他们的评论和非语言信息，以判断是否进一步讨论或转换话题。

第三节　健康危险因素收集的内容

临床医师为每个门诊患者的应诊时间一般平均为17分钟左右，有时还更少。大部分时间用于了解患者症状和围绕主诉进行检查诊治，不可能花费较多时间评价患者的危险因素。初筛问题应该简短，用于确定本次应诊或随访中是否需更详细地询问的问题。如"你吸烟吗？"更详细探究的问题则包括："你几岁开始吸烟？""你每天吸几支烟？"由于时间关系，在应诊时危险因素的评价只限于几个初筛问题的询问。但是,在健康人群体检或其他预防性检查中则就可询问更为详细的问题。

考虑到在一次应诊中不可能询问所有需要了解的问题,所以应制订一个系统的计划,以确定必须先问和最重要的问题。例如:如果只有问一个问题的时间,则应询问患者是否吸烟。如果患者是儿童或青少年,还需询问他们的父母是否吸烟。对于当时无法询问的问题,应制订计划在随访时询问其余危险因素,或者至少在病史中提示下次应诊时需询问的危险因素。

在应诊过程中合适询问危险因素问题的时间,可选在问诊的过程中或在应诊将结束时。例如,患者因感冒就诊,问诊过程如下。医师:"好了,总结一下,你从星期五开始发热流涕,两天来感到咽痛、咳嗽、疲劳。等一会我给你做检查。现在我想问问你的健康问题。你吸烟吗?"

一旦某个危险因素确定存在时,就需进一步询问有关的问题,以了解患者该危险因素的概况,并提出降低此因素的主要建议。

一、根据患者年龄进行健康危险因素收集的内容

(一) 青年人进行健康危险因素收集的内容

1. 抓住青少年患者的要点　处理青少年健康问题,首先要建立医师与青少年的关系,如何接触青少年患者是件极具挑战性且需相当技巧的工作。其原因包括:青少年表达能力不佳,尤其对抽象问题或事物的理解与表达较差;青少年不像成年人那样能在短时间内与人建立关系,即社交能力较差;青少年较害羞或较不愿表达有关情感、思想、身心发展及性方面的问题;青少年对医生有刻板的印象,包括医师的权威性、与父母立场相同、用词艰深、严肃而无幽默感等;很多青少年就医是因父母或老师的压力而来,并非主动就医,故在心理上及态度上有排斥感。基于上述原因,在与青少年进行会谈沟通时,首先要让青少年放松及建立信任感。一开始予以亲切的招呼,先谈些较不涉及私人隐秘的话题,如先谈他们的学校、个人嗜好、朋友、青少年热门的话题等;接着,再询问他们有什么不了解或有什么困难(问题)需要医师帮忙的。对敏感或有侵犯性的话题,要采取循序渐进或旁敲侧击的方式。如谈到药物滥用,则可试着说:"现在很多青少年有药物问题,你所知道的情形怎样?"谈话中要有足够的时间让青少年叙述问题,且要运用会谈的技巧去鼓励他们谈需要解决的问题,对他们提到的问题给予重视,并以敏锐的观察力注意其背后隐藏的议题。医师在态度上要亲切,要尊重青少年;用成人对成人的态度来沟通,切忌严肃斥责或轻视。当交谈遇到障碍时,不妨换个话题或约下次再谈,也可提供咨询电话或电子信箱,供其自由利用。总之,须谨记勿严厉及勿急功的准则。Ginsburg 等人强调,青少年会重视医师的仪容整洁、操作及环境卫生,以及诚实而清楚的病情解说,为青少年决定是否接纳该医疗人员时的主要因素。

处理青少年问题,常涉及隐秘性及合法性的考虑。有关隐秘性部分,笔者的处理原则包括让父母参与部分会谈,但有些会谈或检查时可要求父母暂时离开。与青少年单独谈话时,要向其保证隐秘性,而部分须告知父母的内容则与青少年商讨告知的具体内容与方式,最后再邀父母一同会谈,并作综合性总结,此为"三明治式"的会谈方式。也可与青少年单独约诊,当然最好事先取得父母的了解和同意。会谈时可请护理人员暂离,但检查异性时则须有护理员陪同。

有关合法性,则视各地法律规定,应注意某些治疗是需经过家长同意才可实施。最后,医师应从与青少年接触中发掘可能涉及的家庭问题,如青少年完全不愿父母涉入或希望由医师转达某些信息给父母,或在与父母互动时出现异常表现等,皆显示其有家庭问题存在,须作家庭评估或治疗。

2. 健康危险因素收集的主要内容 包括饮食障碍、性活动、乙醇(酒精)及药物使用、抽烟、学校表现、抑郁和自杀的危害性。目前,青少年婚前性行为与妊娠是当今世界性的社会病。我国有 1.2% ~4.1% 的中学生承认曾有过性行为。而在职业青年的婚前检查中,有性经历者的比例高达 70% ~80%。询问性行为时表现不自在情绪在青少年患者中尤为突出。他们常不愿承认有过性行为,或担心所说的事会被泄漏。解决这类问题常用的方法是,在开始时把这种事平淡地正常化,例如说:"现在不少高中生有性行为",并且在询问前向患者保证为其保密,然后再问:"你是否曾有过性行为?"有些医师在初次询问青少年时先问其同伴的情况:"你的朋友怎么样?"在患者描述他或她的性生活时不显示任何对或错的反应。这样,许多青少年就会较乐意谈论他们自己的性生活史。

与性行为一样,由于担心父母、教师和其他人的察觉和批评,青少年可能不承认有酗酒或吸毒的行为。但是,这些行为常从这个年龄开始,所以向他们询问这方面的问题尤为重要。为了消除他们的担心和便于询问,可先将问题内容普遍化,如说:"现在高中生也有酗酒或吸毒者"。并保证为其保密。然后,可先询问其同伴情况,再询问患者的情况。

(二) 老年人健康危险因素收集的内容

收集老年人确切的危险因素信息可因老年人器官障碍和态度方面的原因而存在一定困难。器官障碍包括耳聋或认知障碍和其他医学问题而导致理解力下降或不能提供确切回答。医师常需采用一些特殊方法克服这类困难,如说话尽量放慢,音量增大,将问题写在纸上或从护理人员处获得信息。态度障碍包括老年人认为一些危险因素纯粹是年龄增大的结果,例如耳聋;或者是一些不应当诉述的事情;又如情绪低落;一些长期存在的危险因素现在再改变已太晚而无好处;再如吸烟几十年后要戒烟,老年患者不能清醒地认识到这些也是危险因素。医师常需花费一定时间纠正这些错误观念,教育他们注意保健并如实向医师讲述和讨论这些危险因素。

老年人健康危险因素收集的内容包括吸烟、饮酒、独居、疾病史、药物应用、活动能力等。

二、根据危险因素分类进行危险因素收集的内容

(一) 与行为生活方式相关危险因素收集的内容

通过询问与问诊个人史相关的内容:①社会经历,包括出生地、居住地区和居留时间(尤其是疫源地和地方病流行区)、受教育程度、经济生活和业余爱好;②职业及工作条件,包括工种、劳动环境、对工业毒物的接触情况及时间;③习惯与嗜好,包括起居与卫生及运动习惯,饮食的规律与质量,烟酒嗜好时间与摄入量,以及其他异嗜物和麻醉药品、毒品等;④性生活史,包括有无不洁性交,是否患过淋病性尿道炎等。

(二) 与生物遗传因素相关危险因素收集的内容

通过询问家族史相关的内容:①询问双亲与兄弟、姐妹及子女的健康与疾病情况;②有无

与遗传相关的疾病;③对已死亡的直系亲属要问明死因与年龄(表3-2)。

表3-2　家族患慢性病情况

病种	你的父亲、母亲、兄弟姐妹、子女是否患有以下疾病		
高血压	口是	口否	口不知道
糖尿病	口是	口否	口不知道
冠心病	口是	口否	口不知道
脑卒中	口是	口否	口不知道
肥胖	口是	口台	口不知道
癌症(注明疾病名称)	口是	口否	口不知道

根据上述情况将患者分在某种需要特殊筛选试验的高危人群中。

（三）与患病及相关危险因素收集的内容

采取询问既往史内容的方式。既往史可提供重要信息,以明确患者是否属高危人群而需要特定的筛选测试、免疫或其他预防方法。当然,其他与评价患者主诉有关的问题也有必要询问。这些关于过去病史的问题,在一次应诊中询问可能太多,除非患者在就诊之前已填写好疾病史的表格,否则较难实施。所以,在时间有限的情况下,需要一些简短的筛选问题,如"你是否曾诊断患心脏病、肿瘤、糖尿病或传染病?"

第四节　健康危险因素采集示范与记录举例

一、吸烟史收集的内容

吸烟史的收集内容见表3-3。

表3-3　询问吸烟史的方法

问题	信息的用处
吸烟状态作为一个重要征象	
医师:你曾经吸烟吗?	(需要继续询问以下问题)
被询问的人:我吸烟。	(提供吸烟强度的基线和监督窗口)
医师:你现在每天吸多少支烟?	
被询问的人:我每天吸 20 支烟。	
医师:你开始吸烟的年龄?	
被询问的人:我 20 岁开始吸烟。	
医师:在某些时候,你吸烟较多吗?	
被询问的人:是的。	
医师:什么时候?	(提供近期尝试的信息)
被询问的人:遇到麻烦的时候。	(帮助其努力降低吸烟量,从而循序渐进地达到戒烟)
医师:你为什么不降低吸烟量呢?	(减少吸烟的动机)
被询问的人:降低吸烟量,我感觉不舒服。	
医师:自从你开始常规吸烟后,是否曾经戒过烟?	(帮助回忆过去戒烟的尝试,提供有关恢复过去戒烟尝试中预防控制措施的指导)
被询问的人:是的,我曾经戒过烟。	
医师:什么时候?	

问题	信息的用处
被询问的人:3 年前。	
医师:你开始戒烟的年龄?	
被询问的人:45 岁。	
医师:戒了多长时间?	
被询问的人:接近 2 年。	
医师:什么原因使你又开始吸烟了?	
被询问的人:工作遇到困难。	
医师:你想戒烟吗?	(允许处于准备改变吸烟行为的阶段)
被询问的人:我想戒烟。	
医师:你想什么时候开始?	(应用简要干预措施的指南及戒烟的动机)
被询问的人:准备下个月戒烟。	(准备阶段)
6 个月以后。	(预期阶段)
多于 6 个月或不准备戒烟。	(预期前阶段)
被动吸烟	
医师:你曾经吸烟吗?	
被询问的人:我不吸烟。	(赞扬他正确的、健康的选择)
医师:和你一起生活或工作的是否有人吸烟?	
被询问的人:是的,有人吸烟。	
医师:你是否经常吸入吸烟者呼出的烟雾每天超过 15 分钟?	
被询问的人:是的,每天超过 15 分钟。	

二、饮酒史收集的内容

(一)一般常用询问内容

医师:你喝酒吗?

被询问的人:是的,我喝酒。

医师:你喝什么酒? 如白酒、红酒、黄酒、啤酒,还是其他类型的酒。

被询问的人:我喝白酒。

医师:你喝白酒的频次和量是多少? 如每周几次,每次几毫升。

详见表 3-4。

表 3-4　饮酒信息采集用表

酒类	不喝	平均饮酒次数(选择其一)				次数	平均每次饮酒量
高度白酒(>40 度)	□	□每天	□每周	□每月	□每年		毫升
中度白酒(20 ~40 度)	□	□每天	□每周	□每月	□每年		毫升
葡萄酒、黄酒、米酒	□	□每天	□每周	□每月	□每年		毫升
啤酒(1 杯约为250 ml)	□	□每天	□每周	□每月	□每年		杯

(二)有问题饮酒者的筛选及询问内容

用以下测试可以在成人和青少年中筛选鉴别出那些有问题饮酒者,此方法可以快速查明哪些人是有问题饮酒者。

1. 引导测试(CAGE)

（1）你曾经想过你应该戒酒吗？

（2）你会因有人批评你饮酒而恼火吗？

（3）你曾因饮酒而感到不安和自责吗？

（4）你是否曾在早晨起来做的第一件事就是喝一杯酒来稳定你的情绪，或想使昨夜的宿醉好过一些（成瘾）？

2. 焦虑测试（TWEAK）

（1）你开始感到困意或不醒人事前喝了多少杯酒？（酒量，只要问出5杯以上则记为2分）？或在你开始感到酒精的效力时喝了多少杯（3杯以上为阳性反应，则记为2分）？

（2）以前你的朋友或亲戚为你的饮酒担心或埋怨过吗（答案肯定则记为2分）？

（3）你是否有时早晨一起来就想喝上一杯（成瘾，记1分）？

（4）有多少次你饮酒并随后不能记起说过和做过什么（记忆缺失，记1分）？

（5）有时你觉得有必要戒掉你的酒吗（是，记1分）？

3. 因饮酒致病者的鉴别测试（AUDIT） 对于酒精滥用问题，世界卫生组织（WHO）从1982年起即制定"酒精依赖性疾患识别测验"（alcohol use disorders identification test，AUDIT），并于1989年正式公布使用（表3-5）。AUDIT是为干预人员筛选危险饮酒和因饮酒致病者而设计的。虽然它的使用和记分比起引导测试要多花一点时间，但对于男性和女性、不同国家和不同种族来说同样有效。只用AUDIT项目的第1,2,4,5和第10项记分以及积分达到5或更多，可作为快速测试方法，其敏感度为79%，特异度为95%。

表3-5　酒精依赖性疾患识别测验问卷（AUDIT）

（1）你喝酒多少次？
　　从不(0)　　每月1次或不到1次(1)　　每月2~4次(2)　　每周2~3次(3)　　每周4次或更多(4)

（2）在喝酒的那天，一般喝多少杯*？
　　1~2杯(0)　3~4杯(1)　　5~6杯(2)　　7~9杯(3)　　10杯或更多(4)

（3）每次喝6杯以上的次数为多少？
　　从不(0)　　每月不到1次(1)　　每月1次(2)　　每周1次(3)　　每天或几乎每天1次(4)

（4）你是否一开始喝酒就无法立即中断？这种情况在最近1年中有几次？
　　从不(0)　　每月不到1次(1)　　每月1次(2)　　几乎每周1次(3)　　每天或几乎每天1次(4)

（5）你有没有因为喝酒而贻误了该做的事情？这种情况在最近一年中有几次？
　　从不(0)　　每月不到1次(1)　　每月1次(2)　　几乎每周1次(3)　　每天几乎每天1次(4)

（6）在一次大量饮酒后，你是否需要在次日早上喝一些酒才能正常生活？这种情况在最近一年中有几次？
　　从不(0)　　每月不到1次(1)　　每月1次(2)　　几乎每周1次(3)　　每天或几乎每天1次(4)

（7）你会不会在饮酒之后感到内疚或后悔？这种情况在最近一年中有几次？
　　从不(0)　　每月不到1次(1)　　每月1次(2)　　每周1次(3)　　每天或几乎每天1次(4)

（8）你会不会因为喝酒而回忆不起昨夜所发生的事情？这种情况在最近一年中有几次？
　　从不(0)　　每月不到1次(1)　　每月1次(2)　　每周1次(3)　　每天或几乎每天1次(4)

（9）有没有因为你喝酒而使你自己或他人受到损伤的情况？
　　没有(0)　　有，但不在最近的一年中(2)　　有，是在最近的一年中(4)

（10）你的亲戚、朋友、医师或其他卫生工作者有没有关心过你的饮酒问题，并劝你戒酒？
　　没有(0)　　有，但不在最近的一年中(2)　　有，是在最近的一年中(4)

注：（1）酒中含乙醇10g称为1杯，等于250 ml啤酒、一小盅(15 ml)烈性酒、一玻璃杯葡萄酒或黄酒。（2）问卷得分：(8分为阳性；1~3项评分高，表示有"不良饮酒"；4~6项评分高表示有"乙醇依赖"；7~10项评分高表示有"有害饮酒"。（3）由被询问人填写的问卷，应将括号中的评分数值去除。

4. 筛选测试结果的解释　对鉴别不宜饮酒患者的这些测试手段,比起临床医师所做的要有效得多。但重要的是,要知道什么是阳性和阴性结果,什么不是。表3-6是每个测试方法的敏感度和特异度。在饮酒成瘾者占10%的人群中,使用AUDIT问卷(5分制)的阳性预测值为48%,阴性预测值为98%。这样的阴性结果接近于排除饮酒成瘾者,但阳性结果又表明有问题饮酒者只有实际的1/2,这将错误地标记另外1/2的阳性结果。在一个有5%阳性预测值的人群中,实际有问题的人只有30%。因此特别要强调的是,这些筛选测试结果不是诊断,而是表明某一问题可能存在,必须要问一些特定的问题。较高的筛选测试得分比起那些刚搭边的得分结果更能指出实际问题。

表3-6　对嗜酒成瘾者的筛选测试

测试方法	敏感度(%)	特异度(%)
CAGE(Buchsbaum 等,1991)		
单个阳性回答	89	81
多个阳性回答(Cherpitel,1995)	75	88
TWEAK(Chan 等,1993)	93~94	80~89
AUDIT		
得分≥5(Piccinelli 等,1997)	84	90
得分≥6(Barry 等,1993)	72	71
得分≥8(Cherpitel,1995;Barry 等,1993)	61~85	88~90
单个问题(Taj 等,1998)	62	93

三、重要危险因素的初筛内容

重要危险因素的初筛内容如下:

(1)你吸烟吗?

(2)你每天有多少时间进行体力活动?

(3)最近24小时内你吃过哪些食品?

(4)你的朋友中有婚外性生活的人吗?你是否有这种行为?你使用什么避孕措施?

(5)你差不多每天喝酒吗?你的朋友中有吸海洛因或阿片(鸦片)的人吗?你吸过吗?

(6)你一直遵守交通规则吗?你曾骑自行车猛拐、抢道吗?你曾经酒后驾车吗?你是否曾乘坐由酒醉司机驾驶的汽车?

(7)你在户外活动时,是否采用防晒措施?

(8)你每天刷牙吗?或隔多久刷一次?你的牙出血过吗?你最近一次看牙医是什么时候?

(9)近来你的情绪怎样?

(10)医师曾经诊断你患有心脏病、癌症、糖尿病或哪种传染病?

(11)你是否有心脏病、癌症或糖尿病的家族史?

(12)你目前从事何种工作?过去曾从事过什么工作?

（13）你到过其他地方或其他国家吗？或正准备去什么地方或国家？

（14）你最近一次参加的体检是在什么时候？查什么？

（15）你最近一次接受的免疫接种是在什么时候？什么免疫接种？

（16）你服用雌激素吗？你每天服用阿司匹林吗？

四、身体活动信息收集的内容

身体活动信息收集的内容见表3-7。

表3-7 身体活动信息采集用表

请你以周为单位,回忆平均每天的身体活动情况(没有填"0")

1. 你的工作主要属于以下何种活动
   1.1 无工作
   1.2 以坐位的读写为主,上下肢活动很少,如文秘、管理、操作电脑等
       □天/周,平均每天□□小时□□分钟
   1.3 以需要上肢或下肢参与,但用力不多的活动为主,如缝纫、售货等
       □天/周,平均每天□□小时□□分钟
   1.4 含有较多中等强度体力活动内容,如搬举轻物、快步走路、装修工、瓦工、保洁等
       □天/周,平均每天□□小时□□分钟
   1.5 含有较多重体力活动内容,如搬运重物、人力挖掘和装卸等
       □天/周,平均每天□□小时□□分钟

2. 通常情况下,你使用以下交通工具上下班、上下学、购物等的时间(只计算每次持续10分钟以上的活动)
   2.1 自行车   □天/周,平均每天□□小时□□分钟
   2.2 步行   □天/周,平均每天□□小时□□分钟
   2.3 乘车或开车 □天/周,平均每天□□小时□□分钟

3. 以1周计算,你进行以下体育锻炼的时间(只计算每次持续10分钟以上的活动)
   3.1 大强度体育锻炼,如中速跑步、中速游泳、足球、篮球、羽毛球等
       □天/周,平均每天□□小时□□分钟
   3.2 中等强度体育锻炼,如慢跑、慢速游泳、打太极拳、打木兰拳、打乒乓球、跳扇子舞、跳交谊舞、扭秧歌等
       □天/周,平均每天□□小时□□分钟
   3.3 快速步行锻炼
       □天/周,平均每天□□小时□□分钟

4. 以1周计算,你在家进行家务劳动的时间(只计算每次持续10分钟以上的活动)
   4.1 重度家务劳动,如搬运重物、挑水、劈柴、自制蜂窝煤等
       □天/周,平均每天□□小时□□分钟
   4.2 中度家务劳动,如擦窗户、手洗衣服、拖地板、看护孩子(背抱、游戏、走动)
       □天/周,平均每天□□小时□□分钟

5. 闲暇时,你每天坐着、靠着或躺着(如看电视、用电脑、阅读、写字、吃饭、打麻将、打牌、下棋等,请减去睡眠时间)的累计时间
       □□小时□□分钟

6. 你每天白天和晚上合计睡眠的时间
       □□小时□□分钟

五、膳食信息收集的内容

膳食信息收集的内容见表3-8。

表 3-8　膳食信息采集用表

1. 就餐习惯
    (1) 你一般每天吃几餐？　　　　　　　　　　　　　　　　　　　　　　　□
    (2) 你一般每周在家吃几天饭？　　　　　　　　　　　　　　　　　　　　□
    (3) 你家通常在一起就餐的人数？　　　　　　　　　　　　　　　　　　　□
    (4) 其中 6 岁及以下的人数？　　　　　　　　　　　　　　　　　　　　　□
    (5) 你早餐通常在哪里吃？　　①家里；②食堂；③餐馆；④不吃　　　　　□
    (6) 你午餐通常在哪里吃？　　①家里；②食堂；③餐馆；④不吃　　　　　□
    (7) 你晚餐通常在哪里吃？　　①家里；②食堂；③餐馆；④不吃　　　　　□

2. 各类食物摄入情况
    (1) 你平均每天吃多少主食（米、面、杂粮等）？　　　　　　　　　　　□□.□g
    (2) 你平均每天吃多少新鲜蔬菜？　　　　　　　　　　　　　　　　　□□.□g
    (3) 你平均每天吃多少水果？　　　　　　　　　　　　　　　　　　　□□.□g
    (4) 你平均每天饮水量是多少？（1 杯约为 250 ml）　　　　　　　　　□□杯
    (5) 你通常食用猪肉、牛肉、羊肉及禽肉的次数？　　　　　　　　　　　□
        ①每天 1 ~ 2 次；②每周 5 ~ 6 次；③每周 3 ~ 4 次；④每周 1 ~ 2 次；⑤每月 1 ~ 3 次；
        ⑥每年 6 ~ 11 次；⑦基本不吃或不吃
    (6) 你平均每次吃多少猪肉、牛肉、羊肉及禽肉？　　　　　　　　　　□□.□g
    (7) 你通常食用水产品的次数？　　　　　　　　　　　　　　　　　　　□
        ①每天 1 ~ 2 次；②每周 5 ~ 6 次；③每周 3 ~ 4 次；④每周 1 ~ 2 次；⑤每月 1 ~ 3 次；
        ⑥每年 6 ~ 11 次；⑦基本不吃或不吃
    (8) 你平均每次吃多少水产品？　　　　　　　　　　　　　　　　　　□□.□g
    (9) 你通常食用蛋类的次数？　　　　　　　　　　　　　　　　　　　　□
        ①每天 2 次及以上；②每天 1 次；③每周 3 ~ 5 次；④每周 1 ~ 2 次；⑤每月 1 ~ 3 次；
        ⑥基本不吃或不吃
    (10) 你平均每次吃多少蛋类？　　　　　　　　　　　　　　　　　　　□□.□个
    (11) 你通常食用奶及奶制品的次数？　　　　　　　　　　　　　　　　　□
        ①每天 1 次及以上；②每周 5 ~ 6 次；③每周 3 ~ 4 次；④每周 1 ~ 2 次；⑤每月 1 ~ 3 次；
        ⑥基本不吃或不吃
    (12) 你平均每次吃多少奶及奶制品（折合成鲜奶）？　　　　　　　　□□□□.□g
    (13) 你通常食用干豆类的次数？　　　　　　　　　　　　　　　　　　　□
        ①每天 1 ~ 2 次；②每周 5 ~ 6 次；③每周 3 ~ 4 次；④每周 1 ~ 2 次；⑤每月 1 ~ 3 次；
        ⑥每年 6 ~ 11 次；⑦基本不吃或不吃
    (14) 你平均每次吃多少干豆类？　　　　　　　　　　　　　　　　　　□□.□g
    (15) 你通常食用豆制品的次数？　　　　　　　　　　　　　　　　　　　□
        ①每天 1 ~ 2 次；②每周 5 ~ 6 次；③每周 3 ~ 4 次；④每周 1 ~ 2 次；⑤每月 1 ~ 3 次；
        ⑥每年 6 ~ 11 次；⑦基本不吃或不吃
    (16) 你平均每次吃多少豆制品（以豆腐计算）？　　　　　　　　　　　□□.□g
    (17) 你通常食用甜点（蛋糕、饼干）的次数？　　　　　　　　　　　　　□
        ①每天 1 ~ 2 次；②每周 5 ~ 6 次；③每周 3 ~ 4 次；④每周 1 ~ 2 次；⑤每月 1 ~ 3 次；
        ⑥每年 6 ~ 11 次；⑦基本不吃或不吃
    (18) 你平均每次吃多少甜点？　　　　　　　　　　　　　　　　　　　□□.□g
    (19) 你通常喝饮料（咖啡、果汁、可乐、汽水、运动饮料等）的次数？　　□次
        ①每天 1 ~ 2 次；②每周 5 ~ 6 次；③每周 3 ~ 4 次；④每周 1 ~ 2 次；⑤每月 1 ~ 3 次；
        ⑥每年 6 ~ 11 次；⑦基本不喝或不喝
    (20) 你平均每次喝多少饮料？　　　　　　　　　　　　　　　　　　□□□□ml
    (21) 你通常食用坚果（瓜子、花生、开心果等）的次数？　　　　　　　　□
        ①每天 1 ~ 2 次；②每周 5 ~ 6 次；③每周 3 ~ 4 次；④每周 1 ~ 2 次；⑤每月 1 ~ 3 次；
        ⑥每年 6 ~ 11 次；⑦基本不吃或不吃
    (22) 你平均每次食用多少坚果？　　　　　　　　　　　　　　　　　　□□.□g

3. 调味品（以下信息以家庭为单位回答）
    (1) 你家通常每个月吃多少植物油？　　　　　　　　　　　　　　　□□□.□ml/月
    (2) 你家通常每个月吃多少动物油？　　　　　　　　　　　　　　　□□□.□ml/月
    (3) 你家通常每个月吃多少盐？　　　　　　　　　　　　　　　　　□□□.□g/月
    (4) 你家通常每个月吃多少酱油？　　　　　　　　　　　　　　　　□□□.□ml/月
    (5) 你家通常每个月吃多少酱（如黄豆酱、面酱等）？　　　　　　　□□□.□g/月
    (6) 你家通常每个月吃多少咸菜？　　　　　　　　　　　　　　　　□□□.□g/月

六、抑郁症收集的内容

抑郁症收集的内容见表3-9。

表3-9　抑郁症自评量表（SDS）

姓名	性别	年龄	病室	研究编号	院号	评定日期	第	次评定

填表注意事项：下面有20条文字，请仔细阅读每一条，把意思弄明白，然后根据你最近1周的实际情况在适当的方格里划√。

	没有或很少时间	小部分时间	相当多时间	绝大部分或全部时间	工作人员评定
（1）我觉得闷闷不乐，情绪低沉	1□	2□	3□	4□	□
（2）我觉得一天之中早晨最好	1□	2□	3□	4□	□
（3）我一阵阵哭出来或觉得想哭	1□	2□	3□	4□	□
（4）我晚上睡眠不好	1□	2□	3□	4□	□
（5）我吃得跟平常一样多	1□	2□	3□	4□	□
（6）我与异性密切接触时和以往一样感到愉快	1□	2□	3□	4□	□
（7）我发觉我的体重在下降	1□	2□	3□	4□	□
（8）我有便秘的苦恼	1□	2□	3□	4□	□
（9）我的心跳比平时快	1□	2□	3□	4□	□
（10）我无缘无故地感到疲乏	1□	2□	3□	4□	□
（11）我的头脑跟平常一样清楚	1□	2□	3□	4□	□
（12）我觉得经常做的事情并没有困难	1□	2□	3□	4□	□
（13）我觉得不安而平静不下来	1□	2□	3□	4□	□
（14）我对将来抱有希望	1□	2□	3□	4□	□
（15）我比平常容易生气激动	1□	2□	3□	4□	□
（16）我觉得作出决定是容易的	1□	2□	3□	4□	□
（17）我觉得自己是个有用的人，有人需要我	1□	2□	3□	4□	□
（18）我的生活过得很有意思	1□	2□	3□	4□	□
（19）我认为如果我死了别人会生活得好些	1□	2□	3□	4□	□
（20）平常感兴趣的事我仍然照样感兴趣	1□	2□	3□	4□	□

注：患者自填表中不能写每格得分数值。初步调查结果判定：抑郁症患者总分为50～72，平均59；强迫症患者总分为20～34，平均26。

七、骨质疏松症危险因素及风险评估内容

（一）骨质疏松症的危险因素

1. 固有因素　人种（白种人和黄种人患骨质疏松症的危险高于黑种人）、老龄、女性绝经、母系家族史。

2. 非固有因素　低体重、性功能低下、吸烟、过度饮酒、饮过多咖啡、缺乏体力活动、制动、饮食中营养失衡、蛋白质摄入过多或不足、高钠饮食、钙和（或）维生素 D 缺乏（光照少或摄入少）、有影响骨代谢的疾病和应用影响骨代谢药物。

（二）骨质疏松症的风险评估

骨质疏松症是多因素疾病，而且每个人的易感性不同，因此对个体进行骨质疏松风险评估

能为尽早采取合适的防治措施提供帮助。临床上评估骨质疏风险的方法较多,这里推荐国际骨质疏松症基金会(IOF)敏感度较高又操作方便的简易评估方法作为初筛工具。国际骨质疏松症基金会的骨质疏松症风险一分钟测试题如下:

(1)你是否曾经因为轻微的碰撞或者跌倒就会伤到自己的骨骼?

(2)你的父母有没有过轻微碰撞或跌倒就发生髋部骨折的情况?

(3)你经常连续3个月以上服用"可的松、泼尼松"等激素类药物吗?

(4)你的身高是否比年轻时降低了(超过3cm)?

(5)你经常大量饮酒吗?

(6)你每天吸烟超过20支吗?

(7)你经常腹泻吗(由于消化道疾病或者肠炎而引起)?

(8)女士回答:你是否在45岁之前就绝经了?

(9)女士回答:你是否曾经有过连续12个月以上没有月经(除了怀孕期间)?

(10)男士回答:你是否患有阳痿或者缺乏性欲这些症状?

只要其中有一题回答结果为"是",即为阳性。

(施 萍)

参考文献

[1] 杨秉辉主编. 全科医学概论. 第三版. 北京:人民卫生出版社,2008:91-95.

[2] 傅华主编. 预防医学. 第六版. 北京:人民卫生出版社,2008.

[3] 傅华,叶葶葶主编. 临床预防医学. 上海:复旦大学出版社,2006.

[4] [美]Esherick J S,赵红主译. 全科医师实用诊疗手册. 北京:人民军医出版社,2011:289-293.

[5] 中国疾病预防控制中心编著. 慢性病综合干预医生工作指南. 北京:人民卫生出版社,2010:6-20.

第四章　行为改变理论与干预原则

第一节　患者行为干预的意义

一、行为与健康的关系

人类的行为既是健康状态的一种反映,同时又会对人类健康产生巨大的影响。一个人的行为方式是由社会经济地位、年龄、性别、种族、民族及其他影响因素决定的,各种不同的行为将对人们的生理和心理健康产生正向或负向的影响。生活方式是由各种健康相关的行为组成,范围很广,包括如何选择和搭配膳食,采取什么体育锻炼和娱乐方式,如何应对压力紧张,如何拒绝吸烟、酗酒、药物滥用,是否定期参加健康体检等。

健康生活方式是促进健康、获得更长期望寿命的生活方式。它是一种较为持久的行为模式,是社会和文化背景的一种复合表达。

不健康生活方式则是一组对健康有害的行为,其对人体的健康危害作用可表现为以下几个特点。

(1) 潜伏期长:不良生活方式形成以后,往往要经过相当长的时间才可能发生明显的致病作用。例如,青少年时期形成的不良饮食习惯可能影响到成年以后的心血管疾病的发生;肺癌患者的吸烟史大多长达 10 年。潜伏期长的特点使不良生活方式与疾病的关系不易确定,因而要改变它就显得相当困难。但是,反过来又为及时采取干预措施、去除或减少不健康行为的危害作用提供了机会。

(2) 特异性差:不良生活行为习惯对健康的影响往往缺乏特异性,表现为一种不健康行为与多种疾病或健康问题有关,以及一种疾病或健康问题与不良生活方式的诸多因素有关。例如,吸烟与肺癌、冠心病、高血压等多种疾病有关;而高血压与吸烟、高盐饮食、缺乏锻炼等多种不良生活方式有关。

(3) 联合作用:不良生活方式中的多种行为联合作用可使其危害作用大大增强。例如,高盐饮食可诱发高血压,而高盐饮食、吸烟、紧张等因素加在一起,可使高血压的发病危险性变得更大。

(4) 广泛存在:吸烟、驾车不系安全带等不良生活行为方式广泛存在于人们的日常生活中,且多数人习以为常,加上其健康危害作用往往是潜在的、不明显的,因而很容易使人们对其危害性的认识受到限制。

行为和生活方式不仅与慢性疾病有着密切的关系,而且也是其他疾病的重要影响因素。例如,肠道传染病与个人的饮食习惯有关;性生活紊乱与性病、艾滋病蔓延有关;酒后驾车或不系安全带可增加意外伤害;不遵守安全生产操作规程易引起职业损伤,甚至发生职业病。因此,健康生活方式以及在健康生活方式下促进自身健康的行为模式已经日益成为现代社会生活的重要组成部分。

二、临床工作中注重改变患者行为危险因素的意义

在人类医学史上,传染性疾病曾经一度左右着人们的健康和生命。在抗生素出现之前,天花、结核、麻疹、白喉、霍乱等传染性疾病肆无忌惮地影响着人类的生存和发展。抗生素的出现无疑是医学历史和人类历史的一个伟大的奇迹,人们不必再为感染而担惊害怕,因为抗生素能控制感染。很长一段时间以来,医学或医生的主要任务就是寻找治疗方案,解决每位患者的难题。

然而,随着社会和经济的飞速发展,人们的生活、行为、工作环境以及整个生态系统发生了重大的变化,人类的疾病谱和死亡谱也发生了根本性的变化。目前在世界上大部分地区,慢性病(主要包括心脑血管疾病、肿瘤、呼吸系统疾病、糖尿病等)已经成为最主要的死因。据世界卫生组织估计,在 2005 年,全球有 5 800 万人因为各种病因死亡,其中慢性病造成的死亡达 3 500 万。这比所有的传染病(包括艾滋病、结核和疟疾),加上孕产和围生期疾患以及营养不良所造成死亡人数的总和还要多 1 倍。中国同样面临着慢性病带来的巨大挑战。2000 年全国死亡人数 731 万,在近 600 万的慢性病死亡者中,死于心脑血管疾病约 250 万、肿瘤 140 余万、慢性阻塞性肺部疾病 128 万、糖尿病直接死亡 9 万。慢性病不仅夺取健康和生命,也给患者、家庭和社会造成沉重经济负担。随着我国社会人口老龄化和平均期望寿命的延长,慢性病的累积效应和社会负担正进一步增强。

不健康行为和生活方式(如吸烟、酗酒、不良饮食、驾车不系安全带、性生活紊乱等)正日渐成为导致人类慢性疾病的首要因素。最近 30 多年,越来越多的健康干预项目通过改变生活方式、开展癌症筛检等手段来预防失能和早死。确凿的证据表明,如果消除了上述可以改变的行为危险因素,至少 80% 的心脏病、脑卒中和 2 型糖尿病,40% 的癌症都是可以避免的。

大多数由行为或生活方式引起的慢性病健康问题目前尚无满意的临床治疗手段,唯一有效的措施就是预防,即改变引起疾病、造成早死的不良行为或生活方式。现在,越来越多的临床医生已经意识到劝告患者转变不健康行为的重要性。但是,由于缺乏专门的行为转变理论与实践培训,很多临床医生感到对这一重要工作心有余而力不足;并且,日益繁忙的诊疗工作使得医生用来接待一个个患者的时间越来越少,现行的临床诊疗收费项目中又没有行为转变咨询服务这一项,因而医生在开展病患行为转变咨询工作时常常得不到应有的服务报酬,这在很大程度上制约了临床预防工作的开展。

尽管有这样或那样的问题和挑战存在,临床工作中做好健康相关行为的评估和咨询仍是非常有必要的。很多患者会把医生的话语作为重要的健康信息来源,相当多已经成功地改变了自己不健康行为方式的人一直都会记忆犹新地提及:医生的建议是其当初采取行动的主要动力。因此,临床诊疗室是开展患者健康教育、指导人们采取及保持健康的生活态度与习惯、改变不良行为或生活方式的重要场所。

第二节　行为改变理论及相应的干预策略

一、基于社会生态观的行为改变理论概述

根据健康行为的社会生态观(ecological perspective of health behavior),环境是影响人们行为的主要因素,人的行为受多重环境的影响。若按照层次来描述它们之间的关系,则形成如图4-1所示的健康行为生态学构架。在这一构架中,影响人的行为有4个层次,由内到外依次为个体、人际、组织机构、社区(文化、经济和政策)因素。由此,行为改变理论也依据不同的侧重点分成以下几个水平。

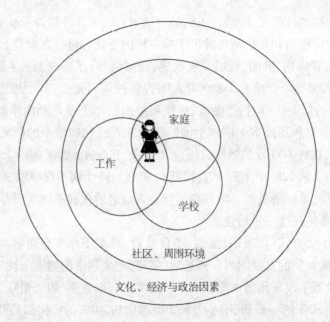

图4-1　健康行为的社会生态学影响因素

(引自:郑频频,史慧静主编.健康促进理论与实践)

(一) 个体水平的行为改变理论

个体水平的健康行为理论趋向于了解个体水平因素对于某种健康行为的影响。例如,健康信念模式强调个体主观心理过程(期望、思维、推理、信念等)对行为所起的主导作用,计划行为理论则认为行为意向是影响行为最直接的因素。这两个理论现在都已经广泛用来解释许多疾病预防行为,如为什么人们不愿参加免费的疫苗接种、不主动采取 HIV 防护行为、不愿参加乳腺癌筛检的社会心理因素。阶段变化理论认为人的行为变化是一个过程,处于不同的行为改变阶段的人有不同的心理需要,健康教育应针对其需要提供不同的干预帮助,以促使被教育对象向成功采纳健康行为的下一阶段转变。该理论现也已经发展成为制订个体行为改变干预策略的重要依据。

一段时间以来,个体水平的行为改变理论广泛使用,可能原因是:①默认个人是自己健康的关键决策者,因此认为个人可以实施行为改变来提高自己的健康状况;②认为人们都珍惜自己的健康,且会采取必要的改变来减少不利于健康的有关行为;③认为行为是受个人意志控制的;④认为个人的认知因素(比如信念、态度和感知)会主导人的健康行为;⑤相当一部分的健康教育者接受过心理学培训,在传统上认为认知过程是个体行为改变的基石;⑥不断有一些实践证据表明,以理论为基础的改变健康行为的个体水平的方法是有效的。

正是由于个体水平行为改变理论的普及性和巨大内涵,所以广大研究者仍在继续探索,以进一步发展个体水平理论和提升其实践指导力。与此同时,研究人员开始转变思维方式,仅仅依赖个体水平的干预途径,健康行为改变的程度如何? 在面临种种社会环境影响和压力的负面作用下,能否长时间保持这种变化? 于是,人际水平和社区水平的行为改变理论逐渐发展起来。

(二) 人际水平和社区水平的行为改变理论

在人际水平和社区水平实施行为干预的优势在于,它能够到达社区绝大多数个体,引起整个社区某些行为规范的改变,从而促成保护健康的态度、信念和行为在社区中广为渗透。

常用的人际水平健康行为促进理论包括社会认知理论、压力应对、社会网络与社会支持以及医患关系改变理论。社会认知理论阐述了健康行为改变的社会心理学机制及促进行为改变的多种环境干预方法,在强调人们"怎么想"、"想什么"这些因素对行为改变影响的同时,重视环境和情境等多种因素的作用。医患关系改变理论重在诠释医患沟通交流和医患关系改变的社会心理学机制,强调认知和信息处理、人际互动、医患观点冲突和社会影响在改善医患交流及建立和谐医患关系中的重要作用。压力应对、社会网络和社会支持等概念组成的理论框架注重诠释社会网络结构的特征性因素、社会支持的种类以及"谁应该在什么时候提供什么样的社会支持",从而指导人们如何采取增进现有的社会支持、建立新的社会网络联系、发挥社区核心人物的支持作用、加强社区能力建设等措施增强社会网络和社会支持。

常见的社区健康促进理论包括社区组织与社区建设理论、创新扩散理论和组织改变理论。社区组织和社区建设是健康促进及其相关领域的核心。创新扩散理论阐述了新理论、新产品或新的社会实践在社会中扩散的过程。

总的来说,人际和社区水平行为改变理论不仅关注个体水平因素,还更广泛地涵盖了能够影响社区成员健康行为的社会、文化、经济、环境以及政策因素。尽管这种理论在形成、修改、操作和评价过程中存在诸多的实践困难,但合理运用社区水平理论有助于寻求改变健康行为有关的政策和社会因素,因而在促进和支持健康行为改变上显示出较大的潜力,能对很多人产生影响,能够保证达到减少人群发病率和死亡率的长期目的。这样的例子包括从政策水平上减少伤害发生;让使用注射毒品的人员能够方便地获得清洁的针头和注射器;制定并实施避孕套免费发放计划;制定政策限制烟草广告和销售,增加烟草税收。另外,提高购买酒精饮料的年龄,降低驾驶时驾驶者血中酒精的合法含量,也是在政策水平上采取的提高公共健康的措施。

不管如何,个体水平的行为改变理论是开展健康行为干预的根本。而采用社区水平行为改变理论,针对整个社区场所的政策和社会因素进行干预,则可以更大程度地使人们健康行为的长期改变得到实现。相应的,在识别健康危险因素存在的前提下,多个水平的综合干预能够最大限度地促进和保护健康。

鉴于本书的读者大多为临床医生,目的在于提高他们帮助患者改变不健康行为的实践工作能力,因而着重介绍健康信念模式和阶段转变理论这两个个体水平的行为改变理论。

二、健康信念模式

健康信念模式(health belief model,HBM)是最早用于解释个体健康行为的理论模型。经过几十年的发展、完善和充实,是目前被接受程度较高、相对比较成熟的健康行为改变理论。它强调感知(perception)在行为决策中的重要性,认为健康信念是人们采纳健康行为的基础和动因,人们如果拥有正确的疾病和健康相关信念,就会采纳和坚持健康行为,改变健康危害行为。

(一)健康信念模式概念的构件及内涵

具体地说,人们是否采纳有利于健康的行为与下列因素有关(图4-2)。

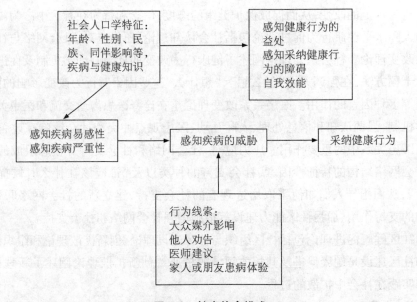

图4-2 健康信念模式

(引自:吕姿芝主编.健康教育与健康促进)

1. 对疾病威胁的感知 对疾病威胁的感知程度直接影响人们产生行为的动机。这里,对疾病威胁的感知(perceived threat)包括对疾病易感性的感知和对疾病严重性的感知两方面。一个人越是感到自己患某疾病的可能性大,即感知疾病的易感性(perceived susceptibility)越高,越有可能采取行动避免疾病的发生。个体如果认为患某病后对身心健康、体力、形象、工作、生活和社交等方面带来的不良影响,即感知到疾病的严重性(perceived severity),则更有可能采取行动防止疾病的发生、发展。为此,我们可以看到日常生活中人们对容易发生的、严重的疾病往往会更加重视,注意预防。

2. 对行为益处和障碍的感知 个体对采纳或放弃某种行为能带来的益处和障碍的主观判断,即对健康行动的利弊比较,也会影响人们产生行为的动机。如果个体认为利大于弊,则采纳健康行为的可能性高,反之则可能性降低。

3. 自我效能　自我效能(self-efficacy)是个体对自己能否成功实施健康行为能力的评价和判断,以及取得期望结果的自信心。如果个体坚信实施某一行为能够产生有利于自己身心健康的结果,认为自己能够克服困难去实践这一行为,并且具有达不到目的誓不罢休的意志力,则其自我效能较高,更容易采取行动并坚持健康行为。

4. 社会人口学因素　健康行为是否发生还受社会人口学因素影响,包括个体年龄、性别、民族、人格特点、社会阶层、同伴影响,以及个体所具有的疾病与健康知识。不同年龄、性别、个性特征和生活环境的人对采纳健康行为的态度和采纳程度并不相同。

5. 行为线索　任何与促进个体行为改变的关键事件和暗示称为行为线索(cues to action),是健康行为发生的诱发因素,也是导致个体行为改变的"最后推动力"。行为线索分内在和外在两个方面。内在线索主要是身体出现不适的症状等;外在的线索包括有关健康危险行为严重后果的媒体报道、医生的劝告、家人或朋友的患病体验等,健康教育也是其中的一种。行为线索越多,权威性越高,个体采纳健康行为的可能性越大。

【案例】低盐饮食行为相关的健康信念因素

- 如果某人有高血压家族史,并且家族中有多人深受高血压之苦,他(她)就会产生预防高血压的强烈愿望,即**疾病威胁的感知**。
- 经过咨询卫生保健人员,认识到高盐饮食可能是其家族性高血压的主要原因,知道减少食盐摄入量将会大大降低其高血压病的发生风险;同时,他(她)个人认为减少食盐摄入并不是一件困难的事情,因而决定从低盐饮食做起,即**行为益处和障碍的感知**。
- 虽然低盐饮食使食物变得有些乏味,但只要想想这样做能够换来健康长寿,牺牲一点美味感受也不是没有价值,且这也是对自己意志力的一种考验,于是最终坚持了下来,即**自我效能**。

(二) 基于健康信念模式的行为干预策略

健康信念模式强调人的主观意志对健康行为的形成和维持起着决定性作用,而人的主观意志无疑是人体受到内外环境各种刺激综合作用的结果。因此,无论是群体还是个人,皆可通过以下的干预过程,促进和推动健康行为的形成。

1. 提高对疾病和不健康行为威胁的认知　没有人会愿意患病,只是许多人在尚未发生疾病时对疾病后果满不在乎、掉以轻心。健康行为干预的第一步,就是要想方设法使干预对象明白其自身所面临的疾病威胁,使其确信每一个人均有患病的危险,大多数慢性疾病一旦发生就难以逆转。举例来说,不少人以为自己不吸毒、不卖血,洁身自爱、无性乱行为,所以没有感染艾滋病的风险。殊不知,随着艾滋病的传播由高危人群向普通人群扩散,艾滋病的威胁已经普遍存在,多性伴和无保护措施的性交,不规范的介入性医学治疗措施,徒手接触他人血液,使用公用剃须刀、粉刺针、修脚刀等等,都可以增加艾滋病传播的风险。又比如,有人不相信吸烟、饮酒一定会致病,殊不知很多行为危险因素的致病作用是累积的。如果没有养成良好的行为习惯,就有可能在不知不觉中患病。因此,帮助干预对象认清疾病和不健康行为的威胁,唤起他们的防病意识,是行为改变的关键步骤,也是人们自觉采纳和维持健康行为的前提条件。

2. 转变不正确的健康观和价值观　人们是否采纳一种新的行为方式,经常受制于对该行为的益处和障碍的感知,即通过权衡实施行为的益处和障碍来决定。这个过程除了受客观存在的健康行为益处与障碍因素外,还与个体的健康观、价值观紧密相关。具有正确健康观和价值观的人会更加确信,为了有利于身体健康,即使要付出一些代价、作出一些牺牲来实施健康行为也是值得的;反之,有些人会认为,为了不是那么重要的健康而放弃他已习惯的享受或者过多付出是很不值得的。

3. 帮助提高改变行为习惯的自信心　摒弃旧的习以为常的行为习惯,实施一个新的行为,这对一个人来说是一种艰巨的神经心理劳动过程。自我效能较高的人,通常能够依靠自己的信念坚持健康行为;而自我效能较低者,其健康行为通常难以持久,容易出现倒退、反复,这时候就特别需要外界给予恰当的支持,帮助其坚持健康行为。行为干预实施者可以通过强化其对健康行为益处的感知、解决新行为实施过程中遇到的困难等措施,帮助对象树立信心,提高自我效能,促成健康行为的维持。例如运动减肥,有些人在坚持一段时间后因体重降低未达到其主观目标,或觉得代价与受益不对称等,往往会泄气、放松,甚至放弃,这时候如果有人(最好是他信任、佩服的人)对他(她)运动的受益之处进行详细分析并充分肯定,劝说其忍受暂时的运动劳累以避免将来患慢性病之苦,同时以周围人坚持运动受益匪浅或与此相反的实例来鼓舞其斗志,往往能够帮助他继续坚持。当他(她)真正体会到运动的好处(体重不再增长、精力充沛、身体变得灵活、心情舒畅等)之后,当运动本身逐渐已经成为一种习惯,体重是否下降已不再重要。

4. 提供符合个体特定需求的健康教育信息　个体的性别、年龄、文化水平、所处的社会阶层、社会文化背景等诸多社会人口学因素不仅影响个体的健康观、价值观,也决定了个体对疾病威胁、健康行为益处和障碍的感知程度。另外,不同群体或个人在健康行为形成和持续过程中遇到的障碍也各不相同,也可能处于不同的行为发展阶段。这些因素都要求健康教育活动必须针对目标人群的特定需求,以适当的方式传递他们所需要的信息,必须因人而异、因时而别,千篇一律的教育内容和始终如一的教育方式很难取得好的效果。例如,针对文化水平低、阅历浅、自我保护意识差且能力弱的对象,健康教育时既要简明扼要、通俗易懂,又要直观具体、富有震撼力,而且要进行切实可行的生活技能教育。

5. 充分利用各种激发因素促成采取健康行为　有了行为的动机或意图不一定发生行为,因为人是有惰性的,如果不是深切感受到疾病的威胁,很多人依然会对改变行为持观望态度,不愿意改变惯常的行为生活方式。此时,具有权威性的大众传播媒介的宣传、医师的建议、周围熟人的患病或行为改变的成功效果等等,皆有可能成为人们摒弃不健康行为、采取健康行为的最终"导火线"和激发因素。因此,除了动员社会共同营造有利于健康行为生活方式的大环境、加强健康宣教和引导之外,医生在面对患者时,要善于利用各种事件引导被干预对象对健康问题的重视,要善于抓住有利时机劝导患者实施健康行为。

三、阶段变化理论

阶段变化理论(the transtheoreticalmodel and stage of change,TTM)是由 Prochaska 和 Diclemente 于 20 世纪 80 年代初提出,它强调人们的行为变化是一个动态的过程,期间会经历不同的阶段,并且强调根据行为转变中的特定阶段采取有针对性健康干预策略的必要性。

TTM 根植于心理学,最初开始于吸烟行为的干预研究,以后便涉及更为广泛的领域,包括酒精和药物滥用、饮食行为、静态生活方式、艾滋病预防、遵从医嘱、非计划妊娠干预等行为问题的研究。目前,这一理论在国际学术界得到了普遍认可和广泛应用,并且实践证明具有良好的效果。

（一）阶段变化理论概念的构建及内涵

TTM 模型认为,人的行为变化不是简单地从无到有,或从有到无的一次性事件,而是一个渐进和连续的过程。一般分为 5 个阶段,对于成瘾性行为来说还有第 6 阶段。

1. 无打算阶段(pre-contemplation)　在这个阶段,人们没有在未来一段时间(通常为 6 个月)改变行为的意向。原因可能是他们不了解行为的后果,或者他们已试图多次改变行为但最终失败而心灰意冷。这些人属于无动机群体,他们常不打算参加行为干预项目,即使被迫参加也会对行为干预活动进行抵触。

2. 打算阶段(contemplation)　处于这个阶段的人们打算在未来一段时间改变行为,但却一直无任何行动和准备行动的迹象。这些人已经考虑对某些特定行为做出改变,已经意识到改变行为可能带来的益处,但也十分清楚所要花费的代价,在受益和成本之间的权衡处于一种矛盾的心态。

3. 准备阶段(preparation)　处于这个阶段的人们倾向于在近期(未来 1 个月内)采取行动。这些人严肃地承诺要做出改变,并且开始有所行动,做一些准备,例如制订行动计划、参加健康教育课程、购买有关资料、寻求咨询、摸索自我改变方法等。

4. 行动阶段(action)　处于这个阶段的人们在过去一段时间(通常为 6 个月)已经采取了改变行为的行动。并不是所有的行动都可以看成行为的改变,人们的行为改变要需达到科学家或公共卫生专业人员认可的能减少疾病的风险程度。例如,在戒烟行为中仅仅是减少吸烟量,或合理膳食行为中仅仅是减少来源于脂肪的能量,都只能看成是行动而并非行为改变。

5. 维持阶段(maintenance)　处于这个阶段的人们保持已改变了的行为状态超过 6 个月,达到了预期的健康目标。在这个阶段,如果人们经不住诱惑和没有足够的信心和毅力,他们就可能返回到原来的行为状态,这种现象称为复返(relapse)。

6. 终止(termination)　在某些行为,特别是成瘾性行为中可能有这个阶段。在这个阶段,人们不再受到诱惑,对行为改变的维持有高度的自信心。尽管他们可能会沮丧、焦虑、无聊、孤独、愤怒或紧张等体验,但都能坚持,确保不再回到过去的不健康习惯上去。

（二）基于行为变化阶段理论的干预策略

TTM 模型是基于促进行为的自然改变和实施干预的关键理论。它强调,行为改变并非一次性的,需跨越一系列的阶段;行为变化的各个阶段相对稳定,但又可以改变,大多数高危险人群处于不准备改变的无打算阶段。有效的行为改变应该是一个渐进的过程,针对行为变化的特定阶段,运用行为改变相应的原则和方法帮助其在不同阶段过渡,干预内容和方法必须与变化阶段相匹配。

实践证明,将一次性的行为转变模式转变为阶段性行为转变模式对行为干预是有作用的。阶段变化理论在组织戒烟、参加体育活动、控制体重和乳腺癌筛检等健康促进项目中很快成为重要的理论依据之一。基于该理论的行为干预策略如下:

（1）除了重视行为变化过程外,还重视对不同人群的具体需求进行了解。TTM 模式特别强调应选择适宜的健康教育内容以满足人们真正的需求和适合各种人群的具体情况,而不要企图把同一个内容或策略用于所有的人群。

（2）为了帮助人们克服可能遇到的障碍,应当使他们明白,行为改变过程中出现反复也是一种正常现象。

（3）针对处于不同的行为改变阶段者的不同心理需要提供不同的干预帮助,以促使教育对象向成功采纳健康行为的下一阶段转变。具体来说,在无打算和打算阶段,应重点促使他们进行思考,认识到危险行为的危害,权衡改变行为带来的利弊,从而产生改变行为的意向和动机;在准备阶段,应促使他们做出自我决定,找到替代危险行为的健康行为;在行动和维持阶段,应尽量消除或减少危险行为的诱惑,通过自我强化和增强自信心来支持行为改变。如干预效果不理想或不成功,目标人群会停滞在某一行为阶段甚至倒退。因此,为保证行为干预的有效性,健康教育者必须先了解目标人群的行为阶段分布,采取有针对性的措施,合理利用其中的心理活动特点,帮助人们在不同的行为变化阶段过渡。

【案例】控烟健康教育

利用行为改变的阶段模式有助于使戒烟者了解自己处于哪一个阶段,帮助医师和戒烟者了解每个阶段应该面对和处理的问题。处于不同阶段的对象显然有不同需要,控烟健康教育应提供不同的干预帮助,促使对象由此阶段向戒烟成功的下一阶段转变。医师可以给予心理上的正面鼓励,这样能帮助戒烟者维持戒烟成功,直到完全终止吸烟行为为止(表4-1)。吸烟者只有从一个阶段向下一个阶段逐渐转变,才能达到改变吸烟行为的目的。

表4-1　处于不同戒烟阶段的特点和行为转变策略

戒烟阶段	特点	转变策略
无打算阶段	处于这个阶段的人对吸烟行为的转变毫无思想准备,他们不知道或没意识到自己存在不健康的行为及其危害性,对于吸烟行为的转变没有兴趣。如"我不可能有问题"、"吸烟不可能引起冠心病"	帮助提高吸烟有害健康的认识,推荐有关读物和提供建议。只有当他们认为有戒烟需要时再给他们提供帮助
打算阶段	人们开始意识到吸烟问题的存在及其严重性,考虑要转变吸烟行为,但仍犹豫不决。如"我知道吸烟不好,总有一天我要戒烟"、"吸烟确实对健康有害,但是我现在还不想戒"	需要帮助促进吸烟行为转变,协助拟定戒烟计划,提供戒烟相关的材料或邀请参加戒烟专题讲座。提供控制自己行为的技能,指导吸烟行为转变的方法和步骤
准备阶段	开始做出吸烟行为转变的承诺(向朋友和亲属宣布戒烟的决定,承诺戒烟必成的信念)并有所行动,向他人咨询有关转变吸烟行为的事宜,购买自我帮助的书籍,制订吸烟行为转变时间表等	提供规范性行为转变方法,确定切实可行的目标。采取逐步改变吸烟行为的步骤。寻求社会支持,包括同事、朋友和家属的支持,确定戒烟行为的倾向因素、促成因素。克服在戒烟行为转变过程中可能出现的困难
行动阶段	人们已经开始行动,如"我已经开始戒烟"、"从现在起谢绝敬烟"。值得注意的是,许多人在吸烟行为转变过程中没有计划、没有具体目标、没有他人帮助的安排,往往导致戒烟行动的失败	争取社会的支持和环境的支持(如从家里和办公室移走烟灰缸、不买烟、张贴戒烟广告等),提供替代方法(如用饭后散步替代饭后一支烟,用嚼口香糖来替代吸烟等)。请戒烟成功者做现身说法,戒烟同伴的帮助和互相鼓励

戒烟阶段	特点	转变策略
维持阶段	人们已经取得戒烟的成果并加以巩固。在这个阶段要得到戒烟者本人的长期承诺并密切监测,以防止复发。许多人取得了戒烟成功之后,往往放松警戒而造成复发。复发的常见原因是由于过分自信、经不起诱惑、精神或情绪困扰、自暴自弃等	这个阶段需要做戒烟成功后的一切工作,创造支持性环境和建立互助组等

当然,一种行为的形成不是一件容易的事,往往经过多次尝试才能形成。行为改变阶段模式将行为改变过程分为不同阶段,但行为改变并不是单向线性的模式移动,而是螺旋模式(spiral model)改变。处于准备期的戒烟者下决心来戒烟门诊,并且对其亲友宣告开始戒烟并付诸实践,就可以算作进入行动阶段。如果戒烟持续 6 个月,就称为维持阶段。但是,如果参与戒烟门诊失败,可能又回到打算阶段和准备阶段,一段时间后可能又想再度戒烟,再次进入行动期。螺旋模式比较能够真实地反映戒烟者的行为改变。虽然行为改变有 5 个转变阶段,我国大部分吸烟者都处在无打算阶段,这也是很多戒烟门诊就诊者寥寥的原因。而来戒烟门诊的戒烟者,多半则处在打算阶段、转变阶段和行动阶段。

另外,还应充分认识到,个人生活方式的调整必须得到社会的认同。这里的社会既包括周围人群,也包括环境。对危险因素的重视,不能片面强调个体行为危险因素,而忽视了环境危险因素。个人行为的确立,必须建立在良好的社区与场所环境的基础上,决不可忽视环境的重要性。

第三节 培养患者健康行为的工作原则与方法

当今的临床医学实践已经表明,当患者因某些不良行为或生活方式所致的疾病来医院就医时,在很大程度上单单给予药物或手术已不能解决问题的根本,一些不良行为的改变将明显有益于健康和生命质量的提高。

虽然在医院这个特殊环境中,患者常能听从医生有关服药、检查等治疗的医嘱,却通常难以遵从医生的诸如不吸烟、低脂低盐饮食、增加锻炼等建议。行为的改变是一个相当复杂的过程。一方面取决于行为改变者自身,如行为改变者掌握的知识、正确的信念和行为改变所必需的技能;另一方面取决于行为改变者以外的因素(如环境),因为行为与生活方式的改变不是个人孤立的行动。行为还受社会文化背景、社会关系、社会经济状况、社会规范和风俗习惯等因素的影响。因此,试图通过健康教育这种方式使受教育者自觉地改变其长期形成的不良行为或生活方式,确实有一定的难度与困难。这里,有效的医患沟通技巧就显得尤其重要。

一、有效医患沟通的工作原则

有效的医患沟通(effective clinician-patient communication)是以患者为中心的卫生保健服务的必要组成部分。所谓"以患者为中心"的卫生保健服务,其含义包括:致力于使患者对病情有共通的理解;正确对待患者的感受、信念、期望和顾虑;全面了解患者的整体健康状况、家庭经济情况和社会背景;以合作务实的态度与患者一起选择治疗方案、行为的改变方向和随访方式方法等。

Leopold 等人用持久的伙伴关系(sustained partnership)这一短语强调以患者为中心的医患关系的质量和结构。这与传统上简单地认为"以医生为主导"的持续性关系有本质的不同。已有大量研究证据表明,以患者为中心的医患关系对诸多医疗结果有利,比如诊断的准确性、综合征的有效控制、患者对治疗和健康行为改变的依从性。医务人员诊疗过程中的开放式询问、与患者感情互动、表达同情和关注等人际沟通技能对患者治疗和行为改变的依从性都非常重要。患者对预防性治疗建议的认可程度和依从性除了与患者的主观看法有关外,更是与对医生的信任度和满意度息息相关。他们需要被医务人员认可为一个整体的人,而不是初级保健服务中的一个元素(比如可及的、持续的、综合的、整体的、临床互动性等)。

通过大量基于循证的自我管理干预的糖尿病治疗案例工作,Roter 和 Kinmonth 为促进有效医患关系确立了六大基本原则:①探询并倾听患者的心声;②提供情感支持并表达同情;③分享相关的有用信息;④协商制定诊疗计划;⑤预计可能出现的问题和障碍,并寻求潜在的解决方案;⑥建立跟踪随访和评估计划。这是基于医患交流、健康行为建议和自我管理的案例研究的结论,可用于解决各种医疗条件下的健康行为改变问题。事实上,这些原则反映了以患者为中心、医患合作的思想,有利于帮助患者识别和克服行为改变及依从性的障碍。

二、健康行为咨询的 5A 工作模式

2002 年,美国预防医学工作组心理辅导和行为干预工作小组提出"5A 工作模式",作为统一评估和描述临床健康行为咨询干预的概念框架。5A 是评估(Assess)、劝告(Advise)、达成共识(Agree)、协助(Assist)和安排随访(Arrange follow-up)5 个英文词的首字母缩写。5A 工作模式最先被运用于禁烟咨询中,之后又被运用于其他健康行为和慢性病治疗的自我管理中。

5A 模式概念的框架如表 4-2 所示。可以注意到,5A 工作模式中处处体现了有效医患沟通的原则,两者有紧密的关系。归纳起来,"评估"主要指的是医生了解患者的病情、健康知识和技能、行为改变的自信心;"劝告"是指医生为患者提供有关健康危害的相关信息、行为改变的益处等;"达成共识"是指医患双方共同设定一个基于患者的兴趣和行为能力的改善健康/行为的目标;"协助"是医务人员帮助患者找出行动中可能遇到的障碍,可采取的策略和解决问题的技巧,以及如何获得必要的社会支持;"安排随访"中应明确随访的时间、方式与随访内容。通过以上 5 个步骤,最终通过患者自己的行动实施,达到既定的目标。

表 4-2　临床健康行为咨询的 5A 工作模式

5As	描述
评估 (Assess)	询问和评估健康行为风险,以及影响行为选择和行为改变目标设定的诸多因素 ◆ 评估行为危险因素,鉴别患者是否需要干预,以便设计最有利于患者的个性化干预措施 ◆ 评估相关的信念、行为、知识、动机和过往经验
劝告 (Advise)	给予清楚的、有针对性的、时间安排有序的个性化行为改变建议,也包括对个人健康利弊的信息 ◆ 将行为转变纳入临床疾病治疗方案中的重要部分 ◆ 采用非强制性、非决断性的语气为患者提供行为转变建议,以尊重患者的自主意愿 ◆ 注意运用那些与患者自身健康忧虑所在、过往经历、家庭社会地位、健康素养水平相关的建议,往往是最有效的

5As	描述
达成共识 （Agree）	结合患者自身兴趣和意愿选择合适的改变行为的目标与方法 ◆ 医患协作，共同寻找与疾病关联的危险因素，并确定行为改变的目标和方法 ◆ 在健康行为干预的风险－利益博弈中，努力推行决策共担和分享 ◆ 医患双方共同做出行为改变计划，有助于增强患者的自我控制感，使患者在符合其现实生活预期和价值观的条件下做出行为选择，提高患者依从性，节约诊疗时间
协助 （Assist）	运用一些患者自我帮助健康教育材料或咨询，使患者获得成功达到行为改变目标所必需的健康生活技能、自信心、社会和环境支持因素 ◆ 健康服务人员为患者提供行为改变所需的动机干预、应对障碍因素的技巧以及其他必要的支持 ◆ 给患者自我健康管理、问题解决和应对技巧，以便患者能够一步步地采取行动，成功朝着设定的目标行为接近 ◆ 有必要建立一个行动计划表，列举目标、障碍和策略以及个性化的跟踪随访方案
安排随访 （Arrange follow-up）	列出随访的时间安排，包括面对面、电话、信函、短信和电子邮件等随访形式，以便提供持续性的帮助和支持，随时根据具体情况调整干预计划，或者转为更有针对性的服务 ◆ 将健康风险行为因素看作慢性问题，会随着时间而改变 ◆ 随访过程中，医务人员定期评估患者行为，为其提供多种形式的帮助和支持，这些对于推动和维持患者行为改变是非常必要的

（编译自：Whitlock EP, Orleans CT, Pender N, et al. 2002）

三、医生与患者共同应对健康行为的方法与技巧

医生和患者共同处理行为问题比任何单方面的工作都要有效得多。如果只有医生单方面的努力，患者就会认为"这是医生要我做的"。因此要改变不良行为是非常困难的，即使能发生转变，也不可能维持长久。如果只有患者单方面的努力而没有得到医生的指导，行为转变的过程可能会遇到很多困难、要走很多弯路，甚至走入另外一个错误的方面。因此，患者不良行为的改变除需要医务人员的努力外，还必须有患者的积极参与，这是患者改变不良行为、培养健康行为的关键，患者的积极"自主性"是行为改变强大的动力。

医生在与患者共同处理行为问题时，一般可采取以下步骤。

1. 确保患者理解医生强调健康行为的原因　虽然希望和医务人员谈论疾病预防的人数正在不断上升，但仍有相当一部分的人不理解医务人员为何乐于和他们谈论怎样生活。当然，其中有些人是不知道行为与健康之间存在着联系。在与这些不明白健康行为重要性的人谈论他们的行为改变问题时，首先要提高他们的认识水平，有必要帮助他们认识行为与健康的关系问题。

2. 以伙伴关系处理患者的行为问题　前面已经论述，如果患者认识到行为改变的重要性，有行为改变的自主性，对自己的行为改变计划积极合作，他们多半会发生持久的行为转变，这是任何一个局外人所不能替代的。相反，如果患者的行为改变完全依赖于外部压力，如医生的警告、家庭环境的压力，行为改变可能会暂时成功，但长远来看效果总是很差。一旦这种外部压力不存在，转变的行为可能不再维持。医务人员在劝导患者改变行为的过程中，不能仅施加压力，告诉该做什么或不该做什么，而应该作为患者的一个伙伴，在患者没有意识到行为对健康的影响时，给予解释说明和诱导；在患者不知如何进行行为改变、无法应付行为转变带来的问题时给予科学的指导；在患者遇到挫折时给予鼓励，取得进步和成绩时给予祝贺。

3. 帮助患者认识健康相关行为和危险因素　和患者大致地讨论他们的健康状况与危险因素,还是重点地讨论某个具体的危险因素,这取决于患者就诊的目的、医生与患者共处的时间等。如果患者就诊前已填写了健康危险度评估表,医生就可比较全面地了解患者有关健康相关行为的情况,就可由大致的谈论深入到具体细致的问题上。

在与患者谈论患者的行为问题时,医生应注意谈论的方法。一般对人群中普遍存在的自己已有的不良行为不会加以否认,而对于少数人才拥有的行为或敏感的问题(如性行为等)往往不愿多谈论。此时,医生应尽可能采取中立的态度,不要加以评论和指责。谈论过程中,医生应仔细听取患者的言论,并注意其语调和神态及表情。注意挑选患者能理解的字眼来提出问题,提问后应给患者考虑的时间。

4. 帮助患者端正对行为危险因素的态度　并不是所有的患者对行为危险因素的理解及重视程度和医生一致。例如,医生可能认为某个患者有明显的超重或肥胖现象,而他却可能很欣赏自己目前的体重,或许他的朋友和家人也同意他的看法。在这种情况下,如果要想把工作开展下去,必须帮助患者认识到他的行为可能造成危害健康的后果,端正其态度。

5. 分析患者曾经处理行为危险因素的经历　人们在相当长的时间内都是自己健康的维护者。其实,许多患者已经意识到生活中一些行为需要转变,而且可能已经尝试过改变,有的成功了,但有的没有成功。作为医生,应该询问他们有关健康保健行为的实践情况和认知情况;祝贺他们已经取得的成效,以强化他们继续采取积极的方法与步骤;分析他们遇到的问题,提供适宜的建议。所有这些都有利于医生被当作伙伴看待,有利于医生的一些医嘱更易被认真采纳。

医生与患者之间的沟通、交流是需要技巧的。采用开放式问题(如戒烟对你意味着什么?你近来为自己的健康做了哪些事情?等等),可使患者轻松地用其自己的方式、自己的言语来表达自己的真实情况,医生也可从中掌握到需要的材料和摸索到有关的线索。

分析讨论过程中,医生应该用适当的方式来表达自己的关切和同情。如果患者正开始戒烟,而尼古丁的成瘾作用正使他十分难受,医生可这么说,"看来你正在度过一个难关"。如果合适,医生可用自己的经历来表示对患者的处境深有同感:"我知道那样很艰难,我也曾是吸烟者,经过两年努力才彻底戒烟。"这种言论能够加深患者对医生的信任度,加强伙伴形象。

与患者保持自然的眼神交流,采取放松、大方(但注意力集中)的坐姿,可让患者确信你在倾听其诉说。如果没听清患者的讲话,或者患者没能很好表达他的情况,可要求其讲清楚。为确信重要内容没听错,可重复听到的关键信息,如:"听起来你并不想戒烟,因为它不属于你生活中感兴趣的事情"。有时候,为确保没有听错,经过自己的理解,归纳患者的叙述后,应征求患者意见,如:"我记得对吗?"或"这是你的意思吗?"

6. 帮助患者挖掘潜在的支持或阻碍行为改变的因素　请患者列出可能支持和阻碍他们行为改变的因素,可将一张纸一分为二,一边写上支持的因素,另一边写上阻碍的因素,甚至包括讨论中患者感到的行为转变后可能得到或失去的好处。

如果在交谈和讨论过程中,医生和患者能够尽早地意识到行为改变过程中可能面临的障碍,那么就可以共同努力设法寻找减少或克服这些障碍的办法。例如,患者可能感到低盐饮食很困难,因为家里是他妻子做菜,而且是北方人,喜欢味道稍咸点。这种情况下,医生就可建议患者下次就诊时和他妻子一起来,以便获得她的支持。另外,提供一些诸如采用无钠盐、无钠味精等的解决方法,无疑对患者也是一个福音。

7. 帮助患者现实目标　如果患者已确定要改变一些行为,并为此制订目标,医务人员就可帮助他们在制定目标前首先确立优先考虑的因素。优先考虑的因素包括患者表现出的需要和选择,以及医生对患者当前危险因素和需要的评估。

在制订目标时,应越具体越好,制订时间限制的目标是很有益的。含糊不清的目标,如"我想戒烟",通常不会起作用。而具体的目标,如"3 个月减少吸烟量 50%,6 个月完全戒烟",可给患者指明努力的方向。

在为重要转变确立一个长期目标的同时,应建立一些合理的短期目标,将有利于患者迅速感受到进步和成功。例如,一位患者可能以减重 20kg 为目标,而且决定在 1 年内完成。那么建立一些短期目标,如开始 2 个月减 3kg;然后保持状况,1 个月后再开始减肥,这样对患者实现目标非常有利。

8. 帮助患者为达到目标制订可行性计划　计划的可行性是非常重要的,患者行为转变的计划应与患者个体的生活情况相吻合,因为每个患者都有各自独特的生活环境,对某人起作用的计划未必适用于其他人。医生在与患者制订计划时,应鼓励患者讲出计划中每个环节实现的可能性以及存在的困难,同时医生也应说明每个环节设置的必要性,两者一起努力想办法,尽可能多地避免行为改变计划的不可行性。

在制订计划时,应牢记以下内容:①重大的生活行为习惯改变(如吸烟)通常分阶段进行才能更好完成。②为达到行为改变的目的,有多种努力的方法比仅依靠某单一方法要有效得多。③在一些情况下,如果需要作出的转变与日常行为相关,就容易记住要做的事情。如饭前或饭后的服药,将"服药"与日常行为"吃饭"联系在一起,吃饭时就会想起服药。与此相反,若要限制一些与日常行为有关联的行为,就可通过改变日常行为而使目标行为得以减少。比如晚饭后吸烟的问题,某些男性习惯一吃完晚饭就拿起报纸点燃香烟,如果要去除吸烟行为,就应首先改变他的日常行为习惯,在他用好晚饭后,让其收拾饭桌,把阅读报纸时间改在上床就寝前,这样打破了吸烟行为与日常行为的联系,有利于戒烟的成功。④在可行的基础上,计划越简单越好。因为计划越简单,越容易执行。例如,每天服一次药比每天服几次药就容易得多。⑤计划完成后给予适当的奖励,有助于人们努力实现转变。

计划制订过程中,要充分考虑家庭成员以及其他人的影响。如果夫妻两人都吸烟,丈夫决定戒烟,而妻子仍继续吸烟,丈夫就会觉得戒烟相当困难。而相反,一个糖尿病男性患者要依靠饮食来控制疾病,家庭中掌勺的妻子非常赞成并给予准备合适的饭菜,这样就对患者成功减少饮食摄入量非常有利。如果家庭成员或他人对行为改变的支持非常重要,在制订计划时,最好邀请他们加入计划的制订过程中,使他们了解患者的处境以及他们需要配合完成的事情。

另外,在制订计划时,患者与医生签订协议的做法对患者行为的改变也非常有利。协议可促使行为改变计划得以实施,可以明确患者和其他计划参与者的责任,提高责任心。协议中可具体写下目标、达标计划、各自的责任以及时间进度表等(协议样本如下)。

【健康协议】

患者姓名：<u>蒋健一</u>

我的健康目标：我将在 <u>2013 年 10 月 1 日前彻底戒烟。</u>

为达到目标，我将采取如下措施：<u>2013 年 3 月 1 日前，我将从 2 包/天减至 1 包/天；2013</u> <u>年 5 月 1 日前，将减至 0.5 包/天；然后逐步减少，直至彻底戒烟。</u>

家人/朋友同意采取如下措施帮助我：<u>在今后 10 个月内，不再给烟和劝烟，并且以各种方</u> <u>式鼓励我完成计划。</u>

医生同意采取如下措施帮助我：<u>①给予各种必要的指导和鼓励；②为我答疑解难；③给予</u> <u>必要的药物处方；④即使出现反复或倒退，也对我有耐心；⑤不断施加少许压力以使我实施</u> <u>计划。</u>

如果我未达目标，我也知道：<u>面对困难、竭尽全力再次努力，完全取决于我本人。</u>

患者签名： 日期：

家人(朋友)签名： 日期：

医生签名： 日期：

9. 与患者共同监控整个进程　当患者得知整个进程受到监控时，他们成功达到目标的机会就会增大。同时，监控机制有利于医生和患者发现行为转变过程中的差错或不足，使之能得到及时与必要的修正。

通过写信、打电话或发邮件的方式，患者可报告计划进展情况，医务人员也可及时了解发生的情况。如果方便，患者可以到医院随访。在两次的间隔期间，最好计划完成一个短期目标(如在下次联系前，患者将吸烟量减至每天 3 支)，这有利于转变不断深入。

在监控过程中，医务人员能发现患者计划中的哪些部分在发挥作用，还能识别或预料当前或将来可能存在的问题。如果患者正在进步中，应对他们表示祝贺，并协助他们进入以后的步骤；如果患者非常沮丧，而且没有进步现象，就应促使他们回顾自己的计划，也可提供看法和建议。如果合适，患者和医生最好当面交谈，以提供更多的支持和帮助。

总体而言，在帮助患者控制自己的进程中，医生扮演的角色相当重要，因为医生能维持患者的希望，消除患者的沮丧心情。时机成熟，医生就可将不断增加的健康责任转移给患者，使其自主地为自己的健康负起责任。

10. 继续随访达到目标的患者，尤其是难以维持转变的患者　现实生活中，患者作出行为改变后常难以维持下去。因此，即使患者已达到既定的目标，医务人员还需要日常的定期随访。患者如果知道医务人员在他们完成行为转变后还要与他们交流，就会相对多地维持已作出的转变。继续随访，能使医务人员了解患者是否已故态重演或已经退步，有利于及时提供帮助。

一般情况下，故态重演或退步的患者常把此看作是自己的过失，对重新开始缺乏信心，而且可能任其发展。作为医务人员，必须提醒他们注意：大部分艰难的转变并非一帆风顺，而且故态重演或退步的现象在转变过程中是常见的。医务人员应帮助患者认识其错误看法，必要时支持他们改变计划或制定新计划;强调患者取得的成果,鼓励他们继续努力;提醒患者,曾经达到的目标意味他们有能力做好;向患者保证自己会继续支持他们。

(史慧静)

参考文献

[1] 郑频频,史慧静主编. 健康促进理论与实践. 上海:复旦大学出版社,2011.

[2] 吕姿芝主编. 健康教育与健康促进. 北京:北京医科大学出版社,2002.

[3] Roter D, Kinmonth AL. What is the evidence that increasing participation of individuals in self-management improves the processes and outcomes of care? In: Williams R, Kinmonth A, Wareham N, et al. eds. The evidence base for diabetes care. John Wiley and Sons, 2002.

[4] Whitlock EP, Orleans CT, Pender N, et al. Evaluating primary care behavioral counseling interventions: an evidence-based approach. Am J Prev Med,2002,22:267-284.

第五章　临床场所健康维护计划的制定

在临床场所中，医护人员须为"患者"提供连续性和综合性的服务。因此，在进行健康危险因素评价的基础上，根据患者的年龄、性别，以及个体的危险因素，制订符合他（她）本人的健康维护计划（health maintenance schedule）。

健康维护计划是实施疾病的第一、第二级预防，在特定的时期内，依据患者的年龄、性别以及具体的危险因素等而计划进行的一系列干预措施。具体包括做什么、间隔多久、何时做等。设计与使用健康维护计划，是医护人员的基本任务。这些干预可以包括一些步骤（如筛检、免疫接种）、病史随访及咨询。健康维护计划对其提供者而言是一般准则，它可以根据患者的个体状况进行相应变更和完善。设计与使用健康维护计划，是临床医生尤其是基层卫生服务全科医学团队的基本任务。预防保健并不能自我发生，如果没有一个明确的服务内容与时间计划，全科医生或团队就不可能对大多数患者提供合适的预防保健。

对全科医生来说，花时间仔细规划一个健康维护计划是重要的，有时甚至是一项挑战性的工作。因为不仅要在人们生病时，更重要的是在健康时，指导和帮助他们预防疾病。无论何时，区分全科医学与专科医疗的本质是疾病的预防。设计健康维护计划的挑战性，还在于需要、期望、制约因素及费用等方面存在矛盾，所以，医生或服务团队必须科学地设计一项执行计划，用来指导服务对象在将来的时间里维护自己的健康。

第一节　如何选择健康维护计划的内容

一、美国临床预防服务工作小组推荐的临床预防服务

美国预防服务工作小组（USPSTF）推荐临床医师给予不同人群的预防性服务内容参见表 5-1。

表 5-1　美国临床预防服务工作小组推荐的临床预防服务

推荐	成年人		特殊人群	
	男性	女性	孕妇	儿童
腹主动脉瘤的筛检[1]	√			
酒精滥用的筛检及行为辅导干预	√	√	√	

推荐	成年人		特殊人群	
	男性	女性	孕妇	儿童
阿司匹林预防心血管疾病(2)	√	√		
成人无症状性菌尿的筛检(3)			√	
乳腺癌的筛检(4)		√		
乳腺癌和卵巢癌的敏感度及遗传风险评估，BRCA突变检测(5)		√		
基层卫生机构干预提倡母乳喂养(6)			√	
子宫颈癌的筛检(7)		√		
衣原体感染的筛检(8)		√	√	
大肠癌的筛检(9)	√			
先天性甲状腺功能低下症的筛检(10)				√
抑郁症(成人)的筛检(11)	√	√		
补充叶酸(12)		√		
淋病的筛检(13)		√		
淋病预防性用药(14)				√
新生儿听力筛检(15)				√
乙型肝炎病毒感染的筛检(16)			√	
高血压的筛检	√	√		
HIV的筛检(17)	√	√	√	
缺铁性贫血的预防(18)			√	
缺铁性贫血的筛检(19)			√	
成人血脂异常的筛检(20)	√	√		
儿童和青少年重度抑郁症的筛检(21)				√
成年肥胖的筛检(22)	√	√		
儿童和青少年肥胖的筛检(23)				√
骨质疏松症的筛检(24)		√		
苯丙酮尿症的筛检(25)				√
Rh(D)不兼容的筛检(26)			√	
性传播疾病的咨询(27)	√	√	√	
镰状细胞性贫血的筛检(28)				√
梅毒感染的筛检(29)	√	√	√	
烟草使用和烟草引起疾病的咨询和干预(30)	√	√	√	
成人2型糖尿病的筛检(31)	√	√		
5岁以下儿童视力障碍的筛检(32)				√

注：(1) 对于65～75岁曾经吸烟的男性进行一次超声筛检。

(2) 如果胃肠道出血的潜在危害没有超过潜在的好处，可减少心肌梗死(45～79岁男性)或缺血性卒中(55～79岁女性)风险。

(3) 孕妇在妊娠12～16周，或第一次产前检查。

(4) 为50～74岁的妇女进行每两年一次的乳房摄影筛检。

（5）如果家族史中存在 BRCA1 或 BRCA2 基因突变高危风险的妇女推荐进行 BRCA 基因遗传咨询和评估测试。

（6）在怀孕期间和婴儿出生后进行干预,以促进和提倡母乳喂养。

（7）21～65 岁性行为活跃的女性。

（8）≤24 岁性行为活跃的女性和无症状有感染高危风险的女性。无症状的≤24 岁孕妇以及其他高危风险的个体。

（9）50～75 岁的成人使用粪便隐血试验,乙状结肠镜或结肠镜检查。

（10）新生儿。

（11）如果有工作人员能帮助抑郁症的护理支持工作,以确保准确的诊断、有效的治疗和随访。

（12）所有准备怀孕和可能怀孕的女性在其妊娠前后每天补充 0.4～0.8mg 叶酸。

（13）性行为活跃的女性,包括≤25 岁的孕妇或有感染风险的女性。

（14）对所有新生儿使用眼局部预防性用药,以预防新生儿淋球菌性眼炎。

（15）新生儿。

（16）第一次产前检查的孕妇。

（17）所有可能有 HIV 感染风险的青少年和成人以及所有孕妇。

（18）常规为无症状的缺铁性贫血高风险的 6～12 个月龄的儿童补铁。

（19）对无症状的孕妇例行检查。

（20）有冠心病患病风险的 20～35 岁男性和 >20 岁女性,所有 35 岁以上的男性。

（21）青少年（12～18 岁）;能确保可以有准确的诊断、心理治疗和随访。

（22）对于成年人肥胖进行强化咨询和行为干预以促进持续减肥。

（23）筛检≥6 岁肥胖的儿童,为他们提供或转介他们进行全面强化的行为干预,促进体重状况的改善。

（24）≥65 岁女性,以及 >60 岁但有骨质疏松性骨折风险增加的女性。

（25）新生儿。

（26）在第一次产检时进行血型和抗体检测。除非亲生父亲是 Rh（D）阴性,否则对于 Rh（D）阴性的妇女在妊娠 24～28 周重复进行抗体检测。

（27）所有性行为活跃的青少年以及有性传播疾病高危风险的成年人。

（28）新生儿。

（29）高风险人群和孕妇。

（30）对于那些使用烟草的所有成年人提供烟草使用咨询和提供戒烟干预措施,给予吸烟的孕妇强化并定制咨询指导。

（31）无症状的血压持续 >135/80mmHg 的成年人。

（32）发现弱视、斜视等视力缺陷。

二、确定临床预防服务内容优先次序的策略

临床医生在判别一项特殊预防干预的价值前,应该掌握一些基本的准则:①筛检必须对生命的质量、数量有重要意义;②所筛检的疾病有可接受的治疗方法;③所筛检的疾病在无症状期被诊治可大大减少发病率和死亡率;④所筛检的疾病在无症状期治疗比出现症状再治疗有更好的效果;⑤所用的筛检是合理的费用并能有效检出无症状者。健康维护计划应与这些准则保持一致,并包含符合有效实施准则的预防服务。同时,应积极采用以科学证据为基础的专家建议与行业标准,并选择那些最好的建议和标准。

为了有效推行临床预防服务,应考虑临床医务人员繁忙的临床工作和时间限制等因素。美国国家预防优先次序委员会（National Commission on Prevention Priorities, NCPP）,把美国临床预防服务工作组在《临床预防服务指南》中推荐的临床预防服务选出 25 种,然后结合应用临床可预防疾病负担（clinically preventable burden）和费用—效果分析的方法,科学计算并排列出了最为重要和有效的临床预防服务的优先次序。这样,繁忙的医务人员可以根据自己的实际情况来确定什么临床预防服务是最应该做的,卫生决策者和保险公司也可以此来决定选择什么样的临床预防服务可以给予补偿。表 5-2 列出了这些结果,供读者参考。在应用这些

结果时,要考虑到这是基于美国的情况而制定的,必须要根据中国的实际情况作出决策,而不能完全照搬。

表 5-2 有效临床预防服务的优先次序[1]

服务	描述	CPB[2]	CE[3]	总和
阿司匹林化学预防	讨论每天服用阿司匹林(男≥40 岁,女≥50 岁,以及其他心血管病危险增高的人群)来预防心血管事件的利弊	5	5	10
儿童计划免疫接种	儿童免疫接种:白喉、破伤风、百日咳、麻疹、腮腺炎、风疹、灭活脊髓灰质炎病毒、B 型流感嗜血杆菌、乙型肝炎、水痘、肺炎链球菌、流感	5	5	10
询问烟草使用情况并对吸烟者进行简要的干预	询问成人烟草使用的情况;对发现的吸烟者提供简要的指导,并提供药物治疗	5	5	10
结肠、直肠癌筛检	常规使用粪便隐血试验(FOBT)、乙状结肠镜或结肠镜对≥50 岁的成人进行筛检	4	4	8
高血压筛检	对所有成人常规测量血压;对高血压患者使用抗高血压药物治疗,以预防心血管疾病的发生	5	3	8
流感的免疫接种	对≥50 岁的成人每年进行流感的免疫接种	4	4	8
肺炎链球菌的免疫接种	≥65 岁的成人进行肺炎的免疫接种(一次注射)	3	5	8
询问饮酒的情况并对酗酒者进行简要的指导	常规地对成人进行饮酒习惯的询问,以识别那些因饮酒而危险性增加的人,并在随访中提供简要的指导	4	4	8
成人视力筛检	用 Snellen 视力表,常规地对≥65 岁成人的视力减退进行筛检	3	5	8
宫颈癌筛检	用宫颈细胞学(巴士涂片)方法,对性活跃且有性行为发生 3 年内或者年龄达 21 岁的妇女进行宫颈癌筛检	4	3	7
血脂异常筛检	对≥35 岁男性和≥45 岁女性常规进行血胆固醇的检查,并对血脂异常者使用降脂药物进行治疗,以预防心血管疾病的发生	5	2	7
乳腺癌筛检	单独使用乳房 X 线摄片或者与临床乳房检查联用,对≥50 岁的女性进行乳腺癌筛检;并与 40～49 岁的妇女商量筛检乳腺癌的事宜,以确定什么时候启动筛检	4	2	6
衣原体筛检	从性活跃期开始到 25 岁的妇女进行常规衣原体筛检	2	4	6
补钙咨询(化学预防)	为青少年和青年女性提供关于使用补钙来预防骨折的咨询	3	3	6
儿童视力筛检	对＜5 岁儿童进行常规视力筛检,以辨别弱视、斜视以及视觉敏锐度缺陷	2	4	6
叶酸化学预防	为育龄妇女提供关于补充叶酸来预防出生缺陷的常规咨询	2	3	5
肥胖筛检	对成年患者的肥胖情况进行常规筛检,为肥胖患者提供关于至少 1 年与饮食、运动或两者相结合的行为干预措施	3	2	5
抑郁症筛检	对成年人的抑郁症进行筛检,并确保在临床工作中能准确诊断、治疗和随访等系列措施的有效开展	3	1	4
听力筛检	对≥65 岁成年人进行听力损伤筛检,并向专科转诊	2	2	4
预防伤害的咨询	评估＜5 岁儿童的父母所采取的安全措施,提供儿童相关的安全坐椅、窗/楼梯防护、水池栅栏、毒品控制、热水温度和自行车头盔等咨询	1	3	3
骨质疏松症筛检	常规针对≥65 岁成年女性,对危险度较大的≥60 岁成年女性进行骨质疏松症筛检,并讨论不同治疗选择的益处和害处	2	2	4

服务	描述	CPB[2]	CE[3]	总和
高危人群的血脂异常筛检	对20~35岁男性和20~45岁女性,如果伴有冠心病的其他危险因素,使用降脂药物来预防冠心病的发生,需进行血胆固醇的常规检查	1	1	2
糖尿病筛检	对高血脂或高血压的成人进行糖尿病筛检,并对糖尿病患者进行综合治疗,以达到控制血糖到标准值范围	1	1	2
饮食咨询	对患有冠心病或其他饮食相关慢性疾病的成年患者提供高强度的行为饮食咨询	1	1	2
破伤风-白喉增强	每隔10年对成人进行免疫接种	1	1	2

注:(1)摘自:Am J Prev Med,2006,31(1):56。

(2)CPB:临床可预防疾病负担(clinically preventable burden),指如果根据美国临床预防服务指南的要求,终身提供临床预防服务给1个400万出生队列人群所增加的质量调整生命年(quality-adjusted years of life,QALY)。所增加的QALY共分成5个分值(<15 000为1分;15 000~<40 000为2分;40 000~<185 000为3分;185 000~<360 000为4分;≥360 000为5分)。

(3)CE:费用效果(cost effectiveness),指在上述队列中提供同样临床预防服务增加1个QALY的平均净费用(折算后)。增加1个QALY所需的费用也分成5个分值(≥165 000~<450 000美元为1分;≥35 000~<165 000美元为2分;≥14 000~<35 000美元为3分;>0~<14 000美元为4分;其余为5分)。

第二节 健康维护计划的设计

一、建立健康维护计划的原则

实施者在患者的健康维护计划设计与执行中必须接受那些已被公认的建议,并在实践这项工作中体验所得到的回报与挫折,对于每位临床医生来说,以下建立健康维护计划的3个步骤非常重要:①建立一个团队的过程;②决定计划应包括哪些干预措施;③明确每项干预措施的频率。

建立健康维护计划的关键:①在建立过程中得到大多数提供者的参与;②制定一个最小的计划而非最大的计划;③使个体提供者的变动接近最小;④使计划适合于当地患病人群且在实施中可行;⑤计划的制定是持续的动态过程;⑥筛检的频率由疾病的进展速度和筛检试验的灵敏度所决定;⑦一个人的危险状况影响某一疾病筛检的成本—效益,而非筛检的频率。

二、建立团队的过程

多数临床医生在团队中是行医的,独自行医的医生也和其他护士及卫生专业人员一起工作。所以,为了在健康维护计划的内容方面达成一致,必须有一个建立团队的过程。在一个大的团队中,有些提供者对预防有特别的兴趣和具有领导能力,可能被选为领导并负责制定这项计划。也许无法立即让所有成员达成完全一致,但是以下几项常用方针对所有团队有帮助。

1. 计划制定进程应让尽可能多的提供者参与 如果这个团队不是很大,最理想的做法是让所有成员都参与。如果所有成员认为这项健康维护计划没有价值,那么他们是不愿意去实施的。参与制定的过程是帮助医护人员理解每项干预措施合理性的最好方法,依靠团队的规模和力量,可能促使更多的人包括非专业人员的积极参与。

表 5-3 儿童预防保健时间表

	年龄（岁）	B	1~	2~	3~	4~	5~	6~	7~	8~	9~	10~	11~	12~	13~	14~	15~	16~	17~	18~
	新生儿筛检																			
	头围																			
测试	身高,体重																			
	血压																			
	贫血																			
	铅																			
	尿检																			
检查	听力																			
	视力																			
	眼																			
	牙																			
免疫接种	结核病（卡介苗）	1																		
	脊髓灰质炎	3				1														
	麻疹	1				1			1											
	白百破	3	1						1											
	乙肝（HBV）	3																		
健康指导	生长发育,营养,口腔卫生,体育活动,外伤与中毒,吸烟,饮酒与吸毒,AIDS,性行为						根据适当的年龄阶段提供适当的健康指导														
	说明				全部权威专家推荐											部分权威专家推荐				

表 5-4 成人预防保健时间表

	项目	18~	25~	30~	35~	40~	45~	50~	55~	60~	65~	70~	75~
测试与检查	血压							每 2 年 1 次					
	身高、体重							经常性测定					
	胆固醇							每 5 年 1 次					
	听力											经常性测定	
	乳房 X 线摄片									每 1~2 年 1 次（女性）			
	巴氏涂片						每 1~3 年 1 次（女性）						
	前列腺特殊抗体									每年 1 次（男性）			
	乙状结肠镜检查									每 3~5 年 1 次			
	粪便隐血试验									每年 1 次			
	尿检									经常性测定			
	牙齿检查						每年 1 次						
	视力检查			每 2~4 年 1 次							每 2 年 1 次		
	乳房检查								每年 1 次（女性）				
	肿瘤检查								每年 1 次				
	甲状腺、口腔、皮肤、卵巢、睾丸、淋巴结、直肠（≥40 岁）、前列腺（男≥50 岁）												
免疫接种	破伤风							每 10 年 1 次					
	肺炎球菌										1 次		
	流感										每年 1 次		
健康指导	吸烟、饮酒、营养、运动、性行为、心理卫生、吸毒、计划生育、职业卫生、雌激素（女>45 岁）、叶酸（女 12~45 岁）、阿司匹林（男≥45 岁）							经常性					
说明		全部权威专家推荐					部分权威专家推荐						

2. 目标是制订一个最小的可接受的方案而非追求完全一致　计划不可能罗列出专家组提出的每项预防服务建议,在实施中要求不同的提供者对同一计划达成完全一致,也许是不可能和不必要的。重要的是应当有一个能为团队所接受的最小计划标准,同时允许提供者增加其他方法或增加频率。由于筛检是项艰苦的工作,哪怕是最小的计划,对于多数提供者来说也是具有挑战性的。

3. 能够在特殊时刻尝试某种干预,并在以后重新评估其价值　健康维护计划的发展是一个动态的过程,结束时的资料可能与开始时有较大的改变。如果在某项计划的实施中对某些措施有较大的争论,可以作出某些临时性决定,但日后要对这个决定重新评估,以帮助了解实施或不实施这项干预的结果,将有助于评价是否需要修改这项计划。

三、干预措施的选择

健康维护计划的制定需根据危险因素的评估结果以及"患者"的性别、年龄等信息,确定具体的干预措施,包括健康咨询、筛检、免疫接种和化学预防等。由于危险因素与健康之间常常是多因多果关系,应采取综合性的干预措施。表 5-3 和表 5-4 分别列出了儿童和成年人不同年龄阶段应采取的预防保健措施,这是目前较为权威的专家组的个体预防保健建议。医护人员应根据这些原则性建议,结合患者的具体情况、资源的可用性和实施的可行性,选择合适的、具体的干预措施列入健康维护计划中,同时还应根据"患者"的需求等因素进行修改或增减。当然也可以参阅本章第一节中的相关内容,但是要根据中国的实际情况做出修正,而不能完全照搬。

请注意:推荐每种预防保健服务的间隔时间和应增加的预防保健服务应根据个体存在的主要危险因素决定,如表 5-5 所列。

表 5-5　存在的主要危险因素及增加的预防服务项目

危险因素	应增加的预防服务	危险因素	应增加的预防服务
糖尿病	眼、足部检查	超重	血糖测定
吸毒	AIDS、TB 检测;乙肝疫苗接种	不良性行为	AIDS、梅毒、淋病、衣原体的检测
酒精成瘾	流感、肺炎球菌接种;TB 检测		

四、干预与随访的频率

多数健康维护计划在实施过程中的频率,并不就是所建议的那样。如某种免疫接种适宜的干预时间已被公认和采纳,而另外一些预防服务如戒烟劝告,并没有一个科学的特定频率。但是,大多数预防干预还是有证据支持的可接受的频率周期(如每 1~3 年做一次巴氏涂片)。决定筛检频率两个最适当的因素是筛检试验的灵敏度和疾病的进展,而不是疾病发生的危险度。例如,考虑某种癌症从发生异常到无法医治需要经过 10 年的缓慢过程,如果每 3 年进行一次灵敏度为 80% 的筛检,那么检出率第一次为 80%,第二次为剩余的 80%(96%),第三次为第二次剩余的 80%(99%)。如果疾病的进展速度与筛检的灵敏度不变的话,不管患者患病的危险度怎样,同样比例的患者都能被检出。所以,健康维护计划不能因患者有更高的危险度而简单地建议增加筛检的频率。虽然高危人群应得到更多特别的帮助,以保证他们能进入患者的健康维护计划,但不需要更频繁地被筛检。个人的危险度会影响筛检的成本-效益,如结核病筛检在广大农村人群中不会取得很明显的效果,但在监狱人群中则是非常重要的。所以,危险度更多的是决定是否需要做这项筛检,而不是筛检的频率。所以,健康维护计划不能因患者有更高的危险度而简单地建议增加筛检的频率。

许多预防干预的频率还没有科学的证据,只能由临床医生来决定。频率过高会增加费用,并且浪费做更重要事情的时间,也会增加假阳性结果;而太长的筛检间隔,则会增加重要疾病漏诊的危险性。

健康维护计划随访的频率与干预措施的频率意义不同。健康维护计划随访是指在计划制定后,医护人员跟踪"患者"执行计划的情况以及感受和要求等,以便及时发现曾被忽视的问题。一般而言,所有"患者"在执行健康维护计划3个月后都需要进行定期随访,随访时间应根据具体情况确定。一般50岁以下健康成年人,2年随访一次;50岁以上成年人,每年随访一次。若出现某一健康问题,应根据该健康问题的管理要求来确定频率。

健康维护计划随访的适宜频度与进行特殊检查的频率是有区别的,并有许多争论。每年体检的适宜性已在1940年被否定,而近年来,一些适宜的体检计划已得到了较大的重视,但是没有足够的科学证据来决定合适的随访计划表。这种随访的时间安排,不能总是从所推荐的每个年龄组的筛检与免疫接种频率来推算。很明显,临床医生与患者会面的次数要比计划过程中指出的数量更多。通常医生是有机会了解患者的感觉,并有可能随时发现那些被忽视的隐藏症状。当然,过少的随访会影响保健的连续性,许多被要求1年内复查的患者在2年或更长的时间没有回访的案例也有发生。

问题是在实施期间,成人是需要每年随访,还是每2年或3年的健康维护计划随访,这对某些人,特别是年轻的患者来说,效果可能是一样的。目前并没有科学的证据来回答这个问题。根据一些医生几十年的医疗经验发现,50岁以下相对健康的患者,在没有出现症状时,只需每2年而非每年来随访;而简单疾病的患者,不管要求每年还是每2年随访,他们都不会定期随访。当然,所有患者在3个月后都需要有一个定期随访的提醒机制。

第三节　健康维护计划的实施

一、建立流程图

为了便于健康维护计划的实施与监督,一般要求为每位"患者"制定1张健康维护流程表。表5-6所示的是1张固定格式的成年人健康维护计划流程表。它除了有编号、年份和年龄外,主要内容包括3个部分:①健康指导;②疾病筛检;③免疫接种。每一部分都留有空白的项目,以便医护人员根据患者的具体情况确定其他需要的项目并做记录。表的最下一栏是为上级检查做记录所用。在具体操作时,医护人员应根据患者的特征与需求增删项目,使流程表体现个体化。

表5-6 成人健康维护计划流程表

姓名：_____　　　　出生年月：_____　　　　编号：_____

<table>
<tr><td rowspan="6">健康指导</td><td rowspan="6">代码项目
(1) 吸烟
(2) 饮酒
(3) 营养与饮食
(4) 身体活动　　（　）_____
(5) 损伤　　　　（　）_____
(6) 性行为
(7) 计划生育
(8) 职业卫生
(9) 心理卫生
(10) 药物滥用</td><td>(代码)项目</td><td></td><td></td><td></td><td></td><td></td><td></td><td></td><td></td></tr>
<tr><td>年龄</td><td></td><td></td><td></td><td></td><td></td><td></td><td></td><td></td></tr>
<tr><td>日期</td><td></td><td></td><td></td><td></td><td></td><td></td><td></td><td></td></tr>
<tr><td>项目代码</td><td></td><td></td><td></td><td></td><td></td><td></td><td></td><td></td></tr>
<tr><td>日期
项目代码</td><td></td><td></td><td></td><td></td><td></td><td></td><td></td><td></td></tr>
<tr><td>日期
项目代码</td><td></td><td></td><td></td><td></td><td></td><td></td><td></td><td></td></tr>
<tr><td rowspan="26">筛检</td><td rowspan="2">项目</td><td>日期</td><td>○</td><td>○</td><td>○</td><td>○</td><td>○</td><td>○</td><td>○</td><td>○</td><td>○</td></tr>
<tr><td>结果代码</td><td></td><td></td><td></td><td></td><td></td><td></td><td></td><td></td><td></td></tr>
<tr><td rowspan="2"></td><td>日期</td><td>○</td><td>○</td><td>○</td><td>○</td><td>○</td><td>○</td><td>○</td><td>○</td><td>○</td></tr>
<tr><td>结果代码</td><td></td><td></td><td></td><td></td><td></td><td></td><td></td><td></td><td></td></tr>
<tr><td rowspan="2"></td><td>日期</td><td>○</td><td>○</td><td>○</td><td>○</td><td>○</td><td>○</td><td>○</td><td>○</td><td>○</td></tr>
<tr><td>结果代码</td><td></td><td></td><td></td><td></td><td></td><td></td><td></td><td></td><td></td></tr>
<tr><td rowspan="2"></td><td>日期</td><td>○</td><td>○</td><td>○</td><td>○</td><td>○</td><td>○</td><td>○</td><td>○</td><td>○</td></tr>
<tr><td>结果代码</td><td></td><td></td><td></td><td></td><td></td><td></td><td></td><td></td><td></td></tr>
<tr><td rowspan="2"></td><td>日期</td><td>○</td><td>○</td><td>○</td><td>○</td><td>○</td><td>○</td><td>○</td><td>○</td><td>○</td></tr>
<tr><td>结果代码</td><td></td><td></td><td></td><td></td><td></td><td></td><td></td><td></td><td></td></tr>
<tr><td rowspan="2"></td><td>日期</td><td>○</td><td>○</td><td>○</td><td>○</td><td>○</td><td>○</td><td>○</td><td>○</td><td>○</td></tr>
<tr><td>结果代码</td><td></td><td></td><td></td><td></td><td></td><td></td><td></td><td></td><td></td></tr>
<tr><td rowspan="2"></td><td>日期</td><td>○</td><td>○</td><td>○</td><td>○</td><td>○</td><td>○</td><td>○</td><td>○</td><td>○</td></tr>
<tr><td>结果代码</td><td></td><td></td><td></td><td></td><td></td><td></td><td></td><td></td><td></td></tr>
<tr><td rowspan="2"></td><td>日期</td><td>○</td><td>○</td><td>○</td><td>○</td><td>○</td><td>○</td><td>○</td><td>○</td><td>○</td></tr>
<tr><td>结果代码</td><td></td><td></td><td></td><td></td><td></td><td></td><td></td><td></td><td></td></tr>
<tr><td rowspan="2"></td><td>日期</td><td>○</td><td>○</td><td>○</td><td>○</td><td>○</td><td>○</td><td>○</td><td>○</td><td>○</td></tr>
<tr><td>结果代码</td><td></td><td></td><td></td><td></td><td></td><td></td><td></td><td></td><td></td></tr>
<tr><td rowspan="2"></td><td>日期</td><td>○</td><td>○</td><td>○</td><td>○</td><td>○</td><td>○</td><td>○</td><td>○</td><td>○</td></tr>
<tr><td>结果代码</td><td></td><td></td><td></td><td></td><td></td><td></td><td></td><td></td><td></td></tr>
<tr><td rowspan="2"></td><td>日期</td><td>○</td><td>○</td><td>○</td><td>○</td><td>○</td><td>○</td><td>○</td><td>○</td><td>○</td></tr>
<tr><td>结果代码</td><td></td><td></td><td></td><td></td><td></td><td></td><td></td><td></td><td></td></tr>
<tr><td rowspan="2"></td><td>日期</td><td>○</td><td>○</td><td>○</td><td>○</td><td>○</td><td>○</td><td>○</td><td>○</td><td>○</td></tr>
<tr><td>结果代码</td><td></td><td></td><td></td><td></td><td></td><td></td><td></td><td></td><td></td></tr>
</table>

	项目	频率	日期	○	○	○	○	○	○	○	○	○
免疫接种			厂商与批号									
			日期	○	○	○	○	○	○	○	○	○
			厂商与批号									
			日期	○	○	○	○	○	○	○	○	○
			厂商与批号									

注: 结果代码说明:N—正常;A—异常;R—拒绝;E—在其他地方已做;把日期右上角"○"涂成"●"
——下次检查的时间

二、单个健康危险因素干预计划

在已建立的健康维护计划流程表基础上,为了有效地纠正某些高危人群的行为危险因素,还需与"患者"共同制订另外一份健康危险因素干预行动计划,如吸烟者的戒烟计划、肥胖者的体重控制计划等。由于不良行为生活方式改变的困难性与艰巨性,纠正不良行为危险因素最好分步实施,一个成功后再纠正另一个,并从最容易纠正的开始。制定的目标不能要求太高,应在近期通过努力就可达到,使"患者"看到自己的进步,逐步树立纠正不良行为危险因素的自信心,从而能长期坚持,达到维护健康的效果。

三、提供宣传教育资料

提供患者教育方面的资料,有助于提高患者对计划执行的依从性。表5-7 就是一份患者教育的资料。前面的指标强调的是自我保健的内容,后面是为某些感兴趣者提供的项目,这些项目都是自己可以改变的生活方式与承担的责任。另外,为每位患者提供一份"个人预防记录"(表5-8),让患者保存并允许患者自己来实施健康维护计划,这将促使其改变不良生活方式与行为。

表5-7 患者教育资料

健康是你的责任!

你所能做的几项重要活动:
(1) 不吸烟
(2) 驾车时系好安全带
(3) 适量饮酒(如有益的话),禁止酒后驾车
(4) 有规律地锻炼身体
(5) 注意生活中的压力与紧张,减少不必要的压力

本社区医疗保健中心有每人都能参与的健康维护计划。在第一次进入本社区时,你必须有一个完整的体检。当然,在你感觉不适或有健康问题时也欢迎前来咨询。该计划的核心是定期检查。这种检查已被证实对特殊疾病的防治是有价值的。对大多数人而言,如果你在 50 岁以下,必须每 2 年检查一次;而大于 50 岁时,则必须每年检查一次。本中心将为你提供完整的计划与程序

要求你在家中合作的医疗保健问题:
(1) 如果超重,那么现在是节食的最好时机。
(2) 有规律的检查颈部与腹股沟,发现新的肿块要及时(不超过 1 个月)报告你的医生。
(3) 女性:每月检查乳房肿块;绝经后观察阴道流血情况。
(4) 男性:每月检查睾丸肿块

表5-8　个人预防记录

个人预防记录将有助于你保持预防保健的行为，并在今后得到回报。在医生的指导下，记下你多久需要进行一次各类预防保健。对于某些预防措施，你应该填上目标，写下每次接受预防保健的时间。你可以用余下的空格记录其他信息（如检查结果、医生姓名和检查单位等）。

预防保健类型	日期、结果和其他信息				
体重　　　　日期					
每____月(年)测一次 目标					
血压　　　　日期					
每____月(年)测一次 目标					
胆固醇　　　日期					
每____月(年)测一次 目标					
牙科随访　　　日期					
每____月(年)一次					
免疫接种　　　日期					
每____(年)一次					
免疫接种　　　日期					
每____(年)一次					
日期					
每____(年)一次					
日期					
每____年/一次					

（以下由妇女填写）

乳房检查　　　日期					
每____年一次					
乳房X摄片　　　日期					
每____年一次					
巴氏试验　　　日期					
每____年一次					

健康维护计划一旦被建立和使用，就是一个值得自豪与令人满意的开端，因为它是真正体现综合性卫生服务的关键。

（彭伟霞）

参考文献

[1] 傅华,叶葶葶,主编.临床预防医学.上海:复旦大学出版社,2006.

[2] US Preventive Services Task Force. Guide to Clinical Preventive Services. http://www.ahrq.gov/clinic/pocketgd.htm.

第二篇

疾病的早期筛检

第六章　亚临床疾病的筛检

　　人类从健康到疾病的发展过程通常会经历"健康－亚健康－亚临床疾病－疾病"4个阶段。虽然各阶段之间没有明确的界限，但亚临床疾病作为疾病发生前的状态，在疾病的预防和筛检过程中具有重要的临床意义。亚临床疾病也可称为疾病的亚临床状态或疾病前期，在临床上非常常见。例如，在患者发展为原发性高血压之前，其血压可能波动于收缩压120～139mmHg和（或）舒张压80～89mmHg的范围，这在临床上称为正常高值血压，其实质就是高血压病的前期。又如，在患者被正式诊断为2型糖尿病之前，其葡萄糖代谢已处于一种介于正常与异常之间的状态，这种状态包括单纯空腹血糖受损（impaired fasting glucose，IFG）、单纯糖耐量减低（impaired glucose tolerance，IGT）和IFG合并IGT，临床上也将这三者统称为糖调节受损（impaired glucose regulation，IGR）。IGR实质上就是糖尿病的前期。由于尚未进入疾病阶段，亚临床疾病通常没有特殊的临床症状，患者并不会因此主动就诊。对于这些亚临床疾病，若能通过经济、合理的方法提前识别，无疑将有助于疾病的预防和控制。

　　体格检查是指医生运用自己的感官或借助于简便的检查工具，如血压计、听诊器、检眼镜等来客观评估被检者身体状况的一系列最基本的检查方法。通过体格检查发现无临床症状的早期疾病是疾病预防的一个重要组成部分。医生在进行体格检查时必须仔细认真，运用正确的体检手法和体检技能，才能发现无症状者的异常体征，从而有助于制定预防性干预措施。

　　本章重点讨论通过体格检查，筛检无症状的疾病，而不是对有症状的患者作出体检诊断。虽然对人体任何一部分的体检都有可能发现无症状的早期疾病，但本章仅介绍几种常用的筛检性体检技能，包括血压测量、身高（身长）、体重（婴幼儿头围）测量、皮肤检查、听力测试、视力检查、口腔检查、乳房检查和直肠指诊。其他预防性检查内容与方法，如甲状腺检查、心、肺和颈动脉听诊、腹主动脉瘤检查、盆腔检查、睾丸检查、新生儿瞳孔对光反射检查、先天性髋关节脱位检查以及职业病筛检等，可参考有关书籍。本章侧重的是人体几个非常重要的特殊靶器官的主要筛检内容，而不是体检时所发现的全部异常。如临床乳房检查只用于发现乳腺癌而不是乳腺炎；直肠指检主要用于发现前列腺癌和结肠直肠癌，而不是各类痔疮、肛裂和前列腺增生等。对无症状者是否要进行全身性常规体格检查仍有争议，而且也没有足够证据表明对健康者进行全身检查会有较大获益。全身体格检查内容见表6-1。

表6-1　全身体格检查内容

一般状况	
皮肤、黏膜	
淋巴结	
头颅及其器官	头颅 眼：眼睑、眼球、结膜、巩膜、角膜、瞳孔、视网膜、视功能 耳：鼓膜、乳突、听力 鼻：鼻孔、鼻窦 口腔：唇、牙、牙龈、舌、颊黏膜、咽、扁桃体、喉
颈部	颈静脉、颈动脉、气管、甲状腺
胸部	胸廓、呼吸、乳房、胸壁
肺	呼吸运动、触觉语颤、肺部叩诊音、呼吸音及啰音
心	心前区隆起、心尖搏动、震颤和摩擦感、心界、心音、心律、杂音、心包摩擦音
血管	脉搏、血压、周围血管征
腹部	腹围、形状、胃肠蠕动波、腹壁静脉、腹壁紧张度、压痛、反跳痛、肿块、肝、胆、脾、肾、膀胱、移动性浊音、肾区叩痛、肠鸣音、血管杂音
肛门、直肠	肿块、裂隙、直肠指检
外生殖器	
脊柱	活动度、畸形、压痛、叩击痛
四肢	畸形、骨折、关节红肿、肌肉萎缩
神经系统	运动、感觉、生理反射、病理反射、脑膜刺激征

为方便和规范起见，每一器官或部位的体格检查筛检内容均按以下几部分叙述。①筛检原则：包括如何进行和在哪些人群中进行筛选检查，并简述国外主要医疗机构公布的正式检查准则。②检查前准备：指导医生和受检者做好检查前的准备。③检查方法：详细介绍该项检查技术的实施方法和要点。④预防咨询：包括有关靶器官疾病的预防知识。因为常规体检有时也不能发现人体的异常，它的另一重要价值在于向受检者提供第一级和第二级预防咨询。即使体检没有发现异常，医生也应该告诉受检者关于怎样预防疾病及何时再来复查的建议（本书第三篇有关章节将详细讨论怎样让受检者建立健康的行为）。⑤筛检异常的处理：对于那些已发现异常的受检者，医生应参阅本篇第九章和第三篇有关内容，提出随访和治疗意见。⑥筛检的不良作用：介绍筛检可能带来的不良后果，包括心理和生理上的。⑦筛检的正确性和可靠性：叙述筛检结果的判断依据。⑧注意事项：简介筛检过程中应注意的问题。

本章所讨论的体格检查筛检程序可能使受检者产生一些顾虑或增加其对患某种病的焦虑感。为了正确讲述这些问题，医生最好发给受检者一些宣传资料，解释这种检查的意义。有关部门应鼓励医生在医院或诊所建立体格检查筛检制度，以保证患者及时接受体格检查筛检，并在适当的时间复诊。

第一节　血压测量

高血压现已成为我国和世界范围内最常见的慢性病,也是心脑血管疾病最主要的危险因素。由高血压导致的脑卒中、心肌梗死、心力衰竭、慢性肾病等主要并发症,不仅致残、致死率高,而且严重消耗社会和医疗资源,给患者本人、家庭和国家都造成沉重的负担。

1979～1980 年在我国 29 个省、市、自治区 400 多万 15 岁以上人群中的调查结果显示,高血压总患病率为 7.73%。1991 年我国再次对 95 万 15 岁以上人群进行调查,患病率达 11.88%。最近的一次大规模调查是 2002 年,数据显示我国 18 岁以上成人高血压患病率为 18.8%,其中男性20.2% ,女性18.0%,估算 15 岁以上人群的高血压患病率为 17.6%。以上数据表明我国高血压患病率有持续上升的趋势。同时,按 2006 年人口的数量与结构估算,目前我国约有高血压患者 2 亿人,即每 10 个成年人中就有 2 人患高血压,约占全球 10 亿高血压患者总数的 1/5。据估计,如不加以控制,到 2025 年全球将有 15.6 亿人受累。

我国的高血压病还有以下特点:患病率北方高于南方,东部地区高于西部地区,随年龄增加患病率上升;青年时男性患病率高于女性,随着年龄的增长,女性患病率超过男性;中老年人群中,经济发展水平越高的地区,高血压患病率也越高;青壮年人群中,4 类农村地区的高血压患病率明显低于其他地区。同时,我国高血压患者的知晓率、治疗率、治疗者控制率和控制率分别为 30.2%、24.7%、25.0%、6.1%,远低于发达国家水平,高血压防治前景不容乐观。我国人群监测数据还显示,因心脑血管疾病死亡者占总死亡人数的 40% 以上,其中高血压是最主要的危险因素。每年 300 万例心血管病死亡患者中至少一半与高血压有关。

已有研究证明高血压的早期发现和有效治疗能降低死亡率,并能减少心脑血管疾病的发病率。高血压的筛检主要是定期测量血压。在全科或内科医生的诊室里,在对患者进行体格检查前,应常规测量血压。

一、筛检原则

除儿童和青少年外,所有成年人都应定期测量血压。至于不同年龄组人群,应多少时间进行一次血压测量,我国尚无具体规定,国外亦无统一标准。美国儿科学会和国立心、肺、血液研究所建议 3 岁以上儿童和青少年每年测量一次血压;美国家庭医生协会则建议 18 个月以上儿童就应定期测量血压;加拿大定期健康检查专门工作组建议成人要定期测量血压。高血压检测、评价和治疗联合国专家委员会和美国心脏病协会的建议比较具体,即成人既往舒张压在 85mmHg 以下者,每 2 年检查一次血压;舒张压在 85～89mmHg,每年检查一次;舒张压 ≥90mmHg者,则检查更需频繁。美国内科医生学会推荐成人每 1～2 年测量一次血压,在其他原因就诊时都应该常规测量血压。

二、检查前准备

被检者在测量血压前 30 分钟内不能吸烟、喝浓茶或咖啡之类的饮料,并排空膀胱。应在安静的环境中坐在有靠背的椅子上休息至少 5 分钟,以使全身放松。在测量血压时,被测者通常取坐位,上肢(通常为右上肢)裸露伸直并轻度外展,上臂置于心脏同一水平,并除去紧裹在上臂的衣袖,上肢下面应有检查台、病床等硬物支撑。

检查者应选择与被检者胳膊大小相符合的血压计袖带(表6-2),因为用普通成人血压计袖带测量肥胖者的胳膊将产生假性血压升高,而测量消瘦者或儿童的胳膊将产生假性血压降低。标准的带有气囊的袖带宽度应比上臂直径再宽20%,或是上臂周长的40%,而袖带内气囊的长度应是上臂周长的80%,这样它就不能包绕上臂。儿童气囊宽度不应该超过上臂长度的2/3,其长度不应该超过上臂周长的3/4。

表6-2　测量血压时标准气囊大小的选择

患者	气囊宽度(cm)	气囊长度(cm)	上臂中点周长范围(cm)
新生儿	3	6	≤6
婴儿	5	15	6～15
儿童	8	21	16～21
青少年	10	24	22～26
成人	13	30	27～34
壮年人	16	38	35～44

(资料来源:Dallas TX. 人体血压测量. 美国心脏病协会. 1994)

三、检查方法

检查者将袖带气囊的充气皮管对准被检者肱动脉,袖带紧贴皮肤缚于上臂,袖带下缘应在肘窝以上2～3cm。检查者先于肘窝尺侧触及肱动脉搏动,再将听诊器胸件置于肘窝处肱动脉上,以左手固定并轻压听诊器胸件,使其与皮肤密切接触,但不可压得太重,也不可与袖带接触,更不可压在袖带下。然后,右手挤压球囊,向袖带的气囊内充气,边充气边听诊,待肱动脉搏动消失,再充气使汞柱升高20～30mmHg。随后开始缓慢放气,两眼平视汞柱表面缓慢下降,根据听诊结果读出血压值。按 Korotkoff 分期法,首先听到的响亮拍击声为柯氏音第1期(K1),即收缩压(SBP);随着汞柱下降,拍击声被柔和吹风样杂音代替成为第2期(K2);在第3期(K3)袖带压力进一步降低,动脉血流量得以增加,拍击声重新出现;然后声音突然变得低沉为第4期(K4),最终声音消失为第5期(K5)。第5期声音消失时的汞柱数值即为舒张压(DBP)。血压应间隔1～2分钟后重复测量,取2次读数的平均值记录。如果收缩压或舒张压的2次读数相差5mmHg以上,应再次测量,取3次读数的平均值为准。收缩压与舒张压之差称为脉压差,舒张压加1/3脉压为平均动脉压。

儿童与青少年舒张压读数取柯氏音第4期还是第5期,国内外尚不统一。考虑到我国儿科教学和临床一直采用柯氏音第4期为舒张压,以及相当比例的儿童与青少年柯氏音不消失的现实状况,建议实际测量中同时记录柯氏音第4期和第5期。

如果发现血压不正常,还应测量被检者在仰卧位和站立位时的双上肢血压。站立位血压应在卧位改为站立位后1分钟和5分钟时测量。有些疾病如主动脉缩窄、多发性大动脉炎时,还需测量下肢血压。测量下肢血压时,被检者应取仰卧位,选用较宽的袖带,袖带缚于腘窝上方3～4cm处,听诊器胸件置于腘动脉上,向气囊内充气,判断收缩压、舒张压方法同上。正常人两上肢血压略有差异,但通常在10mmHg以内。以袖带法测量上、下肢血压时,下肢血压较上肢约高20~40mmHg。

孤立性的血压升高可能是由于焦虑或其他因素引起,因此被检者必须在不同时间连续3次测量血压,如每次均升高才能做出高血压的诊断。

成人血压水平分类见表6-3。

表6-3 成人血压水平分类

分类	收缩压(mmHg)		舒张压(mmHg)
正常血压	<120	和	<80
正常高值血压	120~139	和(或)	80~89
高血压	≥140	和(或)	≥90
1级高血压(轻度)	140~159	和(或)	90~99
2级高血压(中度)	160~179	和(或)	100~109
3级高血压(重度)	≥180	和(或)	≥110
单纯收缩期性高血压	≥140	和	<90

(资料来源:《中国高血压防治指南2010》)

儿童和青少年血压水平的分类,目前国际上统一采用 P_{90}、P_{95}、P_{99} 诊断"正常高值血压"、"高血压"和"严重高血压"的标准。其中正常高值血压是指收缩压和(或)舒张压 ≥P_{90} ~<P_{95},或12岁及以上儿童,收缩压≥120mmHg 和(或)舒张压≥80mmHg;高血压是指收缩压和(或)舒张压≥P_{95} ~<P_{99};严重高血压是指收缩压和(或)舒张压≥P_{99}。对个体而言,同样需经过3次及以上不同时间测量的血压水平均≥P_{95}方可诊断为高血压。随后要进行高血压程度的分级:①高血压1级:P_{95} ~P_{99} +5mmHg;②高血压2级:≥P_{99} +5mmHg。表6-4、表6-5为2010年依据我国11万儿童和青少年血压调查数据制定的中国儿童青少年血压评价标准。

表6-4 中国男性儿童血压评价标准

年龄(岁)	SBP(mmHg)			DBP-K4(mmHg)			DBP-K5(mmHg)		
	P_{90}	P_{95}	P_{99}	P_{90}	P_{95}	P_{99}	P_{90}	P_{95}	P_{99}
3	102	105	112	66	69	73	66	69	73
4	103	107	114	67	70	74	67	70	74
5	106	110	117	69	72	77	68	71	77
6	108	112	120	71	74	80	69	73	78
7	111	115	123	73	77	83	71	74	80
8	113	117	125	75	78	85	72	76	82
9	114	119	127	76	79	86	74	77	83
10	115	120	129	76	80	87	74	78	84
11	117	122	131	77	81	88	75	78	84
12	119	124	133	78	81	88	75	78	84
13	120	125	135	78	82	89	75	79	84

年龄(岁)	SBP(mmHg)			DBP-K4(mmHg)			DBP-K5(mmHg)		
	P_{90}	P_{95}	P_{99}	P_{90}	P_{95}	P_{99}	P_{90}	P_{95}	P_{99}
14	122	127	138	79	83	90	76	79	84
15	124	129	140	80	84	90	76	79	85
16	125	130	141	81	85	91	76	79	85
17	127	132	142	82	85	91	77	80	86

(资料来源:《中国高血压防治指南2010》)

表6-5　中国女性儿童血压评价标准

年龄(岁)	SBP(mmHg)			DBP-K4(mmHg)			DBP-K5(mmHg)		
	P_{90}	P_{95}	P_{99}	P_{90}	P_{95}	P_{99}	P_{90}	P_{95}	P_{99}
3	101	104	110	66	68	72	66	68	72
4	102	105	112	67	69	73	67	69	73
5	104	107	114	68	71	76	68	71	76
6	106	110	117	70	73	78	69	72	78
7	108	112	120	72	75	81	70	73	79
8	111	115	123	74	77	83	71	74	81
9	112	117	125	75	78	85	72	76	82
10	114	118	127	76	80	86	73	77	83
11	116	121	130	77	80	87	74	77	83
12	117	122	132	78	81	88	75	78	84
13	118	123	132	78	81	88	75	78	84
14	118	123	132	78	82	88	75	78	84
15	118	123	132	78	82	88	75	78	84

(资料来源:《中国高血压防治指南2010》)

四、预防咨询

原发性高血压的确切病因和发病机制仍不完全明了,因此高血压的第一级预防还缺少有效的办法。但下列各点是我国人群高血压发病的重要危险因素,包括高钠低钾膳食、超重和肥胖、过量饮酒、长期精神紧张、年龄增加、高血压家族史、缺乏体力活动等。此外,心血管病危险因素除高血压外,还包括吸烟、血脂异常和糖尿病。因此应鼓励患者减少钠盐摄入量,注意控制体重,超重者应减肥,并应戒烟、限酒,经常参加体育运动和娱乐活动,减轻精神压力,保持心理平衡。同时积极治疗高脂血症、糖尿病。绝经后期妇女、50岁以上男性及有高血压家族史者,应定期测量血压。

五、筛检异常的处理

参阅本书第二篇第九章。

六、筛检的不良作用

血压测量本身无不良作用。但可能由于血压测量结果不准确，或是为了排除高血压而反复测量，由此引起被检者精神上、行为上和经济上的困扰。当被检者得知自己患有高血压或可能患有高血压时，往往产生精神上的焦虑。研究证实确诊高血压的患者工作缺勤率较高。此外，不适当的应用降压药物可能产生不良副作用，如利舍平可引起被检者鼻塞、嗜睡，甚至中上腹不适、上消化道出血等；硝苯地平可产生面部潮红、头胀、头痛等；血管紧张素转换酶抑制剂可致中枢性咳嗽等。此外，血压测量方法不正确或因血压计没有定期检修校准，可能产生假阴性结果，使真正高血压患者被漏诊。

七、筛选的正确性与可靠性

血压测量有两种方法：①直接测量方法，即经皮以特制导管经穿刺周围动脉，送入主动脉，导管末端接监护测压系统，直接测量主动脉内压力。此法虽不受周围动脉收缩的影响，测得血压数值也准确可靠，但需要专用设备，技术要求高，且为创伤性检查，仅适用于危重、疑难病例，不适用于筛选检查。②间接测量方法，即目前广泛使用的袖带加压法，此法采用血压计测量。血压计有汞柱式、弹簧式和电子血压计，其中以汞柱式血压计最为常用。间接测量法简便易行，不需特殊设备，也无创伤性，随时随处可以测量，适用于高血压的筛选检查。但其测量结果易受多种因素如血压计类型、袖带宽度、放气速度、检查者的操作技能及被检者的精神状态等的影响，因此准确性、可靠性均不如直接测量法。

八、注意事项

（1）测量血压前应让被检者静坐几分钟，使精神和肌肉充分放松。

（2）医务室或诊所应备有适合于成人和儿童不同尺寸的血压计袖带。

（3）血压计要定期检修和校准，否则会影响其准确性。

（4）使用汞柱血压计测量读取血压数值时，末位数值只能为0、2、4、6、8等偶数，不能出现1、3、5、7、9等奇数，并应注意避免末位数偏好。

（5）注重随访，以保证被检者能定期复查血压。对一次测量血压偏高者，应在非同日进行连续3次测量；对确诊为高血压者应给予适宜的医疗咨询和治疗。

（6）保留完整的病历档案，除记录每次测量血压数值外，还要记录使用血压计袖带的规格，记录肱动脉以外的血压测量部位。如果是测量双侧上肢，则应分别记录左、右上肢的血压值。由于卧位血压较坐位低一些，所以还要记录测量血压时的体位，在以后血压随访中应采取同一体位和同一部位，便于血压评估。

第二节　身高(身长)、体重和头围

通过身高(身长)、体重和婴幼儿的头围检查可发现一些生长发育上的异常,如巨人症、侏儒症、消瘦及肥胖等。其中,肥胖是由多因素引起的一种慢性代谢性疾病。研究发现明显肥胖者高血压发病率比正常体重者高 10 倍。肥胖者血容量增加、心肌脂肪沉积,易发生充血性心力衰竭。肥胖者血脂代谢紊乱,是促发动脉粥样硬化、冠心病的基础。肥胖者靶器官的胰岛素受体数目减少、亲和力降低,存在胰岛素抵抗,易发生糖尿病。此外,肥胖妇女子宫内膜癌的发病率比正常妇女高 2 ~ 3 倍,绝经后乳腺癌发生率也高于非肥胖者。因此,肥胖已成为高血压、糖尿病、血脂异常、冠心病、心肌梗死、脑卒中和乳腺癌等发生的主要危险因素,WHO 已将其认定为影响健康的第五大危险因素。同时,肥胖患者因在工作、生活中受到歧视,或因对自己的体型感到不满,易产生自卑感,常导致自杀率高、结婚率低等社会问题。超重和肥胖在一些发达国家已达到流行的程度。据统计,1999 年 61% 的美国成年人达到超重和肥胖症的程度。我国 2002 年的数据显示,超重率为 17.6%,肥胖率为 5.6%。大城市、中小城市、一类至四类农村的标化超重率分别为 25.0%、21.6%、17.4%、15.1%、19.2% 和 12.8%,标化肥胖率分别为10.6%、7.2%、6.4%、4.3%、6.0% 和 2.7%。按照年龄段统计,0 ~ 6 岁组的超重率和肥胖率分别为 3.4% 和 2.0%,7 ~ 17 岁组为 4.5% 和 2.1%,18 岁及以上组为 22.8% 和 7.1%。

超重和肥胖的防治是公共卫生的重要内容,提倡筛检性体格检查不仅因为它是发现超重和肥胖的主要手段,而且还可以指导患者从事体育锻炼,并给予营养指导,预防其并发症的产生。超重和肥胖的主要筛检方法是身高(身长)、体重和其他人体指标的测量。我国儿童体格测量习惯采取 3 岁以下测卧位身长,满 3 岁后测站立位身高。经常规的身高(身长)、体重和头围测量可以发现一些发育速度异常的儿童,并为制定营养和随访计划等干预措施提供依据。另一些有关肥胖(如皮下脂肪厚度、皮肤皱褶厚度、四肢周径等)和生长异常(如胸围等)的筛检项目本章不再赘述。

一、筛检原则

儿童和婴幼儿的身高(身长)、体重和头围在每次儿科就诊时都应测量(除非在最近几周内已经测量过),或者在婴儿期(出生后到满 1 周岁之前)每 3 个月测量一次,幼儿期(满 1 周岁到 3 周岁之前)每半年测量一次,4 周岁以后可每年测量一次。根据连续测量的资料,可以从发展趋势上了解小儿生长发育是否符合其规律。2010 年,美国预防服务专门工作组(US Preventive Services Task Force,USPSTF)对儿童和青少年肥胖筛查的建议是:临床医生应对 6 岁及以上儿童的肥胖进行筛查,或为他们提供转诊咨询和行为干预,以改善他们的体重状况(B级推荐),但尚未发现筛查间隔方面的适当证据。

二、检查前准备

婴幼儿测量体重应在清晨空腹时,测量前排清大小便,并尽可能脱去孩子衣裤。儿童和成年人应脱去衣服和鞋子。

三、检查方法

虽然电子测量设备的应用越来越普遍,但成人身高和体重还是采用传统的附有身高计的磅秤来测量。在使用磅秤测量体重前要校准到零。测量身高时,被检者应站直,背靠身高计的立柱,足跟并拢,足尖略分开,并使足跟、腘窝、臀部、肩部及枕骨均接触到立柱,两眼平视,两侧耳屏上缘与眼眶下缘的连线呈水平面。测量者将身高计活动横板紧压头顶,读数精确到0.1cm。

婴儿体重最好用载重15kg盘式杠杆秤测量。测量时将婴儿卧于秤盘中央称重,读数精确至10g。儿童用载重50kg杠杆秤测量。测量时小儿站在站板中央,加砝码,再调游离锤,直到杠杆呈正中水平位,将砝码与游离锤数相加,以kg为单位,准确读数至50g。测身长时,3岁以下婴儿可用测量板于卧位测量。小儿仰卧于测量板上,面向上,助手将头固定,头顶接触头板,测量者按直小儿双膝部,使两下肢伸直,移动足板,使之紧贴足底,读数时足板两侧数字应一致。3岁以上儿童可用身高计或将皮尺钉在墙上进行测量,方法与成人相同。测量头围时,将软尺零点固定于头部一侧,平眉弓上缘,软尺紧贴头皮,绕经枕骨粗隆回到零点,读数。

目前最常用的判断成人超重或肥胖的指标是 WHO 推荐的体质指数(body mass index,BMI)。已有研究表明,多数个体的 BMI 与身体脂肪含量有明显的相关性,能较好地反映机体的肥胖程度。BMI = 体重(kg)/身高^2(m^2)。WHO 根据西方人群的 BMI 分布及 BMI 与心血管疾病发病率和死亡率的关系,将 BMI 作了以下划分,见表6-6。考虑到亚洲人群与西方人群的差异,WHO 对亚洲成人 BMI 的划分作了以下调整,见表6-7。同时,WHO 也建议各国收集本国人群肥胖的流行病学资料和相关疾病危险的数据,以制定本国人群 BMI 的分类标准。

表 6-6　WHO 对成人 BMI 的划分

分类	BMI(kg/m^2)	合并症危险性
体重过低	<18.5	低(但其他临床问题增加)
正常范围	18.5~24.9	平均水平
超重	≥25.0	
肥胖前期	25.0~29.9	增加
一级肥胖	30.0~34.9	中等严重
二级肥胖	35.0~39.9	严重
三级肥胖	≥40.0	极严重

我国根据1990年以来13项大型研究共计24万人的数据汇总分析,确定了中国成人 BMI 和腰围界限值与相关疾病的危险性(表6-8)。

儿童身高、体重等指标通常和相同年龄、性别的正常人群建立的参考值进行比较,以判断其生长发育速度是否异常。我国卫生部于1975年、1985年、1995年和2005年每隔10年组织一次针对全国9个代表性城市儿童生长发育的抽样调查,用以制定评价我国儿童生长发育水平的"全国9市标准"。2005年全国9个市城区和郊区标准的主要指标见表6-9和表6-10。

表 6-7 WHO 对亚洲成人 BMI 的划分

分类	BMI(kg/m²)	合并症危险性	
		腰围(cm)：男 <90，女 <80	腰围(cm)：男 ≥90，女 ≥80
体重过低	<18.5	低(但其他临床问题增加)	平均水平
正常范围	18.5~22.9	平均水平	增加
超重	≥23.0		
肥胖前期	23.0~24.9	增加	中等严重
一级肥胖	25.0~29.9	中等严重	严重
二级肥胖	≥30.0	严重	极严重

表 6-8 中国成人 BMI 和腰围界限值与相关疾病危险的关系

分类	BMI(kg/m²)	合并症危险性		
		腰围(cm)：男 <85，女 <80	腰围(cm)：男 85~95，女 80~90	腰围(cm)：男 ≥95，女 ≥90
体重过低	<18.5	—	—	—
正常范围	18.5~23.9	—	增加	高
超重	24.0~27.9	增加	高	极高
肥胖	≥28.0	高	极高	极高

(资料来源:《中国成人超重和肥胖症预防控制指南(试行)》)

表 6-9 2005 年 9 个市城区 7 岁以下儿童身体发育情况

年龄	男童						女童					
	体重(kg)		身高(cm)		头围(cm)		体重(kg)		身高(cm)		头围(cm)	
	均数	标准差	均数	标准差	均数	标准差	均数	标准差	均数	标准差	均数	标准差
0~3 天	3.33	0.39	50.4	1.7	34.5	1.2	3.24	0.39	49.7	1.7	34.0	1.2
1 个月~	5.11	0.65	56.8	2.4	38.0	1.3	4.73	0.58	55.6	2.2	37.2	1.3
2 个月~	6.27	0.73	60.5	2.3	39.7	1.3	5.75	0.68	59.1	2.3	38.8	1.2
3 个月~	7.17	0.78	63.3	2.2	41.1	1.4	6.56	0.73	62.0	2.1	40.2	1.3
4 个月~	7.76	0.86	65.7	2.3	42.2	1.3	7.16	0.78	64.2	2.2	41.2	1.2
5 个月~	8.32	0.95	67.8	2.4	43.3	1.3	7.65	0.84	66.1	2.3	42.1	1.3
6 个月~	8.75	1.03	69.8	2.6	44.2	1.4	8.13	0.90	68.1	2.4	43.1	1.3
8 个月~	9.35	1.04	72.6	2.6	45.3	1.3	8.74	0.99	71.1	2.6	44.1	1.3
10 个月~	9.92	1.09	75.5	2.6	46.1	1.3	9.28	1.01	73.8	2.7	44.9	1.3
12 个月~	10.49	1.15	78.3	2.9	46.8	1.3	9.80	1.05	76.8	2.8	45.5	1.3
15 个月~	11.04	1.23	81.4	3.1	47.3	1.3	10.43	1.14	80.2	3.0	46.2	1.4
18 个月~	11.65	1.31	84.0	3.2	47.8	1.3	11.01	1.18	82.9	3.1	46.7	1.3

年龄	男童						女童					
	体重(kg)		身高(cm)		头围(cm)		体重(kg)		身高(cm)		头围(cm)	
	均数	标准差	均数	标准差	均数	标准差	均数	标准差	均数	标准差	均数	标准差
21 个月~	12.39	1.39	87.3	3.4	48.3	1.3	11.77	1.30	86.0	3.3	47.2	1.4
2 岁~	13.19	1.48	91.2	3.8	48.7	1.4	12.60	1.48	89.9	3.8	47.6	1.4
2.5 岁~	14.28	1.64	95.4	3.9	49.3	1.3	13.73	1.63	94.3	3.8	48.3	1.3
3 岁~	15.31	1.75	98.9	3.8	49.8	1.3	14.80	1.69	97.6	3.8	48.8	1.3
3.5 岁~	16.33	1.97	102.4	4.0	50.2	1.3	15.83	1.86	101.3	3.8	49.2	1.3
4 岁~	17.37	2.03	106.0	4.1	50.5	1.3	16.84	2.02	104.9	4.1	49.5	1.3
4.5 岁~	18.55	2.27	109.5	4.4	50.8	1.3	18.01	2.22	108.7	4.3	49.9	1.2
5 岁~	19.90	2.61	113.1	4.4	51.1	1.3	18.93	2.45	111.7	4.4	50.1	1.3
5.5 岁~	21.16	2.82	116.4	4.5	51.4	1.3	20.27	2.73	115.4	4.5	50.4	1.3
6~7 岁	22.51	3.21	120.0	4.8	51.7	1.3	21.55	2.94	118.9	4.6	50.7	1.3

(资料来源:《2005 年中国 9 市 7 岁以下儿童体格发育调查研究资料》)

表 6-10　2005 年 9 个市郊区 7 岁以下儿童身体发育情况

年龄	男童						女童					
	体重(kg)		身高(cm)		头围(cm)		体重(kg)		身高(cm)		头围(cm)	
	均数	标准差	均数	标准差	均数	标准差	均数	标准差	均数	标准差	均数	标准差
0~3 天	3.32	0.40	50.4	1.7	34.3	1.3	3.19	0.39	49.8	1.7	33.7	1.3
1 个月~	5.12	0.73	56.6	2.5	38.0	1.4	4.79	0.61	55.6	2.2	37.2	1.2
2 个月~	6.29	0.75	60.5	2.4	39.8	1.3	5.75	0.72	59.0	2.4	38.8	1.3
3 个月~	7.08	0.82	63.0	2.3	41.1	1.4	6.51	0.76	61.7	2.2	40.1	1.2
4 个月~	7.63	0.89	65.0	2.2	42.2	1.3	7.08	0.83	63.6	2.3	41.2	1.3
5 个月~	8.15	0.93	67.0	2.2	43.2	1.2	7.54	0.91	65.5	2.4	42.1	1.3
6 个月~	8.57	1.01	69.2	2.5	44.2	1.3	7.98	0.94	67.6	2.5	43.1	1.3
8 个月~	9.18	1.07	72.1	2.6	45.2	1.3	8.54	1.05	70.5	2.7	44.0	1.3
10 个月~	9.65	1.10	74.7	2.8	46.0	1.3	9.00	1.04	73.2	2.7	44.7	1.3
12 个月~	10.11	1.15	77.5	2.8	46.4	1.3	9.44	1.12	75.8	2.8	45.2	1.3
15 个月~	10.59	1.20	80.2	3.1	46.9	1.3	9.97	1.13	78.9	3.1	45.8	1.3
18 个月~	11.21	1.25	82.8	3.2	47.5	1.2	10.63	1.20	81.7	3.3	46.4	1.3
21 个月~	11.82	1.36	85.4	3.4	47.9	1.3	11.21	1.27	84.4	3.3	46.8	1.3
2 岁~	12.65	1.43	89.5	3.8	48.4	1.3	12.04	1.38	88.2	3.7	47.3	1.3
2.5 岁~	13.81	1.60	93.7	3.8	49.0	1.3	13.18	1.52	92.4	3.8	47.9	1.3
3 岁~	14.65	1.65	97.2	3.9	49.3	1.3	14.22	1.66	96.2	3.9	48.3	1.3

年龄	男童						女童					
	体重(kg)		身高(cm)		头围(cm)		体重(kg)		身高(cm)		头围(cm)	
	均数	标准差	均数	标准差	均数	标准差	均数	标准差	均数	标准差	均数	标准差
3.5岁~	15.51	1.77	100.5	4.0	49.7	1.3	15.09	1.82	99.5	4.2	48.8	1.3
4岁~	16.49	1.95	103.9	4.4	50.1	1.3	15.99	1.89	103.1	4.1	49.0	1.2
4.5岁~	17.47	2.18	107.4	4.3	50.3	1.3	16.84	2.07	106.2	4.5	49.4	1.3
5岁~	18.46	2.32	110.7	4.5	50.6	1.3	17.85	2.35	109.7	4.6	49.6	1.4
5.5岁~	19.58	2.72	113.6	4.7	50.9	1.3	18.83	2.49	112.7	4.7	49.9	1.3
6~7岁	20.79	2.89	117.4	5.0	51.1	1.4	20.11	2.87	116.5	5.0	50.1	1.4

（资料来源：《2005 年中国 9 市 7 岁以下儿童体格发育调查研究资料》）

　　按年龄测身高和按年龄测体重是目前较常用的评价儿童体格生长的单项指标，但在实际应用中发现以单项指标来判断儿童体格生长，容易得出错误结论。如体重符合正常均数者可能是高身材而消瘦的儿童，因此 WHO 目前更主张使用按身高测体重（也称身长/身高的体重），它能反映目前营养状况。而按年龄测身高一般反映过去营养状况，按年龄测体重则反映综合营养状况。此外，BMI 在儿童生长发育中的应用也逐渐受到重视，该指标降低了不同身高对体重的影响，在青春期变异度较身高的体重小，可对生命全程进行健康监测。儿童体重超过同性别、同身高参照人群均值 10% ~ 19% 者为超重；超过 20% 者便可诊断为肥胖症；其中 20% ~ 29% 者为轻度肥胖，30% ~ 49% 者为中度肥胖，超过 50% 者为重度肥胖。小儿 BMI 随年龄、性别而有差异，评价时可查阅图表，如 BMI 值在 P_{85} ~ P_{95} 为超重，超过 P_{95} 为肥胖。

四、预防咨询

　　单纯性肥胖不伴有明显的内分泌和代谢性疾病，占肥胖的 95% ~ 97%。小儿单纯性肥胖症在我国呈逐步增多的趋势，目前占 5% ~ 8%。肥胖不仅影响儿童的健康，还可延续至成人，容易引起高血压、糖尿病、冠心病、胆石症、痛风等疾病，因此对儿童肥胖的防治应引起社会及家庭的重视。肥胖症必须进行饮食控制，推荐采用低脂肪、低糖和高蛋白的食谱。具体来说，食品应以蔬菜、水果、米饭为主，外加适量动物、植物蛋白质，限制脂肪摄入。体重降至超过该年龄正常体重的 10% 左右，可放宽饮食控制。此外，加强体育锻炼、促进脂肪分解，也是减轻体重的重要方法。应鼓励肥胖儿童选择喜欢、有效、易于坚持的运动，并循序渐进。儿童期营养不良症不仅影响其生长发育，且由于机体抵抗力低下，易并发各种感染。对营养不良儿童要注意合理喂养，婴儿期尤其是早产儿应尽量采用母乳喂养，对母乳不足者要采用合理的混合喂养，在人工喂养时要逐步添加辅食。同时应合理安排生活制度，保证小儿有足够睡眠。纠正不良卫生习惯，适当安排户外活动及锻炼身体，以增进食欲。不论是肥胖还是营养不良，都要到儿科（或内科）门诊检查有无内分泌功能障碍性疾患，如垂体前叶功能亢进或不足、甲状腺功能亢进或低下等，这些均可影响儿童的正常生长发育。

五、筛检异常的处理

参阅本书第二篇第九章及第三篇第十一、十二章。

六、筛检的不良作用

身高（身长）、体重、头围测量本身无直接不良作用，但若影响到社会保险、就业，或因检查结果不正常而花费大量治疗经费，就可能引起被检者及其家庭精神上、行为上甚至经济上的困扰。对婴幼儿的错误测量结果可引起父母对孩子发育异常的忧虑。此外，对肥胖的积极治疗，如减肥药物或过低热量饮食，可能产生某些副作用或并发症。

七、筛检的正确性与可靠性

身高（身长）、体重和头围的测量以及 BMI 的计算通常都是准确的。但生长发育及营养状况的评价标准，在不同人群、不同年龄中存在差异，评价时应注意根据需要选择。

八、注意事项

（1）儿科门诊或病房应备有婴儿台秤、身长测量板、软尺和一套完整的各年龄组的正常男孩和女孩的生长发育表。

（2）在医疗机构的布告栏或诊室内应醒目地张贴成人身高－体重表，以判断成人是否超重。

（3）医疗机构与被检者之间应建立联络系统，以保证对生长发育异常的儿童进行随访，并对他们进行适当的治疗和评估。

（4）门诊（或住院）病历中应记录每次测量的身高、体重和其他人体指标，并随时和以往记录资料相比较，以便及时发现问题。

（5）在医疗记录中，应有特制的不同年龄、性别的生长发育图表，患儿每次就诊时都应在病历上做好记录。

（6）对身高、体重异常的儿童在病历中应制定随访计划。

第三节　皮肤检查

皮肤癌在我国的发病率很低，但在白色人种尤其是高加索人种中却是常见的恶性肿瘤之一。据美国预防服务专门工作组统计，美国每年新诊断的非黑色素瘤皮肤癌病例超过 200 万，其中 2/3 为基底细胞癌，1/4 为鳞状细胞癌。每年新发黑色素瘤病例约 75 000 人，虽然人数较前者少，但却占到因皮肤癌死亡人数的 75%。如能早期发现黑色素瘤和其他皮肤癌可以显著地改善其预后，因此建议对皮肤癌进行筛检。而且皮肤癌生长在表面，只要高度警惕并进行简单的全身皮肤检查，很容易被发现。虽然在筛检人群中，与黑色素瘤患者生存期相关的瘤体平均厚度是降低的，但还没有充分证据显示全面的皮肤检查可降低黑色素瘤的发病率和死亡率。此外，皮肤检查还可发现皮肤病或性病的体征。

一、筛检原则

虽然临床医生在检查所有被检者时都应该警惕皮肤的恶性病变，但皮肤的全面筛检主要在有皮肤癌家族史、有预兆性的皮肤损害［如发育异常的痣、光化性角化病（actinic keratosis）、某些先天性痣］及职业性或娱乐性的阳光暴露史的高危人群中进行。关于皮肤筛检的最佳间隔时间，目前尚无定论。

加拿大健康检查专门工作组不主张对皮肤癌进行常规的筛选检查，但建议在高危人群中进行。同样，美国家庭医生协会建议在有皮肤癌危险因素的青春期和成年人中进行全面皮肤检查；美国皮肤病学会和国立早期黑色素瘤研究所主张对皮肤癌进行定期筛检；美国癌症协会建议在癌症检查中包括皮肤检查，并建议在20～39岁人群中每3年进行一次，40岁以后每年一次；美国妇产科学会建议在所有妇女中每年进行一次；美国预防服务专门工作组既不反对也不支持对皮肤进行筛选检查。我国权威性机构对此尚未做出具体规定。

二、检查前准备

在进行全身皮肤检查时要求被检者脱去外衣，在检查时只穿睡衣，检查后的皮肤应该遮盖住。

三、检查方法

为确保全身皮肤都能被看到，检查时应按一定顺序进行，特别应该注意到易受太阳照射的部位，如头皮、面部、颈部、肩胛、手背和上肢的伸侧面，以及在常规自我检查时容易被遗漏的部位，如腋下、臀部、会阴、大腿后侧及上内侧和破损的皮肤表面。在进行全身皮肤检查的同时，还应询问阳光暴露、防晒物品使用和家族史等信息。

皮肤癌主要有基底细胞癌、鳞状细胞癌和恶性黑色素瘤3种类型，各有临床特点，在进行皮肤筛检时应注意观察和鉴别。基底细胞癌常见于50～60岁人群，有年轻化趋势，男性略多于女性。其生长缓慢，很少转移。部位以表皮较薄、皮脂腺丰富及经常受阳光照射的暴露部位多见，如鼻翼、内外眦、额、颞、颈等处。早期可以是淡黄色或粉红色、半透明的、表面光滑的、珍珠样外观的小结节，伴毛细血管扩张，常无疼痛或压痛。若位置较深，病灶中央皮肤常凹陷，并出现脱屑、结痂、糜烂、出血。病灶继续扩大，可形成浅表性溃疡，溃疡边缘不齐（图6-1）。鳞状细胞癌常见于老年人，生长较基底细胞癌快，好发于面、颈、背、前臂和手背，多有老年性角化过度、慢性溃疡、放射性皮炎等病变基础。常表现为柔软的可活动的隆起的皮肤肿块，表面有鳞屑或结痂，也可表现为红棕色的皮损或癌前皮炎（Bowen's disease）（图6-2）。恶性黑色素瘤虽然较少见，但恶性程度高，易转移，预后不良。无症状的色素沉着性皮损如迅速增大、边缘不规则、表面呈斑驳状或直径超过6mm均高度提示为恶性黑色素瘤。良性痣如果迅速增大、颜色改变、边缘不规则、高出皮面、表面凹凸不平、溃疡或结痂等均要警惕有恶性黑色素瘤的可能。黑色素瘤常有两种形式，即浅表性散在皮损和结节状病灶（图6-3）。如果发现可疑性病灶，检查时要描写其数目、部位、分布以及病灶的理学特征，包括大小、形状、颜色、质地和边缘等。

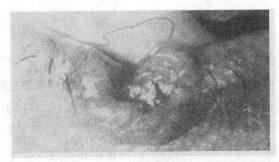

图 6-1 基底细胞癌

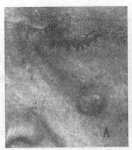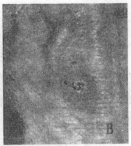

图 6-2 鳞状细胞癌

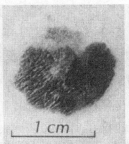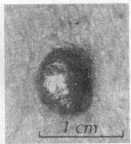

图 6-3 恶性黑色素瘤

当被检者出现无法解释的皮肤瘀斑、损伤或其他皮肤损害时,应考虑滥用药物的可能性。

四、预防咨询

要反复强调限制紫外线照射的重要性,因为慢性、长期、重复的阳光暴露是鳞状细胞癌的主要危险因素,而间歇性的阳光灼伤可能与恶性黑色素瘤有关。因此,夏季作业的工人、农民要戴草帽或用其他方法遮阴。如果被检者原有皮肤病灶(如痣、色素沉着斑、皮下结节、溃疡)的大小、外观出现变化或有触痛、出血等情况,应及时就诊。

五、筛检异常的处理

参阅本书第二篇第九章。

六、筛检的不良作用

全身皮肤检查唯一的不良作用是脱光衣服的难堪处境。皮肤活检和术后拆线会引起疼痛不适,术后可能会留下瘢痕。不良的手术操作可能引起伤口感染。被检者在等待病理检查结果期间可能会有焦急心理。不全面的或不精确的皮肤检查可能会忽略某些重要的皮损,以致皮肤癌被漏诊。

七、筛检的正确性和可靠性

影响皮肤筛检正确性和可靠性的因素包括被检查者皮肤是否被全面检查、检查的时间间隔、检查者的临床经验和皮肤癌的类型等。研究报道的皮肤癌筛检敏感度和特异度分别为33% ~98% 和45% ~95%。据报道,由皮肤科医生进行检查,阳性预测值为54%,阴性预测值为 99.8% 。皮肤科医生能正确识别恶性黑色素瘤的可能性是非皮肤科医生的 5 倍。

八、注意事项

（1）进行常规皮肤癌筛检应该在一个完全独立的检查室，室内温度适宜，光线充足（最好是自然光或日光灯），并备有睡衣、放大镜和手电筒。

（2）在进行皮肤检查时应向被检者宣传避免紫外线照射的重要性。

（3）一旦发现可疑皮肤病变，应进行活检。

（4）与被检者建立稳定的联系，以保证被检者在规定时间内复诊，对发现的皮肤癌患者应接受合理的医疗咨询和治疗

（5）在病历中应记录所检查的部位，对可疑皮损应记录其解剖部位、大小、颜色、分布形式和其他物理特点，记录皮损类型时应使用规范名称如斑疹、斑片、丘疹、结节、肿瘤、溃疡、痂等。使用人体图表有助于标明皮损确切部位。

（6）如果进行皮肤活检，应有详细手术记录，包括所取标本的大小、切取皮损的部位（是皮损边缘，还是病变全层）。

（7）对可疑皮肤病变者，应在病历中记录随访计划。

第四节 听力检查

根据 WHO 对听力障碍程度的分类，听力损失在 26～40 dB 为轻度听力障碍，41～55 dB 为中度听力障碍，56～70dB 为中重度听力障碍，71～90dB 为重度听力障碍，91dB 以上为极重度听力障碍。中度听力障碍及以上即为听力残疾。2004 年全球共有 5.6 亿人存在听力障碍，其中 2.75 亿为听力残疾，且 80% 生活在中低收入国家。美国大约有 2 400 万人存在听力障碍，其中 18 岁以下的青少年占 42%，每年由听力障碍造成的经济损失超过 1 000 万美元。欧盟国家的成年人中大约 16%（约 7 100 人）存在听力障碍，每年造成 2 130 亿欧元的损失。我国约有 1.5 亿人受到听力问题的困扰，其中单纯听力残疾患者 2 004 万（2006 年第二次全国残疾人抽样调查数据），每年新生儿中也有 2 万～3 万人患有听力障碍。重要的是，50% 的耳聋和听力障碍通过预防、早期诊断和处理是可以避免的。进行听力损失的筛检可以改善语言交流能力和听觉功能状态。如果在婴幼儿期发现其听力损失，还可以改善他们的语言表达能力。听力筛检测试除包括本节讨论的物理检查方法外，还有辅助检查（如听性脑干反应、耳声发射试验等）。

一、筛检原则

在幼儿（最好在 3 岁以前）至少应该进行一次听力检查，以后应定期检查，但最佳时间间隔还没有定论。除了经常暴露在噪声环境里之外，无症状的青少年和年轻人可以不做常规的听力筛选检查。

美国儿科学会建议对婴幼儿采取定期的回顾性听力检查，而在 4 岁、5 岁、12 岁和 18 岁时采用"标准测试法"对听力进行客观测验。加拿大定期健康检查专门工作组建议对 2 岁以内

的婴幼儿、因其他原因就诊的成年人和中老年人进行听力检查。美国预防服务专门工作组认为没有足够证据来推荐或反对对婴儿、儿童和成年人进行听力筛选检查。

二、检查前准备

听力检查应该在一个没有噪声干扰的安静环境中进行。

三、检查方法

听力测试的主观测听法包括耳语检查法及音叉试验。在进行耳语检查时,检查者站在被检者前方或耳侧后方 30 ~ 60cm 处,要求被检者闭目,并用一个手指或棉花堵住对侧耳朵,然后检查者用不同音调轻轻低语简单的词汇或数字,如简单的词汇如服务、奋斗、面包、肥皂、牙膏,数字如 99、55 等,听力正常者至少能正确复述一半以上的词汇或数字。

音叉试验(tuning fork test)是使用振动频率为 256Hz 及 512Hz 的音叉,主要用于鉴别传导性耳聋和感音神经性耳聋,但不能准确判断听力损失程度。主要包括以下方法。

1. 韦伯试验(Weber's test) 也称骨导偏向试验,以检查两耳骨导听力为目的。检查时将振动音叉的叉柄底部紧压于受试者的头顶或前额正中线上。如偏向健侧或听力损失较轻一侧,则患耳或听力损失较重侧为感音神经性耳聋;反之则为传导性耳聋;如在正中,则双耳听力正常,或双耳听力损害性质和程度相同。

2. 任内试验(Rinne's test) 也称为气骨导比较试验,用以比较同侧耳的气导听力和骨导听力。正常人气导大于骨导,比值约为 2:1。检查气导时将震动音叉臂部放于距外耳道 1 ~ 2cm 处,音叉臂的震动方向应与外耳道长轴一致。检查骨导时,将振动音叉及柄端置于乳突相当于鼓窦部并紧压于皮肤上。如骨导听不到而气导仍能听到为阳性,提示正常听力。感音神经性耳聋虽也为阳性,但气导、骨导均缩短。如气导听不到而骨导仍能听到为阴性,提示传导性耳聋。

3. 施瓦巴赫试验(Schwabach's test) 也称骨导对比试验,用于比较受试耳与听力正常耳的骨导时间长短。检查时将振动音叉的叉柄底部置于正常耳乳突上,检测其骨导听力,当听不到声音后,迅速将音叉移至被检查耳的乳突上,问其是否能听到。接着以同样方法先测被检查耳,后移于正常耳。长于正常耳者见于传导性耳聋,短于正常耳者多为感音神经性耳聋或混合性耳聋。两种耳聋 3 种试验结果见表 6-11。

表 6-11 两种耳聋音叉测试结果

测试方法	传导性耳聋	感音神经性耳聋
韦伯试验	患耳响	健耳响
任内试验	骨导大于气导	气导大于骨导,且均缩短
施瓦巴赫试验	骨导延长	骨导缩短

儿童的听力检查,常以观察儿童对声音的反应来判断。对于 3 个月以下的婴儿,常用突然发生的响声来进行检查,如有反射性眨眼、啼哭或突然惊动,说明听力存在。3 ~ 6 个月的婴儿当听到声音时,能将头转向声源。1 周岁的幼儿对简单的语言能产生反应。如对语言无反应,

且在身后突然发出声响时无转头或瞬目反应,提示有严重的听力障碍。对学龄前儿童,耐心地用耳语试验,即能发现其听力缺陷,能够配合的儿童也可做音叉试验。

四、预防咨询

如果被检者发现自己的听力减退,或父母、老师发现小孩的听力、发音或语言能力较差,则应立即就医。要提醒所有被检者,尤其是青少年和年轻人注意职业性或娱乐性的噪声接触。短期暴露在噪声环境中,听力仍可恢复;若长期在噪声环境中工作,则会引起噪声性耳聋。据报道,长期在 65dB 的噪声环境中工作,约有 10% 的人会有不同程度的永久性听力损失。如果必须在噪声环境中工作,则应佩戴防护用具,如耳塞、防音耳罩。注意工间休息,休息时应到隔音室内以恢复听觉疲劳。药物性耳聋也十分常见,已发现有 100 多种药物具有耳毒性。药物性耳聋与药物剂量、用药时间长短及个体敏感性有关,因此对耳毒性药物要谨慎选用,尤其是婴幼儿。在必须使用时要注意剂量和用药时间,一旦发现耳鸣、眩晕或听力减退应立即停药。在老年人中,虽然听力随年龄增加而减退是常见现象,但它会降低老年人的生活质量,应建议用助听器加以纠正。

五、筛检异常的处理

参阅本书第二篇第九章。

六、筛检的不良作用

听力筛选检查还未发现有不良影响,但是错误结果可引起不必要的忧虑,尤其是对儿童的父母。也可能会影响社会保险和合理就业,还可能带来不必要的进一步检查和治疗上的花费。此外,不正确的测试方法还可产生假阴性结果,使一些真正听力丧失者被漏诊。

七、筛检的准确性与可靠性

迄今尚无可靠资料能说明听力物理检查方法的敏感度和特异度,本节所介绍的听力检查方法多属主观测听法,它受到被检者主观意识的影响,故其结果并不完全可靠。电生理测听法不受被检者主观判断的影响,是一种客观测听法,其结果也更为重要。

八、注意事项

(1)听力检查室不能靠近喧闹的工作区或有机器噪声的车间。

(2)建立完整的转诊和随访系统,以保证听力筛检异常的患者能及时接受定位诊断检查或转诊至耳鼻喉科专家检查,并保证这些患者接受合适的治疗。

(3)备有关于助听器及对治疗老年性耳聋有帮助的科普宣教资料。

(4)双耳听力测试结果都要记录在病历上,包括耳语试验时能正确听到词汇或数字的比例、韦伯试验、任内试验的结果等。

第五节 视力检查

视力损害包括低视力和盲。1992年WHO对低视力的定义为：即使经过治疗或标准的屈光矫正后仍有功能性损害，其视力介于0.3至光感，或视野半径<10°，但仍能应用或有潜力应用视力去做或准备做各项工作。据统计，世界范围内盲人约为5 700万人，低视力患者约20 200万人。全球85%的盲人生活在发展中国家。我国约有盲人670万，是世界上盲人最多的国家之一，每年约新发45万人失明。不论是低视力还是盲，其中45%~60%是可防或可治的，而且视力的改善将大大提高人类的生活质量。视敏度筛检的意义在于尽早发现幼儿视力损害、弱视、斜视等情况并早期治疗。对于老年人，视敏度筛检不仅能发现视力损害、防止意外事故的发生，还可改善其功能状态。视敏度检查方法包括全科医生简单的视力检查到眼科医生复杂的屈光测定。本节将讨论针对幼儿弱视和斜视的国际标准视力表视力检查法。

一、筛检原则

弱视和斜视的筛选检查在3~4岁以前至少进行一次，对中老年人要定期检查视力，但最佳间隔时间尚无定论，无症状的青少年和年轻人不需做常规筛选检查。

美国预防服务专门工作组的建议与此类似，加拿大定期健康检查专门工作组建议对幼儿进行弱视筛检，对学龄前儿童和老年人进行视力检查（包括对患糖尿病的老年人进行检眼镜检查）。美国家庭医生协会建议对3~4岁幼儿进行弱视和斜视检查，对老年人进行视力筛检，美国眼科协会建议对早产儿和有眼疾发病危险的新生儿进行眼科检查。

二、检查前准备

对患有屈光不正和已建议戴眼镜的患者应在配戴眼镜或角膜接触镜后进行检查。

三、检查方法

视力可分为中心视力和周边视力。中心视力是指眼底黄斑中心窝的功能，周边视力是指黄斑中心窝以外的视网膜部分功能（通常以视野范围表示）。中心视力是视功能的主要标志，尤其是远视力更受注意。国内检查远视力通常使用国际标准视力表。检查远视力时被检者坐在或站在距视力表前5m距离。如空间太小，可在视力表对面2.5m处安放一平面镜，被检者坐在视力表下，注视镜内视力表上的视标。检查时用遮眼板遮住左眼先查右眼，让被检者自上而下阅读视力表上的视标，然后再遮住右眼检查左眼，直到不能辨认的一行为止，其前一行代表被检者的视力。视力记录采用视标设计距离为分母，实际看到视标距离为分子来表示，国际视力表最上一行字是在50m距离与眼构成1分视角（眼所能辨别的两点间最小夹角为1分视角），以后依次为25、16.67、12.5、10、8.33、6.8、6.25、5.5、5m等，若在50m处能辨认国际视力表上最上一行E字，或在5m处能辨认第10行的E均为正常视力。如在5m处只能辨认表上最大视标，其视力为5/50=0.1；如在5m处能看到1.0行，其视力为5/5=1.0；如在5m处看到0.8行，其视力为5/6.25=0.8。如在5m处第一行最大视标亦不能辨认，则嘱被检者向视力表方向逐渐移近,直到能辨认第一行最大视标为止,记录此时被检者与视力表距离。如距离 4m 处能辨认最大视标其视力为 4/50 = 0.08,3m 处视力为 3/50 = 0.06,1m 处为 1/50 = 0.02。如在 0.5m 处看不到最大视标则可伸出手指于被检者眼前,嘱被检者数指,而记录其距离为几米数指;如数指能力亦无,则将手指在被检者眼前摆动,如能辨认则记录为眼前手动;仍不能辨认手动,则让被检者辨认烛光,记录为几米光感。若光感亦消失,可称为失明或盲目。

检查近视力时用标准近视力表,阅读标准距离为 30cm,能阅读 1.0 行者为 1.0,表示视力正常,余类推。另外,尚有耶格(Jaeger)近距视力表亦可采用,检查方法同上,J1 为正常近视力,J2 即为近视力减退。

一般要求至少辨认该行 2/3 以上视标才能认为符合该行视标所代表的视力。例如远视表 1.0 行有 8 个视标,若只能辨别 2~3 个视标,不能算作 1.0 视力,而只记为 0.9 + 2 或 0.9 + 3 视力。若该行仅 1~2 个不能辨别,则视力为 1.0 - 1 或 1.0 - 2。若同时检查远近视力时,先记录远视力,后记录近视力。如 1.0/1.5 则表示远视力 1.0,近视力为 1.5。1.2/J1 则表示远视力为 1.2,近视力为耶格 1.0。

对幼儿视力检查尚无统一的或比较适合儿童的视力表。3 岁以上儿童视力达 0.7 以上,经过训练后有的可用一般视力表进行检查。3 岁以下者可用视标做成玩具,让其辨认。

四、预防咨询

如父母或老师发现孩子的视力降低或学习成绩变差时,应带他去医院就诊。应提醒老年人注意,虽然随年龄增加视力常会逐渐降低,但这会影响人的社会活动和生活质量,增加跌倒和外伤的危险性。而这种视力降低可以通过配戴眼镜纠正。老年人通过眼科医生常规的检查可以发现一些眼疾,特别是青光眼。

五、筛检异常的处理

参阅本书第二篇第九章。

六、筛检的不良作用

视力筛检无不良作用,但不正确的检查结果会使被检者或被检儿童的父母产生不必要的忧虑,可能会影响其社会保险和就业的选择。同样不正确的筛检也可产生假阴性结果,造成漏诊或延误诊治。

七、筛检的准确性和可靠性

视力检查的敏感度和特异度研究很少,斯耐伦(Snellen)视力表检测在儿童中的敏感度和特异度分别为 25%~79% 和 85%。

八、注意事项

(1) 进行视力筛检的医疗机构应备有国际标准远、近视力表及遮眼板。

(2) 视力检查不应该在喧闹地区的房间内进行,否则会因被检者注意力不集中而影响筛检正确性。

（3）参与视力筛检的全体工作人员应进行检查技能和记录方法的培训,如距离定位准确,非检测眼要遮盖严密,视力表有一定照明度(通常是 800～1 000 lx),指点视力表用的木棒头端不能太细,直径至少 2～3cm,并漆成黑色,每个视标允许辨认时间不得超过 2～3 秒等。

（4）分别记录每侧眼睛视力,同时注明是裸眼抑或戴镜视力,左、右眼不能混淆。

（5）如果发现斜视,应记录是左眼还是右眼,是内斜视还是外斜视。

（6）建立转诊和随访机制,以保证视力异常者能及时接受眼科医生的检查和随访。

第六节　口　腔　检　查

2010 年美国疾病控制预防中心统计结果表明,全球每年有 50 万人患口腔癌,死亡人数约为 12 000 人。近几十年来口腔癌的 5 年生存率没有明显改善,一直在 50% 左右。中国口腔癌占全身恶性肿瘤发病率的 1.5%～5.6%。我国台湾地区因有嚼食槟榔的习惯,口腔癌发病率高于其他省市。口腔癌在台湾男性恶性肿瘤中的排名已从第 7 位升至第 4 位,而在 25～44 岁年龄组男性中排名第一。由于早期发现口腔癌可能改善其预后,同时口腔癌的筛选检查几乎没有什么不良作用,且花费较少,因此提倡进行口腔癌的筛检。但尚无肯定证据表明口腔癌筛检能明显延长患者生存期。

一、筛检原则

针对吸烟、过量饮酒、嚼食槟榔或在口腔自我检查时发现可疑病损的无症状人群进行口腔筛选检查。关于口腔筛检最合适间隔时间尚无定论。加拿大定期健康检查专门工作组建议在有口腔癌危险因素的 60 岁以上人群中,每年由内科医生或牙科医生进行一次口腔检查;美国癌症协会建议癌症筛检应包括口腔检查,在 21～40 岁人群中每 3 年进行一次,以后每年 1 次;美国妇产科学会建议在所有妇女中每年或在适当的时候进行一次口腔检查;我国台湾地区建议 30 岁以上吸烟及嚼食槟榔者每 2 年进行一次口腔检查。

二、检查前准备

在检查前被检者应取下义齿或牙托。

三、检查方法

进行口腔检查应准备消毒压舌板、手电筒或其他光源。检查者要全面、系统的视诊,包括口唇、牙齿、牙龈、颊黏膜、舌背、硬腭、软腭、悬雍垂、咽前柱、咽后柱、扁桃体及咽后壁。视诊口唇时,注意有无光化性唇炎,此病多位于下唇,常由于过多阳光照射引起,多见于户外工作者,为癌前期病变。下唇若有鳞屑覆盖的斑块,伴有或不伴有结痂的溃疡或结节性皮损,应警惕有唇癌的可能。此外还要注意口唇有无疱疹、发绀等。视诊牙齿和牙龈时,应注意有无龋齿、Hutchinson 齿,后者提示为先天性梅毒可能。注意牙龈有无炎症、出血、增生或萎缩,牙龈出血和增生可见于白血病或白血病前期。检查口腔黏膜时要注意有无黏膜白斑(leukoplakia),此为局部增厚的圆形或椭圆形白斑,面积一般不大,可发生在口腔黏膜的任何部位,但以颊、舌、唇最为多见。常由吸烟及局部刺激引起,属于癌前病变,应予重视。检查舌部时先让被检者伸出舌头,观察舌头大小、对称性、舌苔、有无震颤和偏斜。营养不良及舌下神经麻痹使舌变小;黏液水肿、肢端肥大症及舌淀粉样变使舌变大;舌长结节、肿块,使舌两侧不对称;震颤见于甲状腺功能亢进症;偏斜见于舌下神经麻痹;舌部出现硬结或疼痛性溃疡要警惕鳞状上皮细胞癌;舌背后部见到粗大的轮状乳头,应与肿瘤结节相区别。检查口底和舌腹面时嘱被检者张口,舌尖触碰硬腭,观察有无溃疡、结节或增厚的白斑。检查者用纱布裹住被检者舌头向两侧移动,观察舌侧缘,并用戴手套的手指触诊舌部有无结节或肿块。检查口咽部时,让被检者坐于椅上,头稍后仰,口张大发"阿"音。检查者用压舌板将舌的前 2/3 与后 1/3 交界处迅速下压,此时软腭上抬,在照明配合下,观察软腭、悬雍垂、咽前柱、咽后柱、扁桃体和咽后壁。急性咽炎时咽部黏膜充血、水肿,黏膜腺分泌增多;慢性咽炎时,咽部黏膜充血,表面粗糙,淋巴滤泡呈簇状增殖。两侧扁桃体红肿、增大,在其表面有条索状或片状黄白色分泌物见于化脓性扁桃体炎。若一侧扁桃体肿大,要警惕扁桃体肿瘤的可能。

四、预防咨询

劝阻吸烟者戒烟或戒除咀嚼烟草及槟榔的不良习惯(参阅第三篇第十三章);饮酒宜适量,酗酒者应劝阻戒酒(参阅第三篇第十四章);嚼食槟榔者应戒食槟榔。所有受检者都应该接受预防性牙齿保健。

五、筛检异常的处理

参阅本书第二篇第九章及第三篇第十八章。

六、筛检的不良作用

口腔检查唯一的不良作用是压舌时可能引起的恶心反射和牵拉舌头引起的轻微不适。可疑病变的发现可引起被检者焦虑不安,专科医生的预约和随访会给被检者带来不便和花费。

七、筛检的正确性与可靠性

口腔筛检的敏感度与特异度的研究很少,其结果受到被检人群状况(如年龄、生活习惯、家族肿瘤史等)、检查者技能和研究设计方法的影响。国外不同系列的研究报道其敏感度为 59% ~ 100%,特异度为 96% ~ 100%,阳性预测值为 15% ~ 91%。很多研究认为口腔综合性检查比单纯视诊检查更为敏感。

八、筛检注意事项

(1) 检查室应有良好的照明、消毒的压舌板和棉纱布。

(2) 检查机构与受检者之间应有完整的联系网络,以保证筛检异常的受检者能及时接受口腔科医生或耳鼻喉科医生的随访。

(3) 对确诊有口腔疾病患者应及时给予医疗咨询和治疗。

(4) 口腔检查情况和随访发现都应该完整地记录在病史上,如发现可疑病灶应描写其部位、大小、形状、颜色等,并制定随访计划。

第七节　乳房检查

乳腺癌是世界范围内女性最常见的恶性肿瘤,约占女性全部恶性肿瘤的16%。2004年全球因乳腺癌死亡的妇女达51.9万人,其中69%发生在发展中国家。乳腺癌的发病率不同地区差异较大,北美地区最高,达到99.4/10万。大量研究证实,每年接受一次由医生进行的乳房检查和每1~2年进行一次乳房X线检查的50~69岁妇女的乳腺癌死亡率可降低1/3。乳腺癌的筛查方法包括乳腺X线检查、临床体检、自我检查、超声检查、核磁共振检查等,本节仅涉及乳腺体检。

一、筛检原则

乳腺癌的筛查分为机会性筛查和群体普查,前者是个体主动或自愿到提供乳腺筛查的医疗机构进行相关检查,后者是社区或单位有组织地为适龄妇女进行乳腺筛查。中国抗癌协会建议机会性筛查自40岁开始,但对于有明显的乳腺癌遗传倾向、既往有乳腺导管或小叶中重度非典型增生或小叶原位癌,或既往行胸部放疗的淋巴瘤患者等高危人群可提前至20岁,而群体性普查的推荐年龄是50~69岁。40~49岁推荐每年1次乳房X线检查联合临床体检,50~69岁推荐每1~2年1次,70岁及以上推荐每2年1次,高危患者每半年1次。

二、检查前准备

应设立专门的检查室或检查区域以保护患者隐私。检查室应有适当采光、适宜温度,被检者的衣服应脱至腰部以充分暴露胸部。如果检查者是男性,需有女性医护人员陪同。

三、检查方法

一般先做视诊,再做触诊。以乳头为中心作一垂直线和水平线,可将乳房分为4个象限,便于记录病变部位。

乳房视诊时应注意乳房的大小、位置、轮廓、皮肤颜色、对称性、静脉血管分布,乳房的皮肤有无水肿、回缩或下陷,乳头是否有糜烂、回缩、溢液等。当乳房有较大肿块时,乳房呈局限性隆起,两侧不对称。当乳房皮肤局部内陷或回缩,皮肤水肿、增厚、毛孔扩大呈橘皮样改变时,或一侧乳房静脉网状扩大,或有乳头内陷、回缩、出血、溢液、溃疡等均提示乳腺癌可能(图6-4)。视诊乳房时被检者最好采取以下几种姿势,先是取坐位,两臂自然下垂,然后双臂高举过头,随后两手放在两侧髋部,以使胸部肌肉收缩,最后取前倾位以拉紧悬韧带(图6-5)。

触诊通常让被检者取平卧位,在检查侧的肩下垫一个小枕头,被检者手臂上举,此有助于伸展乳房,以发现小的结节。触诊先由一侧乳房开始,先查健侧,后查患侧。检查者的手指并拢,手指和手掌应平置在乳房上,应用指腹轻施压力,以旋转或来回滑动进行触诊,乳房较大者应重压以触及深部组织(图6-6)。触诊乳房时要全面、系统,包括乳头、乳晕、乳房尾部、乳房周边部以及腋下和锁骨上区域。在乳房检查中大多采用同向、旋转触诊法。检查左侧乳房时,由外上象限的乳房尾部开始,沿顺时针方向由浅入深、由外向内触摸整个乳房,最后触诊乳头。

再用同样方法检查右侧乳房,但沿逆时针方向进行(图6-7)。应避免用手指抓捏乳房组织,否则会将抓捏到的乳腺组织误认为肿块。若采用坐姿检查时,对乳房较小者,检查中可一手托住乳房,另一手在乳房组织的胸壁处进行按压触诊,对下垂较大的乳房,检查者可用一手自乳房下面托住乳房,另一手由乳房上面向下方加压进行触诊(图6-8)。

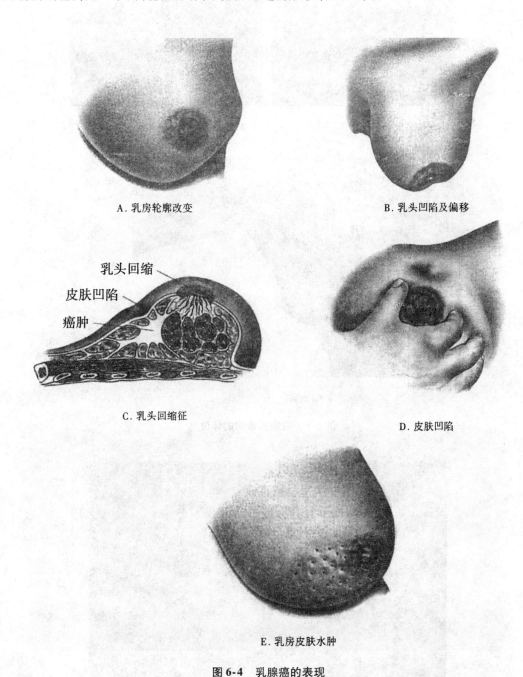

A. 乳房轮廓改变

B. 乳头凹陷及偏移

乳头回缩
皮肤凹陷
癌肿

C. 乳头回缩征

D. 皮肤凹陷

E. 乳房皮肤水肿

图6-4 乳腺癌的表现

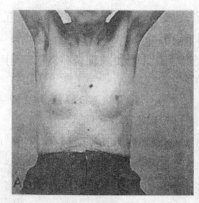
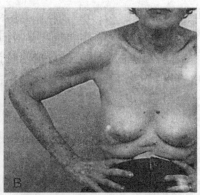

A. 双臂上举过头　　　　　　　　　　B. 双手压髋部

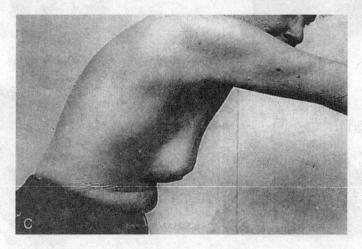

C. 前倾位

图 6-5　乳房视诊时的体位

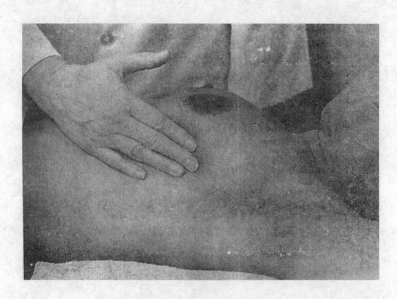

图 6-6　平卧位时乳房触诊方法

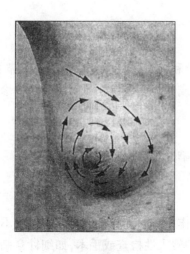

图 6-7　乳房触诊顺序

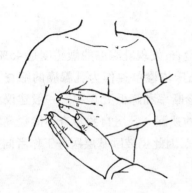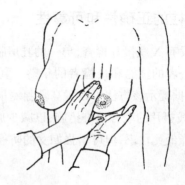

图 6-8　坐位时乳房触诊方法

检查乳房时应常规检查双侧腋窝和锁骨上淋巴结。检查腋窝时,首先将被检查者的前臂托起呈轻度外展位,放松肩胛部肌肉,检查者将手指伸入腋窝,依次触摸腋窝的前壁、后壁、侧壁和顶部,通常以左手检查被检者的右侧腋窝,以右手检查左侧腋窝。检查锁骨上淋巴结时,让被检者耸肩低头,头部转向被检查一侧,放松胸锁乳突肌,以利淋巴结触诊。对腋窝或锁骨上能触及的淋巴结,都应记录其部位、大小、质地和活动度。

如果触及乳房肿块,应记录其部位、大小、形状、质地、触痛、活动度和边缘。乳腺癌患者乳房肿块质地坚硬,无触痛、局部皮肤水肿或凹陷。对绝经前的妇女,应记录月经周期,发生在月经周期的、在乳房不同部位的乳房肿块,伴有压痛,提示为乳房纤维囊性病。一般说来,若乳房肿块表面光滑、活动度大、质地坚韧、与周围乳腺组织边界清楚,大多为良性。相反,若肿块表面不规则、高低不平、固定、不易推动、质地坚实、无压痛、周围边界不清,则可能为乳腺癌。然而最终的诊断需要依赖病理学检查。

乳房大小、质地还与年龄有关。年轻人乳房较坚实,富有弹性;中年妇女乳房可触及乳腺中的小叶;老年人乳房有较多的纤维组织;妊娠妇女乳头、乳晕色素加深,乳房较饱满,充满结节,常伴有压痛。

四、预防咨询

除进行乳房体检外,更重要和精确的乳房癌筛查需要依靠乳房 X 线摄片。妇女在进行乳房自我检查时如发现可疑肿块或其他病变应立即前往医院就诊。

五、筛检异常的处理

参阅本书第二篇第九章及第四篇第二十八章。

六、筛检的不良作用

临床乳房检查唯一的不良作用是在乳房触诊时的窘迫和不适。可疑肿块的发现可引起被检者严重不安,并导致进一步的侵入性检查或手术,如细针穿刺检查和组织病理学检查。专科医生的反复随访和预约检查给被检者带来较大的花费和不便。此外,不正确的和不全面的检查可产生假阴性结果,导致癌前期和恶性病变被漏诊。

七、筛检的正确性和可靠性

据报道没有 X 线摄片检查,单一的乳房临床检查,发现乳腺癌的敏感度是 45% ~ 63% ,但这取决于检查者的技能和被检者的年龄。乳房临床体检单独作为乳腺癌的筛查方法效果不佳,且尚无证据提示该方法可以提高乳腺癌早期诊断率和降低死亡率。一般建议将临床体检作为乳房 X 线摄片的联合检查措施,以减少后者的遗漏。乳房自我检查不能提高乳腺癌的早期诊断率和降低死亡率,但可增强妇女的防癌意识,因此仍鼓励基层医务工作者向妇女传授该方法。

八、注意事项

(1)进行常规乳房筛检的检查室应具备以下条件:有一定的遮挡、舒适的温度和良好的采光。

(2)乳房临床体检一旦发现可疑肿块,应立即建议进行乳房 X 线摄片。

(3)医疗机构与被检者间建立可靠的联系,以保证在乳房检查时有异常发现的被检者定期返回进行再次检查和随访评估。

(4)对确定患有乳房疾病的妇女,应给予适当的健康咨询和治疗。

(5)将乳房检查情况全面记录在病史上。如果发现乳房肿块,医生应将其位置以象限方式记录下来,并记录肿块与乳头关系(如 3 点钟处距乳头 2.5cm)、肿块的大小(cm)、质地、活动度及有无触痛等。皮肤、乳头和淋巴结的检查发现亦应记录在病史上。

(6)为发现异常的被检者制定随访计划和治疗措施。

第八节 直 肠 指 检

结、直肠癌是发达国家常见的恶性肿瘤之一,在美国其发病率居恶性肿瘤的第 3 位,死亡率居第 2 位。在亚洲,随着生活水平的提高和饮食习惯的改变,结、直肠癌的发病率和死亡率近 10 年来增加了 2~4 倍,并且仍有继续上升的趋势。1988~2002 年中国 10 个市县的研究中,结、直肠癌新发病例 62 793 例,占全部恶性肿瘤新发病例的 9.27%,居第 4 位;粗发病率为 20.10/10 万,中国人口调整率为 11.75/10 万。结、直肠癌死亡 35 545 例,占全部恶性肿瘤死亡病例的 7.37%,居第 5 位;粗死亡率为 11.38/10 万,中国人口调整率为 6.35/10 万。同时期我国结、直肠癌发病率和死亡率均呈上升趋势,发病率增长 38.56%,死亡率增长 15.30%。2002 年全球共有 67.9 万例前列腺癌新发病例,占所有肿瘤新发病例的 11.7%,位列常见肿瘤的第 5 位和男性肿瘤的第 2 位。但前列腺癌的发病率地区差异较大。2010 年美国新发前列腺癌病例 217 730 例,死亡病例 32 050 例。我国是前列腺癌发病率较低的国家,2002 年的标化发病率为 1.6/10 万,远低于美国的 124.8/10 万。

直肠指检是用于发现结、直肠癌和前列腺癌的最古老的筛检方法,其他更敏感的检查包括粪便隐血试验、乙状结肠镜检查和前列腺特异抗原检测等。虽然尚无足够依据证实常规的直肠指检能改善结、直肠癌和前列腺癌的预后,但因为这些方法简单方便,对被检者无不良作用,仍有使用价值。

一、筛检原则

提倡进行直肠指检的医师建议在大于 40 岁人群每年进行一次;美国癌症协会建议所有成年人从 40 岁开始,每年进行一次直肠指检;2010 年针对前列腺癌筛查的建议是使用 PSA 检测联合或不联合直肠指检;美国妇产科学会建议在所有 50 岁及以上妇女中每年进行一次直肠指检和粪隐血检查;加拿大定期健康检查专门工作组对通过直肠指检筛检前列腺癌的做法既不反对也不赞成;美国预防服务专门工作组赞成通过直肠指检筛检结直肠癌,但不赞同用于筛检前列腺癌。

二、检查前准备

在进行直肠指检时,被检者可取左侧卧位(图 6-9)、截石位、肘膝位(图 6-10)或蹲位。医师要向被检者解释直肠指检的目的以及检查时可能产生的不适感,并告知前列腺触诊时可能会引起排尿感。如果被检者是异性,则要求有陪伴者在场。

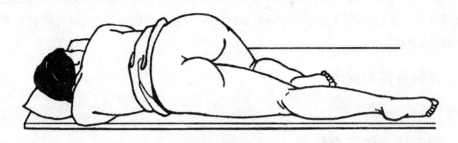

图 6-9　左侧卧位

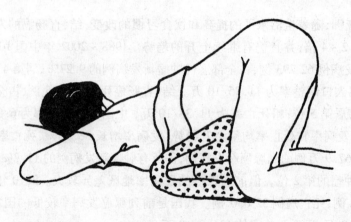

图6-10 肘膝位

三、检查方法

检查者应戴手套,右手示指涂有润滑剂,在肛周轻轻按摩几下,使肛门括约肌放松,然后缓慢插入肛门。沿直肠前壁向前,围绕直肠侧壁和后壁周围旋转滑行。检查者应仔细感觉有无息肉、结节、肿块、狭窄或触痛。直肠癌表现为无蒂、表面粗糙、边缘高起、质地坚硬的结节状、环形或菜花样肿块。

检查男性时,检查者应通过直肠前壁触诊前列腺,可以感觉到前列腺的中央沟和中叶,然后手指在侧叶上滑动触摸。检查时注意前列腺表面是否光滑,有无结节,以及前列腺的质地、形状、大小和活动度。正常前列腺表面光滑、橡皮样硬度、边界清楚、无触痛,直径3~4cm(通常约为检查者手指宽度的两倍),向直肠内突出不到1cm,其大小随年龄增长而增大。前列腺癌表现为一个或多个结节,质地坚硬如石,无压痛,后期整个前列腺变得像石头般坚硬,中央沟消失。

抽出手指,观察指套上粪便颜色、质地、有无脓或血,取指套上粪便做隐血试验,最好让被检者将家里带来的粪便同时做隐血试验。

四、预防咨询

嘱咐被检者,如果发现大便发黑或有血液应及时看医生,男性如果出现尿频、尿急、排尿困难、尿流变细等症状也应及时就诊。告诉被检者粪便隐血检查的重要性,对可疑被检者建议做乙状结肠镜检查。

五、筛检异常的处理

参阅本书第二篇第九章。

六、筛选检查的不良作用

直肠指检主要不良作用是检查时不适感和窘迫感,通常表现为排尿感和便意,某些被检者可能有刺激性的黏膜疼痛或肛门括约肌痉挛,有痔疮或肛裂的患者在检查时可引起疼痛和检查后出血。如果发现可疑肿块或大便隐血阳性,可引起被检者的焦虑不安,随后的随访和进一步检查给被检者带来一些经济上的花费和不便。另一些必需的检查如纤维结肠镜检查和前列腺穿刺活检,会给被检者带来更大的不适和痛苦。此外,不正确的直肠指检可产生假阴性结果,使癌前期病变或癌肿被漏诊。

七、筛检的正确性和可靠性

直肠指检时手指进入直肠深度通常仅 6~10cm,因此发现结直肠癌的可能性不超过 10%。它对发现前列腺癌的敏感性也有限,因为直肠指检仅能触及前列腺的后部和侧部。此外,早期前列腺癌(A 期)不能被触及。有研究报道,在无症状男性中直肠指检发现前列腺癌的敏感度是 55%~68%,低的仅 18%~22%。直肠指检前列腺有可疑病变,但经穿刺活检组织学证实为前列腺癌的为 6%~33%。

八、注意事项

(1)进行常规检查的检查室应有一定遮挡设施,保护被检者隐私,并备有手套、润滑剂等。

(2)医疗机构与被检者之间应有完善的联系网络,以保证直肠指检有异常发现的被检者接受进一步检查并定期复查。

(3)对明确诊断有结直肠癌或前列腺癌的患者应给予及时治疗和适当的咨询。

(4)检查者应对直肠指检情况做详细记录,如做粪便隐血检查应记录其结果。

(5)若前列腺肿大应根据手指宽度记录其肿块分级,即 1 + 为三横指宽度,2 + 为四横指宽度,3 + 为五横指宽度,4 + 侵犯了直肠前壁的大部分。同时记录向直肠腔内突出深度,Ⅰ级为 1~2cm,Ⅱ为级 2~3cm,Ⅲ级为 3~4cm,Ⅳ级大于 4cm。

(6)制订直肠指检异常发现的随访计划和进一步诊治措施。

(顾 杰 祝墡珠)

参考文献

[1]曾正陪.亚临床疾病的现状与思考.中华内科杂志.2008,47(3):177-179.

[2]陈文彬,潘祥林主编.诊断学.第 6 版.北京:人民卫生出版社,2007.

[3]中国高血压防治指南修订委员会.中国高血压防治指南 2010.中华心血管病杂志,2011,39(7):579-616.

[4]李立明,饶克勤,孔灵芝,等.中国居民 2002 年营养与健康状况调查.中华流行病学杂志,2005,26(7):478-484.

[5]武阳丰,马冠生,胡永华,等.中国居民的超重和肥胖流行现状.中华预防医学杂志,2005,39(5):316-320.

[6]九市儿童体格发育调查协作组,首都儿科研究所.2005 年中国九市 7 岁以下儿童体格发育调查.中华儿科杂志,2007,45(8):609-614.

[7]冯定香,范燕妮,Feng DX,等.听力障碍给社会和经济造成的负担.中国听力语言康复科学杂志,2008,1:70-72.

[8] 赵鹏军,沈晓明.新生儿听力筛查.国外医学·妇幼保健分册,2001,12(3):130-133.

[9] 雷涛,陈万青,张思维,等.1988—2002年中国10个市县大肠癌的流行特征.中华肿瘤杂志,2009,31(6):428-433.

[10] Jennifer S. L, Michelle E, Sheila W. Behavioral counseling to prevent skin cancer: a systematic review for the US preventive services task force. Ann Intern Med,2011,154(3):191-201.

第七章 实验室及辅助检查在筛检中的应用

应用筛检的方法发现无症状疾病是临床预防服务的基本策略。筛检除了运用前一章阐述的体格检查方法发现异常体征外,在大多数情况下则需要利用实验室检测的方法来对无症状疾病早期检出和明确诊断。基于各种原因,在实践中并不能对筛检的个体进行全面的实验室检查,而应在充分了解病史和体格检查的基础上,确定合理的实验室筛检方法。本章拟讨论实验室筛检的基本概念及常见疾病的实验室筛检方法,有些方法是否合适在人群中推广使用,仍有待进一步的科学研究来阐明。所以,有关选择合理的实验室检查方法,在前面的第一章导论中阐述了有关的原则,在后面第八章还根据第一章的原则阐述了不适宜的筛检技术,读者可根据实际情况作出科学合理的判断。

第一节 概 述

一、实验室筛检的概念及分类

实验室筛检是运用实验室检测方法从普通人群或者易患某些疾病的高危人群中发现无症状患者的措施。其目的有:①发现某病的可疑患者,并进一步进行确诊,达到早期治疗的目的。以此延缓疾病的发展,改善预后,降低死亡率。②确定高危人群,并从病因学的角度采取措施,延缓疾病的发生,实现第一级预防。③了解疾病的自然史,开展疾病流行病学监测。

按照筛检对象的范围可分为整群筛检(又称为普查,是指对一定范围内人群的全体对象进行普遍筛查)和选择性筛检(根据流行病学特征选择高危人群进行筛检,如对慢性乙型病毒性肝炎患者进行肝癌筛查)。按筛检项目的多少可分为单项筛检和多项筛检。单项筛检是用一种筛检方法检查某一疾病;多项筛检则是同时使用多项筛检方法筛查多种疾病。

二、实验室筛检的特点与实施条件

实验室筛检与诊断试验有所不同。例如筛检试验以健康人或无症状的患者为筛查对象,要求快速、简便,有高灵敏度,最好能发现所有患者;而诊断试验则以患者为检查对象,要求特异度高。

应用实验室筛检方法时,应首先考虑以下因素:①该病是否较常见且较重要;②对该病的发病机制是否已有较完整的认识;③该病是否已有较为有效的治疗方法;④采用的实验室检测项目是否有助于及时发现该病亚临床前期患者,以便及时治疗而降低疾病的死亡率。

概而言之,实施实验室筛检的最基本条件是:适当的筛检方法、确诊方法和有效的治疗手段,三者缺一不可。

在临床实践中,有些筛检方法是可以用于所有患者的常规检查项目,有些则仅用于某些疾病高危人群的筛检。另外,疾病的筛检主要针对慢性疾病,因此本章将着重讨论一些针对常见慢性病早发现早诊断的实验室筛检方法。

三、筛检工作对实验室检测的基本要求

当实施大范围的人群筛检计划时,实验室检测的质量保证尤为重要。检测结果的数值常常比传统体格检查更能吸引临床医生的注意,因此应重视检测结果的准确性,这就对实验室检测的工作提出了更高的要求。实验室参与大规模人群筛检计划受许多因素影响,所以,在讨论实验室检测对疾病的预防作用以后,有必要讨论一下在筛检工作中对实验室的基本要求,包括人员、技术、项目的选择、质量保证以及数据处理等。

1. 人员   在筛检或对慢性病进行检测时,训练有素的医学技术人员(主要是实验室工作人员,尤其是高级技术人员)对保证实验室检测质量是十分重要的。由于此类技术人员目前不多,新的方法和技术又不断涌现,因此对实验室现有工作人员的继续教育是必要的。当然对公众和非实验室医学工作人员的教育也同样重要。临床医生、护士,都应该了解怎样准确地运用实验室检测项目和正确地解释检测值的意义,包括检测值的准确性、精密性及阴性或阳性值结果的解释等。而对心血管病、糖尿病和肿瘤等疾病进行实验室检测时尤为重要。

2. 技术   如果实验室检测项目作为筛检计划的一部分,发展和使用高效、能随时存取的仪器是必要的。心血管病危险因素、糖尿病、肿瘤标记物等的分析检测需要新的技术和高效率的分析仪器,以利于大批量人群的研究分析。

3. 项目和方法的选择   在选用某种检测项目前,应考虑所采用检测方法的阳性检出率,该方法的最低检测限值,该方法的灵敏度、准确性、精密性和专一性(抗干扰性)。所选的方法应该是速度快、易于操作、耗费低和适于大批人群的,并且具有临床可接受的精密性和准确性。该检测方法应能灵敏地发现处于早期阶段的疾病,应产生相对少的假阳性和假阴性结果,应是对患者安全,且花费相对不高。检测项目名称的标准化也很重要。此外,无论用哪种方法都应统一检测结果的计量值,以使检验结果在不同地方可以通用。

4. 质量保证   质量保证总的要求是符合临床需要。质量保证包括可供测定的项目、患者的必要准备、采集样品的方法和时间、样品或标本的储存和运输、实验用的试剂和材料、操作方法和技术、从送检到报告结果所需的时间以及检测值的解释等方面,所有这些因素都应加以综合考虑。当推行对慢性病的预防和检测的实验室工作计划时,应该是有步骤和有效率的。实验室、有关行政机构以及仪器和试剂的生产厂商应共同合作,选择实用的参考方法、初级标准以及参考物质。应重视检测结果的准确性。必须认识到,实验室的错误检测结果常会给患者带来损害。错误的阳性结果会给患者精神上带来不必要的担忧和焦虑;为证实阳性结果常常会进行大量的其他试验和检查,造成费用和时间的浪费。错误的阴性结果会引起漏诊,使患者错误地信赖"正常"状态而忽视具有警告意义的征象,或延误了再次复查和治疗的机会。

5. 资料的调查处理   对于所选择的每一种方法,无论何人何地对检测值的解释都应有一

致性。检测值应采用标准单位而不是常用单位。必须找到使某些资料具有保密性的方法。特别是当某些慢性疾病具有高度传染性时或采用基因检测方法时,以及涉及某些法律或社会伦理因素时,实验室资料的保密就显得格外重要。例如,当我们进入广泛采用基因检测方法的时代时,面对的重要问题有:这些检测是在原有的实验室中还是新开张的实验室中进行?何人、何处以及如何进行质量保证?谁是操作人员?操作是否熟练?实验所需的试剂和材料来自何处?如何解释检测结果?这些检测是否涉及法律和伦理上的问题等。

美国为提高实验室检测质量,于1968年建立了全国临床实验室标准化委员会(NCCLS)。NCCLS先后制定了一系列操作标准或指导性文件,包括实验室管理、标本收取、分析方法的评价和选择、操作方法等,内容涉及临床化学和毒物分析、血液学、免疫学、微生物学和分子生物学等多学科和多种技术,对于推进临床实验室检测质量的提高起了非常重要的作用。我国于1997年也成立了中国临床实验室标准化委员会(CCCLS),制定了适合我国实际情况的有关操作标准或指导性文件。

第二节　筛检常用实验室检测项目及结果判读

用于筛检的实验室检测项目与用于诊断疾病的项目从技术标准方面看无多大差异。正常值参考范围是指参考抽样组内所有参考值的集合,以最小的和最大的参考值为界限。参考区间是参考值的一部分,是经统计学处理后95%或97.5%区间的限值,分为低参考限和高参考限。这里要注意,超过参考区间的不一定是异常。所以,在筛检工作中,对于超出正常参考区间者,并不能确定是否由某种疾病引起,而只是提示筛检者需要进一步检查以明确诊断。本节主要介绍筛检常用实验室检查项目、参考区间及临床意义。

一、粪便隐血试验

粪便隐血试验可以了解有无消化道内的出血。在筛查工作中,常用于胃癌、结直肠癌等的初筛。粪便隐血检查项目及结果判读详见表7-1。

表7-1　粪便隐血检查项目及结果判读

检查项目	参考区间	结果判读
隐血(OB)	阴性	阳性:有消化道出血,对消化道出血鉴别诊断有一定意义 消化性溃疡:阳性率为40%~70%,呈间歇阳性 消化道恶性肿瘤:如胃癌、结肠癌阳性率为95%,呈持续阳性

二、血糖检测

血糖测定可以筛查有无糖尿病。血糖测定项目及结果判读详见表7-2。

表 7-2 血糖测定项目及结果判读

检查项目	参考区间	结果判读
空腹血糖	3.9~5.6mmol/L	增高:见于糖尿病、其他内分泌疾病引起的高血糖,颅内压升高如颅脑外伤、颅内出血等及脱水引起的高血糖 降低:胰岛 β 细胞增生或瘤、垂体前叶功能减退、肾上腺皮质功能减退、甲状腺功能减退、严重肝病等

三、血脂检测

脂质代谢与多种慢性疾病有关,如冠心病、脑血管病、动脉粥样硬化等,血脂检测可以协助筛查上述疾病的高危人群。血脂检测的项目及结果判读详见表 7-3。

表 7-3 血脂检查项目及结果判读

检查项目	参考区间	结果判读
三酰甘油 (甘油三酯) (TG)	<1.7mmol/L	增高:有原发和继发两类。前者多有遗传因素,后者多见于糖尿病、痛风、甲状腺功能减退、肾病综合征、妊娠、口服避孕药、酗酒等 降低:低或无 β-脂蛋白血症、严重肝病、吸收不良
总胆固醇 (TC)	<5.18mmol/L	增高:冠心病的主要危险因素之一,也有原发、继发两类。原发的如家族型高胆固醇血症;继发的见于肾病综合征、糖尿病、甲状腺功能减退、妊娠、药物影响等(环孢素、糖皮质激素、阿司匹林、口服避孕药) 降低:甲状腺功能亢进、肝硬化、急性重型肝炎、贫血、营养不良、恶性肿瘤等
高密度脂蛋白 (HDL)	>1.04mmol/L	对防止动脉粥样硬化、预防冠心病的发生有重要作用,HDL 水平与动脉腔狭窄程度呈显著的负相关,在评估心血管疾病的危险因子中 HDL 比 TC 和 TG 的临床意义大
低密度脂蛋白 (LDL)	<3.12mmol/L	动脉粥样硬化发生、发展的主要脂类危险因素
载脂蛋白-I (Apo A-I)	男:1.1~1.7g/L 女:1.2~1.9 g/L	血清 apoA1 可以代表 HDL 水平,与 HDL 水平呈明显正相关
载脂蛋白 B (Apo B)	男:0.80~1.55g/L 女:0.70~1.50g/L	直接反应 LDL 水平,与 LDL 意义相同。降低 apoB 可以减少冠心病发病及促进血管粥样硬化斑块的消退
脂蛋白(a) LP(a)	0~300mg/L	增高:是动脉粥样硬化的独立危险因素,其水平主要取决于遗传因素

四、肿瘤标记检查

肿瘤标记由肿瘤细胞产生,存在于细胞、组织或体液中,可用化学或免疫方法定量检测。这些物质必须在正常人中不存在或者是在肿瘤患者中出现的水平显著高于正常人。

肿瘤标记的临床应用主要包括正常人群中的筛查、有症状者的辅助诊断、癌症的临床阶段的分期、疾病进程的预后指标、评估治疗方案、判断癌症是否复发、治疗应答的监测等。肿瘤标记用于筛查,需遵循 5 项原则:①应十分清楚该肿瘤的发病率;②应能检测早期肿瘤;③该肿瘤的早期治疗比晚期治疗更经济有效;④测定方法的灵敏度、特异度和重复性良好;⑤普查所需费用能被接受。筛查工作中较常用的肿瘤标记及结果判读详见表 7-4。

表 7-4　常见肿瘤标记及结果判读

检查项目	参考区间	结果判读
甲胎蛋白(AFP)	< 20.0 ng/ml	升高：原发性肝癌、胃癌、胰腺癌、病毒性肝炎、肝硬化等
癌胚抗原(CEA)	< 5.0 ng/ml	升高：可作为腺癌的协助诊断、疗效评价及复发判断
前列腺特异性抗原(t-PSA)	< 4.0 ng/ml	前列腺癌的首选标记、良性前列腺疾病治疗的协助指标(注意：肛门指诊、前列腺按摩、膀胱镜等检查及前列腺手术会引起血清 PSA 浓度升高)
游离前列腺特异性抗原(f-PSA)	< 0.8 ng/ml	和t-PSA 同时检测,计算 f-PSA/t-PSA 比值,对鉴别良、恶性前列腺疾病有较大意义。当 t-PSA 及 f-PSA 升高,而 f-PSA/ t-PSA 降低(<0.1),提示前列腺癌

第三节　糖尿病的实验室筛检

糖尿病已成为全球主要危害人群健康的慢性疾病之一。据统计,目前全球至少有 1.35 亿人患糖尿病,每年死于糖尿病并发症的约有 280 万人。据 WHO 估计,到 2025 年全球患糖尿病的人数将高达 3 亿。

测定血糖作为简单、方便的糖尿病筛选试验是实用的。美国糖尿病协会建议对高危人群(父母有糖尿病史、肥胖、有妊娠糖尿病病史、糖尿病高发病种族的个体等)和孕妇进行血糖筛检。糖耐量试验虽然更敏感,但具体应用时不太方便。近来,餐后 2 小时血糖的测定被认为是一项可替代糖耐量试验的有价值的指标。对糖尿病患者需密切观察血糖、尿糖、糖化血红蛋白(GHb)及果糖胺和尿白蛋白等。

一、血糖

血糖测定是首选项目。各种分析装置(包括临床或参考实验室,以及患者自用的血糖检测仪)都应该达到相同的精密度和准确度标准。1991 年 10 月,美国纽约州进行了一项有 403 个实验室参加的调查,共采用了 29 个厂商提供的 29 种不同试剂,总的精密度为(12.66 ± 3.45) ~ (5.38 ±2.07) mmol/L。

二、GHb

GHb 尤其是其亚组分 GHb A1c 的检测可用于了解之前 60 ~ 90 天的血糖平均水平。定期测定有助于观察一个较长时期的血糖水平,因此对精密度的要求比较高。由于分析方法复杂,实验室间的资料互相比较有困难。据 1990 年美国病理学院的一项调查,实验室间的 GHb 测定值变异为 11% ~ 17%。在将此方法运用到临床之前,最好找到冻干血清的标准和建立参考方法。

三、果糖胺

果糖胺是了解短期(4 ~ 6 周)内血糖水平的有效检测指标,它的浓度比糖化血红蛋白能更快速地反映近期血糖被控制的情况。由于方法学的不同以及测定方法中干扰因素的存在,这一测定方法尚未得到广泛应用。据美国一项有 613 个患者参与的调查分析,该测定的灵敏度为 22% ,特异度为 99% ;阳性预测值仅为 44% ,而阴性预测值达 99% 。显然果糖胺的测定用作为糖尿病的筛检方法尚不适宜。

四、尿白蛋白

肾衰竭是糖尿病肾病的终末期,常常导致死亡。在胰岛素依赖的患者中,有 45% 出现肾衰竭;在非胰岛素依赖的患者中则为 30% ~35% 。尿白蛋白的测定是监测有无肾功能障碍的重要指标,远比尿蛋白的特异度和灵敏度高。测得低浓度的尿白蛋白(29 ~200mg/L),表明糖尿病肾功能损害或其他疾病(如高血压及冠状动脉病变)引起的肾功能障碍正在恶化。微量尿白蛋白的测定方法尚未统一,加上生理变异,因此少量的尿白蛋白存在时很难解释。尽管如此,美国糖尿病协会仍建议对非胰岛素依赖性患者每年至少测定尿白蛋白一次。尿白蛋白不仅与高血糖、高血压有关,也和心血管疾病有关。在临床全面推广之前,有必要建立参考物质和方法。一项调查表明,不同方法间的变异为 21.5% ,而实验室间的变异高达 33.8% 。

第四节　心脑血管疾病及血脂代谢异常的实验室筛检

在美国,冠心病的死亡数近 20 多年来已显著降低。1970 年以来,美国心脏病的死亡率已降低了 40% 。这一改变可能与控制血压、吸烟人口减少、公众对控制血胆固醇认识的提高以及减少食物中脂肪的摄入量等有关。预测美国每年约有 700 万新病例,有 50 万人死于心脏疾病。据认为,良好的卫生习惯将可使全美国每年有 28.4 万人免于冠状动脉搭桥手术,而这种手术的平均费用在 80 年代中期是每例 3 万美元。降低冠心病死亡率一个重要的因素是控制血脂,其中主要是控制血胆固醇。实验室检测在控制血脂中起的作用越来越受到重视。

一、实验室血脂测定项目的选择

通常认为,实验室检测血脂可将总胆固醇、高密度脂蛋白胆固醇(HDL-ch)、三酰甘油(甘油三酯)以及由此计算而得的低密度脂蛋白胆固醇(LDL-ch)作为首选项目。根据需要以及实验室条件和技术人员素质,可再选用其他测定项目,如载脂蛋白 A-I (Apo A-I)、载脂蛋白 B (Apo B) 以及脂蛋白(a)[Lp(a)]等。

1. 总胆固醇　人体总胆固醇主要分布于低密度脂蛋白(LDL)、高密度脂蛋白(HDL)和极低密度脂蛋白(VLDL)中,少数还分布在中密度脂蛋白(IDL)和 Lp(a) 中。由于 VLDL、IDL 和 Lp(a)中的胆固醇量较少,HDL-ch 水平较恒定,因此血清总胆固醇水平的高低主要反映了LDL-ch 的高低。我国大部分实验室都已采用酶法分析并使用自动化分析仪器测定,使测定的精密度大大提高。

2. HDL-ch　研究表明 HDL-ch 是动脉粥样硬化和冠心病的防御因素,与冠心病发病呈负相关。HDL-ch 包含 HDL_1、HDL_2 和 HDL_3 等亚组分,其测定的准确性较重要。以前多用沉淀法,现在直接测定的试剂已面世。

3. 甘油三酯　血清三酰甘油(甘油三酯)约占总血脂的 25% ,是乳糜微粒和极低密度脂蛋白的主要成分。血清三酰甘油受饮食因素影响较大,且有随年龄上升而增高的趋势。

4. LDL-ch   LDL 特别是氧化型 LDL 是引起动脉粥样硬化和血管阻塞的重要因素。大部分实验室采用 Friedewald 公式计算，但具体应用时有一定的局限性。现在已有可直接测定 LDL-ch 的试剂。

5. 载脂蛋白   载脂蛋白是脂蛋白的基本结构和特异脂蛋白受体的配体，有的还参与脂蛋白的代谢活动。临床常用的测定项目主要是 Apo A-I 和 Apo B。测定方法有多种，最适于医院实验室推广的是免疫透射比浊法。

ApoA-I 是 HDL 的主要载脂蛋白成分（约占30%），主要生理作用是作为脂肪分解酶 LACT 的辅助因子参与脂蛋白代谢并摄取游离胆固醇。

Apo B 是 LDL 和 IDL 的主要成分，也是 VLDL 和乳糜微粒的重要成分，参与动脉粥样硬化病变的形成。

6. Lp(a)   在动脉粥样硬化病变形成过程中，LP(a)与 Apo B 起协同作用。Lp(a)与其他血脂指标无关，是一项可独立选用的项目。

二、血脂相关危险因素含义的正确理解

在血脂检测中，应特别强调对危险因素含义的正确理解。危险因素不是诊断指标，应注意避免与诊断指标相混淆。

研究证实，血中胆固醇升高是导致冠心病的主要危险因素，也是导致冠心病死亡的重要因素。因此，血胆固醇的实验室分析和测定在预防冠心病以及降低其死亡率方面具有十分重要的意义。美国的健康人民 2000 年计划中对控制血胆固醇的具体要求作了详细描述。成人血清胆固醇要从 1980 年的 5.51 mmol/L 降低到 2000 年的 5.17 mmol/L；血清胆固醇超过 6.21 mmol/L 的人群要从 1988 年的 27% 降低到 2000 年的 20%；公众了解血胆固醇的科学知识从 30% 上升到 2000 年的 60%；对公众进行胆固醇教育计划和胆固醇测定的场所从 16% 增加到 2000 年的 50%；参加每两年测定一次血胆固醇的人数从 52% 增加到 2000 年的 75%。与此同时，达到美国全国胆固醇教育计划准确性要求的实验室应从 53% 增加到 2000 年的 90%。

建立分析质量保证系统是极其必要的。1985 年，美国制定了全国胆固醇教育计划（NCEP），并设立了相应的实验室标准化机构。按照 NCEP 的实验室标准化机构的要求，2000 年美国全国实验室对胆固醇测定的准确性和精密性的变异应控制在不超过 3%。据 1985 年调查，美国实验室胆固醇测定的室内精密性变异已达 3.5%。1991 年 10 月纽约的一项调查显示，参加的 368 个实验室使用 13 个厂商提供的试剂（共 19 种不同的测定方法），对同一个胆固醇样品进行测定的均值是 4.49 ± 0.17 mmol/L。但要求所有实验室都达到胆固醇测定的准确性变异不超过 3% 这一目标仍有一定的困难。1988 年英国进行了一个调查，将 3 份冻干血清样品分送给 358 个临床实验室和 127 个其他实验室。在这些临床实验室中，有 48.7% 达到距靶值误差不大于 3% 的目标，有 38.9% 的也接近了这一目标，还有 10% 的实验室结果准确性差，可能会影响临床诊断。我国曾于 1991 ~ 1992 年间对北京、天津、上海三城市约 200 所医院实验室的胆固醇测定先后进行 3 次调查，约有 30% 实验室的室内变异超过 3%；不准确性小于 3% 的实验室仅 20% ~ 40%，小于 5% 的实验室仅 50% ~ 70%。由此可见，我国医院实验室测定胆固醇的现状距 NCEP 实验室标准化机构的要求尚有相当差距。

有一项调查报道了对美国 10 个实验室共 60 502 例患者的统计分析。这些患者都疑有冠

心病发病的危险因素并接受了血液胆固醇检测。从其中胆固醇值 >5. 17 mmol/L 的个体中随机抽取 15% 的患者进行了随访分析。发现有 81 例 LDL-ch 值高,有 20% 例 HDL-ch 值低于 0.9 mmol/L,有 49 例人胆固醇值在边缘状态,并有两个以上危险因素。这项调查认为,若仅仅测定血总胆固醇,约有 41% 的具有冠心病危险因素的人不易被发现。

大量的临床和流行病学研究资料表明,高 LDL-ch 和低 HDL-ch 血症是导致动脉粥样硬化形成和冠心病的主要危险因素。因此,降低血总胆固醇和 LDL-ch、增高 HDL-ch 为降低发病率的一个重要方面。有人回顾了 12 年的统计资料(男性 1 007 例,女性 1 418 例),发现 HDL-ch 值低的个体,其心肌梗死发病率最高(男性为 15.3%,女性为 10.6%);而 HDL-ch 值高的个体中,发病率仅为 1.5%。另一项为期一年的调查发现,仅仅控制饮食或控制饮食加上锻炼,可降低胆固醇 0.41 mmol/L,降低 LDL-ch 0.39 mmol/L。此报道的一项最重要的观察结果是,仅仅控制饮食对 HDL-ch 值几乎没有影响,但控制饮食的同时进行锻炼则可增加 HDL-ch 0.14 mmol/L。

在载脂蛋白被正确评价和用于临床之前,应进行测定方法的标准化,并使其准确性和精密性进一步提高。一项多国调查显示,Apo A-I 实验室间的变异为 19%,Apo B 为 30%。在冻干定值血清测定中,Apo A-I 的变异仍达 14%,Apo B 为 23%。NCCLS 已制订了有关测定 Apo A-I 和 Apo B 的指导文件,对载脂蛋白测定过程中的试剂、样品、方法等的要求及有关免疫化学分析的问题作了论述。

第五节　常见恶性肿瘤的实验室筛检

在早期发现肿瘤以降低死亡率方面,实验室筛检起着重要作用。随着治疗方法的改进,实验室分析测定肿瘤标记以及测定预后因素显得很有必要,这使得降低死亡率至少在理论上有了更多的选择。

肿瘤筛检中血液检测的常见问题是肿瘤标记是否能用于筛检癌症。理想的肿瘤标记应达到灵敏度高(能早期测出肿瘤),特异性强(能区别肿瘤或非肿瘤,最好还有器官特异性),含量或浓度与肿瘤大小、临床分期相关(以了解病情严重程度或判断预后),半衰期短(能反映肿瘤的生物变化,可监测疗效、有无复发和转移),所采用的测定方法精密、准确,操作安全、简便,试剂价格合理。实际上,根据中华医学会检验医学分会肿瘤标记专家委员会的建议,由于目前临床常用的肿瘤标记对在诊断恶性肿瘤的灵敏度和特异性不够高,故目前主要用于肿瘤的辅助诊断,而不能作为肿瘤诊断的主要依据;也不提倡利用肿瘤标记对无症状人群进行普查。但是,应用肿瘤标记对于某些常见恶性肿瘤的高危人群进行筛查仍受到重视。

除了常用的肿瘤标记之外,还有如宫颈刮片细胞学检查、粪便隐血试验等其他实验室筛检方法。本节重点讨论我国常见恶性肿瘤高危人群的实验室筛检方法,以及常用的部分辅助检查。

一、肺癌

肺癌是发病率和死亡率增长最快,对人类健康和生命威胁最大的恶性肿瘤。目前在绝大多数发达国家,肺癌已成为男性发病率和死亡率的首位,女性发病率占第 2 位,死亡率占首位;在发展中国家的大城市,肺癌亦成为男性恶性肿瘤发病率和死亡率的首位,女性发病率为第 2 位、死亡率为首位。临床上,80% 的患者在确诊肿瘤时已丧失手术时机,只有不到 2% 的肺癌在发现时处于早期。而早期肺癌手术切除后的 5 年生存率达 70% ~ 100%。所以,肺癌早期发现、早期诊断和早期治疗是提高肺癌患者生存率的关键。筛检是发现早期肺癌的重要手段,广泛开展普查,提高肿瘤早期诊断率意义重大。

（一）筛检的方法

1. 低剂量螺旋 CT 低剂量螺旋 CT 是目前敏感性和特异性最高的肺癌普查手段。受检者所受 X 线照射的剂量与普通 X 线摄片相仿,但准确性高,可以发现肺内数毫米的微小病变,并可通过更加细致的靶扫描等手段进一步明确性质。筛查的重点应该是高危人群,包括重度吸烟者,无机砷、石棉、铬、镍、甲醚类、铍、多环芳烃类化合物、氯乙烯、橡胶制品、芥子气、二氧化硅、氧化硫、苯并芘、各类燃烧产物及电离辐射等接触的人群。

肺癌的影像学征象包括形态学、密度和增强特性,分叶、毛刺、空泡征、空气支气管征、毛玻璃征、胸膜凹陷征、肺血管集中征以及明显强化征都被认为是恶性征象,但是早期的肺癌有许多特殊表现,不一定出现较大肺癌的典型征象。在形态方面,毛刺或毛糙边缘有较高的显示率,但分叶征和胸膜凹陷征等的出现率较低。多数早期肺癌尚没有变密实,所以空泡征和支气管充气征的出现率较高,还有相当一部分的结节呈毛玻璃样密度(GGO)。由于表现为 GGO 的肺癌都是早期病变,其倍增时间也相对较长,手术切除后 100% 存活 5 年以上,所以正确判断发现的 GGO 对肺癌的早期诊断至关重要。

2. 血清肿瘤标记检测 血清肿瘤标记是通过对病变分泌入血液的特有物质的检测来间接判断恶性病灶存在的。包括癌胚抗原(CEA)、细胞角质片段抗原 21-1(CYFRA 21-1)、鳞癌抗原(SCCAG)、组织多肽抗原(TPA)、神经特异性烯醇化酶(NSE)等。CEA 是目前肺腺癌诊治中最常用的标记之一,其升高程度与癌细胞数量呈正相关,其敏感性 >50%。血清 NSE 虽不是肺癌特异性诊断指标,但敏感性高于 CEA,是诊断肺非小细胞癌(SCLC)的首选肿瘤标记,敏感性达 77% ~ 85%。但由于不同细胞类型肺癌的免疫标记常常不同,甚至同一细胞类型的肺癌不同个体差别很大,目前很难找到共性的免疫标记;而且目前的技术正在发展和完善阶段,检测本身的敏感性及特异性受到技术条件的限制很大,各家报道的数据差别也很大,所以至今尚无可靠的标记可以用于大规模普查。

3. 痰细胞学检查 自 1930 年以来,常规痰脱落细胞学检查已被广泛用于肺癌的诊断。痰脱落细胞学检查具有简便易行、安全无痛、易被接受、不需昂贵的设备、可进行组织学分型等优点。另外,通过定期重复多次的痰细胞学检查可系统观察呼吸道上皮细胞从非典型增生到癌前病变、直至发展成为浸润癌这一连续的演变过程,能查到其他方法不易发现的隐性肺癌,是肺癌早期诊断的重要手段之一。在一些国家也将痰脱落细胞学检查作为对高危人群进行肺癌筛检的极为重要的手段之一。痰细胞学在肺癌筛检研究中敏感度约为 20% ~ 30%,坚持采集、操作和分析时的正确技术可提高其敏感度。痰细胞学检查对鳞癌最敏感,而对腺癌敏感度最低,所以这一技术是对低剂量螺旋 CT 的补充。中心型病变、下叶病变及 >2cm 的病变一般最适于痰细胞学检查。有报道此项技术的假阳性率 <2%。尽管痰脱落细胞学检查已在临床

应用多年,但其早期诊断的应用仍存在问题。痰脱落细胞学检查是建立在形态学基础上的判断,往往因痰标本中肿瘤细胞过少,且易变性、组织变异和形态上的非典型增生而受到限制,阳性检出率低且不稳定。

4. 纤维支气管镜 纤维支气管镜检查用于肺癌筛检的主要适应证是胸部 X 线片上发现异常(包括肺内肿块、结节、反复发作性浸润性病变或不消退的浸润影),痰脱落细胞学检查阴性,或者痰细胞学检查阳性,而胸部影像学检查阴性的可疑肺癌患者。纤维支气管镜检查主要用于早期中心型肺癌的筛检和早期诊断。纤维支气管镜检查可以获得细胞学、组织学检查标本。对于周围型肺癌,可通过支气管肺泡灌洗或跨支气管壁针吸活检而获得细胞学或组织学标本。对于中心型肺癌纤维支气管镜检查的阳性率可达 95%,周围型肺癌阳性率可达 50%左右。

(二) 肺癌筛检对象及间隔时间

1. 筛检对象 ①年龄 40 岁以上的男性和女性;②每天吸烟 20 支以上,吸烟 20 年以上者;③有害有毒职业接触史 10 年以上者;④有肺癌家族史者;⑤患者慢性呼吸系统疾病患者、痰中带血者。

2. 筛检最佳起始和终止年龄 尽管原发性肺癌可发生于 20 岁左右,但最常见于 40 岁以上的人群。现有的研究表明,从支气管上皮增生到发展为肺癌,大约需要 10 年时间。对于吸烟和环境致癌物暴露者,35 ~ 40 岁是癌前病变的高峰期。因此,在我国经济发达的大中城市,对于一般人群的筛检起始年龄可定在 40 ~ 45 岁;对于肺癌职业性和非职业性高发人群,筛检起始年龄可定在 35 ~ 40 岁。对于经济欠发达地区,对于一般人群的筛检起始年龄可定在 45 岁;而对于肺癌高危人群和高发区人群的筛检起始年龄则应定在 40 岁。肺癌随年龄增长,发病率和死亡率均逐渐升高,而 75 岁以后则明显下降,故可把 >75 岁作为筛检的终止年龄。

3. 筛检间隔 ①对所有筛检对象应终生筛检,尤其是高危人群;②痰细胞学检查可疑、纤维支气管镜和胸部 CT 均正常者,应 2 ~ 3 个月筛检一次;③痰细胞学检查阳性、胸部 CT 和纤维支气管镜检查正常者,应每 1 ~ 2 个月筛检一次;直到确诊肺癌;④痰细胞学检测正常,胸部 CT 异常,而纤维支气管镜检查阴性者,应每月筛检一次,直到排除或确诊肺癌。

4. 随访对象 ①对于细胞学检查或组织学检查为重度支气管上皮增生者;②有肺癌家族史,同时伴支气管上皮中度增生和肺癌易感基因异常者。

二、肝癌

原发性肝细胞癌(HCC)是我国最常见的恶性肿瘤之一。在我国,HCC 的死亡居恶性肿瘤死亡率的第 2 位,占全世界 HCC 死亡人数的 45%。由于肝癌不易被发现,一旦出现症状,常常已经失去手术机会。大量临床资料显示,直径≤5cm 的小 HCC 治疗效果明显优于直径 >5cm 的大 HCC;而直径≤2cm 的微小 HCC 疗效更佳。因此,HCC 早期诊断就显得尤为重要。增强 HCC 危险人群的防癌意识、建立完善的筛检体系、运用各种检查提高小肝癌的检出率,在提高 HCC 的治疗效果、延长患者生存期和保证患者的生存质量方面具有非常重要的意义。

(一) 常用的肝癌筛检方法

1. 甲胎蛋白(AFP) 肿瘤标记应用于血液筛检中有不少成功的例子,AFP 应用于肝细胞肝癌的筛检就是其中典型的一例。AFP 是目前公认的诊断肝细胞肝癌的最灵敏、最特异的肿瘤标记,其含量与肿瘤大小以及分化程度有一定关系。

AFP 及其甲胎蛋白异质体 AFP 是胎儿时期肝脏合成的一种胚胎蛋白,当成人肝细胞恶变后又可重新获得这一功能,孕妇、新生儿及睾丸或卵巢的生殖腺胚胎癌亦可出现。在成人,如果血清中出现高浓度 AFP,强烈提示 HCC 或生殖腺胚胎癌;在儿童,则提示肝母细胞瘤或 HCC。用免疫扩散法,可证实 28% ~ 87% 的 HCC 患者血清 AFP 浓度增高。用放射免疫测定法定量检测的正常值为 < 20ng/ml。国内学者认为,AFP > 500ng/ml,且持续 4 周者,或 AFP 在 200 ~ 300ng/ml,持续 8 周并不断升高者,在排除其他引起 AFP 增高的因素后,结合影像学检查,即可作出 HCC 的诊断。活动性肝病时,血清 AFP 亦可升高,此时 AFP 的产生为肝细胞修复再生所致。通过动态观察血清 AFP 与 ALT 有助于 HCC 的鉴别。如两者动态曲线平行或同步,或 ALT 持续升高为正常的数倍,持续时间不长,随着 ALT 的恢复,AFP 亦随之下降至正常,则活动性肝病可能性大;如两者曲线分离,ALT 下降或恢复正常后,AFP 不但不下降,反而明显升高,则多为 HCC。有的小肝癌,AFP 经过一段很小变化或相对缓慢上升后,迅速升高。一般而言,血清 AFP 值常常随着 HCC 的生长而增高,但肿瘤的大小不与血清 AFP 水平相关,即使是小肝癌也可能产生高浓度的 AFP。这种现象主要归因于 HCC 产生 AFP 的能力不同。

2. B 超检查　超声作为一种简便、无创伤可反复的检查手段,对诊断 HCC 具有很大的价值,确诊率达 90% 以上,可列为首选。高分辨实时超声可发现 2cm 以下的微小 HCC。超声显影的主要不足为肝右叶膈面及肝门部的病变易被漏诊。诊断准确率及敏感度在很大程度上取决于检查者的经验及仪器的灵敏度。

3. CT　CT 扫描与超声扫描同为无创伤性检查方法,图像清晰且分辨率高,可显示 HCC 全貌和邻近组织的侵犯情况。增强扫描可增强组织对比度,更能提高检出率。CT 检出 HCC 的最小直径为 1cm 左右,诊断准确率为 77.3% ~ 94.7%。碘油 CT(CT + 肝动脉造影)可进一步提高诊断灵敏度,小至直径 0.3cm 的癌灶也能检出。CT 诊断 HCC 的不足之处在于对弥漫性 HCC 和等密度病灶容易漏诊,肝左叶的肿瘤可因胃内气体产生的伪影而发生误诊,对图像的解释受检查者经验的影响。

4. MRI　对 HCC 的诊断价值与 CT 相仿,可显示肿瘤内部结构和子瘤及瘤栓。对于 HCC 结节的鉴别也有帮助,还可为鉴别转移性 HCC、血管瘤和错构瘤提供进一步信息。

5. 超声引导下细针穿刺细胞学检查　对早期 HCC 癌结节,由于超声能准确显示癌结节的部位、深度及大小,因而超声引导下细针穿刺活检,常可获得 HCC 的组织学诊断依据。应用此方法,HCC 的诊断率为 80% 以上。实际上,这一方法主要用来确诊 HCC,并不是作为肝癌筛检的手段。

(二) 筛检方案、目标人群

1. 筛检目标人群　在 20 世纪 80 年代国际上首先提出了选择特定的高危人群进行肝癌筛检的概念。我国的多项研究表明,HBsAg 携带人群中 ALT 异常升高、AFP 阳性及 B 超异常的 30 岁以上男性患肝癌的概率非常高,加强对这部分人群的筛检能促进肝癌的防治。

2. 高危人群的筛检方案　肝癌筛检方案的确立是早期发现肝癌的主要环节,而每次复查间隔时间的长短,直接关系到肝癌高危筛检及时发现的质量。日本建立了比较好的肝癌早期筛检模式:对于高危人群进行每3个月1次的B超检查以及每月1次的血清肝癌标记检测。通过实践工作研究和大量资料分析认为,在保证监测质量和考虑经济学角度出发,肝癌高危筛检以半年1次较为合理。肝癌患者的早期发现、早期治疗可延长患者生命,为社会创造更多的效益;选取发病率高的人群是保证筛检效果的重点之一。在男性高危对象中筛检,可减低医疗成本,又可获得良好的效果。对女性高危对象中是否筛检应慎重。提高依从性可明显增加筛检的效果,所以推广肝癌筛检在目前医疗资源有限的情况下,既可合理利用医疗资源,又可很大程度降低肝癌的病死率。

3. 筛检结果阳性者的追踪方案　超声筛检发现 < 1cm 的肝结节应每隔1个月随访。如果随访2年以上结节没有增大,则每3个月常规检查1次。超声筛检发现 1~2cm 肝结节,应进行超声造影、增强 CT 或增强 MRI 中任意两种影像学检查以进一步明确诊断。如果两种检查都有典型的 HCC 特征,则可明确诊断 HCC 并给予相应的治疗。如果缺乏特征性表现或两种影像学检查血供表现不一致,则有必要进一步穿刺活检。首次发现 >2cm 结节,且一种影像学有典型的 HCC 血供表现或 AFP > 200ng/ml,不必穿刺即可确诊。如果影像学没有特征性血供表现或者没有肝硬化背景,则有必要穿刺以明确诊断。小结节的穿刺标本应由有经验的病理科医师作出判断。如果不支持 HCC 的诊断,患者应每3~6个月进行超声造影或 CT 检查,直至病灶消失、增大或出现 HCC 特征性表现。如果结节增大,但仍没有 HCC 的典型表现,建议再次穿刺活检。"无占位性"AFP 升高,应当通过 CT、MRI 和肝动脉造影的诊断程序排除占位。如仍未见肝内占位应密切随访,一旦出现占位病变则诊断确立。

总之,在肝癌高危人群 HBsAg 阳性者,特别是 ALT、B 超异常且 AFP 阳性者进行肝癌筛检,能及时发现早期肝癌,通过积极治疗可明显提高远期生存率。

三、乳腺癌

乳腺癌是女性最常见的恶性肿瘤,居妇女各类恶性肿瘤死亡率的首位。在我国,乳腺癌的发病率正在逐年增加,并且年轻患者比例高。而欧美发达国家广泛开展乳腺癌普查,不断提高了早期发现率,因而乳腺癌死亡率逐年下降。根据有关研究,乳腺原位癌几乎可以 100% 治愈,Ⅰ期乳腺癌5年生存率为 97%,Ⅱ期乳腺癌是 75.9%,Ⅲ期仅为 45%。早期发现乳腺癌,不但治愈率高,而且可以做"保乳"手术,术后各种辅助治疗也可减少,因此不但可节省医疗费用,也可有较高的生活质量。因此,乳腺癌的早期诊断是提高乳腺癌患者生存率和生存质量、提高乳腺癌治愈率、降低死亡率的关键。在乳腺癌尚在早期阶段,通过普查、临床体检、影像学检查及其他检查手段将其检出,即为乳腺癌的早期诊断。

(一)乳腺癌筛检方法

尽管临床触诊是乳腺检查不可或缺的手段,又是其他各项检查的基础。但在本章节中,仅讨论乳腺癌的实验室及辅助筛检方法。

1. 乳腺钼靶检查(mammography,MAM)　是国内外推荐的乳腺检查方法之一。乳腺 X 线摄片每次接受的辐射剂量 <0.2cGy,对受检者是安全的。早期乳腺癌的钼靶 X 线主要表现为小结节状肿块影、局灶性致密影、小结节状影伴钙化、不对称导管影增粗、血管影增粗、局部腺体结构扭曲等,对局灶性致密影、不定性钙化及局部腺体结构扭曲者应及时活检,才能大幅度

提高乳腺癌的早期检出率。2003年,ACS的乳腺癌筛查指南建议40岁开始进行乳房X线摄片检查,2010版《NCCN乳腺癌筛查和诊断临床实践指南》也推荐年龄≥40岁的妇女每年进行乳腺X线摄像,其乳腺癌诊断总灵敏度为75%。据研究证实,MAM的真阳性率为83%~95%,假阴性率为0.9%~6.5%,灵敏度随年龄的增大而提高。定期的乳腺X线摄影检查作为一项重要的公共卫生方针,已经被广泛接受。但国内专家认为中国人口众多,基层卫生医疗机构钼靶与高频超声设备普及不足,诊断水平参差不齐,所以不宜采用X线进行乳腺癌筛检。可以先建立适合中国女性应用的乳腺癌高危人群筛检模型和评估系统,对模型筛选出的高危人群进行乳腺X线检查并结合超声检查,在提高检出率的同时,减少X线给低危女性带来的不良影响和经济支出。

2. 超声检查(US)　US经济、简便、无痛苦,没有放射性损伤,可短期内反复使用,对年轻的女性更为适宜。其特点是灵敏度高,特异性差。但随着高频设备与技术的改进与提高,其优势日渐突出。除无创、简便、价格低的优点外,US可早期评价有否淋巴结转移,判断临床分期。肿块以低回声改变为主,大部分内部回声光点强弱分布不均,后方回声可有衰减。钙化回声在早期乳腺癌的诊断中有重要意义。

2010版《NCCN乳腺癌筛查和诊断临床实践指南》推荐:①年龄<30岁,乳腺肿块、腺体非对称性增厚或结节感,超声可作为首选;年龄≥30岁,乳腺肿块,且X线检查BI-RADS(乳腺影像报告和数据系统,由美国放射学协会制定。其分类分级标准如下:0级:X线显示不满意,需要结合其他检查方法进一步检查;1级:阴性,无异常发现;2级:良性表现;3级:可能良性发现,建议定期随访;4级:可疑异常,需考虑活检;5级:高度怀疑恶性,临床应采取适当措施)1~3级;年龄≥30岁,腺体非对称性增厚或结节感,超声可以作为X线检查的辅助方法。②出现与乳腺严重疾病相关的皮肤改变(年龄不限);不伴肿块的乳头自发溢液;乳房X线检查BI-RADS 0级的女性,超声可考虑选择。③初始超声检查发现乳腺实性肿块,直径<2cm,临床查体低度可疑;肿块经空心针穿刺病理诊断为良性,影像诊断病理诊断结论一致;乳房X线检查BI-RADS 0级的女性;每6~12个月进行超声检查1次,持续1~2年。

3. 螺旋CT　临床怀疑乳腺癌而X线未发现或者X线可疑的细小钙化及病变位置不能肯定者,可做CT检查进一步确诊。CT增强扫描能显示癌肿血供分布特征,乳腺癌多为富血管肿瘤,增强扫描多呈明显强化。对于小乳房及深部病灶螺旋CT优于钼靶摄片。

4. MRI　早期乳腺癌病灶形态多表现为片状、团块状强化区域,边界不清,形态不规则,少数表现为沿导管走行的条带状、树枝状强化,较少为结节或肿块。乳腺MRI影像分析应结合X线钼靶片来进一步提高诊断准确率。与乳房X线摄片相比,MRI对乳腺癌诊断的灵敏度高、特异度低,导致部分假阳性结果,并且不易发现微小钙化灶。在随机临床试验中也未发现利用MRI进行筛检能够延长患者的生存期,因此不考虑在普通人群中采用MRI进行筛检。美国癌症学会(ACS)和NCCN指南共同将MRI作为钼靶筛检的补充。国内采用MRI对经钼靶和超声诊断的可疑病灶进行进一步检查,从而发现隐匿病灶和早期乳腺癌,并作为保乳手术参考影像依据,应用日趋成熟。但尚无MRI用于乳腺疾病筛检的报道。

5. 肿瘤标记　血清c-erbB-2、CA125、CA15-3、CA199 、CEA、TSGF、p53、BRCA1、BRCA2、Ki-67和bcl-2的检测在一定程度上对乳腺癌的早期诊断有一定临床价值。其中,血清CA15-3是目前公认的对乳腺癌诊断中较为特异的肿瘤标记 ,在诊断乳腺癌方面具有重要价值,其敏感度为 22.5% ~40.2%；联合 CEA 检测时，其敏感度则提高到 48.5%。但是，并不推荐作为人群的筛检方法。

6. 穿刺细胞学检查 包括细针穿刺细胞学检查（FNA）和粗针穿刺组织学检查（CBE）。能明确病变的细胞组织学类型，从而明确诊断。

（二）乳腺癌高危人群及筛检方案

1. 乳腺癌高危人群 年龄、家族史、良性病变史、初潮年龄、初产年龄、产次、绝经年龄等是乳腺癌的危险因素。凡有下述情况之一者，均系乳腺癌高危个体：①初产年龄 ≥35 岁或从未生育；②月经初潮年龄 ≤12 岁，绝经年龄 ≥55 岁，或行经 ≥42 年；③一级亲属在 50 岁前患乳腺癌；④两个以上一级或二级亲属在 50 岁以后患乳腺癌或卵巢癌；⑤乳腺 X 线摄片间质类型为 Ⅱa、Ⅲc、Ⅳc；⑥对侧乳腺癌史，或曾有乳腺活检史，证实为重度非典型增生或导管内乳头状瘤病者；⑦胸部放射治疗史（≥10 年）。

2. 筛检方案 美国癌症协会（ACS）制定了乳腺癌早期发现的推广原则，其中包括 18 ~39 岁妇女 3 年 1 次临床体检；40 ~49 岁妇女每年 1 次临床体检和每 2 年 1 次乳腺 X 线检查；50 岁以上每年 1 次临床体检和每年 1 次乳腺 X 线检查。我国乳腺疾病专家也主张有乳腺癌高危因素者推广使用该原则，并提出严重高危妇女（即有明显乳腺癌家族遗传史倾向、一级家属绝经前患乳腺癌以及有乳腺癌相关基因阳性的妇女等）从 35 岁起每年 1 次乳腺 X 线检查。2010 版《NCCN 乳腺癌筛查和诊断临床实践指南》建议 30 岁以上、发现显著肿块的妇女应进行乳腺 X 线检查，其中 BI-RADS 1 ~3 级的病例，应进行乳腺超声检查；BI-RADS 4 级，怀疑异常病灶或 5 级高度怀疑恶性病灶的患者，进行粗穿刺活检；若病理诊断与影像学诊断结论一致，均为良性病灶者，每 6 ~12 个月进行 1 次乳腺 X 线检查，持续 1 ~2 年。

四、结、直肠癌

结、直肠癌（CRC）是我国常见的恶性肿瘤，其发病率近年来有上升趋势。早期发现、早期诊断是提高结直肠癌疗效的重要环节。要提高直肠癌的早期诊断率，应该重视结肠、直肠癌早期症状，并及早进行相关检查，可避免误诊误治。人群普查是发现早期结、直肠癌的有效途径，但需相关仪器设备及技术条件，且费用过高。目前，比较可行的方法是在高危人群中进行筛检，然后对可疑者做进一步检查。直肠指诊检查是早期发现病变和判断肿瘤浸润程度最简便而有效的手段，但本章节主要论述实验室筛检方法，故不作讨论。

（一）结、直肠癌的筛检方法

1. 粪隐血试验 结、直肠癌最有用的实验室检查项目是粪便隐血试验（fecal occult blood test，FOBT）。由于费用低廉、患者容易接受、易于重复检查等特点可作为大规模普查时或对一定年龄组高危人群检查结肠癌的初筛手段。若操作仔细正确，这项检测是很有效的。有报道认为人群筛检的阳性率达 1% ~6%。粪便隐血筛检时应注意教育患者和实验室工作人员如何准备和留取样品，以及如何准确地进行操作。美国的一项调查显示，对实验室操作人员进行适当的培训教育后，操作规范和熟练程度有了提高，准确性从培训前的 68.8% 提高到 88.2%，经过多次培训甚至可达 94.1%。FOBT 主要有免疫法（fecal immunochemical test，FIT）和化学法（guaiacbased fecal occult blood test，gFOBT）两种方法。目前主张采用免疫法的 FOBT 取代化学法(联苯胺法)。新的免疫法 FOBT 使用人血红蛋白特异性抗体,具有更高的敏感度(66%~90%)和特异性(>90%)。

在所有的筛检项目中,FOBT 和 FIT 是没有侵入性的检测,目前临检实验室所提供的筛检项目主要为 FIT 和 FOBT。早在 2003 年美国癌症协会的 CRC 便血检测项目指南已包括了 FIT,FIT 检测较 FOBT 检测具有一些优势。传统的以愈创木酯为试剂的 FOBT 会因患者食用肉类、某些天然水果、未烹饪的蔬菜、非甾体消炎药和阿司匹林等而呈假阳性,因患者维生素 C 摄入量大于 250mg/d 而呈假阴性,因此 FOBT 在采样前需要对患者进行饮食和用药的限制。而 FIT 因其具有较高的特异性而不需要在采样前对患者进行饮食和用药的限制。FOBT 或 FIT 的阳性结果一般反映了粪便中存在出血,且该出血或许与 CRC 有关。若 FOBT 或 FIT 结果阳性应进行结肠镜检查。粪便中血液分布不均或间歇性出血可能导致假阴性结果,因此阴性结果不能排除 CRC 可能。

有学者建议对年龄大于 50 岁者,无论有无症状,均应至少每年进行一次粪便隐血检查。粪便隐血试验的临床价值在于为发现早期结肠癌提供重要线索。

2. 肿瘤标记检查　肿瘤标记可作为结、直肠癌早期辅助诊断的指标,临床上应用较广泛的是癌胚抗原(carcinomebryonic antigen,CEA),70% 左右结肠癌患者的 CEA 阳性。但 CEA 并非大肠癌的一种特异性抗原,故单用 CEA 其灵敏度及特异性较差。此外,糖类抗原 199(CA199)、糖类抗原 242(CA242)及铁蛋白(FERR)等也是在结、直肠癌检测中应用最多的标记。这些指标单独或联合应用对结、直肠癌的早期诊断均有一定的临床意义。

3. 内镜检查　内镜检查是发现及诊断结、直肠癌最有效的手段,是目前诊断早期结、直肠癌的主要方法,诊断率较高。一般情况下对粪便隐血、粪便基因突变检测、肿瘤标记检查等有异常时主张行内镜检查,以便早期明确诊断。此外,对结、直肠癌高危人群一般要求每年进行 1 次结肠镜检查,3 年中无明显异常发现可改为每 2~3 年检查 1 次,直至终生。缺点为侵入性检查,不易为患者接受。目前临床上应用最广泛的是纤维结肠镜和电子结肠镜,既能直视下观察,又能定性取活检。而染色放大内镜是目前公认最先进而实用的技术,采用染色与放大内镜技术结合,可以看到过去没有观察到的病变微细结构。有资料显示,染色放大内镜区分肿瘤性和非肿瘤性病变的敏感度和特异度可达到 98% 和 92%。结、直肠癌诊断与病理诊断的结果符合率,普通结肠镜为 80%,染色放大结肠镜为 90.9%。纤维结肠镜可诊断癌肿的部位、浸润的范围、癌体的形态大小及有无肠腔狭窄或伴发病灶。超声结肠镜可以观察到结肠周围组织的横断面,能清楚显示肿瘤侵犯的层次及有无淋巴结转移,进行 TNM 分期。

4. CT　是一种安全可靠无痛苦的检查方法。有利于观察肠腔内的肿块、肠壁增厚的情况、肠周围浸润及邻近器官的侵犯。对各种原因引起的狭窄内镜无法通过和不能耐受全结肠镜检查者,CT 更有诊断价值。CT 结肠成像又称为虚拟结肠镜(CT virtual colonoscopy,CTVC),是在特殊的多排 CT 机下短时扫描,利用计算机辅助成像技术显示全结肠和直肠。对诊断结、直肠癌的临床价值已得到肯定,并具有安全快捷、耐受性好和并发症少等优点。能更好地显示腔内病变,对检出结、直肠病变有很高的敏感质和特异性,甚至与常规结肠镜接近。使用 CTVC 技术对结直肠占位图像进行重建,根据病变直径的不同灵敏度分别为 93.8%(<10mm)、93.9%(<8mm)、88.7%(<6mm),特异度分别为 96.0%(<10mm)、92.2%(<8mm)、79.6%(<6mm)。

（二）结直肠癌高危人群与筛检方案

由于我国人口众多，筛检应以高危人群为主体。高危因素包括遗传易感因素、环境因素、个人史以及癌前症状（慢性便秘、腹泻、黏液血便和阑尾炎病史）等。

1. 高危人群　40 岁以上者有以下情况时应视为高危对象：①家族有结肠、直肠癌史，尤其是一级亲属有结、直肠癌病史；②有慢性炎性肠道病史，大便习惯和（或）性状改变者；③有肠息肉或息肉手术史，对早年发现的息肉病变，应定期检查；④妇科肿瘤患者接受过放射治疗者。

2. 结、直肠癌筛查方案　按照美国胃肠病学院（ACG）针对结、直肠癌筛查建议，从 50 岁起每 10 年检查 1 次结肠镜仍然是结直肠癌筛检的首选策略。由于经济受限，并非所有的医院均可进行结肠镜检查；同时，也非所有的适宜人群都乐意接受出于筛检目的的结肠镜检查。因此，给患者提供可选择的结、直肠癌预防性检查：每 5 年～10 年接受 1 次乙状结肠镜检查或每 5 年接受 1 次结肠 CT 成像检查或免疫学方法检测粪便隐血检查。同时，ACG 推荐具有高发危险的个体应更早进行筛检并增加筛检的频率。

我国结、直肠癌筛检的步骤：以问卷及粪便隐血试验初筛高危人群，进而对高危人群进行肠镜精筛。肠镜检查阳性者根据治疗原则处理，阴性者每年复查 1 次粪便隐血试验；如筛检出肿瘤，按肿瘤治疗原则处理；若检出息肉，切除后每 3～5 年复查 1 次肠镜。

总之，进行结、直肠癌筛查是提高其早期诊断的重要手段，可以减少结、直肠癌的发病率和死亡率。随着分子生物学的飞速发展，相对敏感、特异、有效的非侵入性检查，如基因检测、酶标记物检测等将在结、直肠癌的早期诊断及筛检中发挥越来越重要的作用。但结、直肠癌的筛检还有一些问题尚待解决，如筛检依从性、粪便 DNA 检测的前景及血清学检测用于筛检的可能前景等，这些还需要进一步研究探索。

五、宫颈癌

宫颈癌是最常见的妇科恶性肿瘤之一，在妇科肿瘤中，宫颈癌的发生率仅次于乳腺癌，位居第 2，是妇科三大恶性肿瘤之一，并且发病年龄呈年轻化趋势。据估计，全球每年新诊断宫颈癌 49.3 万例，其中有 27.4 万例死于宫颈癌。北美洲和欧洲一些国家对孕龄女性进行较大规模的筛检，由于早期发现和及时治疗，使宫颈癌病死率下降了 20%～60%。在发展中国家，由于宫颈癌筛检工作的不完善，宫颈癌的发生率是发达国家的 6 倍，并且其中 80% 的患者确诊时已是浸润癌。从宫颈癌前期病变发展成宫颈癌有一个较长期的过程，大约是 10 年。因此宫颈癌是一种可预防、可治愈的疾病，早发现、早诊断、早治疗是预防宫颈癌发生的关键。

一项对 200 万妇女（年龄在 35～64 岁）的调查表明，每 10 年接受 1 次宫颈涂片检查，宫颈癌发病率可降低 64.1%；每 5 年接受 1 次宫颈涂片检查，降低 86.3%；每 3 年接受 1 次宫颈涂片检查，降低 90.8%；每 2 年接受 1 次宫颈涂片检查，降低 92.5%；每年接受 1 次宫颈涂片检查，则可降低 93.5%。根据以上数据，从经济费用－临床效果的观点来看，20～64 岁的妇女每 3 年接受 1 次宫颈涂片检查较合适；而 >65 岁且宫颈涂片检查一直阴性的妇女，可适当延长检查的间隔时间。

（一）宫颈癌实验室筛检方法

1. 脱落细胞学检查　脱落细胞学检查是宫颈癌及其浸润前病变筛检或诊断的主要方法。

在世界范围内,不管采用何种筛检或检查程序,宫颈脱落细胞学检查都是最基本的方法。脱落细胞学检查包括传统的巴氏涂片法和液基薄层细胞学检查(thinprep cytologic test,TCT)。

(1) 传统的巴氏涂片法:传统的巴氏涂片法是用一个软木刮板,在宫颈外口鳞-柱状上皮交界处轻轻刮取采集宫颈脱落的细胞,涂在玻璃片上,经固定、晾干、巴氏染色,在显微镜下观察。依据细胞的改变来诊断宫颈炎症、癌前病变和宫颈癌。其操作简便易行,对技术人员及实验设备要求不高,该检查成本较低,无创,且特异度高。在过去的60多年一直作为宫颈癌筛检的首选方法,有效降低了宫颈癌的发生率和病死率。传统巴氏涂片诊断宫颈癌的特异度高达94%,适用于经济落后地区大规模人群的宫颈癌的筛检。但由于取样和制片方法的缺陷,刮片上的细胞不能完全转移至玻片,且转移至玻片上的细胞分布不均、重叠,受黏液和红细胞影响,医生读片时眼睛易疲劳等,可导致镜检漏诊、认识和判断错误。此外,巴氏涂片采用传统巴氏5级分类法作为病理学诊断标准,使巴氏涂片细胞学假阴性率高、敏感度低。根据有关文献,其假阴性率为15%~20%,敏感度约为50%。

(2) 液基薄层细胞学检查(TCT):随着计算机技术和自动化技术的发展,各种新的筛查方法出现,其中液基细胞学法被认为是一种较好且实用的方法。细胞学诊断以2001版TBS(the bethesda system)系统为标准。该方法漏诊率低,细胞涂片质量好,病变成分保存完整,一定程度上可弥补传统巴氏涂片的缺陷。液基薄层制片技术使取材器上的标本几乎得到了全部保留,标本经系统程序化处理,将黏液、血液和炎性细胞与上皮细胞分离,制成均匀的薄层涂片。这种薄层涂片,细胞成分齐全,结构清晰,背景干净,不正常的上皮细胞很容易辨认,尤其是对于细胞数量少、体积小的鳞状上皮高度病变,大大提高了其阳性诊断率,减少了漏诊率。TCT技术不仅提高细胞学诊断率,还能从微生物角度做出诊断,能识别出滴虫、念珠菌、疱疹病毒和乳头状病毒等感染,比传统的巴氏涂片法检查更全面、更实用、更具有临床实用价值。但由于液基细胞学设备及耗材价格昂贵,虽然已广泛应用于国内外发达地区宫颈癌的机会性筛检,但在经济不发达地区、基层医院开展较困难,不适合用于大规模筛检;且机械化液基细胞制片也存在一些缺陷,如病变细胞数量较少时不易寻找,因此影响诊断。计算机辅助细胞检测(computer assistant cell test,CCT)是阅片技术的进步,也称细胞电脑扫描,是读片程序的计算机化,可有效地降低细胞学检查的假阴性率,具较高敏感性,明显高于传统的手工巴氏检查。CCT技术能避免肉眼观察的人为主观误差和工作疲劳所引起的过失误差,做到准确、快速,提高细胞学诊断率。总之,液基薄层制片技术和CCT技术显著提高了细胞学筛检灵敏度,将宫颈癌的早期诊断推向了新高度和新水平,因此门诊宫颈癌包括其前驱病变的实验室筛检应首选TCT。

2. 人乳头状瘤病毒(human papillomavirus,HPV)检测　HPV感染已被证明是引起宫颈癌及其癌前病变的必要因素。多数妇女感染HPV后可依靠自身免疫力清除病毒而避免发生宫颈病变,但高致病性的HPV在宫颈的持续定殖,可导致宫颈细胞逐渐发生宫颈上皮内瘤变直至宫颈癌变。HPV感染可分低危和高危两大组,低危组主要是HPV6、HPV11型等,与性病湿疣有关,较少恶变;高危组主要是HPV16、HPV18型等,与宫颈上皮内瘤样病变(CIN)关系密切,对宫颈上皮内瘤样病变病情进展起着主要的促进作用,其病毒负荷与癌的发生呈正相关。100%的宫颈癌患者的高危型HPV感染为阳性,高度瘤变(宫颈上皮内瘤样病变CINⅡ~Ⅲ级,CIN2和CIN3)中97%为阳性,轻度瘤变(CIN1)中的阳性率为61.4%。因此进行高危型

HPV 的检测,可以最大限度地筛检高危人群,从而降低宫颈癌的发病率。HPV 检测作为初筛手段可浓缩高危人群,且可用于宫颈病变和宫颈癌治疗后的监测。2011 年《NCCN 宫颈癌筛检临床实践指南》则将 HPV 检测正式作为≥30 岁妇女的宫颈癌筛检项目,作为宫颈细胞学检查的补充。宫颈细胞学检查联合 HPV 检测,可延长宫颈癌筛检间隔时间,提高筛检敏感度和特异度,降低医疗成本,增加患者依从性。

总之,HPV 检测虽提高了筛检的敏感度,但特异度有所下降,且 HPV 检测成本高,实验室设备要求也很高,不适合大规模筛检。所以,HPV 检测目前还未单独作为首选筛检实验,主要与细胞学联合应用以提高敏感度,或作为筛选手段来判定哪些巴氏涂片可疑结果的妇女需要阴道镜检查。主要适应证是在巴氏涂片结果为未明确意义的非典型细胞(ASC-US)的妇女中,只有高危型 HPVDNA 阳性者需要进行阴道镜检查和活检,这样可以减少做阴道镜的患者数量。

3. 阴道镜及组织病理学检查　阴道镜是对宫颈细胞学和 HPV 异常时进行进一步评估的重要方法,并指导活检组织病理学结果的最后诊断及指导治疗。但阴道镜检查费用较高,对人员技术要求较高,因此作为宫颈癌筛检手段存在一定局限性。宫颈癌诊断的金标准是取活检做病理学检查。对任何筛检结果阳性、肉眼可疑癌时,均应活检做病理学检查。病理学检查虽不是宫颈癌筛检的方法,但可避免过度治疗,减少不必要的医疗资源。阴道镜结合病理活检可确诊宫颈癌。

(二) 宫颈癌筛检方案

按照《2010 NCCN 宫颈癌筛检临床实践指南》,宫颈癌筛检应在性生活开始 3 年后开始,最迟应在 21 岁开始接受筛检。对于年龄≥70 岁的女性,如果宫颈结构完整,10 年内至少连续 3 次正规细胞学检查结果无异常,或患有严重疾病,可考虑终止筛检。但是,对于既往未接受筛检的女性或无法得到既往筛检记录、既往筛检不可靠的女性,仍推荐进行筛检;若既往有宫颈癌或 CIN 病史、宫内应用己烯雌酚史或存在免疫缺陷状态,如人类免疫缺陷病毒(HIV)感染,应尽量延长筛检时间。如果使用宫颈细胞学涂片进行筛检,应每年筛检 1 次;如使用液基细胞学进行筛检,则可每 2 年筛检 1 次。年龄≥30 岁的女性,如果既往连续 3 次正规筛检未发现异常,可每 2 ~ 3 年筛检 1 次(有宫颈癌或 CIN 病史、宫内应用己烯雌酚史或存在免疫缺陷状态,如 HIV 感染者除外)。使用细胞学联合高危型 HPV 检测的方法进行筛检,当两者均未发现异常时,可至少 3 年后再进行筛检。对于接种了 HPV 疫苗的女性,筛检方法与未接种者相同。

年龄≥30 岁细胞学结果无异常而高危型 HPV 阳性时可选择包括阴道镜检查或进行 HPV16/18 检测的处理方法。当 HPV16/18 检测结果阳性时行阴道镜检查;结果阴性时,1 年后复查细胞学和高危型 HPV 检测。1 年后复查时如细胞学结果异常,不论 HPV 检测结果如何,均按照相应细胞学异常结果的处理办法进行后续处理;当高危型 HPV 阳性、细胞学结果无异常时,需行阴道镜检查;两者均未发现异常时,可在 3 年后再筛检。

对于年龄≤21 岁女性,出现细胞学检查结果异常时,处理办法是:①非典型鳞状细胞(ASC-US)与低度鳞形上皮内瘤变(LSIL)处理方法相同,ASC-H 与 HSIL 处理方法相同。②不使用高危型 HPV 检测。因为此年龄段女性 HPV 感染十分常见,所以对这部分女性进行筛检时,不使用高危型 HPV 检测;而对于 LSIL 的处理也与年长者不同,原因是有研究显示这部分人群中 LSIL 恢复率很高,即使少数女性发生 CIN Ⅲ级,病变在 21 岁前进展为癌的可能性很低,而后续的筛检也多会发现这些 CIN Ⅲ级患者。因此,对于≤21 岁女性,如果出现 ASC-US 或 LSIL,可在 1 年后重复细胞学检查,而年龄 >21 岁者则需要行阴道镜检查。1 年后复查结果若出现异常,行阴道镜检查,无异常时进行常规筛检。细胞学检查结果为 ASC-H 或 HSIL 时,需行阴道镜检查。

对于年龄 >21 岁女性的筛检方法:与年龄≤21 岁女性不同,对年龄 >21 岁、细胞学检查结果为 ASC-H、LSIL 和 HSIL 的处理方法相同,而 ASC-US 单独分组。对 ASC-US,可供选择的处理方法有 3 种:高危型 HPV 检测、半年后行细胞学检查或行阴道镜检查。如高危型 HPV 检测可同时在液基细胞学标本残液中进行,可将该方法作为首选。该方法发现 CIN Ⅱ级及以上病变的敏感度可达 92.5%,发现 CIN Ⅲ级及以上病变的敏感度达 95.6%,这与阴道镜检查发现 CIN Ⅲ级的敏感度相同。高危型 HPV 检测结果阳性时,需行阴道镜检查。如果选择在半年后再次重复细胞学检查,若检查结果无异常,半年后再次重复检查 1 次,2 次结果均无异常时开始常规筛检,任何 1 次检查结果出现异常都要行阴道镜检查。细胞学检查结果为 ASC-H、LSIL 和 HSIL 时,由于其他方法如高危型 HPV 检测和重复细胞学检查对病变的发现率都不及阴道镜检查,所以将阴道镜检查作为唯一的处理方式。

目前在我国,宫颈细胞学检查结合 HPV 检测,根据检查结果进行阴道镜及宫颈病理活检,是育龄妇女宫颈癌筛检的主要方法,通过"三阶梯"诊断程序进行分层管理,制订宫颈癌个体化筛检和诊治方案。

六、胃癌

我国是胃癌高发国家,每年死于胃癌者约占全部肿瘤死亡者的 1/5。其发病率高,尤其在青壮年阶段高发,就诊时多属进展期或无法手术切除者。胃癌患者的生存期长短与胃癌分期密切相关。据报道,早期胃癌 5 年生存率为 95%,晚期胃癌则为 40%。我国早期胃癌的检出率很低,一般为 5%～10%,而日本高达 80%,韩国也达到 40%。如何提高我国的胃癌早期检出率是提高我国胃癌诊治水平的关键。所以,早期诊断胃癌有助于提高手术切除率,改善预后。

(一)胃癌实验室筛检方法

1. 粪便隐血试验　粪便隐血试验常呈持续阳性。其检测方便,有辅助诊断的意义,可作为胃癌筛检的首选方法。

2. 肿瘤标记　癌胚抗原(CEA)在 40%～50% 的胃癌病例中升高,在随访而不是普查和诊断中有一定意义。其他肿瘤标记如 CA19-9、CA125、CA247 等,均有可能在部分胃癌病例中出现不同程度的升高,但无筛检或诊断价值。

3. 内镜检查及活检

(1)胃镜:通过胃镜检查可准确确定肿瘤位置,同时获得组织标本以行病理检查。胃镜检查对胃癌的诊断敏感度高,为首选检查方法。

(2)色素内镜(可选):常规内镜检查完成后,建议对临床疑诊早期胃癌、高危人群、年龄

>40岁的受检者应常规行靛胭脂染色,以提高早期胃癌的检查率。染色前应注意清洗胃黏膜表面黏液,喷洒时尽量使染色剂在胃黏膜上涂布均匀,冲洗后进行观察。

(3)放大内镜(可选):放大内镜直接观察胃黏膜表面形态,根据胃小凹形状及表面血管形态可准确鉴别病变的良恶性,与染色剂配合使用效果更好。

(4)超声胃镜检查:超声胃镜检查用于评价胃癌浸润深度和淋巴结转移状况,对需实施缩小手术、局部切除包括内镜黏膜切除(endoscopic mucosal resection,EMR)和内镜黏膜下层切除(endoscopic submucosal disssection,ESD)者为必需。

(5)组织学诊断:组织病理学是胃癌的确诊依据。在治疗开始前,应尽可能获得病理学诊断。一般行内镜检查时可同时活取组织送检。应制定胃癌组织病理诊断标准,加强病理科医生相关培训,原位癌诊断需要病理联合会诊确认。

4. 计算机体层摄影(CT)　CT平扫加增强扫描在评价胃癌病变范围、局部淋巴结转移和远处转移情况等方面具有价值。

5. 上消化道造影　上消化道造影检查用于不能开展胃镜检查的医疗机构或无法耐受胃镜检查者。胃上贲门部癌疑有食管侵犯者应予考虑,以确定是否经胸切除。

(二)易患胃癌的危险因素和筛检方案

1. 高危因素　易患胃癌的高危因素包括:①胃癌发病高峰年龄为50～60岁,男性患者多于女性。②相关的生活习惯包括饮酒、吸烟、经常食用熏制、高盐及盐渍食品、营养缺乏(包括维生素A、维生素C、维生素E、β-胡萝卜素、硒、纤维素缺乏)等。③幽门螺杆菌感染,特别是儿童期的幽门螺杆菌感染。④相关疾病及家族史,包括胃部分切除或大部分切除术、巨大肥厚性胃炎、恶性贫血、慢性萎缩性胃炎、胃黏膜肠上皮化生、胃黏膜上皮异型增生、慢性胃溃疡等。胃癌患者的一级亲属发病率升高2～3倍,家族中有胃癌患者的人群发病率亦有所升高。

2. 筛检方案　早期胃癌的普查包括自然人群普查、门诊筛选、高危人群随访。根据我国国情,可在门诊应进行机会性检查,即有消化道症状者应做内镜检查,40岁以上的男性(嗜酒者35岁)有上腹不适者即应建议胃镜检查;提倡55岁以上人群每1～2年接受1次胃镜检查;高危人群随访是胃癌早期发现的重要途径之一。

七、前列腺癌

前列腺癌是老年男性常见的恶性肿瘤,近年来发病率有上升趋势,在美国位居男性肿瘤第1位,也是欧美国家男性肿瘤患者的主要死亡原因之一。我国前列腺癌的发病率和病死率呈逐渐上升的趋势。临床诊断常在疾病的晚期,难以治愈,因此在早期可治愈阶段检出前列腺癌至关重要。

(一)前列腺癌实验室筛检方法

1. 前列腺特异性抗原(prostate-specific antigen,PSA)　PSA是前列腺癌的标记物,是临床筛检及早期发现前列腺癌非常有价值的指标,已广泛应用于临床。PSA是前列腺上皮细胞产生的糖蛋白,是一种组织特异性蛋白质,主要由腺管和腺上皮细胞合成,存在于前列腺上皮细胞胞质中。它不是单一分子,有5种异质体及许多分子构型及复合物。其含量在正常人血清中极低,由前列腺上皮组织分泌入精液或血液中。PSA是筛选前列腺癌的一个非常有价值的指标,常与直肠指诊、经直肠超声等检查联合用于诊断无明显症状的年龄 > 50 岁的男性患者。PSA 虽然具有器官特异性,但肿瘤特异性较差。血清中 PSA 主要以总 PSA(tPSA)和游离 PSA(fPSA)两种形式存在。正常情况下,前列腺腺泡和导管腔与血液系统之间存在着明显的组织屏障,故血液中含量极低,且相当稳定。只有当肿瘤或其他病变破坏了此屏障时,才可导致外周血 PSA 水平升高。除了前列腺癌外,影响 PSA 水平的因素包括直肠指诊、膀胱镜检查、前列腺穿刺、急性前列腺炎、前列腺缺血、坏死及前列腺上皮内增生等。

(1) PSA 结果的判定:目前国内外比较一致的观点是,血清 tPSA >4.0ng/ml 为异常。对初次 PSA 异常者建议复查。根据欧美国家资料,当 tPSA 介于 4 ~ 10ng/ml 时,发生前列腺癌的可能性约为 25%。中国人前列腺癌发病率低,国内一组数据显示血清总 PSA 4 ~ 10ng/ml 的前列腺穿刺阳性率为 15.9%。在这一 PSA 灰区内,如果 f/tPSA >0.16 时前列腺穿刺阳性率为 11.6%,如果 f/tPSA <0.16 时前列腺穿刺阳性率为 17.4%。血清 PSA 受年龄和前列腺大小等因素的影响,我国前列腺增生(BPH)患者年龄特异性 tPSA 值各年龄段分别为:40 ~ 49 岁为 0 ~ 1.5ng/ml,50 ~ 59 岁为 0 ~ 3.0ng/ml,60 ~ 69 岁为 0 ~ 4.5ng/ml,70 ~ 79 岁为 0 ~ 5.5ng/ml,≥80 岁为 0 ~ 8.0ng/ml。这构成了进行前列腺癌判定的灰区(PSA 4 ~ 10ng/ml),在这一灰区内推荐参考以下 PSA 相关变数。

(2) 游离 PSA(fPSA):fPSA 和 tPSA 作为常规同时检测。多数研究表明 fPSA 是提高 tPSA 水平处于灰区的前列腺癌检出率的有效方法。当血清 tPSA 介于 4 ~ 10ng/ml 时,fPSA 水平与前列腺癌的发生率呈负相关。研究表明,如患者 tPSA 在上述范围,fPSA/tPSA <0.1,则该患者发生前列腺癌的可能性高达 56%;相反,如 fPSA/tPSA >0.25,发生前列腺癌的可能性只有 8%。国内推荐 fPSA/tPSA >0.16 为正常参考值(或临界值)。

2. 经直肠超声检查(transrectal ultrasonography, TRUS) 由于直肠超声通过肠壁就显示前列腺,探头频率高,图像清晰细致,使前列腺癌的超声检出率明显提高。在 TRUS 上典型的前列腺癌的征象是在外周带的低回声结节,而且通过超声可以初步判断肿瘤的体积大小。但 TRUS 对前列腺癌诊断的特异性较低,发现一个前列腺低回声病灶要与正常前列腺、BPH、PIN、急性或慢性前列腺炎、前列腺梗死等鉴别。而且很多前列腺肿瘤表现为等回声,在超声上不能发现。目前 TRUS 最主要的作用是引导进行前列腺的系统性穿刺活检。

3. 计算机体层摄影(CT) CT 对早期前列腺癌诊断的敏感度低于磁共振成像(MRI),前列腺癌患者进行 CT 检查的目的主要是协助临床医师进行肿瘤的临床分期。对于肿瘤邻近组织和器官的侵犯及盆腔内转移性淋巴结肿大,CT 的诊断敏感度与 MRI 相似。

4. 磁共振成像(MRI) MRI 检查可以显示前列腺包膜的完整性、是否侵犯前列腺周围组织及器官,MRI 还可以显示盆腔淋巴结受侵犯的情况及骨转移的病灶。在临床分期上有较重要的作用。MRI 检查在鉴别前列腺癌与伴钙化的前列腺炎、较大的良性前列腺增生、前列腺瘢痕、结核等病变时常无法明确诊断。因此,影像学检查 TRUS、CT、MRI 等在前列腺癌的诊断方面都存在局限性,最终明确诊断还需要前列腺穿刺活检取得组织学诊断。

5. TRUS 引导下前列腺穿刺 前列腺穿刺活检是前列腺癌术前取得病理诊断的主要手段,是目前诊断前列腺癌的金标准。前列腺穿刺活检的结果与前列腺癌的分期、分级、手术切缘阳性率以及术后生化复发密切相关。经直肠超声引导下穿刺术操作简单、准确性高、安全,并发症极少。

（1）前列腺穿刺的适应证：①直肠指检（DRE）发现结节，任何 PSA 值。②B 超发现前列腺低回声结节或 MRI 发现异常信号，任何 PSA 值。③PSA > 10μg/L，任何 f/tPSA 和 PSAD 值。3 条中只要符合 2 条即可考虑行前列腺穿刺。④PSA 4 ～ 10ng/ml，f/t PSA 异常或 PSAD 值异常。

（2）穿刺针数：自 1989 年 Hodge 等提出经直肠超声引导 6 点前列腺系统穿刺活检术诊断前列腺癌以来，由于该术式同传统的经直肠示指引导的前列腺结节穿刺活检术相比显示出明显的优越性，已被多数学者接受，成为前列腺穿刺活检的"标准"术式。但由于前列腺癌约 70% 起源于前列腺外周带，传统的 6 点针法容易遗漏病灶。我国的学者尝试采用系统 12 点穿刺法，穿刺点为在标准的系统 6 点（前列腺旁正中线矢状切面尖部、中部、底部）的基础上，各增加 3 针（两外侧上、中、下点），同时对超声所见可疑回声区随机增加穿刺点。因为 12 点穿刺法新增加的 6 针穿刺组织大部分为前列腺的外周带，可获取更多的外周带组织，使标准 6 点针法不能检出的前列腺癌病灶得到诊断，因此穿刺阳性率可明显提高，还可以增加早期癌和小体积癌的检出。研究结果表明，10 针以上穿刺的诊断阳性率明显高于 10 针以下，并不明显增加并发症。有专家建议，根据 PSA 水平和患者具体情况，采取不同穿刺针数的个体化穿刺方案可能提高阳性率。

（3）重复穿刺：第一次前列腺穿刺阴性结果，在以下①～④情况需要重复穿刺：①第一次穿刺病理发现非典型性增生或高级别 PIN。②PSA > 10ng/ml，任何 f/t PSA 或 PSAD。③PSA 4 ～ 10ng/ml，复查 f/t PSA 或 PSAD 值异常，或直肠指检或影像学异常。④PSA 4 ～ 10ng/ml，复查 f/t PSA、PSAD、直肠指检、影像学检查均正常，严密随访，每 3 个月复查 PSA。如 PSA 连续 2 次 > 10ng/ml 或 PSAV > 每年 0.75/ml，应再次穿刺。

重复穿刺的间隔时间，目前多为 1～3 个月。对 2 次穿刺阴性结果，属上述①～④情况者，推荐进行 2 次以上穿刺。有研究显示，3 次、4 次穿刺阳性率仅 5%、3%，而且近一半是非临床意义的前列腺癌，因此，3 次以上穿刺应慎重。

（二）前列腺癌筛检方案

美国泌尿外科学会（AUA）和美国临床肿瘤学会（ASCO）建议 50 岁以上男性每年应接受例行直肠指检和 PSA 检查。对于有前列腺癌家族史的男性人群，应该从 45 岁开始进行每年 1 次的检查。国内经专家讨论达成共识，对 50 岁以上有下尿路症状的男性进行常规 PSA 和直肠指检；对于有前列腺癌家族史的男性人群，应该从 45 岁开始定期检查、随访；对直肠指检异常、有临床征象（如骨痛、骨折等）或影像学异常等的男性应进行 PSA 检查。有一些其他的因素会影响到血清 PSA 的水平，如直肠指检会引起 PSA 的升高，但是这种升高似乎并不影响前列腺癌的诊断。PSA 检查应在前列腺按摩后 1 周，膀胱镜检查、导尿等操作 48 小时后，射精 24 小时后，前列腺穿刺 1 个月后进行。PSA 检测时应无急性前列腺炎、尿潴留等疾病。根据直肠指检和 PSA 水平确定进一步影像学检查及 TRUS 引导下前列腺穿刺个体化方案。

八、卵巢癌

在美国，卵巢癌在妇科癌肿中占首位。在我国，卵巢癌发病率位居女性恶性肿瘤第 3 位，仅次于宫颈癌及子宫内膜癌。因其发病隐匿，早期通常无明显症状，且易发生腹腔转移，有

60% ~70% 的患者临床发现时已属Ⅲ～Ⅳ期。尽管手术、放疗和化疗等方法不断改进，该病5年生存率仍在30% 左右。由此可见，如能在健康人群中进行筛检，做到早诊断、早治疗，可提高卵巢癌患者的生活质量及生存率。

目前传统筛检或诊断卵巢癌的方法主要是血 CA125、彩色多普勒超声、腹腔镜检查和细胞学检查等方法，但因为单独应用上述方法对早期卵巢癌的诊断率不高，因此常需联合检查。

（一）卵巢癌实验室筛检方法

1. CA125 检测　CA125 是目前公认最佳且应用最广的卵巢癌肿瘤标记。CA125 在 80% 的晚期卵巢癌患者升高，但只有 50% ~60% 早期患者 CA125 升高。CA125 为一种高分子糖蛋白，在胚胎发育中表达于体腔上皮。大量的研究表明 CA125 水平的升降与卵巢癌的发生发展及消退有关，特别是卵巢浆液性癌，而识别黏液性癌的临床价值受到限制。很多非恶性疾病的 CA125 血清值也可能升高，正常上皮如腹膜、胸膜、心包膜等也可产生 CA125，子宫内膜异位症、良性卵巢囊肿、早期妊娠、盆腔感染、结核性腹膜炎都可使 CA125 值升高。因此，单独应用 CA125 来进行卵巢癌的筛检颇有争议。

2. 人附睾蛋白4（human epididymis protein 4，HE4）　在新型卵巢癌标记中，近年来颇具突出应用前景的是 HE4。据报道，HE4 检测卵巢恶性肿瘤的敏感度与 CA125 相当，而特异性更高。就单一标记而言，HE4 诊断卵巢癌的敏感度最高（72.9% ），特异性为 95%；对于不同标记的组合，CA125 和 HE4 联合检测的敏感度最高（76.4% ），特异性为 95%；同时也发现如再联合其他标记检测，其敏感度几乎没有改变。对于鉴别良性肿瘤和Ⅰ期卵巢癌患者，HE4 为最佳的单一标记，联合检测 HE4 和 CA125 对卵巢癌的预测准确性高于单用任一种标记。

3. 腹部超声与阴道超声　超声检查已经广泛应用于临床可疑盆腔包块的诊断和鉴别诊断。卵巢恶性肿瘤的超声特点：囊实性，囊内分隔较厚，有内生或外生性乳头生长，肿物呈双侧性，可合并腹腔积液。在卵巢癌发生过程中，新生血管的形成在彩色多普勒血流显像中表现为低阻力血流。将彩色多普勒血流显像应用于筛检，可以鉴别肿瘤的良、恶性，进一步提高筛检的特异性。随着超声技术的进步，经阴道超声可以更加精确地测量卵巢体积，不需要膀胱充盈，无创伤性。阴道超声观察卵巢形态更为清晰，可在一定程度上提示卵巢癌恶性发展程度。有研究认为，经阴道超声检查可作为早期卵巢癌筛检的方法。目前经常应用卵巢的形态学评分系统对卵巢癌进行评估，其灵敏度可达 98.1%，特异度为 80.8%，阳性预测值 40.9%，阴性预测值 99.7%。但是，此评分系统无统一规范标准，也无大样本病例－对照研究明确其与其他方法诊断价值的差别。

超声作为卵巢癌一线筛查手段，敏感度明显高于 CA125。但是，单一应用超声作为筛检手段，会因为良性卵巢囊肿或者其他盆腔良性疾病造成很高的假阳性率，特异性和阳性预测值过低，导致在筛检人群中过于积极的手术干预。

4. 腹腔镜检查　如发现卵巢肿物可进行腹腔镜检查。此检查属有创，不能作为人群常规筛检方法。

（二）卵巢癌筛检人群和方案

1. 卵巢癌筛检人群的确立　癌症人群筛检年龄的确定应该是在该疾病死亡峰值年龄的前5年，多数研究资料认为卵巢癌的该峰值应为 55 ~59 岁，所以卵巢癌的筛检年龄应该是

≥50 岁。但并不是所有≥50 岁的妇女都应该进行筛检,只有卵巢癌高危人群者才有条件纳入筛检人群的范围,包括:①有卵巢癌、乳腺癌或结肠癌家族史者。具有卵巢癌家族史的妇女,70 岁前形成卵巢癌的风险为 10%,卵巢癌相关突变基因(如 BCRA1)携带者的卵巢癌发病率是普通人群的 10 倍。②本人有乳腺癌、子宫内膜癌或结肠癌病史。③未育或不育妇女,月经初潮偏早(12 岁之前)或绝经时间在 50 岁之后的妇女,使用促排卵药物超过 3 个周期者。④生殖道接触滑石粉或石棉[工业污染、安全套(避孕套)、含滑石粉的粉尘等]者、吸烟者、高脂肪饮食、肥胖和身高较高的女性。

卵巢癌在早期常无症状,往往在妇科检查时偶被发现。据报道,1/5~1/3 的妇女在卵巢癌诊断前 3 个月或更长时间已出现主观或客观的临床依据。所以如果发生以下情况,应引起高度重视:①不明显但持续存在的胃肠道不适,如胀气、恶心、胃口差或消化不良等症状,腹部膨胀感、疼痛;②尿频和(或)尿急;③不能解释的大便习惯改变;④绝经后异常阴道出血;⑤性生活时疼痛。如果出现以上症状的时间已超过 4~6 周,应进行全面的直肠、阴道等妇科检查。如果体检发现卵巢形态不规则,应进一步行包括阴道内超声检查、肿瘤标记检查。

2. 筛查方案 1994 年,专家首次提出联合应用盆腔检查、血清 CA125、阴道超声检查,对遗传性卵巢癌家族的高危人群进行每年 1 次筛检。由于人群中卵巢癌的发病率低,即使应用高特异性的检测方法,阳性预测值仍然很低,故尚难在普通人群中实施筛检。

第六节　性传播疾病的实验室筛检

性传播疾病(sexually transmitted diseases, STD)是指主要通过性接触、类似性行为或间接接触传播的一组传染病。不仅可在泌尿生殖器官上发生病变,而且还可以通过淋巴系统侵犯泌尿器官及所属的淋巴结,甚至通过血行播散侵犯全身各重要的组织和器官。《传染病防治法》规定的 STD 有 8 种:淋病、梅毒、尖锐湿疣、非淋菌性尿道炎、生殖器疱疹、软下疳、性病性淋巴肉芽肿和艾滋病。

随着人们生活方式的改变和性观念的堕落,STD 成为全人类必须共同面对的公共健康问题。防治 STD,我们面临着严峻的现实问题:流行范围逐渐扩大化,发病年龄逐渐年轻化,无症状或症状轻微患者逐渐增多化,耐药菌株逐渐增多化。我国 STD 流行的特点是:新中国成立前 STD 猖獗;建国后、改革开放前,基本得到了控制;但是在改革开放后,再度复燃,并且 STD 构成比发生了变化,淋病、尖锐湿疣和梅毒略有下降,而非淋菌性尿道炎、生殖器疱疹小幅上涨,艾滋病则呈蔓延趋势。

性传播疾病难以在普通人群中进行普查,但是对于有静脉吸毒史及高危性行为的人群,如同性性行为、多个性伴侣、婚外性交史、嫖娼史或配偶感染史,尤其非法性工作者群体应该行STD 筛检。在本节中着重讨论梅毒和 HIV 的筛检。

一、梅毒

梅毒是由梅毒螺旋体主要通过性交或从母体通过胎盘传入,侵犯多系统多器官的慢性传染病。梅毒螺旋体即苍白密螺旋体的苍白亚种,人是其唯一宿主。直径为 0.1~0.15μm,全长为 7~8μm。新鲜标本在暗视野显微镜下可观察其形态和活泼的运动方式。梅毒螺旋体主要有两种抗原:①密螺旋体抗原,即梅毒螺旋体表面的特异抗原,与雅司、地方性梅毒及品他病等3种密螺旋体有共同抗原,可交叉反应;②非螺旋体抗原,即磷脂类抗原,可刺激机体产生反应素,其与牛心肌的心脂质抗原发生反应。此法敏感性高,但有假阳性。

（一）检验方法

1. 显微镜镜检　渗出液涂片后可直接用暗视野显微镜检。直接镜检适合Ⅰ、Ⅱ期梅毒的检查(现已经不常用)。

2. 血清学试验　包括非螺旋体抗体和密螺旋体抗体两类。

（1）非螺旋体抗体试验(NtrAT):用正常牛心肌脂质作为抗原,测定患者血清中的反应素。均为初筛试验。常用的方法有:性病研究实验室试验(VDRL)、快速血浆反应素试验(RPR)、甲苯胺红不加热血清试验(TRUST)、不加热血清反应素试验(USR)等。这类方法敏感性高,其抗体滴度与病变活动性有关,病灶出现后 1~2 周就可测出反应素,Ⅰ期梅毒阳性率约为 70% ,Ⅱ期梅毒阳性率可达 100% ,Ⅲ期梅毒阳性率较低,先天性梅毒阳性率可达 80% ~ 100% 。但此类试验特异性不高,常有假阳性反应。

（2）密螺旋体抗体试验(TrAT):采用 Nichols 株梅毒螺旋体作为抗原,测定血清中梅毒螺旋体特异抗体,特异性强,可用作梅毒证实试验。因此,在分析结果时应结合病史和临床症状,并做 TrAT 试验加以确诊。TrAT 试验方法有:梅毒螺旋体血凝试验(TPHA)、梅毒螺旋体明胶凝集试验(TPPA)、免疫印迹试验(WB)、荧光密螺旋体抗体吸收试验(FTA-ABS)等。密螺旋体抗原试验的特异性虽强,但仍不能区分雅司、地方性梅毒等,也可有 1% 生物学假阳性存在。因此,这些试验结果的判定仍需结合临床资料来分析。

（二）梅毒实验室检查方案

对于梅毒的确诊需同时做 NtrAT 和 TrAT 两种检测,并结合临床表现综合判断。筛选实验和确诊实验结果解释见表7-5。

表7-5　梅毒选实验和确诊实验结果的判读

NTrAT	TrAT	结果判读
+	-	NtrAT 假阳性
+	+	现症梅毒,治愈的晚期梅毒
-	+	极早期梅毒,治愈后的梅毒
-	-	排除梅毒感染,极早期梅毒,AIDS 合并梅毒

二、艾滋病

艾滋病(AIDS)是由人类免疫缺陷病毒(HIV)感染所导致的一种病死率极高的慢性传染病。自 1981 年世界第一例艾滋病病毒感染者发现至今,短短 20 多年间,艾滋病在全球肆虐流行,已成为重大的公共卫生问题和社会问题,引起世界卫生组织(WHO)及各国政府的高度重视。全球 HIV/AIDS 流行蔓延趋势仍在继续。但一个值得重视的问题是:亚洲的 HIV 感染年增长率较为明显。根据我国卫生部、联合国艾滋病规划署(UNAIDS)和 WHO 联合对 2009 年中国艾滋病疫情做出的估计,截至 2009 年底,估计我国现存活艾滋病病毒感染者和患者(HIV/AIDS)约 74 万人,估计 2009 年当年新发艾滋病病毒感染者 4.8 万人,2009 年艾滋病相关死亡 2.6 万人。

（一）HIV/AIDS 的实验室筛检方法

1. 抗体检测　主要有酶联免疫吸附试验（ELISA）和免疫荧光试验（IFA）。为防止假阳性,可做蛋白印迹法进一步确诊。

2. 抗原检测　用 ELISA 检测 P24 抗原。在 HIV 感染早期尚未出现抗体时,血中就有该抗原存在。由于 P24 量太少,阳性率通常较低。现有用解离免疫复合物法或浓缩 P24 抗原来提高敏感度。

3. 核酸检测　用 PCR 法检测 HIV 基因,具有快速、高效、敏感和特异等优点。目前该法已被应用于 HIV 感染早期诊断及艾滋病的研究中。

4. 病毒分离　常用方法为共培养法,即用正常人外周血液分离单个核细胞,加 PHA 刺激并培养后,加入患者单个核细胞,用于诊断及艾滋病的研究中。

（二）筛检方案

主要是 HIV 抗体检测,分为筛检试验（包括初筛和复检）和确认试验。

1. 初筛　对 HIV 抗体筛检试验,呈阴性反应者可出具"HIV 抗体阴性"报告;对初筛试验呈阳性反应者不能出阳性报告,可出具"HIV 抗体待复查"报告。

2. 初筛试验呈阳性反应样品的转送　如需送上级实验室进行复测或确认,需要填写"HIV 抗体复测送检单",经 1 名检验人员和 1 名具有中级以上技术职称的人员审核签字。送当地艾滋病筛检中心实验室,再转送艾滋病确认实验室,或在本实验室复检后直接送确认实验室。对筛检阴性和阳性者,均需做好检测后咨询。

3. 确认检测流程　有 HIV-1/2 混合型和单一 HIV-1 或 HIV-2 型。先用 HIV-1/2 混合型试剂进行检测,如果呈阴性反应,则报告 HIV 抗体阴性;如果呈阳性反应,则报告 HIV-1 抗体阳性;如果不满足阳性标准,则判为 HIV 抗体检测结果不确定。如果出现 HIV-2 型的特异性指示条带,需用 HIV-2 型免疫印迹试剂再做 HIV-2 的抗体确认试验,呈阴性反应时,报告 HIV-2 抗体阴性;呈阳性反应时则报告 HIV-2 抗体血清学阳性,并将样品送国家参比实验室进行核酸序列分析。

4. 确认试验结果的判定　下面是我国使用蛋白印迹法确认 HIV 感染的判定标准和判定结果的基本原则。在实际工作中还应参照所用试剂盒说明书综合判定,遇疑难情况应报上级实验室解决。

（1）HIV-1 抗体阳性（+）：至少有 2 条 env 带（gp41 和 gp160/gp120）出现,或至少 1 条 env 带和 P24 带同时出现。

（2）HIV-2 抗体血清学阳性（+）：同时符合以下 2 条标准可判为 HIV-2 抗体血清学阳性：①符合 WHO 阳性判定标准,即出现至少 2 条 env 带（gp36 和 gp140/ gp105）。②符合试剂盒提供的阳性判定标准。③HIV 抗体阴性（－）,无 HIV 抗体特异带出现。④HIV 抗体不确定（±）,出现 HIV 抗体特异带,但不足以判定阳性。

5. HIV 抗体确认试验结果报告　确认试验由确认实验室根据检测结果出具"HIV 抗体确

认检测报告单",报告 HIV 抗体阳性(+)、HIV 抗体阴性(—)及 HIV 抗体不确定(±)。

(1)符合 HIV-1 抗体阳性判断标准,报告"HIV-1 抗体阳性(+)",并按规定做好检测后咨询、保密和疫情报告工作。

(2)符合 HIV 抗体阴性判断标准,报告"HIV 抗体阴性(—)"。如果近期有高危行为,如性乱、注射毒品等,或有急性流感样症状等情况,为排除因"窗口期"而出现的假阴性结果,建议高危行为后 3 个月时再做抗体检测。也可进行 HIV-1 P24 抗原或 HIV 核酸检测,作为辅助诊断。

(3)符合 HIV 抗体不确定判断标准,报告"HIV 抗体不确定(±)",在备注中应注明"3 个月后复检",同时进行以下处理。

6. 随访复检 每 3 个月随访复检 1 次,连续 2 次,共 6 个月。如果检测时暴露时间已超过 3 个月,则在 3 个月后随访 1 次即可。将前后 2 份样品同时检测,仍呈不确定或阴性则报告 HIV 抗体阴性;如果在随访期间发生带型进展,符合 HIV 抗体阳性判定标准则报告 HIV-1 或 HIV-2 抗体阳性。

三、实验室检测在预防和控制传染性疾病中的作用

在预防和控制传染性疾病中实验室检测的作用主要可分为两部分:第一,发现和确认致病原,包括疾病的诊断、发展疫苗、测定抗生素的敏感性、分子学特性和有关病原体的分化等。第二,开展血清学检测,包括血清学调查、通过特异抗体的产生来证实对疾病的诊断、通过血清转换来测定疫苗的效果、自然感染产生的免疫分化等。实验室通过上述工作在传染性疾病的预防、诊断和治疗中起重要作用。

综上所述,实验室检测、体格检查和影像技术在预防疾病以及检测和控制慢性疾病中起着很重要的作用。在应用于筛检时,方便和有效是应主要考虑的问题。许多新的检测技术,例如分子生物学技术在实验室的应用日趋增多,应有相应的质量保证措施并使检测方法科学化,标准物的提供也应成为可能,这些步骤以及分子基因技术的应用有希望使疾病在出现临床症状之前就被发现。基因分析技术正在迅速被应用于临床并逐渐用于筛检,糖尿病和胰岛素受体的基因研究已深入进行,许多基因包括癌症基因的研究使得它们成为观察肿瘤标记和疾病进展的指标。p53 基因与多种癌症有关,对它的测定可成为预测癌症的指标。基因和肿瘤基因检测分析已被用于预测神经母细胞瘤、视网膜母细胞瘤、卵巢和盆腔癌。在结肠癌的发病中基因所起的复杂作用也有人作过详尽描述。目前这些基因检测的方法在实验室的具体使用中仍是较繁琐、费时,且费用较高。在不久的将来,操作方便且费用不高的基因检测将成为可能。

在我国,上海已率先步入了人口老龄化城市,目前全国各地都将面临人口老龄化问题。随着人口预期寿命的提高,对老年人的健康保健问题将成为我国卫生保健及实验室的一个重要课题,实验室与预防和筛检有关的检测项目将大大增加。毫无疑问,大部分的这类检测将要求加强质量保证,提高测定值的准确性和精密性,并同时要求大批训练有素、操作熟练的技术人员。实验室将在预防保健方面负有更重大的责任,考虑和制定相应的计划并对有关实验室作出一定的要求已是摆在我们面前的亟待解决的重要课题。

(李文昌 祝墡珠)

参考文献

[1] 陈世耀主编. 内科临床思维. 第 3 版. 北京：科学出版社,2012.

[2] 陈灏珠,林果为主编. 实用内科学. 第十三版. 北京：人民卫生出版社,2009.

[3] 陈文彬,潘祥林主编. 诊断学. 第七版. 北京：人民卫生出版社,2008.

[4] 王鸿利主编. 实验诊断学. 第二版. 北京：人民卫生出版社,2010.

[5] 孙自镛主编. 实验诊断临床指南. 第二版. 北京：科学出版社,2005.

[6] 石磊,邵渊,王作仁. 肝癌高危人群的随访监测及小肝癌的早期筛选. 昆明医学院学报, 2011,32(9):71-76.

[7] 高君,孙文兵. 肝癌的早期诊断与鉴别诊断. 中国临床医生,2009,37(1):5-7.

[8] 吴在德,吴肇汉主编. 外科学. 第七版. 北京:人民卫生出版社,2008:518-522.

[9] Berg A O. Screening for cervical cancer: recommendations and rationale. Am J Nurs,2003, 103(11):101-109.

[10] 钟亚娟. 宫颈癌筛查进展. 中华实用诊断与治疗杂志,2011,25(8):731-733.

[11] 黄敏,余冬娥. 宫颈癌实验室筛查方法的选择. 检验医学与临床,2011,8(4):462-463.

[12] 伍军平,罗新,吴小花. 宫颈癌筛查 8 463 例结果分析. 中华妇幼临床医学杂志(电子版),2011,7(3):197-201.

[13] 李晶,罗祥美,林仲秋.《2011 年 NCCN 宫颈癌临床实践指南》解读. 国际妇产科学杂志. 2011,38(2):166-169.

[14] 李晶,罗祥美,林仲秋.《2010 版 NCCN 宫颈癌筛查临床实践指南》解读. 国际妇产科学杂志,2010,37(3):224-226.

[15] 杨乘辉,张博恒,汤钊猷. 筛查与肝癌的早期诊断. 中华肝脏病杂志,1999,7(3):130-131.

[16] 李继光,黎庶,王振宁,等. 45 岁以上女性乳腺癌数字化 X 线成像筛查结果的分析. 中华外科杂志,2006,44(1):32-33.

[17] 余之刚,李玉阳.《2010 版 NCCN 乳腺癌筛查和诊断临床实践指南》解读与体会. 中华乳腺病杂志(电子版),2010,4(4):361-367.

[18] 戴弘季,朱晓灵,李海欣,等. 乳腺癌筛查及早诊早治技术的研究进展. 中国肿瘤, 2009,18(9):713-716.

[19] 汤茂春,黄志刚,刘占举. 美国胃肠病学院结、直肠癌筛查指南. 医学与哲学(临床决策论坛版),2009,30(11):24-26.

[20] 郑树. 我国的结直肠癌筛查方案. 医学研究杂志,2006,35(2):8-9.

[21] 刘希永,郑树,杨工,等. 结、直肠癌筛检优化方案在高危人群中应用评价. 肿瘤防治研究,1997,24(4):197-200.

[22] 李波,宋永胜. 超声引导下经直肠前列腺系统 12 点穿刺活检术对早期前列腺癌的诊断价值. 实用临床医药杂志,2011,15(15):64-66.

[23] 崔恒. 卵巢癌的早期诊断. 中国妇产科临床杂志,2010,11(6):403-405.

[24] 汪宁. 艾滋病在中国和全球的流行现状及面临的挑战. 科技导报,2005,23(7):4-8.

第八章　不适宜的筛检技术

筛检是应用简便而经济的方法对尚未识别的疾病或缺陷做出提示,也就是把健康人群中可能有病的患者和无病的人区分开来,其目的在于通过对疾病的早期发现来改善预后。

当临床医生或公共卫生人员为受检对象选择筛检项目时,其实他们同时也在考虑哪些筛检技术是不适宜的。热衷于提供全面检查的医生认为,任何有助于预防或早期诊断的措施都值得采取。他们甚至提出,如果不为受检者进行全面检查是有违道德的,因为受检者有可能因此失去早期发现某些肿瘤的机会。但另一方面,政府作为卫生服务的提供者,致力于区分不同筛检技术的效用和价值,以期合理地使用有限的医疗资源。

事实上,筛检的目的不仅仅是发现所谓的"异常",而应该是让民众在良好生命质量的基础上延长期望寿命。因此,如果筛检本身的风险较大,或是检测出"异常"的能力较弱,或是检测出的"异常"对人群的生命质量和生存时间影响不大,就应该慎重权衡是否需要开展这类筛检。

本章的目的在于阐述筛检的一般原则,并对不适宜的筛检项目进行讨论。但有一点必须指出,学者们对于某些筛检项目的看法并不统一,不同国家的指南或是同一国家不同组织制定的指南,对于同一筛检项目的推荐与否也存在不一致。另一方面,新的证据和技术的不断出现,可能会对以往的结论作出修订。某些原本存在争论的筛检项目,因为获得新的证据支持而变为适宜开展。同样的,某些原本适宜开展的项目,可能因为新的、更有效筛检方法的出现而被淘汰。此外,原本受政府财力限制和成本—效益考虑而不宜开展的项目,会随着社会发展水平的提高和人群整体健康预期的提升而重新获得机会。因此,以一种动态的眼光来看待筛检技术的发展是极为必要的。

第一节　选择筛检项目的注意事项

并不是所有的筛检项目或预防措施都有助于提升健康水平。如果所选择的筛检项目风险较大,或是收益较小,或是无法确定它的风险和收益,那这些项目就是不适宜的。例如,在目标人群中筛检一种发病率很低的疾病,它的收益就很小,因为本身发病的人就很少。而如果将这种筛检技术用于普查,它的害处就更大,因为会发生很多假阳性的结果。选择筛检项目的注意事项如下。

一、筛检项目是否对目标人群有害

筛检项目所带来的害处可能来自检查技术本身,也可能来自筛检异常后所采取的进一步诊断措施,或是过度治疗。虽然多数筛检项目本身是无创的,但也有些项目会给筛检对象带来直接的伤害,例如由结肠镜检查导致的肠穿孔。虽然这类并发症的发生率很低,但如果在全人群中开展这类筛检项目,那累计起来的人数就非常可观。筛检项目还会因为假阳性结果,造成受检者及其家属不必要的焦虑和恐慌,这是筛检项目带来的间接伤害。

筛检阳性后,受检者必须接受进一步的诊断流程,以确定自己是否真的患有所要筛检的疾病。而这些进一步的诊断性检查,也可能是创伤性的或是风险较高的。例如,为筛检妇女是否可能患有卵巢癌而进行 CA125 或超声波检查,筛检异常者需要进一步行腹腔镜以确诊,由此会带来出血、感染等并发症。有数据显示,筛检 10 000 名 50~64 岁的妇女,每年会有 300 名妇女因为假阳性的结果而被要求接受进一步的检查以明确诊断是否患有卵巢癌,从而造成心理上的焦虑和抑郁。此外,还会有 20~65 名妇女,因为并不存在的卵巢癌而进行不必要的手术治疗。类似的,由于进一步行血管造影和颈动脉内膜剥脱术所引起的并发症,在普通人群中筛检颈动脉狭窄所导致的脑卒中甚至比它预防的还要多。

筛检还可以因为所导致的过度治疗而带来伤害。当临床上遇到无法明确判断病变性质或是病变本身就处于交界性时,如较小的结肠息肉、宫颈内瘤变等,临床医生和患者都会倾向于及早处理病变部位,因此过度治疗的情况尤为严重。要减少这种现象的发生,需要对筛检的对象进行选择。因为在高发病率的人群中进行筛检,结果的假阳性率就会降低,并会因此减少接受过度治疗的人数。例如,美国预防服务专门工作组的报告显示,在 65~69 岁老年妇女中进行骨质疏松症的筛检,每 10 000 人中可以预防 14 例髋关节骨折的发生。而在 50~54 岁的妇女中进行同样的筛检,每 10 000 人中仅能预防 1 例。

二、筛检项目是否仅对少数人有益

(一)筛检项目的收益较低

有两个潜在的原因使得在患者中有效的检查措施却不适用于人群的普查。第一,筛检时使用这种检查效力较低。例如,仅有小部分乳腺癌的发病与 BRCA 基因突变有关,在患者及其亲属中检测这种基因可能可以预测乳腺癌的发病风险。但在人群中进行 BRCA 基因的普查,只能为极少数妇女带来益处,而多数人会因此项检查而感到焦虑。此外,BRCA 基因谱很广泛,在人群中检测会发现不同的亚型,但大多没有重要的临床意义。第二,筛检时所需考虑的机会成本(opportunity cost)。所谓机会成本,是指作出一个选择后所丧失的不做该选择而可能获得的最大利益。临床医生、患者和社会均需考虑机会成本。以临床医生为例,当他为受检者进行一项并不重要或获益较小的筛检(如甲状腺功能异常的筛检)时,实际上占据了他为受检者提供一项更有价值的筛检项目(如结、直肠癌的筛检)的时间和精力。在异常忙碌的临床诊疗过程中,医生必须作出选择,以使患者的获益最大化。而患者在就诊、咨询时,也应考虑到自己的时间、精力和经济成本。对于政府和社会,如何使用有限的医疗资源和经济资源来最大可能地提高民众的健康水平,更是应该权衡的事情。

另一种收益较低的情况称为基线筛检(baseline screening)。例如,在常规体检时,医生要求无心血管系统症状的受检者进行心脏超声的检查,理由是如果将来患上心血管疾病时,之前的检查数据可以作为基线进行比对。为了使基线资料有参考价值,这一类检查还需要定期重复,以获得最新的基线数据。由所谓的基线筛检所导致的医疗资源浪费并不罕见。

(二) 所筛检疾病在目标人群中的发病率较低

当所要筛检的疾病在目标人群中的发病率较低时,绝大多数的受检者并不能从中获益,甚至于说是在忍受这项检查。即使这项筛检本身很有效,也需要检查大量的人群才能使少数人受益,就如同前面所举的骨质疏松症的例子。同样,并不建议在年轻人中进行癌症筛检也是出于这一考虑。

(三) 筛检项目缺乏针对性

毫无疑问,筛检的项目越多,能发现的异常也就越多。例如有调查显示,如果让受检者进行一项无针对性的血液生化检查,在 20 个指标中,有 64% 的机会可以发现至少一项异常。随着经济条件的改善和民众健康意识的提升,许多受检者主动要求医生或是医生主动建议受检者进行全面的健康体检,这些项目甚至包括 PET-CT、螺旋 CT、MRI 等。医生和受检者都相信,通过先进且全面的检查可以发现隐蔽的微小病变,从而缓解自身对于疾病的担忧。但同时,这些检查也经常会因为发现一些无重要临床意义的情况,而使患者焦虑或进行不必要的治疗。况且,有些检查项目的花费也很大。缺乏针对性的筛检,不仅降低了筛检的有效性,同时也增加了受检者的潜在风险。

三、是否无法确定筛检的风险与收益

有一些筛检项目由于没有足够的、高质量的证据来证明它的风险和收益而不适宜开展。例如,是否需要在普通人群中开展糖尿病的筛检就缺乏证据。又如对于已有高脂血症或高血压的患者,有关早期筛检糖尿病能在多大程度上帮助患者预防或减缓微血管并发症的研究也很少。要确定这些筛检的必要性,就必须要有大样本量的、长期随访的随机对照试验的结果。在尚不具备这类依据之前就开展大规模的筛检,是不可取的。

还有一种情况是,虽然筛检项目本身的风险和收益已经明确,但由于受检者的偏好不同,导致他们对风险和收益的理解不同。例如,对于定期接受乳腺 X 线摄片以筛检乳腺癌的妇女中,10 年内约有 50% 的机会会发生 1 次假阳性的结果。由于筛检结果异常,她们需要接受进一步的检查甚至是活检,以确定是否真的患有乳腺癌,当然最终结果是否定的。有些妇女对这一情况可以很理智的接受,但另一些人则认为这是一种巨大的伤害。在这种情况下,就需要临床医生在进行筛检及进一步诊断前与受检者进行坦诚的沟通,告知其可能的风险和结果,随后根据她们的不同偏好作出选择。

第二节　不适宜的筛检技术

在确定筛检项目时,临床医生通常面临着两种风险:一种是在还没有充足证据证实其有效

性之前就过早地使用某种筛检项目;另一种是过晚地采取某种筛检措施而延误了受检者增进健康的时机。如何在两者之间取得平衡是至关重要的。以下建议可以帮助医生进行选择:①对于已证实有效的筛检项目应常规推荐给受检者;②应在高危人群中开展相应的筛检,以使筛检的效益最大化;③不鼓励受检者进行无针对性的全身体检;④对于无充足证据证实其有效性的筛检项目不应常规推荐,若患者强烈要求,则应告知利弊,并与受检者共享决定权;⑤不应提供已证实无效或有害的筛检项目,若患者强烈要求,应进行规劝;⑥进行特殊的筛检前应与受检者充分沟通,如结肠镜、抑郁症、肥胖或乙醇(酒精)滥用。

除了这些基本原则外,临床医生还可以根据及时更新的各项指南来指导自己的选择。以下对一些不适宜进行的具体筛检技术进行讨论。

一、血液检查

血液检查包括血液生化(肝功能、肾功能、血糖、血脂等)和全血细胞(白细胞、红细胞、血小板等)计数。近年来,各医疗机构从市场经济出发,每年都组织大量健康人群进行体检,包括参加工作不久的年轻人。由于普查样本大,少则几百人,多则几千人到数万人,加上检查条件(标本不能及时按规定要求存放)、技术(医疗机构和检验人员水平参差不齐)和时间(急于完成大批量的检查和检验)的限制,常出现错误结果。如每批普查中总有一些转氨酶升高,白细胞、红细胞、血小板升高或降低者,但再次到门诊复查时则完全正常。这不仅给受检者带来一定精神压力,也增加了医疗费用的支出。另一种情况是,虽然部分项目复查后确实是异常的,但没有重要的临床意义,如碱性磷酸酶轻度升高、白蛋白/球蛋白比例轻度异常等,医生反而要为此花费许多时间做解释工作。即使普查中发现一些异常,几乎没有证据表明早期诊断能明显改善临床预后。如普查中发现白细胞升高,经进一步检查确诊为慢性粒细胞性白血病,进行了化学治疗,该病平均生存期通常是 3 ~ 4 年,并不因早期化疗而延长患者生存期。又如,曾有学者在 1 080 名 20 ~ 64 岁的社区未怀孕妇女中进行全血计数的普查,虽然发现 120 名(11.1%)妇女血红蛋白低于120g/L,40 名(4.1%)血红蛋白低于100g/L,但其中仅 1 名妇女经胸片证实患有较为严重的疾病——支气管类癌。据报道,在美国由于频繁血液检查,每年浪费几十亿美元的卫生保健费用。

二、尿常规检查

尿液化学分析和显微镜检查可以发现脓尿、血尿、蛋白尿、糖尿、酮尿、胆色素尿、血红蛋白尿和其他异常,从而发现泌尿系统和其他系统疾病,如糖尿病、肝胆系统疾病、溶血性疾病等。对无症状者的尿液分析,有助于发现无症状性菌尿、隐匿性肾炎、IgA 肾病及糖尿病等。对儿童而言,早期发现无症状性菌尿是重要的,因为早期治疗可避免其发展为慢性肾功能不全。然而仍无足够证据表明,尿常规检查作为筛检方法有足够的预期价值,并能改善那些无症状者的预后。同样,也没有证据表明此法能降低肾脏、膀胱和泌尿系统其他肿瘤的死亡率。此外,健康人群中泌尿系统疾病发生率并不高,而尿液分析又有较高的假阳性,这些均限制了其作为筛检方法在大样本人群中的应用。如普查中常发现血红蛋白尿,但临床上并无任何溶血证据,因此不得不复查尿液检查,甚至要进行与溶血有关的血液检查才能证明尿常规检查结果是错误的。

三、血清肿瘤标记检测

肿瘤标记是由肿瘤细胞本身合成、释放或者是由机体对肿瘤细胞反应而产生的一类物质，通常以抗原、蛋白质、激素或代谢产物的形式存在于肿瘤细胞内或宿主血清及其他体液中。根据其生化和免疫特性以及含量升高的程度，肿瘤标记可作为肿瘤的诊断与鉴别诊断的辅助指标，并可在肿瘤的治疗和随访中发挥一定的作用。但由于不同肿瘤标记对检测不同肿瘤的敏感度、特异度相差很大，所以必须根据具体的检查指标和筛检疾病来分析。中华医学会检验医学分会肿瘤标记专家委员会对使用肿瘤标记进行临床检测的基本原则提出了建议，其中与开展筛检有关的内容如下。

（1）肿瘤标记对肿瘤的辅助诊断价值：由于目前临床常用的肿瘤标记在诊断恶性肿瘤时灵敏度和特异性不够高，故目前主要用于肿瘤的辅助诊断，不能作为肿瘤诊断的主要依据，也不提倡对无症状人群进行普查。

（2）肿瘤标记用于高危人群筛检的原则：应用肿瘤标记对于高危人群进行筛查时应遵循下列原则：①该肿瘤标记对早期肿瘤的发现有较高的灵敏度；②测定方法的灵敏度、特异性高和重复性好（如甲胎蛋白和前列腺特异抗原）；③筛查费用经济、合理；④筛查时肿瘤标记异常升高，但无症状和体征者，必须复查和随访。

（一）甲胎蛋白

甲胎蛋白（alpha fetoprotei，AFP）是在胎儿早期由肝脏合成的一种糖蛋白，出生后其合成即受到抑制。当干细胞或生殖腺胚胎组织发生恶性病变时，已丧失合成 AFP 能力的细胞因为有关基因被重新激活而又开始合成，致使血中 AFP 含量升高。对于原发性肝细胞肝癌来说，AFP检测是极有价值的。如果 AFP 达到 $400\mu g/L$，持续存在 4 周以上，并能排除其他假阳性情况，即可据此作出肝癌的定性诊断。而且 AFP 在肝癌症状出现前的 8～11 个月就已开始升高，因此 AFP 对肝癌的早期诊断也很有价值。虽然 AFP 对于原发性肝细胞肝癌诊断的特异性较高，但阳性率仅有60%～70%，另有30%的原发性肝癌患者 AFP 阴性。若在无症状人群中进行普查，其阳性率大约为1/10 000。此外，在急、慢性肝炎、肝硬化活动、妊娠妇女及生殖腺胚胎性肿瘤、胃癌或胰腺癌时，AFP 也可不同程度升高。因此 AFP 筛检更适合于高危人群，并被建议与 B 超筛检联合进行。

（二）癌胚抗原

癌胚抗原（carcinoembryonic antigen，CEA）是一种富含多糖的蛋白复合物，在消化系统肿瘤，如胰腺癌、胃癌、结肠癌时，会随病情进展而升高。临床上 90% 的胰腺癌、74% 的结肠癌、60% 的乳腺癌患者 CEA 常超过 $60\mu g/L$，但慢性萎缩性胃炎、结肠炎、胰腺炎、肝脏疾病、肺气肿及支气管哮喘等也常有 CEA 轻度升高。因此 CEA 测定特异性不高，而且器官定位价值较低，不适于人群中的肿瘤普查。

（三）糖链抗原 19-9

糖链抗原 19-9（carbohydrate antigen 19-9，CA19-9）是一种糖蛋白，胚胎期分布于胎儿的胰腺、肝胆和肠等组织，成人的胰腺、胆等部位也有少量存在。胰腺癌、肝胆和胃肠道等癌症中晚期患者中 CA19-9 常明显升高，其阳性率胰腺癌为 85%～95%，胆囊癌和胆管癌为 85% 左右，胃癌、结肠癌为40%，直肠癌为30%～50%，但早期患者的敏感度仅为30%。CA19-9检查的特异性低，而且人群中胰腺癌的发病率也很低，这都限制了其作为筛检的价值。而且阳性结果有时也不能通过胰腺超声影像证实，因为超声波不能发现直径<2cm的病灶。

（四）癌抗原125

癌抗原125（cancer antigen 125，CA125）是一种糖蛋白性肿瘤相关抗原，存在于卵巢肿瘤的上皮细胞内。在卵巢癌患者中阳性率高达60%～90%，故对卵巢癌的诊断有较大帮助。但在无症状妇女中其敏感性不高，为50%～80%，而且无证据表明能改善预后。此外，3%～6%的良性卵巢肿瘤、子宫肌瘤患者血清CA125也会明显升高，但多数不超过10万U/L；宫颈癌、乳腺癌、胰腺癌、胆道癌、肝癌、胃癌、结肠癌、肺癌也可能升高。

（五）前列腺特异抗原

前列腺特异抗原（protate specific antigen，PSA）是一种由前列腺分泌的单链糖蛋白，存在于前列腺管道的上皮中，器官定位明确。60%～90%前列腺癌患者中血清PSA水平明显升高；良性前列腺肿瘤、前列腺肥大或急性前列腺炎时，14%的患者PSA水平也会升高。对于是否应使用PSA进行前列腺癌的筛检目前尚存在争论。例如，美国自开始进行前列腺癌筛检以来，前列腺癌的死亡率已有所降低，但还不清楚这种降低是因筛检直接导致的，还是由于其他原因（比如治疗技术的提高）造成的。此外，前列腺癌筛检和治疗的负担很大，而且与其他肿瘤相比，前列腺癌过度诊断和治疗的问题更加严重。2010年美国癌症学会在前列腺癌早期筛检指南中建议，有机会决定是否接受前列腺癌筛检者，应该是至少有10年及以上预期生存期的无症状男性，而且他必须在了解前列腺癌筛检相关的不确定性、风险和潜在益处之后，才可以和医师共同决定是否进行前列腺癌筛检。筛检方法是使用PSA检查联合或不联合肛门指检。若确定进行筛检，中危人群应在50岁时开始；高危人群，例如非洲裔美国人和一级亲属中有65岁前罹患前列腺癌者，应在45岁开始；极高危人群，例如多位家庭成员在65岁前患前列腺癌者，应在40岁时开始；对于那些不能自己作出决定的男性，医师应在考虑患者的健康倾向和价值取向后，慎重决定是否进行前列腺癌筛检。但同时，也有其他的指南不推荐进行PSA筛检。

四、肝炎病毒标记

目前已确定的肝炎病毒有甲、乙、丙、丁、戊5种。感染时或感染后血清中均有某些肝炎病毒标记存在。可通过肝炎病毒标记的检测了解患者目前感染状态。由于乙型肝炎病毒感染常为隐匿性、慢性状态，且与原发性肝癌的发病有关，因此引起人们对乙型肝炎病毒标记检测的关注。近年来，由于我国对乙型肝炎患者隐私的保护，综合性体检、入职体检等检查中已经禁止进行乙型肝炎标记的检测，因此更不可能在全人群中进行普查。根据已有资料，乙型肝炎病毒感染及健康携带者在我国大中城市中约占人群的10%以上。虽然人数众多，但筛检出的HBsAg阳性乙型肝炎病毒携带者并无特殊治疗。因此，肝炎病毒标记筛检只限于某些特定群体，如献血员、托幼教师、餐饮行业以及肝炎或肝癌患者的家属等。

五、心电图

心电图检查通常为综合性体检的一个部分，它可发现一些隐匿性冠心病和听诊无法发现或听诊无法鉴别的心律失常,从而指导临床用药。但大范围普查发现的最常见的心电图异常是窦性心动过速、窦性心动过缓、窦性心律不齐、不完全性右束支传导阻滞及T波改变等,这些发现常无重要临床意义,也无需治疗。此外,单次心电图检查的敏感性较低,对于期前收缩、阵发性心律失常等有临床意义的疾病的发现能力较弱。因此,心电图检查作为一项筛检方法也无必要。

六、胸部 X 线摄片

胸部 X 线摄片早期曾经作为肺癌的筛检方法被广泛使用,但随着大量循证医学证据的出现,目前已不支持使用这项技术进行肺癌的筛查。有关的研究最早始于 1960 年,当时英国伦敦 55 034 名男性志愿者被随机分成两组:研究组每 6 个月进行 1 次胸部 X 线摄片,连续 3 年;对照组仅在试验开始和结束时各进行 1 次胸部 X 线摄片。两组随访率达 99%,结果研究组发现 132 例肺癌,而对照组发现 96 例,前者中 44% 经手术切除,后者为 29%。3 年中,两组肺癌死亡率相似,筛检组死亡 62 例,对照组死亡 59 例。尽管研究组肺癌检出率、手术切除率高于对照组,但 3 年死亡人数无显著差异。因此,胸部 X 线摄片可以发现更多早期肺癌,提高手术切除率,但不能降低肺癌死亡率。另一项著名研究是捷克肺癌筛检研究。研究人员在研究结束后继续追踪肺癌患者死亡情况长达 15 年,但同样未能得出胸部 X 线摄片有利于减少肺癌死亡率的证据。因此,使用胸部 X 线摄片作为肺癌的筛检手段已被证实是无效的。目前,尽管仍存在许多缺点与不足,低剂量螺旋 CT 检查实际上已成为高危人群肺癌筛查和早期诊断最常用的临床工具之一,但在普通人群中的普查还缺乏相应依据。

七、违禁药物检测

在美国每年大约有 1 500 万人接受违禁药物尿检。虽然通过血清或尿液分析在判断受检者是否吸毒、滥用药物,或在鉴定原因不明的神经精神症状中有重要作用,但此法是否可用于无症状者的常规筛检颇有争议。这是因为:①常用的检测方法准确性不够,据报道在美国尿液检测的假阳性达 30% ~60%,而且假阳性常引起法律上的纠纷,阳性结果也不能鉴别给药途径;②检查结果可给受检者带来严重的个人、职业、社会和法律问题,处理不当将增加社会不稳定因素;③没有经过同意进行违禁药品检测,实际上是侵犯个人隐私的伦理道德问题;④虽然吸毒和滥用药物会给个人、家庭及社会带来巨大危害,但几乎无证据说明早期发现使用违禁药物者能促使其戒毒或提高社会公共安全程度,亦不能减少吸毒者数量。在我国,因为普通人群中吸毒和滥用药物的比例相对较低,与发达国家相比更没有必要开展此类筛检。当然,对某些特定人群如运动员及一些有疑似症状者进行强制性尿液违禁药物检测是必要的。

八、腹部超声检查

超声是临床上常用的检查方法,不仅检查方便、没有创伤、重复性强,而且价格便宜,其对检测腹腔、盆腔实质器官如肝脏、脾脏、胰腺、肾脏、子宫和卵巢的占位性病变有一定敏感度与特异性,尤其是对肝脏肿瘤、囊肿及血管瘤的诊断与鉴别诊断有重要价值。2011 年,我国卫生部印发的《原发性肝癌诊疗规范》中已经明确超声联合 AFP 作为高危患者原发性肝细胞肝癌早期筛检的重要作用。复旦大学肝癌研究所的研究也表明,若单独以 AFP 作为筛检方法敏感度为69%,特异性为95%,阳性预测值为3.3%;若单独以超声为筛检手段,灵敏度为84%,特异性为97.1%,阳性预测值为6.6%;若联合 AFP 和超声,则筛检灵敏度提高至92%,特异性为92.5%,阳性预测值为3%。此外,腹部超声对诊断腹主动脉瘤有高度敏感度和特异性,据报道敏感度为80%~100%,特异性达100%,而且早期诊断与早期治疗能改善其预后。然而此病的发病率很低,没有必要在人群中开展普查。超声对胰腺癌检测的敏感度与特异性均很差,几乎没有证据表明它能用于胰腺癌的早期诊断并改善预后。其对无症状卵巢癌的检出率大约为3%,如果经阴道探测或用多普勒彩色显像仪,结合 CA125 检测可提高其检出率,但仍难做到早期诊断和改善预后。值得注意的是在医疗机构经常开展的体检性普查中,腹部超声检查常发现大量肝囊肿、肾囊肿及胆石症患者,对这些患者几乎没有任何处理,相反还给部分患者带来心理上压力,形成医源性疾病,这不是普查的宗旨。

九、血管超声检查

多普勒彩色超声是检测脑血管病和外周血管疾病的无创性方法之一,但此法对无症状者的敏感度与特异性均较低。即使发现脑血管或外周血管血流异常,亦无病因诊断价值,对药物治疗效果也难以评价,而且其成本—效益尚有待验证,因此不适合人群普查。

十、骨密度测定

骨质疏松症是一种以骨量降低、骨微结构破坏、骨脆性增加、骨强度下降、骨折风险性增大为特征的全身性、代谢性骨骼系统疾病。据估算,2006 年全国 50 岁以上人群中约有 6 944 万人患有骨质疏松症。随着骨密度检测技术的提高,目前已能准确测定骨骼的矿物质成分,其中双能 X 线吸收法(dual energy X-ray absorptiometry,DXA)是目前国际公认的骨密度检查方法,也是诊断骨质疏松症的金标准。但该方法需要使用大型设备且有一定辐射,成本也高,不适合作为筛检方法。新开发的定量超声测定法经济、方便、无放射性,但尚无统一的诊断标准,目前也不适合作为筛检方法开展。亚洲人骨质疏松自我筛检工具(osteoporosis self-assessment tools for Asia,OSTA)是根据 8 个亚洲国家和地区绝经后妇女的研究中筛选出的两项最能体现敏感度和特异性的筛检指标,即年龄和体重。OSTA 指数计算方法是:(体重 − 年龄)×0.2。结果判定如下:>-1 为低风险,-1~-4 为中风险,<-4 为高风险。根据 OSTA 指数可以快速筛检出高危人群,并进一步行骨密度测定。

十一、阴道镜

如果宫颈脱落细胞涂片发现有异常细胞时,常采用具有放大系统的阴道镜检查宫颈,或同时使用 3% 醋酸溶液涂抹及实施宫颈活检。有人提倡用阴道镜作为宫颈癌的筛检可提高诊断敏感度。但最近报道此法敏感度为30%~50%,特异性约为70%,即有较高的假阳性率。而且此法使用的仪器昂贵,对操作者需进行专业培训,检查给患者带来的不适感较常规巴氏涂片为重。因此阴道镜检查并不作为常规宫颈癌筛检方法,而是宫颈涂片异常者的进一步诊断措施。

十二、子宫内膜活检

当妇女出现异常阴道流血,或宫颈癌患者出现子宫内膜异常增生时常需进行子宫内膜活检。有人建议对所有绝经后使用雌激素替代治疗的高危妇女,应常规进行子宫内膜活检。但研究表明对无症状妇女进行这一手术的敏感度与特异性并不高,也不能证实用此法筛检出的子宫内膜癌患者的生存期显著延长,甚至有人研究发现没有经过筛选者预后通常更好些。基于这是一项有创性检查,存在一定风险,且大多数子宫内膜癌病例会因阴道流血而被早期发现,因此临床上并不以此作为子宫内膜癌的筛检方法。

十三、眼压测定

青光眼是一种慢性进行性视神经病变,其特征是视盘与视野进行性损害。据文献报道在美国青光眼患者约250万人,是不可逆致盲的第二位原因。青光眼筛查的总目标应是在人群中早期诊断青光眼,防止因其致盲。但青光眼发病率较低,且病因复杂,早期诊断困难,早期治疗的效果也不确定,因此青光眼筛检的成本—效益有待探讨。眼压测量仅是青光眼相关检查方法之一,其他还包括视野检查和视神经检查。眼压测量具有简易、快捷、价廉的优点,但是其敏感度及特异性较差。当用眼压≥21mmHg作为临界值时,敏感度仅47.1%,特异度为92.4%;将眼压的临界值降低时,敏感度提高,但特异度降低,如眼压临界值为19mmHg时,特异性仅为65%。因此,以眼压测定作为普通人群青光眼的筛检方法并不可行。

在实际工作中医生通常没有足够时间向患者解释某项检查的利弊得失,也不可能详细提供不做某项检查的理论根据,只是简单回答患者"不需要",这就可能引起患者不满。因此有必要设计有关影视资料进行宣传,或是以壁报形式张贴一些宣传图片在候诊室内,让患者充分了解各项筛选检查的适应证及其利弊,这也有助于患者接受医生劝告。同样重要的是当医生决定不进行某项筛选检查时,应同时宣教受检者个人健康行为在预防疾病中的重要性。例如对要求做骨密度测定来预防骨质疏松症的妇女,要让她们意识到增强体育锻炼、补充钙质的重要性。对那些要求做颈动脉多普勒超声检查者,应鼓励他们戒烟,控制血压和降低血中胆固醇。但对那些有症状的患者,医生必须认真询问病史,仔细进行体格检查和必要的实验室检查,以明确病因,否则可能遗漏一些重要疾病。此外,临床医生还应告诉受检者一些有关疾病的早期症状和体征,以便他们及时就医。如医生在劝导一位妇女不必做子宫内膜活检时,同时应告诉她若有异常阴道流血应及时就诊。

(顾　杰　祝墡珠)

参考文献

[1] 杨秉辉. 癌的早期发现. 上海:复旦大学出版社,2003:133-154.

[2] 中华医学会骨质疏松和骨矿盐疾病分会. 原发性骨质疏松症诊治指南(2011年). 中华骨质疏松和骨矿盐疾病杂志,2011,4(1):2-17.

[3] 李建军,徐亮. 青光眼筛查的意义及方法评价. 国外医学. 眼科学分册, 2003,27(5):

265-270.

[4] 陈文彬,潘祥林主编. 诊断学. 第6版. 北京:人民卫生出版社,2006:457-461.

[5] Smith RA, Cokkinides V, Brooks D, et al. Cancer screening in the United States, 2011: a review of current American Cancer Society guidelines and issues in cancer screening. CA Cancer J Clin, 2011,61(1):8-30.

第九章 筛检发现异常结果的处理原则

第一节 概 述

筛检的异常结果可能来自病史、体格检查或实验室,本章主要讨论临床医生在发现异常筛检结果时应当如何处理。通常来说,筛检的范围非常广泛,涵盖心血管疾病的危险因素和临床前期病变、癌症、内分泌和代谢异常、泌尿系统病变、血液系统异常、感染性疾病、听力或视力障碍、精神疾病、功能性疾病和小儿生长发育异常等多个方面。由于这些疾病涉及内科、外科、妇科、儿科、眼科、耳鼻喉科、心理学、社会工作等多种学科,很难要求临床医生做到全面而深入的掌握,因此评价和处理上述每一个问题只能提供一个概括性的示范。尽管如此,临床医生仍必须牢记,对筛检发现的问题做进一步诊断检查,提出治疗或处理方案,并建立随访机制,在疾病预防和健康促进中起着至关重要的作用。有筛检而无相应的诊断和处理,或者没有地方可咨询及随访,是不完整的医疗工作。很多人虽然接受了筛检,但因为没有人给他们解释筛检结果或无相应的处理,而使筛检失去了意义。有时受检人尽管接受了筛检,但由于没有收到检查报告或错误地理解了报告结果,导致疾病的进一步进展。或者由于受检人不理解,没有采取医生的建议(如没能进行复查或进行相应治疗),而延误了治疗时机。因此,预防医学不应随着一个医嘱而结束,医生还应对患者进行耐心的健康教育、解释筛检结果并对异常现象做出综合的医学评价。

筛检发现异常结果后作进一步检查、提出治疗方案和随访要求是筛检发挥作用的关键步骤。但有时医师知道一个梅毒血清学检查阳性的患者应给予抗生素治疗,却忘记同时应注意他(或她)的性伴侣也应接受检查,以及必须通知公共卫生部门进行相关的登记和处理。他们可以为一个触及睾丸肿块的患者开一个睾丸 B 超检查,却忘了测定血中的 AFP 或 β-绒毛膜促性腺激素(β-human chorionic gonadotrophin,β-HCG)水平。他们可能指导一个已确诊为晚期前列腺癌的患者去找泌尿科医生,却忘了为他进行有关癌症的教育和对群体进行各种服务。

本章的目的在于,当受检人有异常的筛检结果时,为临床医生提供几种必不可少的治疗和随访方式。由于篇幅有限,不可能在此详细描述每一个异常筛检结果进一步检查和处理的方法。实际上,下面所列的表格是提示医生一些关键的可供选择的方案,而不是硬性规定的诊疗流程。临床医师应该考虑疾病的自然病程和患者的具体情况,并阅读更详细的有关资料(如各种慢性病指南),做出决定。

第二节 异常筛检结果的处理原则

一、发现异常筛检结果

异常的筛检结果通常是临床医生首先发现的,只要具备足够的专业知识和警惕性,临床医生一般不会遗漏重要的异常筛检结果。但有时,筛检的报告可能并未交由临床医生亲自处理,而是被受检者、受检者家属或其他辅助医疗人员进行了非专业的判断。由此导致的遗漏和延误,临床上常有发生。因此,临床医生在为受检者进行体检或开具有关检查时,就应告知其这些筛检报告的重要性,并建立相关的复诊或随访机制。

二、可能需要的进一步检查

筛检的结果通常只能提供一种诊断的倾向性,为明确诊断,可采用进一步的实验室检查、影像学检查或其他诊断性操作来除外筛检的假阳性结果或鉴别诊断。把以下所列的所有项目全部检查一遍通常是不合适的,也是不需要的。在任何诊断过程中,应根据反映疾病的病理生理过程,有逻辑、有计划地来选择应做的检查,而不是越多越好。在通常情况下,决定疾病的一般情况时,只需要做一项或两项检查即可(如区别是小细胞、正常细胞还是巨细胞性贫血,原发或继发性甲状腺功能减退),而后再选择有针对性的检查项目以明确诊断。在选择最佳的检查方法时应考虑检查的准确性和有效性。尽管这里不再讨论病史和体格检查,但通过详细的病史收集和有关的体格检查通常可以避免一些不必要的检查。

三、可能需要的治疗方案

根据检查结果和相应的诊断,可能有健康教育和治疗的指征。合适的干预措施和处理有赖于诊断,但对治疗方案的选择应依据该措施的有效性和患者的偏好进行,即应有患者的参与。对患者进行适当的教育,对确保患者或儿童的父母理解诊断和治疗的获益/风险比是必需的。

四、转诊、专家咨询和会诊

当遇到难于解决的问题时,可有以下几种方法解决。首先,可将疑难病例转诊至相应的上级医疗机构进行进一步检查、诊断与治疗。其次,可向有关专家咨询,即由负责治疗的医师向有关专家介绍病情、诊断倾向和拟采用的治疗方案,在听取专家咨询意见后再作出明确诊断和治疗方案,或再作进一步检查。再次,必要时也可申请组织会诊,即邀请各方面有关专家共同对患者的筛检结果和进一步检查的结果进行讨论,彼此交换看法并形成会诊意见,再据此作出诊断、治疗或进一步检查的决定。

五、随访

患者接受初步检查和治疗后还要继续监测。负责患者的临床医生尤其是全科医生,应为患者安排随访。随访应包括阶段性的病史采集和体检,以检查有何新出现的症状和体征,必要时还包括血液检验、影像学检查和其他诊断措施,以证实治疗的合理性或监测早期的并发症。应强调,检查的选择应合理且适度。对多数病例来说,随访检查间隔的最佳时间是因病和因人而异的,并无充分的科学依据来划分。

六、健康教育

健康教育是帮助个体和群体掌握卫生保健知识,树立健康观念,自觉地采纳有利于健康的行为和生活方式,消除或控制健康危险因素,从而预防疾病、促进健康、提高生活质量的一系列有组织、有计划、有目的的教育活动的总称。在基层医疗工作中,全科医生和其他基层医疗卫生保健人员应根据所在区域的人群特点,多出版和印发一些有关常见疾病的预防和筛检知识的读物以及宣传材料,让人们认识到疾病筛检的重要性和必要性,提高第一级预防和第二级预防的效果。这是为达到人人享有卫生保健的重要一环。

第三节 异常筛检结果的处理方案

下面着重讨论一些常用筛检试验所发现的异常结果以及处理方法,因部分内容将在本书其他部分详细叙述,如超重、药物监用、抑郁症和认知障碍等,此处不再叙述。为使叙述方便,以下内容将按疾病分类,并以表格形式呈现。

一、高血压病

高血压是指在未使用降压药物的前提下,非同日 3 次测量血压,收缩压 $\geqslant 140mmHg$ 和(或)舒张压 $\geqslant 90mmHg$。通常所说的高血压病是指原发性高血压,而继发性高血压是由嗜铬细胞瘤、肾动脉狭窄等其他疾病所继发的血压升高。当临床医生发现受检者血压高于正常时,应进行高血压的诊断性评估。其内容包括:①确定血压水平及其他心血管病的危险因素;②判断高血压病因,明确有无继发性高血压;③寻找靶器官损害以及相关临床情况,从而作出高血压病因的鉴别诊断并评估患者的心血管疾病风险程度,以指导诊断与治疗。因此,在详细询问受检者家族史(高血压、冠心病、糖尿病、脑卒中、肾脏病、血脂异常家族史)、病程、症状及既往史、生活方式(运动、膳食、烟酒嗜好),并进行全面而有重点的体格检查后,还应进行全血细胞计数、尿液检查、血液生化、心电图等基本项目的检查。条件允许的话,还应进行 24 小时动态血压监测、心脏超声、颈动脉超声、血糖、尿蛋白定量等推荐项目的检查,以更好地评估高血压的并发症情况。

高血压病的治疗首先因根据患者情况确定降压目标。在我国《高血压防治指南》中指出,普通高血压患者血压降至 140/90 mmHg 以下,老年(≥65 岁)高血压患者血压降至 150/90 mmHg 以下,年轻人或并发糖尿病、脑血管病、稳定性冠心病、慢性肾病者血压应降至 130/80 mmHg 以下。如果可以耐受,以上全部患者的血压水平还可进一步降低,建议尽可能降至 120/80mmHg以下。高血压的治疗措施包括非药物治疗和药物治疗。非药物治疗主要包括生活方式干预,具体的目标和措施见表9-1。药物治疗涉及多种作用机制不同的降压药物的选择和联合请参考相关指南。

表 9-1　高血压非药物治疗的目标和措施

内容	目标	措施
减少钠盐摄入	每人食盐量逐步降至 6g/d	(1) 日常生活中食盐主要来源为烹饪用盐以及腌制、卤制、泡制的食品,应尽量少用上述高盐食品 (2) 建议在烹调时尽可能用量具称量加用的食盐量,如特制的盐勺,或普通啤酒瓶盖去掉胶皮垫后水平装满可盛 6g 食盐 (3) 用替代产品,如代用盐、食醋等 (4) 宣传高盐饮食的危害,高盐饮食易患高血压
合理饮食	减少膳食脂肪	(1) 总脂肪占总热量的 <30%,饱和脂肪 <10%,食油 <25g/d;瘦肉类 50 ~ 100g/d,鱼虾类 50g/d (2) 新鲜蔬菜 400 ~500g/d,水果 100g/d (3) 蛋类 3 ~4 个/周,奶类 250g/d,少吃糖类和甜食
规律运动	强度:中等量 频次:3 ~ 5 次/周 持续时间:每次持续 30min	(1) 运动的形式可以根据自己的爱好灵活选择 (2) 步行、快走、慢跑、游泳、气功、打太极拳等项目均可 (3) 运动的强度可通过心率来反映,运动时上限心率 =170 – 年龄 (4) 对象为没有严重心血管病的患者 (5) 应注意量力而行,循序渐进
控制体重	BMI:<24kg/m² 腰围: 男:<90cm 女:<85cm	(1) 减少油脂性食物摄入,不吃肥肉及动物内脏 (2) 减少总的食物摄入量 (3) 增加新鲜蔬菜和水果的摄入 (4) 增加足够的活动量,至少保证每天摄入能量与消耗能量的平衡 (5) 肥胖者若非药物治疗效果不理想,可考虑辅助用减肥药物 (6) 宣传肥胖的危害,肥胖者易患高血压和糖尿病
戒烟	坚决放弃吸烟 提倡科学戒烟	(1) 宣传吸烟危害,吸烟有害健康,让患者产生戒烟愿望 (2) 采取突然戒烟法,一次性完全戒烟;对烟瘾大者逐步减少吸烟量 (3) 戒断症状明显的可用尼古丁贴片或安非他酮 (4) 避免吸二手烟 (5) 告诫患者克服依赖吸烟的心理及惧怕戒烟不被理解的心理 (6) 家人及周围同事应给予理解、关心和支持 (7) 采取放松、运动锻炼等方法改变生活方式,辅助防止复吸
限制饮酒	不饮酒;如饮酒,则少量,白酒 <50ml/d,葡萄酒 <100ml/d,啤酒 <250ml/d	(1) 宣传过量饮酒的危害,过量饮酒易患高血压。如饮酒,则少量 (2) 不提倡高血压患者饮酒,鼓励限酒或戒酒 (3) 酗酒者逐渐减量,酒瘾严重者,可借助药物戒酒 (4) 家庭成员应帮助患者解除心理症结,使之感受到家庭的温暖 (5) 成立各种戒酒协会,进行自我教育及互相约束
心理平衡	减轻精神压力,保持平衡心理	保持乐观情绪、减轻心理负担、克服多疑心理、纠正不良性格、抵御不良社会因素,进行心理咨询、音乐疗法及自律训练或气功等

(资料来源:2009 年基层版《中国高血压防治指南》)

高血压病是一种常见疾病,通常其诊断及治疗并不困难,但由于患者可能存在其他靶器官的损害,因此全科医生应适时转诊至专科医生,以使治疗方案更为完善。高血压同时也是一种慢性病,需要终身治疗,因此,在病程中定期随访是医生和患者双方的责任。有关血压筛检异常的处理内容见表9-2。

表 9-2 高血压异常的处理

异常筛检结果	进一步检查	供参考的治疗方案	咨询对象	随访
参见"高血压诊断标准"	BMI 和腰围 全血细胞计数 血液生化(电解质、肾功能、血糖、血脂等) 尿液分析 心电图 心脏超声 胸片 眼底检查	非药物治疗 　减少钠盐摄入 　合理饮食 　规律运动 　控制体重 　戒烟 　限制饮酒 　保持心理平衡 药物治疗 　钙拮抗剂 　血管紧张素转换酶抑制剂 　血管紧张素受体拮抗剂 　利尿剂 　β 受体阻滞剂 　复方制剂	全科医生 心内科医生 肾病科医生 眼科医生 内分泌医生 营养师 药剂师	血压测定 患者依从性 药物服用剂量 药物副作用

二、血脂异常

血脂异常是指血浆中胆固醇、三酰甘油(甘油三酯)升高和(或)高密度脂蛋白降低的各种血脂异常的总称。血脂测定是筛检血脂异常的主要方法。我国指南建议,20 岁以上的成年人至少每 5 年测量 1 次空腹血脂(包括 TC、LDL、HDL 和 TG),缺血性心血管病及其高危人群则应每 3 ~ 6 个月测定 1 次血脂,40 岁以上男性和绝经期后女性应每年进行血脂检查。我国人群的血脂合适水平见表9-3。血清总胆固醇水平增高不仅增加冠心病发病危险,也增加缺血性卒中发病危险,因此全面评价心血管病的综合危险因素是预防和治疗血脂异常的必要前提。这些危险因素包括高血压、年龄(男 ≥45 岁,女 ≥55 岁)、吸烟、低 HDL、肥胖和早发缺血性心血管病家族史。血脂异常治疗最主要的目的是为了防治冠心病,所以应根据是否已有冠心病或冠心病等危症以及有无心血管病危险因素,结合血脂水平进行全面评价,以决定治疗措施及血脂的目标水平。主要治疗方法包括治疗性生活方式改变(therapeutic life-style change,TLC)和药物治疗,具体内容请参考相关指南。血脂异常者无论接受非药物治疗还是药物治疗,都应随访生活方式改变的情况和血脂变化,以决定下一步治疗方案是调整药物剂量、种类,或联合药物治疗。同时,还应特别注意降脂药物的肝功能损害和肌溶解症状。有关血脂筛检异常的处理见表9-4。

表 9-3　血脂水平分层标准

分层	TC	LDL	HDL	TG
合适范围	<5.18 mmol/L	<3.37 mmol/L	≥1.04 mmol/L	<1.70 mmol/L
边缘升高	5.18 ~ 6.19 mmol/L	3.37 ~ 4.12 mmol/L		1.70 ~ 2.25mmol/L
升高	≥6.22 mmol/L	≥4.14 mmol/L	≥1.55 mmol/ L	≥2.26 mmol/L
降低			<1.04 mmol/L	

表 9-4　血脂异常的处理

异常筛检结果	进一步检查	供参考的治疗方案	咨询对象	随访
高胆固醇血症 高三酰甘油(甘油三脂)血症 低高密度脂蛋白血症	以心血管系统为重点的体格检查 危险因素的评估	治疗性生活方式改变 　减少饱和脂肪酸和胆固醇的摄入 　选择能够降低 LDL 的食物(如植物甾醇、可溶性纤维) 　减轻体重 　增加有规律的体力活动 　采取针对其他心血管病危险因素的措施如戒烟、限盐 药物治疗 　他汀类 　贝特类 　烟酸类 　胆酸螯合剂 　胆固醇吸收抑制剂 　其他调脂药	全科医生 心内科医生 内分泌医生 营养师	饮食计划 体重控制 体育锻炼 血脂变化 药物副作用

三、冠心病

冠心病是冠状动脉性心脏病的简称,包括冠状动脉粥样硬化性心脏病和冠状动脉功能性改变。本病临床上可表现为心绞痛、心肌梗死、心律失常和心力衰竭,也可以无明显临床症状。通过心电图筛检冠心病的敏感度和特异度并不高,而且也没有证据表明对心电图异常的受检者进行早期治疗可以降低冠心病的发病率和死亡率。但异常的心电图表现,如 ST-T 改变,可以提高临床医生的警惕性。对于怀疑冠心病的受检者,可多次复查心电图或心电图负荷试验,也可行 24 小时的动态心电图连续监测。诊断有困难者,可考虑放射性核素心肌灌注扫描、冠状动脉 CTA 和冠状动脉造影检查,或转诊给心内科医生处理。冠心病患者不应绝对避免运动,因为适宜的运动锻炼有助于促进病变血管周围的侧支循环,并提高体力活动的耐受量而改善症状。药物治疗的内容请参考有关指南。冠心病患者随访过程中应注意心电图、血压、血脂、血糖的变化,并警惕药物尤其是抗血小板药物的副作用。有关心电图筛检异常(ST-T 改变)的处理见表 9-5。

表 9-5　冠心病的处理

异常筛检结果	进一步检查	供参考的治疗方案	咨询对象	随访
心电图提示非特异性 ST-T 改变	血压 血脂 血糖 复查心电图 心电图负荷试验 动态心电图 心脏超声 心肌灌注扫描 冠状动脉 CTA 冠状动脉造影	一般治疗 　饮食调节 　戒烟酒 　适当体力活动 药物治疗 　硝酸酯制剂 　β 受体阻滞剂 　钙拮抗剂 　抗血小板药物 　调制药物 介入治疗 外科治疗(主动脉-冠状动脉旁路移植手术)	全科医生 心内科医生 心外科医生 运动医学医生 营养师	心电图 血压 血脂 血糖 药物副作用

四、糖尿病

糖尿病是由遗传和环境因素相互作用而引起的一组代谢异常综合征,临床以慢性高血糖为特征。筛检所采用的项目多为空腹血糖,通过筛检发现的空腹血糖升高者通常大都没有多饮、多食、多尿和消瘦的"三多一少"症状,因此,需要另日重复测定空腹或随机血糖,或进一步行口服葡萄糖耐量试验(oral glucose tolerance test,OGTT)来确定空腹血糖受损、糖耐量减退或糖尿病的诊断。糖化血红蛋白A1c(HbA1c)能反映近 $8 \sim 12$ 周平均血糖水平,但其在诊断糖尿病中的价值仍存在争论。有许多其他临床疾病也可伴有血糖升高,如甲状腺功能亢进,应当予以排除。对于确诊为糖尿病的患者还应对有无合并症及伴发疾病作出判断,并咨询其他专科医生,制订综合治疗方案。在糖尿病的治疗方案中,临床医生应重视对患者及其家属的健康教育,并强调饮食治疗和体育锻炼在治疗中的基础作用。有关口服降糖药物和胰岛素治疗的内容请参考相关指南。血糖的检测和并发症的早期发现对糖尿病患者的预后有重要的意义,因此这些项目也是临床医生随访的主要内容。有关血糖筛检异常的处理见表9-6。

表 9-6　糖尿病的处理

异常筛检结果	进一步检查	供参考的治疗方案	咨询对象	随访
空腹血糖 ≥ 6.1mmol/L 餐后2小时血糖≥7.8mmol/L	血压、BMI、腰围 复查血糖 OGTT HbA1c 甲状腺功能 血脂 肾功能 尿蛋白定量 心电图 血管彩色超声 眼底检查	糖尿病教育 饮食治疗 体育锻炼 口服降糖药治疗 磺脲类 双胍类 葡萄糖苷酶抑制剂 噻唑烷二酮类 苯甲酸衍生物 胰岛素治疗	全科医生 内分泌科医生 眼科医生 神经科医生 肾病科医生 心内科医生 营养师	体格检查 血糖 HbA1c 尿蛋白定量 肾功能 药物副作用

五、贫血

贫血是指外周血单位容积内血红蛋白量、红细胞数和(或)血细胞比容低于正常参考值,临床上以血红蛋白浓度低于正常参考值95%的下限为贫血的诊断标准。我国的贫血诊断标准是成年男性血红蛋白浓度低于120g/L,成年女性低于110g/L,孕妇低于100g/L。皮肤黏膜苍白是贫血最常见的临床表现,但患者通常对此症状不够重视或不具备相应的识别能力,而是在常规体检时由临床医生发现。其他异常筛检结果还包括血常规结果的异常。贫血及其细胞形态学分类依靠血常规结果即可判断(表9-7),但要明确贫血的病因还需要进一步的检查。周围血涂片不仅有助于贫血的形态学分类,还可以判断有无异常红细胞。血液中铁、叶酸、维生素 B_{12} 的检测有助于了解红细胞生成原料的代谢情况。网织红细胞计数可以了解骨髓幼红细胞增生的程度,通常溶血性贫血和急性失血性贫血时,骨髓代偿增生功能良好,网织红细胞升高,而再生障碍性贫血时网织红细胞显著减少。必要时还可以行骨髓穿刺和骨髓涂片铁染色来进一步明确骨髓中的造血情况。贫血的治疗依据各种病因而不同,包括及时纠正失血情况、补充造血原料、刺激红细胞生成等。贫血治疗后应提供随访,以了解贫血纠正的程度。有关贫血筛检异常的处理见表9-8。

表 9-7　贫血的细胞形态学分类

类型	MCV(fl)	MCH(pg)	MCHC(%)	常见临床类型
大细胞性贫血	>100	>34	32~26	巨幼细胞性贫血
正常细胞性贫血	80~100	27~34	32~36	急性失血性贫血、溶血性贫血、再生障碍性贫血、骨髓病性贫血、慢性病贫血
小细胞低色素性贫血	<80	<27	<32	缺铁性贫血、铁粒幼细胞性贫血

表 9-8　贫血的处理

异常筛检结果	进一步检查	供参考的治疗方案	咨询对象	随访
睑结膜、口唇黏膜、甲床苍白 血常规异常	血常规 外周血涂片 网织红细胞计数 血清铁、总铁结合率、铁蛋白 叶酸、维生素 B$_{12}$ Coombs 试验 骨髓穿刺 粪便隐血试验	病因治疗 止血 输血 补充铁剂 补充叶酸、维生素 B$_{12}$ 促红细胞生成素(EPO) 免疫抑制剂 脾切除术	全科医生 血液科医生 病理科医生 消化科医生 遗传学家 营养师	血常规 营养水平

六、乳腺癌

乳腺癌的筛检通过自我检查、临床体检和乳腺 X 线检查进行。若视诊见乳房皮肤改变、乳头溢液，触诊扪及质硬、不规则乳房肿块或腋下肿大淋巴结，或 X 线摄片发现高密度肿块影或钙化点，应警惕乳腺癌的可能。此时应进一步行彩色超声、MRI 检查，必要时可行细针穿刺细胞学检查或活检以明确诊断。乳腺癌的诊断和治疗需要多学科的协作，如放射科医生、普外科医生、放疗科医生和化疗科医生。此外，家庭和社会的支持也必不可少。手术治疗是乳腺癌的主要治疗方法之一，目前乳腺癌外科术式趋向于逐渐保守，即倾向于缩小切除范围甚至是保乳手术，而术后施行有计划的综合治疗变得越来越重要。生物靶向治疗是近年兴起的一项乳腺癌治疗措施，它与化疗药物联合用于治疗晚期乳腺癌的疗效达到 40%。乳腺癌患者的随访应重视乳房体检和放化疗后不良反应的追踪。有关乳房筛检异常的处理见表 9-9。

表 9-9　乳房筛检异常的处理

异常筛检结果	进一步检查	供参考的治疗方案	咨询对象	随访
乳房体检异常 乳腺 X 线检查异常	彩色超声 MRI 细针穿刺细胞学检查 活检	手术治疗 放射治疗 化学治疗 内分泌治疗 生物靶向治疗	全科医生 普外科医生 放射科医生 放疗科医生 化疗科医生 疼痛治疗专家 社会支持 家庭护理	乳房体检 乳房影像学检查 全血细胞计数 血液生化 骨扫描

七、宫颈癌

巴氏涂片是筛检宫颈癌的常用方法，但巴氏涂片在细胞采样和报告系统方面存在缺陷，现有逐步被液基细胞学检查和 TBS(the Bethesda system)分类法取代的趋势。巴氏Ⅲ级及以上、

TBS 分类有上皮细胞异常时,受检者应重复刮片检查并行阴道镜宫颈活检进一步明确诊断。若宫颈刮片多次阳性,而宫颈活检阴性,则应行宫颈锥形切除送病理组织学检查。宫颈癌的治疗首选手术治疗,并可辅以放射治疗和化学治疗。宫颈癌治疗后复发 50% 在 1 年内,75% ~ 80% 在 2 年内,因此密切随访尤为重要。随访内容包括妇科检查、阴道涂片细胞学检查、胸片等项目。建议治疗后 2 年内每 3 个月随访 1 次,3 ~ 5 年内每 6 个月 1 次,第 6 年开始每年复查 1 次。即使对于未发现异常的受检者也应每年进行 1 次巴氏涂片检查或每 2 年进行 1 次液基细胞学检查。有关宫颈刮片筛检异常的处理见表 9-10。

表 9-10　宫颈刮片筛检异常的处理

异常筛检结果	进一步检查	供参考的治疗方案	咨询对象	随访
巴氏Ⅲ级及以上 TBS 上皮细胞异常	复查宫颈刮片 阴道镜宫颈活检 宫颈锥形切除术	手术治疗 放射治疗 化学治疗	病理科医生 妇产科医生 放疗科医生 化疗科医生 营养师 社会支持 家庭护理	妇科检查 宫颈刮片 胸片

八、结、直肠癌

直肠指检触及肿块、粪便隐血试验阳性、影像学检查(双重对比钡灌肠造影、腹部或盆腔 CT)发现腹腔或肠腔占位、结肠镜检查发现肿块等异常筛检结果均提示结、直肠癌的可能。结肠镜下对可疑肿块进行活检,以获得结直肠癌诊断的病理学证据。在受检者无法耐受或配合结肠镜检查时,可以考虑 CEA、腹部或盆腔 CT 检查协助诊断。对于确诊结、直肠癌的患者,应注意有无远处转移。息肉可在内镜下摘除并送病理检查以确定性质,结、直肠癌首选手术切除并辅以化疗。腺瘤性息肉属于癌前病变,且 80% 的结、直肠癌是由腺瘤演变而来,因此应当安排定期随访。有关结、直肠筛检异常的处理见表 9-11。

表 9-11　结、直肠筛检异常的处理

异常筛检结果	进一步检查	供参考的治疗方案	咨询对象	随访
直肠指检触及肿块 粪便隐血(＋) 影像学异常 结肠镜检查时发现息肉或肿块	CEA 结肠镜检查 活检 腹部、盆腔 CT 胸片	内镜下摘除 手术切除 化疗	全科医生 普外科医生 消化科医生 化疗科医生 营养师 社会支持 家庭护理	大便隐血 CEA 结肠镜检查

九、前列腺癌

前列腺癌多数无明显临床症状,通常在常规体检时直肠指检触及前列腺结节和(或)血液检查发现前列腺特异抗原升高而引起重视。进一步行经直肠超声检查(transrectal ultrasonography, TRUS)和(或)MRI 扫描是可供选择的无创性检查方法,两者均可以判断病灶部位、大小,MRI 还可显示前列腺包膜的完整性、是否侵犯周围组织及器官、有无盆腔淋巴结和骨转移,因此在临床分期上有较重要的作用,但对与良性前列腺增生、前列腺瘢痕、结核的鉴别帮助不大。前列腺癌的确诊有赖于穿刺活检获得病理学证据。对于直肠指检或影像学检查发现结节的受检者，应在 B 超引导下直接穿刺活检。对于无明显结节，但 PSA >4ng/ml 者，应行系统穿刺活检。前列腺癌的治疗应根据患者的年龄、全身状况、临床分期和病理分级等综合因素考虑。对于局限于包膜内的肿瘤行根治性前列腺切除术是最佳治疗方案；但对于肿瘤已突破包膜或侵犯盆腔的患者，应行睾丸切除术并辅以内分泌治疗，现在也有使用药物去势治疗以代替睾丸切除术。对于 75 岁以上、预期寿命低于 10 年的患者不建议行根治性前列腺切除，因为内分泌治疗和放射治疗对多数患者可获得 5 年以上的生存。前列腺癌患者治疗期间应随访 PSA 水平并行直肠指检，通常每 3 个月 1 次；使用内分泌治疗的患者应注意肝功能情况，病情稳定者不推荐行常规影像学检查；若出现骨痛等症状，应行骨扫描检查。有关前列腺筛检异常的处理见表9-12。

表 9-12　前列腺癌的处理

异常筛检结果	进一步检查	供参考的治疗方案	咨询对象	随访
直肠指检发现前列腺结节 PSA 升高	经直肠超声检查 MRI 前列腺穿刺活检	根治性前列腺切除 去势治疗（手术或药物） 内分泌治疗 放射治疗	全科医生 泌尿科医生 放疗科医生 放射科医生 营养师 社会支持 家庭护理	PSA 水平 直肠指检 骨扫描

十、口腔癌

体检时发现口腔黏膜白斑、肿块，或触及头部、颈部肿大淋巴结者，应注意有无口腔癌的可能。进一步的检查方法包括甲苯胺蓝染色、脱落细胞检查、肿大淋巴结的细针穿刺和活检。手术和放射治疗可以单独或联合用于口腔癌的治疗。通常颌骨附近的肿瘤不适合行放射治疗，而舌、口底、唇及颊黏膜的肿瘤较为适合。放射治疗的并发症，如牙齿龋坏和放射性骨坏死，应引起警惕。与放射治疗相比，手术治疗对于早期口腔癌的治疗安全有效且快捷简便，通常可在口内完成，对口腔功能的影响较小。对于晚期口腔癌必须采用手术和放射治疗联合进行。与其他肿瘤一样，治疗后的随访尤其是口腔检查应定期进行。有关口腔异常筛检结果的处理见表9-13。

表 9-13　口腔癌的处理

异常筛检结果	进一步检查	供参考的治疗方案	咨询对象	随访
口腔检查见白斑或肿块 头部或颈部淋巴结肿大	甲苯胺蓝染色 脱落细胞检查 细针穿刺 活检	手术治疗 放射治疗	全科医生 口腔科医生 整形外科医生 放疗科医生 营养师 社会支持 家庭护理	口腔检查

十一、皮肤癌

全身皮肤检查时发现无法解释的皮损，或皮损发生大小、形状、颜色的改变，或皮损出现烧灼、瘙痒、出血时，应警惕皮肤癌的可能。专业的皮肤科医生可以直接依据典型皮损的特点诊断基底细胞癌或鳞形细胞癌，但若诊断存在疑惑，则需行皮肤活检。对于怀疑为恶性黑色素瘤的受检者，必须接受全层皮肤活检，以确定病灶的浸润深度，从而指导治疗和判断预后。恶性黑色素瘤患者应行根治性手术切除，切除范围至病灶周围 1～5cm 的正常皮肤，并作前哨淋巴结活检或区域淋巴结清扫，以及化学治疗。其他类型的皮肤癌可行手术切除、刮除术、冷冻治疗、放射治疗、激光或电干燥疗法。皮肤癌的治疗有时需要皮肤科与整形科、放疗科、化疗科医生协同完成。美国癌症协会建议恶性黑色素瘤患者应每周行自我皮肤检查，每 3～6 个月由临床医生行全身皮肤检查，每年行 X 线胸片检查。部分患者根据病情，还需要监测肝功能以及胸部、腹部和盆腔 CT。有关皮肤检查异常筛检结果的处理见表 9-14。

表 9-14　皮肤癌的处理

异常筛检结果	进一步检查	供参考的治疗方案	咨询对象	随访
皮肤检查发现异常皮损	活检	恶性黑色素瘤	全科医生	皮肤检查
		根治性手术切除	皮肤科医生	X 线胸片
		淋巴结活检或清扫	整形科医生	肝功能
		化学治疗	放疗科医生	胸部、腹部、
		非黑素瘤皮肤癌	化疗科医生	盆腔 CT
		手术切除	营养师	
		冷冻治疗	社会支持	
		放射治疗	家庭护理	
		激光治疗		
		电干燥疗法		

十二、梅毒

梅毒是由苍白螺旋体感染引起的慢性系统性性传播疾病（sexually transmitted disease，STD），在我国属于乙类传染病。通常体检时不会进行有关梅毒的筛检，但如果通过询问知道受检者或其性伴侣有冶游史或其他性传播疾病，则应进行梅毒的筛检。诊断梅毒常依靠血清学试验，其具体分为非梅毒螺旋体抗原试验和梅毒螺旋体抗原试验。性病研究实验室试验（venereal disease research laboratory test，VDRL）和快速血浆反应素环状卡片试验（rapid plasma regain circle card test，RPR）属非梅毒螺旋体抗原试验，是较常用的梅毒筛检试验，阳性的受检者应进一步行梅毒螺旋体血清试验确诊。另一种确诊方法是对已有皮肤黏膜损害的受检者，采集皮损处的分泌物或渗出物进行暗视野显微镜检查，若发现苍白螺旋体即可确诊。梅毒患者也可能伴有其他性传播疾病如淋病、艾滋病等，也应进行相应检查。确诊梅毒后应按国家有关规定进行传报并立即开始治疗。梅毒治疗主要依靠抗生素，当存在眼部、神经、骨骼等其他部位累及时应咨询相应专科医生。对于梅毒患者的性伴侣，也应进行检查和治疗。有关梅毒筛检异常的处理见表 9-15。

表 9-15　梅毒的处理

异常筛检结果	进一步检查	供参考的治疗方案	咨询对象	随访
RPR 或 VDRL 阳性	梅毒螺旋体抗原试验 荧光螺旋体抗体吸收试验(FTA-ABS) 梅毒螺旋体血球凝集试验(TPHA) 暗室野显微镜检查 脑脊液检查 检查有无其他性传播疾病	传报 抗生素 青霉素 多西环素 四环素 检查和治疗性伴侣	皮肤科医生 传染科医生 神经科医生 眼科医生 骨科医生 公共卫生专家 社会支持	血清学试验

十三、结核

结核病是由结核分枝杆菌引起的慢性感染性疾病,虽然世界各国在结核防治方面做了许多努力,但近年来结核疫情反而有所回升。结核最常见的感染部位是肺部,但许多轻症的肺结核患者可以没有任何临床症状,而仅于胸片检查时发现。当典型部位(如上叶下部或下部上部近胸膜处)出现特征性表现(如哑铃状病灶)时,影像学检查本身就是诊断结核病的有效工具,但通常情况下病灶都不甚典型。结核菌素试验是另一个常用的检查方法。该试验需要将结核菌素纯衍生蛋白(purified protein derivative, PPD)5IU(0.1ml)注入左前臂内侧上中 1/3 交界处皮内形成皮丘,72 小时后以局部硬结直径判断试验反应。硬结直径 <5mm 为阴性,5 ~ 9mm 为弱阳性,10 ~ 19mm 为阳性,≥20mm 或不到 20mm 但伴有水泡或坏死为强阳性。结核的确诊需要有病理学依据,例如痰涂片或痰培养找到结核杆菌,肺部病灶活检或切除后病理提示干酪样坏死。与其他疾病不同,结核病即使在还未确诊之前,也可以开始诊断性治疗。若诊断性的抗结核治疗对患者有效,反过来也可以支持结核病的诊断。我国结核病的治疗和管理由各级疾病预防控制中心和医疗机构共同完成,基层医生发现结核患者应及时根据规定进行传报和转诊,后续的治疗过程需要传染科医生、肺科医生、公共卫生服务机构和社会的共同参与。目前 WHO 推荐使用直接督导下的短程化疗(directly observed treatment short-course, DOTS)作为结核病治疗的基础,但耐药结核的出现使结核病的治疗前景不容乐观。有关结核病异常筛检结果的处理见表 9-16。

表 9-16　结核的处理

异常筛检结果	进一步检查	供参考的治疗方案	咨询对象	随访
胸片结果异常	结核菌素试验 痰涂片 痰培养 支气管镜 活检	传报 DOTS 督导 药物 　异烟肼 　利福平 　吡嗪酰胺 　乙胺丁醇 　链霉素	传染科医生 肺科医生 公共卫生机构 社会支持 家庭护理	督导 抗结核药物副作用

十四、听力异常

当患者抱怨自己的听力异常,或患者家属哪怕是偶尔提及的听力减退,或受检者没有通过耳语检查或音叉检查,或是新生儿出现类似的问题时,临床医生都应该进行进一步的检查。检查时首先应当除外渗出性中耳炎、耵聍栓塞等可逆性因素,其次才考虑行电测听检查。电测听可以区分传导性、感音神经性或混合性耳聋。对于无显见病因而又逐步进展的感音神经性耳聋,应进一步排除有无糖尿病、甲状腺疾病或其他代谢性疾病的可能。有时还需要行后颅窝及内耳道的 CT 检查,以除外肿瘤等其他病因。听力异常的治疗最重要的是确定病因。针对任何潜在的代谢性疾病的治疗,与针对耳硬化症、梅尼埃症、听神经瘤等五官科疾病的治疗同样重要。而且治疗需要五官科医生、内分泌科医生、神经科医生互相协作。有关听力异常筛检结果的处理见表 9-17。

表 9-17 听力异常的处理

异常筛检结果	进一步检查	供参考的治疗方案	咨询对象	随访
耳语检查异常	电测听	根据病因选择	全科医生	听力变化
音叉检查异常	血糖	抗生素	五官科医生	语言功能
新生儿筛查异常	甲状腺功能	鼓膜吹张	内分泌科医生	助听装置效果
		助听器	神经科医生	
		耳蜗移植	语言治疗专家	
			社会支持	
			家庭护理	

十五、视力受损

任何年龄段的视力受损,尤其是那些影响日常生活和生命质量的情况,都应该得到重视。这些情况包括视力下降、中央或周围视野缺损、弱视和斜视等。对于老年人视力受损的进一步检查往往比较复杂,因为引起老年人视力受损的原因很多。例如,屈光不正、白内障、青光眼、黄斑变性、糖尿病视网膜变性,而且有时这些疾病会同时存在。因此,大多数情况下,当基层医生通过筛检发现受检者视力受损时,最有效的进一步处理方法就是将受检者转诊给专业的眼科医生。眼科医生会根据患者情况,进行诸如询问有关视力变化的详细病史、详细的眼科专科体检、视力检查、视野检查、眼压测量和眼底造影等专科检查,以明确诊断。视力受损的治疗完全取决于诊断。常用的治疗方法包括佩戴眼镜以矫正屈光不正,使用药物降低眼压,以及针对青光眼、白内障、黄斑变性的相应手术。同时,临床医生还应与患者及患者家属一同探讨预防因视力受损导致的跌倒和继发性伤害的措施,有时这些继发性伤害甚至是致命的。有关视力筛检异常的处理见表 9-18。

表 9-18 视力受损的处理

异常筛检结果	进一步检查	供参考的治疗方案	咨询对象	随访
视力异常的主诉	检眼镜检查	原发病的治疗	全科医生	视力
视力检查异常	裂隙灯检查	佩戴眼镜	眼科医生	眼压
	视野检查	药物治疗	验光师	
	眼压	手术治疗	社会支持	
	眼底造影	虹膜切除术		
		小梁切除术		
		白内障摘除人工晶体植入术		
		斜视手术		
		激光治疗		

十六、苯丙酮尿症

苯丙酮尿症是一种遗传性氨基酸代谢缺陷疾病,患者肝脏中缺乏苯丙氨酸羟化酶,导致食物中苯丙氨酸向酪氨酸代谢受阻,大量苯丙氨酸聚集在脑内,经转氨酶的作用转化为苯丙酮酸,从而影响患者大脑发育,引起智力障碍和癫痫,并使患者出现皮肤白化、头发变黄、尿液有鼠臭味等症状。苯丙酮尿症的筛检可通过产前诊断和新生儿筛查来进行。产前诊断通过对致病基因位点的比对来确定再次怀孕的胎儿是苯丙酮尿症患儿还是致病基因携带者,适用于已经有苯丙酮尿症患儿的父母想再生育者。对于已经出生的患儿,因为出生后 1~2 个月内仅是异常代谢产物逐渐积聚的过程,可以没有临床症状,也还未引起不可逆的损伤。若在这一阶段及时诊断和有效治疗即可避免神经系统受到损伤。这种在新生儿出生并充分喂奶 3 日后,采集足跟末梢血,测定血苯丙氨酸浓度的方法就称为新生儿筛查。除以上两种诊断方法外,还有尿三氯化铁试验、尿蝶呤分析、酶学诊断和 DNA 分析。本病的诊断一旦明确,应尽早治疗,最主要的方法是低苯丙氨酸饮食。对婴儿可喂养特制的低苯丙氨酸奶粉,幼儿期添加辅食时应以淀粉类、蔬菜、水果等为主,普通食物尤其是高蛋白食物,如肉、鱼、虾、蛋及豆制品等,因苯丙氨酸含量较高应减少摄入。四氢生物蝶呤可用于由缺少该物质而引起的苯丙酮尿症。随访过程中应检测患儿血苯丙氨酸水平,了解其饮食情况,并对体格和智力发育进行评估。关于苯丙酮尿症筛检异常结果的处理见表 9-19。

表 9-19　苯丙酮尿症

异常筛检结果	进一步检查	供参考的治疗方案	咨询对象	随访
产前诊断异常 新生儿苯丙酮尿症 　筛查阳性	血清苯丙氨酸 尿蝶呤 尿苯丙氨酸 酶学诊断 DNA 分析	父母教育和咨询 孕产妇教育 低苯丙氨酸饮食 四氢生物蝶呤	全科医生 儿科医生 遗传学家 营养师	血苯丙氨酸水平 体格及智力发育 饮食限制情况

十七、生长发育异常

生长发育异常的范围极广,包括体重、身高(身长)、视力、听力、智力等诸多方面。通常通过询问儿童的病史、详细的体格检查以及与正常标准的比较,可以获得初步的判断。明确生长发育异常的病因,往往需要许多针对性的检查,如生长激素水平、甲状腺功能、染色体检查、脑电图、头颅 CT、视力检查、听力检查、智力量表等,临床医生因根据所发现的不同生长发育异常进行选择。对于体格发育异常,应注意患儿营养状况,以及有无骨骼发育障碍及生长激素缺乏症的可能。对于智力或语言发育迟缓的患儿,应注意是否有视力和听力异常。先天性甲状腺功能减低症可以同时导致体格和智力发育迟缓。根据不同的病因选择治疗方案是生长发育异常基本的治疗原则,当涉及其他科室疾病的时候,应当及时转诊或会诊。有关生长发育异常筛检结果的处理见表 9-20。

表 9-20　生长发育异常

异常筛检结果	进一步检查	供参考的治疗方案	咨询对象	随访
病史或体检发现发育异常	血常规 血铅 生长激素测定 甲状腺功能测定 染色体检查 尿液检查 粪便检查 脑电图 头颅 CT 视力/听力评估 心理学测试 智力评估 家庭评估	病因治疗 营养咨询 家庭咨询	全科医生 儿科医生 遗传学家 耳鼻喉科医生 骨科医生 儿童精神科医生 儿童神经科医生 心理医生 语言专家 特殊教育专家 社会支持 营养师 教师	生长发育测量 行为测量 智力评定

（顾　杰　祝墡珠）

参考文献

[1] 杨锡强,易著文主编. 儿科学. 第六版. 北京:人民卫生出版社,2007:7-23,169-171.

[2] 惠延年. 眼科学. 第六版. 北京:人民卫生出版社,2007:32-52,131-147.

[3] 丰有吉,沈铿主编. 妇产科学. 第二版. 北京:人民卫生出版社,2010:325-331,435-440.

[4] 陆再英,钟南山主编. 内科学. 第七版. 北京:人民卫生出版社,2008:251-266,770-793.

[5] 吴在德,吴肇汉主编. 外科学. 第七版. 北京:人民卫生出版社,2008:201-217,485-496.

第三篇

主要健康危险因素的临床干预

第十章　合理营养指导

第一节　食物营养价值

食物是供给人体热能和各种营养素的基础。人类的食物多种多样,食物的营养价值(指食物中所含的人体必需营养素与能量可满足人体营养需要的程度)的高低,取决于食物中所含营养素的种类、含量、组成比例以及消化吸收和利用的程度。食物中除含有营养素外,一些非营养素物质也可不同程度地影响其营养价值、感官、消化吸收或具有特殊生物学作用。

一、谷类

我国以植物性膳食为主,因而谷类是我国居民糖类(碳水化合物)的主要来源。谷类食品主要包括小麦、稻米、玉米、小米、高粱等,其中以稻米和小麦为主。谷类糖类含量在70%以上,主要为淀粉,其他还有糊精、戊聚糖、葡萄糖和果糖。蛋白质含量一般为7% ~15%,主要由谷蛋白、白蛋白、醇溶蛋白和球蛋白组成。谷类蛋白质中必需氨基酸组成不平衡,赖氨酸含量较低,亮氨酸含量又往往较高,因此蛋白质营养价值低于动物性食物。为改善谷类蛋白质营养价值,常进行营养素强化,或采取通过食物搭配的互补作用来提高其利用程度,如粮、豆混合等。谷类脂肪含量较少,仅占1% ~2%,多为不饱和脂肪酸,尚含有少量植物固醇(谷固醇)和卵磷脂。矿物质中以磷含量为最多,占2% ~3%,且多以植酸盐形式存在。钙含量低,每100g米粒中仅40 ~80mg。镁含量1.5 ~3.0mg,但生物利用率低,仅1%左右。维生素以B族维生素为主,过分加工粮谷,常可使其大量丢失;玉米中的烟酸主要为结合型,必须经加工处理转为游离型,才能被人体吸收和利用。

二、豆类

分为大豆(黄豆、青豆与黑豆)和杂豆(豌豆、蚕豆、绿豆、豇豆、红小豆、芸豆等)。

1. 大豆　大豆蛋白质含量较高,一般为35% ~40%。其氨基酸组成和比例较适合于人体需要,属于优质蛋白,具有较高的营养价值。大豆蛋白赖氨酸含量较丰富,甲硫(蛋)氨酸含量少,可与谷类同食,发挥蛋白质互补作用。脂肪平均含量18%,其中85%左右为不饱和脂肪酸(亚油酸、油酸和亚麻酸)。此外还含有1.64%的磷脂。糖类(碳水化合物)占25% ~30%,组成较复杂,主要为纤维素、淀粉、阿拉伯糖,半乳聚糖等含量约占一半,另一半为人体不易消化的寡糖、棉籽糖、水苏糖,在肠道细菌作用下可发酵产气,可引起腹胀。大豆含有丰富的矿物质与维生素。钙、磷和铁(每100g分别为367mg、571mg与11mg)的含量较多。维生素 B_1、B_2 和烟酸也是植物性食物中含量较高的。大豆中还含有维生素 E 及许多具有生物活性的物质,如膳食纤维、大豆异黄酮、大豆低聚糖、大豆皂苷等,这些物质在抗动脉粥样硬化、高脂血症、肿瘤预防中有益。此外,大豆中还含有抗营养因素如蛋白酶抑制剂、胀气因子、植酸和植物红细胞凝血素等,会影响营养素的吸收利用,需要在食用时注意。

2. 豆制品　我国传统食用的豆制品主要有豆腐、豆腐干、豆浆、豆芽以及发酵豆制品。由于加工过程分别去除了豆粒中的膳食纤维沉淀蛋白质(豆腐、豆干)或破坏了豆粒结构(豆浆),或者发芽(豆芽),或者豆及豆制品经过发酵(豆豉、豆瓣酱、腐乳)去除"胀气因子",从而提高了蛋白质的消化吸收率。

3. 杂豆　与大豆营养素含量有较大差别,蛋白质约为20%,脂肪含量较低,碳水化合物含量为50% ~60%,其他营养素与大豆近似,也是一类营养价值较高的食物。

三、蔬菜与水果类

在膳食中占有较大比重,每日摄入量在300~500g,是人类维生素矿物质、膳食纤维的主要来源,还含色素、有机酸和芳香物质,在增强食物色香味、增进食欲、维持肠道正常功能及膳食多样化中有非常重要的意义。

1. 蔬菜类　蔬菜品种繁多,归纳有鲜豆类、根茎类、叶菜类、瓜茄类、花芽类和藻类。蔬菜类蛋白质普遍含量较低,仅1% ~2%;鲜豆类稍高,有的可达12%左右。因此,蔬菜类并非蛋白质重要来源。蔬菜中的碳水化合物含量也不高,但根茎类中的马铃薯(土豆)、山药、芋艿、马蹄、慈姑含量在15%以上,红皮甘薯可达30%,南瓜、胡萝卜、番茄(西红柿)有较高比例的果胶。蔬菜所含纤维素、半纤维素、木质素等是膳食纤维的主要来源,其含量在1% ~3%。膳食纤维具有降低胆固醇、改善肠道功能等有益健康的作用。矿物质在蔬菜中含量十分丰富,钾含量特别高,钙、镁、磷、铁、钠等含量也丰富,对于维持人体酸碱平衡有重要作用。蔬菜中含有多种维生素,主要为维生素 C 与 β-胡萝卜素,其中特别有价值的青椒、草头、荠菜、青菜、塌棵菜等,含维生素 C 量在每100g 50mg 以上,有的达100mg。胡萝卜素含量高的为深色(绿色、红色、黄色)菜,每100g 菜中含 β-胡萝卜素2mg 以上的有西兰花(7mg)、塌棵菜(4.7mg)、胡萝卜(4.1mg)、荠蓝(3.5mg)、芹菜叶(2.9mg)、菠菜(2.9mg)等。青菜、草豆、马兰菜也在2 ~2.5mg,其他瓜茄类、浅色叶菜、根茎类含量一般均较低。蔬菜中尚有多种非营养成分,有的具有特殊生物作用。如蔬菜中的各种有机酸、色素和酶类,在人体健康中也有重要作用。此外,蔬菜中含有一些影响人体对营养素消化吸收的抗营养因子,如草酸、亚硝酸盐和生物碱等。

2. 水果类　新鲜水果含水分多,以维生素和矿物质为主,蛋白质和脂肪含量低。水果中的淀粉含量不高,糖类以果糖、葡萄糖和蔗糖为主,此外果胶含量相对较多。仁果类苹果与梨以果糖为主,还有葡萄糖、蔗糖;浆果类如葡萄、草莓、猕猴桃等主要含葡萄糖、果糖;核果类如桃、杏以蔗糖为主。水果的膳食纤维以果胶为主,具有强的凝胶力。如山楂、苹果和柑橘等,因此常可制成果冻、果酱等。水果是人类维生素的重要食物来源,特别是维生素 C,按每100g 鲜水果计算,鲜枣含量居首(300~600mg),山楂90mg,柑橘、鲜荔枝40mg 左右,但苹果、梨等含量较低,不足10mg(5~6mg),而杏、枇杷尚不及2mg,可见相差甚悬殊。胡萝卜素含量在某些水果中较多,每 100g 含量中芒果达 8 050μg,柑橘类 800~5 140μg,枇杷 700μg,杏与柿子为 450μg 左右;有的含量则很低,如苹果、梨、桃、葡萄与荔枝等。水果尚有多种有机酸,如苹果酸、柠檬酸、酒石酸和琥珀酸、延胡索酸,它们的存在有利于保护水果中的维生素 C。水果中的特殊香气,则是其中油状挥发性化合物,由醇、酯、醛或酮基组成,对于增强水果感官有重要作用。水果中的色素物质如番茄红素、花青素则具有强大的抗氧化作用。

四、畜、禽肉、鱼(水产)类

此类食品是人体蛋白质、脂肪、矿物质与维生素的重要来源,特别是优质蛋白质。蛋白质含量有 10%~20%,不同种类、不同采食部位其蛋白质含量也有很大不同。蛋白质种类不同,其吸收、利用也不同。肌肉中蛋白质有肌浆蛋白、肌原纤维蛋白(80%~90%),以及间质蛋白(10%~20%)。前两者为完全蛋白质,即其必需氨基酸种类齐全,比例又适合人体需要,能促进婴儿生长发育,维持人体健康。间质蛋白如胶原蛋白和弹性蛋白,其组成中色氨酸、酪氨酸及氨基酸很少,属不完全蛋白,生物利用率极低,不能作为单独唯一的蛋白质来源。脂肪含量随动物品种、年龄、肥瘦、部位而有很大差别。肉中以饱和脂肪酸为主,禽类特别是鱼类则以不饱和脂肪酸为主。每 100g 胆固醇含量在瘦肉中为 80~100mg,肥肉为 110mg,内脏含量较高为 200mg。据此,在膳食中"调整肉类",以禽、鱼类适当代替猪肉类,以减少过多的饱和脂肪酸,增加多不饱和脂肪酸。矿物质总含量不高,主要为钙、磷、铁等。动物肉中铁的形式,主要为血红素铁,不易受膳食成分影响其吸收利用,是铁的良好来源。肉类食品中含有丰富的 B 族维生素,包括维生素 B_1、维生素 B_2、维生素 B_6、胆碱等;动物肝脏富含维生素 A。禽肉中尚含有维生素 E,而且在 -18℃ 保存条件下,储存 1 年也不容易酸败。

五、奶及奶制品类

动物奶类(主要是牛乳)对于人类是一种理想食物,增加奶类食品,对于改善膳食结构,增加优质蛋白和钙的来源具有重要意义。

1. 鲜奶 蛋白质平均含量为 3.0%~3.5%,其中酪蛋白占 79.6%、白蛋白 11.5%、球蛋白 3.3%。消化吸收率高达 87%~89%,生物学价值为 89.9。奶中脂肪含量为 3.0%~5.0%,其中 30% 为油酸。胆固醇含量不高,每 100g 鲜牛乳中含 7~17mg。由于乳脂呈细微粒均匀分散于奶中,消化吸收率高达 98%。奶中糖类主要形式为乳糖,含量 3.4%~7.4%。乳糖可调节胃酸,促进胃肠蠕动作用,在肠道中被乳糖酶分解为乳酸,有助于肠道中乳酸杆菌的繁殖,抑制肠道腐败菌的生长。乳糖酶活性在人出生后较高,后随年龄增长而下降,如果长期不饮用牛奶,此酶活性可下降,至极低水平。此时偶饮牛乳可出现腹胀、腹痛,甚至腹泻症状,即为"乳糖不耐症"。如改饮经乳酸菌发酵的酸奶则不会出现。钙是奶中主要的矿物质,每 100ml 牛乳中含钙 110mg,且吸收率高,是钙的良好来源。其他磷、钾含量较高,铁的含量则较低。奶中较多的维生素有维生素 A 与胡萝卜素。维生素 B_1、维生素 B_2、维生素 B_6、生物素与维生素 C,含量虽不高,但常较人乳中高。不过奶中维生素含量与牛奶饲养条件和季节有关。如饲青饲料时,维生素 A、C 含量较高;夏季日照多时,维生素 D 含量也有一定增加。

2. 奶制品 奶粉由鲜奶经脱水干燥制好,有全脂、脱脂、调制(母乳化)的奶粉等。全脂奶粉、脱脂奶粉后者除部分脂肪被提取、少量脂溶维生素有损失外,营养成分一般损失不大。调制奶粉是按婴幼儿需要经成分调整为减少酪蛋白比例、增加亚油酸含量等而制成。酸奶是接种乳酸杆菌,经发酵制成,其营养成分与鲜奶接近,特别适于乳糖不耐症者、消化功能不佳及老年人食用。

六、蛋类

常见蛋类有鸡、鸭蛋,此外,还有鹌鹑蛋、鸽蛋、鹅蛋,按每 100g 重量计算,它们所含的营养成分非常接近。蛋中蛋白质含量为 12% ~ 14%,不但含有人体必需的氨基酸种类,而且其氨基酸组成模式接近于人体需要,几乎能全部被消化与利用,是最理想的蛋白质来源。脂类含量约占 9%,集中在蛋黄,约为蛋黄重量的 28%。蛋中还有较多的磷脂,特别是卵磷脂。胆固醇含量相对也较高,每 100g 全蛋中约为 600mg。蛋类的矿物质含量为 1.0% ~ 1.5%,主要有钙、磷与铁,集中于蛋黄中。由于蛋中有卵黄高磷蛋白的干扰,铁的吸收率仅 3%。蛋类含有多种维生素,较多的有维生素 A、维生素 D、维生素 B_1 和维生素 B_2 等。维生素 A 含量在每 100g 全蛋中为 300 ~ 350μg 视黄醇当量,都集中在蛋黄中。

第二节　一般人群的合理膳食指导

最佳膳食应能保证能量供给,提供比例恰当而充足的必需营养素,最大限度地有益于健康,防止营养缺乏症以及与营养过剩相关的疾病,并从可得到的、美味的、可接受的和可提供的食物中获得。纵观历史,人类社会已形成了多种膳食模式和实践以满足这些需要。随着经济水平的发展,全世界的膳食模式已从植物性食物中获取能量和营养素转变为日趋依赖于高脂肪、高饱和脂肪和高胆固醇的动物性食物。这种转变伴随着两种现象,即与营养不足相关疾病的患病率下降,而与膳食有关的慢性疾病患病率上升。近年来,我国经济较为发达地区成年人慢性非传染性疾病如脑卒中、冠心病、肿瘤和糖尿病已逐渐取代传染性疾病和营养不良成为主要的死因。研究表明膳食治疗的生活方式改变在预防慢性疾病中有着重要的作用,合理膳食可延缓及预防这些慢性疾病的发生和发展。

2007 年中国营养学会修改了中国居民膳食指南,由一般人群膳食指南、特定人群膳食指南和平衡膳食宝塔三部分组成。与 1997 年膳食指南的条目相比,增加了每天足量饮水、合理选择饮料、加强身体活动、减少烹调用油和合理选择零食等内容。一般人群膳食指南适用于 6 岁以上的正常人群,根据该人群的生理特点和营养需求,结合我国居民膳食结构特点,这部分共制定了 10 个条目,以达到平衡膳食、合理营养、保证健康的目的。

一、一般人群膳食指南

1. 食物多样,谷类为主,粗细搭配　要达到合理营养、促进健康的目的,必须实现由多种食物组成的平衡膳食,以满足人体的各种营养需求。多种食物应包括以下 5 类:谷类及薯类、动物性食物、蔬菜与水果类、豆类及其制品、坚果和纯能量食物。谷类食物是中国传统膳食的主体,是人体能量的主要来源,也是最好的基础食物。提倡"坚持谷类为主",不但能保持我国膳食的良好传统,还可避免高能量、高脂肪和低碳水化合物膳食的弊端。膳食指南指出应保持每天适量的谷类食物摄入,一般成年人每天摄入 250～400g 为宜;另外要注意粗细搭配,常吃一些粗粮、杂粮和全谷类食物;稻米、小麦不需要研磨得太精,以免所含维生素、矿物质和膳食纤维流失。

2. 多吃蔬菜、水果和薯类　新鲜蔬菜、水果是平衡膳食的重要组成部分,也是我国传统膳食重要特点之一。蔬菜、水果能量低,富含维生素、矿物质、膳食纤维和植物化学物质。富含蔬菜、水果和薯类的膳食对保持身体健康,保持肠道正常功能,提高免疫力,降低患肥胖、糖尿病、高血压等慢性疾病风险具有重要作用。膳食指南推荐我国成年人每天吃蔬菜 300～500g,水果 200～400g,并注意增加薯类的摄入。

3. 每天吃奶类、大豆或其制品　奶类除含丰富的优质蛋白质和维生素 A 和维生素 B$_2$ 外,含钙量也很高。饮奶可促进儿童生长发育,还有利于预防成人骨质疏松。我国居民膳食中钙的供给量较低,仅为每标准人日 389mg,尚未达到推荐摄入量的一半。建议每人每天平均饮奶300ml,有高血脂和超重肥胖倾向者应选择低脂、脱脂奶及其制品。

大豆含丰富的优质蛋白质、必需脂肪酸、多种维生素和膳食纤维,且含有磷脂、低聚糖,以及异黄酮、植物固醇等多种植物化学物质。适当多吃大豆或其制品可提高农村居民蛋白质摄入量,减轻城市居民过多消费肉类带来的不利影响,建议每人每天摄入 30～50g 大豆或相当量的豆制品。

4. 常吃适量的鱼、禽、蛋和瘦肉　鱼、禽、蛋和瘦肉均属于动物性食物,是人类优质蛋白、脂类、脂溶性维生素、B 族维生素和矿物质的良好来源,是平衡膳食的重要组成部分。目前,我国部分城市居民食用动物性食物偏多,尤其是猪肉的摄入量过多,应调整膳食结构,适当多吃鱼、禽肉,减少猪肉摄入。膳食指南推荐成人每日摄入量:鱼虾类 50～100g,畜禽肉类 50～75g,蛋类 25～50g。

5. 减少烹调油用量,吃清淡少盐膳食　烹调油的主要成分是脂肪。脂肪摄入过多是引起肥胖、高血脂、动脉粥样硬化等多种慢性疾病的危险因素之一。食盐的主要成分氯化钠中的钠元素能调节体内水分、增强神经肌肉兴奋性、维持酸碱平衡和血压正常功能,但摄入量过高与高血压的患病率密切相关,因此应该吃清淡少盐膳食。每天烹调油摄入量不宜超过25g,食盐摄入量不超过6g,包括酱油、酱菜、酱中的食盐量。

6. 食不过量,天天运动,保持健康体重　保持正常体重是健康的前提。由于生活方式的改变,人们的身体活动减少,进食量相对增加。目前我国大多数成年人体力活动不足或缺乏体育锻炼,应改变久坐少动的不良生活方式,养成天天运动的习惯,坚持每天多做一些消耗能量的活动,以增强抵抗力、保持良好的生理状态。建议成人每天进行累计相当于步行 6 000 步以上的身体活动;如果身体条件允许,最好进行 30 分钟中等强度的运动(图 10-1)。

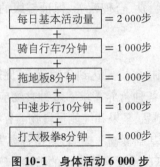

图 10-1　身体活动 6 000 步

7. 三餐分配要合理,零食要适当 合理安排一日三餐的时间及食量,进餐定时定量。应天天吃早餐并保证营养充足,午餐要吃好,晚餐要适量。考虑到日常生活习惯和消化系统生理特点,一日三餐的时间应相对规律。暴饮暴食是一种危害健康的饮食行为,是引起胃肠道疾病和其他疾病的一个重要原因,所以不暴饮暴食。不经常在外就餐,尽可能与家人共同进餐,并营造轻松愉快的就餐氛围。零食作为一日三餐之外食物,可以补充人体所需的能量和营养素,因此应合理选用零食,其量不宜太多,且来自零食的能量应计入全天摄入能量之中。

8. 每天足量饮水,合理选择饮料 一般情况下,建议在温和气候条件下生活的轻体力活动的成年人每日最少引水 1 200ml(约 6 杯)。饮水应少量多次,每次 200ml 左右(1 杯),要主动,不要感到口渴时再喝水。饮水最好选择白开水,不宜饮用生水和蒸锅水。

经常适量饮茶对人体健康有益。茶叶中含有丰富的微量元素,如铁、锌、硒、铜等,以及多种对人体有益的化学成分,如茶多酚、咖啡因、茶多糖等。饮料多种多样,选择时应根据个人的身体情况而定。乳饮料和纯果汁饮料含有一定量的营养素和有益膳食成分,适量饮用可以作为膳食的补充。有些饮料添加了一定的矿物质和维生素,适合热天户外活动和运动后饮用。有些饮料只含糖和香精香料,营养价值不高。

9. 如饮酒应限量 饮酒要注意适量,特别是白酒,白酒基本上是纯能量食物,不含其他营养素,且乙醇浓度越高的酒含能量也越高。若饮酒应尽可能饮用低度酒,并控制在适当的限量以下。建议成年人适量饮酒的限值是:成年男性一天饮用酒的乙醇量不超过 25g,相当于啤酒 750ml,或葡萄酒 250 ml,或 38 度白酒 67ml,或高度白酒 50ml;成年女性一天饮酒的乙醇量不超过 15g,相当于啤酒 450ml,或葡萄酒 150 ml,或 38 度白酒 39ml。儿童少年、准备怀孕的妇女、孕妇和哺乳期妇女,正在服用可能会与乙醇产生作用药物的人,患有某些疾病(如高三酰甘油(甘油三酯)血症、胰腺炎、肝脏疾病等)及对乙醇敏感的人都不应饮酒。

10. 吃新鲜卫生的食物 吃新鲜卫生的食物是保证机体健康、防止食源性疾病、实现食品安全的根本措施。合理烹调加工过程是保证食物卫生安全的另一重要方面,烹调加工要注意保持良好的个人卫生以及食物加工环境和用具的洁净,避免交叉污染。食物腌制要注意加足食盐,避免高温环境。合理的食物储藏可以保持新鲜,避免受到污染。高温加热能杀灭食物中大部分微生物,延长保存时间;冷藏温度常为 4 ~ 8℃,只适于短期储藏;而冻藏温度低达 - 12 ~ -23℃,可保持食物新鲜,适于长期储藏。

二、中国居民平衡膳食宝塔

中国居民平衡膳食宝塔(以下简称"膳食宝塔",图 10-2)是根据《中国居民膳食指南》的核心内容,结合中国居民膳食的实际状况,把平衡膳食的原则转化成各类食物的重量,便于人们在日常生活中执行。

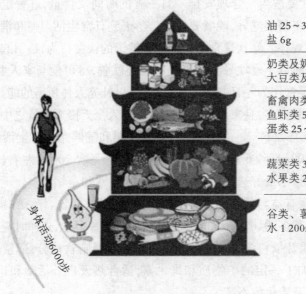

油 25～30ml
盐 6g

奶类及奶制品 300g
大豆类及坚果 30～50g

畜禽肉类 50～75g
鱼虾类 50～100g
蛋类 25～50g

蔬菜类 300～500g
水果类 200～400g

谷类、薯类及杂豆 250～400g
水 1 200ml

身体活动6000步

图 10-2　中国居民平衡膳食宝塔

　　膳食宝塔共分 5 层,包含每天应摄入的主要食物种类。膳食宝塔利用各层位置和面积的不同反映了各类食物在膳食中的地位和应占的比例。谷类食物位居底层,每人每天应摄入 250～400g;蔬菜和水果居第二层,每天应摄入 300～500g 和 200～400g;鱼、禽、肉、蛋等动物性食物位于第三层,每天应摄入 125～225g(鱼虾类 50～100g,畜、禽肉 50～75g,蛋类 25～50g);奶类和豆类食物合居第四层,每天应吃相当于鲜奶 300g 的奶类及奶制品和相当于干豆 30～50g 的大豆及制品。第五层塔顶是烹调油和食盐,每天烹调油不超过 25g 或 30g,食盐不超过 6g。由于我国居民现在平均的糖摄入量不多,对健康的影响不大,故膳食宝塔没有建议食糖的摄入量。但多吃糖有增加龋齿的危险,儿童、青少年不应吃太多的糖和含糖高的食品及饮料。饮酒的问题在《中国居民膳食指南》中已有说明。

　　新膳食宝塔图增加了水和身体活动的形象,强调足量饮水和增加身体活动的重要性。水的需要量受年龄、环境温度、身体活动等因素影响。在温和气候条件下生活的轻体力活动成年人每日至少饮水 1 200mL(约 6 杯);在高温或强体力劳动条件下应适当增加。饮水不足或过多都会对人体健康带来危害。目前我国大多数成年人身体活动不足或缺乏体育锻炼,建议成年人每天进行累计相当于步行 6 000 步以上的身体活动,如果身体条件允许,最好进行 30 分钟中等强度的运动。

　　膳食宝塔中所标示的各类食物建议量的下限为能量水平 7 550kJ(1 800kcal)的建议量,上限为能量水平 10 900kJ(2 600kcal)的建议量。膳食宝塔建议的各类食物摄入量都是指食物可食部分的生重。各类食物的重量不是指某一种具体食物的重量,而是一类食物的总量。

第三节　常见疾病的营养与饮食

　　在疾病状态时,机体各营养物质代谢发生了变化,加上各种药物的使用及其他医疗处理,这些都会不同程度地影响患者的营养状况,并与临床结局相关,因此患者的膳食营养显得极其重要。又由于病前病时患者的营养状况、病种、病情之不同,因此必须根据疾病的特点合理给予膳食,以期达到减少并发症、促进康复的目的。

一、高血压的营养与饮食

健康的生活方式,在任何时候,对任何高血压患者(包括正常高值血压),都是有效的治疗方法,这不仅可降低血压,还可以控制其他危险因素和临床情况。国内外就高血压治疗都颁布了相应指南,并都将改变生活方式作为降压治疗的基本措施。例如,2007 年欧洲心脏病学会和欧洲动脉粥样硬化学会(ESH/ESC)的高血压指南、2011 年英国国家卫生与临床优化研究所(NICE)新修订的高血压指南和我国 2010 年颁布的中国高血压防治指南(第三版)。指南均指出改变生活方式对所有高血压患者(包括需要药物治疗的患者)均适用,具体措施包括戒烟、减重(维持体重)、减少乙醇过量摄入、体育锻炼、减少盐的摄入、增加水果和蔬菜的摄入、减少饱和脂肪酸以及总脂肪的摄入。

(1)减少钠盐摄入:减少钠盐的摄入包括尽可能减少烹调用盐,使用可定量的盐勺;减少味精、酱油等含盐的调味品用量;少食或不食含钠盐量较高的各类加工食品,如咸菜、火腿、香肠以及各类炒货。

(2)增加钾盐摄入:增加蔬菜和水果的摄入量,可适用钾盐替代部分钠盐。

(3)控制体重:保持理想体重,避免超重或肥胖。控制高热量食物(高脂肪食物、含糖饮料及酒类等)的摄入,适当控制主食糖类(碳水化合物)用量,减重速度为每周 0.5~1kg 为宜。避免过多饮用咖啡以及其他富含咖啡因的食物。

(4)戒烟限酒:限制饮酒的量与中国居民膳食指南中推荐的相同,男性乙醇量小于25g/d,女性小于 15g/d。不提倡高血压患者饮酒,如饮酒,则应少量,白酒、葡萄酒(或米酒)与啤酒量分别小于 50ml、100ml 和 300ml。

(5)体育运动:进行规律的、中等强度的有氧运动。

(6)减轻精神压力,保持心理平衡。

二、血脂异常的营养与饮食治疗

饮食营养治疗在各国血脂异常的防治指南中都是首要的治疗措施,是治疗性生活方式改变(therapeutic life-style change,TLC)的重要组成部分。美国的胆固醇教育计划 (NCEP ATP III)、2011 年欧洲血脂异常防治指南及中国高血脂防治指南中都详细说明了 TLC 的意义、目标和具体实施。值得一提的是,2011 年欧洲血脂异常防治指南,提供了高血脂患者的危险因素评估、生活方式干预、药物强化治疗、特殊人群的血脂异常管理以及降脂治疗监管等多方面的指导性意见。该指南指出:血脂异常防治的关键是为了有效地降低心血管事件发生的风险,因此需要依据个体的心血管危险程度,有针对性地进行血脂水平的"分层管理"。各国指南均将低密度脂蛋白胆固醇(LDL-C)作为降脂的首要目标。而对混合型高脂蛋白血症、糖尿病、代谢综合征或 CKD 患者,高密度脂蛋白胆固醇(HDL-C)则可作为次要干预靶点。因而高血脂的营养饮食也是基于降低 LDL-C 的目标而实施。

（一）高血脂 TLC 的要点

我国血脂异常防治指南反复强调 TLC 是个体治疗策略的一部分，是控制血脂异常的基本和首要措施，对于 LDL-C 的降低具有显著效果（表 10-1）。干预试验表明，恰当的生活方式改变对多数血脂异常者能起到与降脂药相近似的治疗效果，在有效控制血脂的同时可以有效减少心血管事件的发生。血脂异常与饮食和生活方式有密切关系，所以饮食治疗和改善生活方式是血脂异常治疗的基础措施。无论是否进行药物调脂治疗，都必须坚持控制饮食和改善生活方式。主要的改善生活方式的措施有：①减少饱和脂肪酸和胆固醇的摄入；②选择能够降低 LDL-C 的食物（如植物固醇、可溶性纤维）；③减轻体重；④增加有规律的体力活动；⑤采取针对其他心血管病危险因素的措施如戒烟、限盐以降低血压等。

表 10-1　改变膳食的 TLC 措施可获得降低 LDL-C 的效果

膳食成分	膳食调整	LDL-C 下降的大致情况
主要措施		
饱和脂肪	<7% 的总能量	8% ~ 10%
膳食胆固醇	<200mg/d	3% ~ 5%
减肥	减轻 4.5kg	5% ~ 8%
选用措施		
可溶性纤维	5 ~ 10g/d	3% ~ 5%
植物固醇	2g/d	6% ~ 15%
综合累积效果		20% ~ 30%

（资料来源：中国成人血脂异常防治指南）

（二）TLC 方案的实施

1. 健康生活方式的评价　对于血脂升高的患者首先应当进行健康生活方式的评价。在首诊时医生可通过询问和检查了解患者在以下几方面是否存在问题：①是否进食过多的升高 LDL-C 的食物；②是否肥胖；③是否缺少体力活动；④如肥胖或缺少体力活动，是否有代谢综合征。为了解和评价患者摄入升高 LDL-C 食物的状况，中国成人血脂异常防治指南推荐使用高脂血症患者膳食评价表（表 10-2），帮助临床医生发现患者膳食结构中存在的问题，以便有效指导下一步的干预。

表 10-2　高脂血症患者膳食评价

项目	评分
（1）你近 1 周吃肉是否 <75g/d：0 = 否，1 = 是	□
（2）你吃肉种类：0 = 瘦肉，1 = 肥瘦肉，2 = 肥肉，3 = 内脏	□
（3）你近 1 周吃蛋数量：1 = 0 ~ 3 个，2 = 4 ~ 7 个，3 = 7 个以上	□
（4）你近 1 周吃煎炸食品数量（油饼、油条、炸糕等）：0 = 未吃，1 = 1 ~ 4 次，2 = 5 ~ 7 次，3 = 7 次以上	□
（5）你近 1 周吃奶油糕点的次数：0 = 未吃，1 = 1 ~ 4 次，2 = 5 ~ 7 次	□
评分总和	□□

注：按实际情况在□里填数"0 或 1"。总分 <3 为合格；总分 3 ~ 5 为轻度膳食不良；总分 >6 为严重膳食不良（资料来源：中国成人血脂异常防治指南）。

2. TLC 的实施　首诊开始的 TLC 主要是减少摄入饱和脂肪和胆固醇，也鼓励开始轻中度的体力活动。在 TLC 进行 6 ~ 8 周后，应监测患者的血脂水平；如果已达标或有明显改善，应继续进行 TLC。否则，可通过如下手段来强化降脂。首先，对膳食治疗再强化。其次，选用能降低 LDL-C 的植物固醇,增加膳食纤维的摄入,如全谷类食物、水果、蔬菜等。TLC 再进行约 6 ~ 8 周后,应再次监测患者的血脂水平,如已达标,继续保持强化 TLC。如血脂继续向目标方向改善,仍应继续 TLC,不应启动药物治疗。如检测结果表明不可能仅靠 TLC 达标,应考虑加用药物治疗。血脂异常的 TLC 流程见图 10-3。

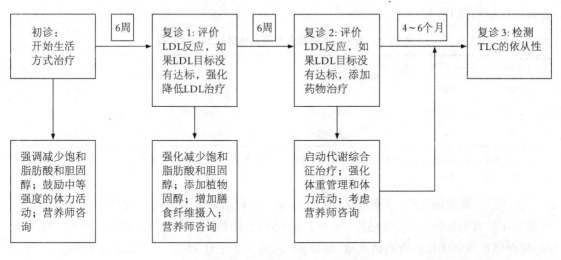

图 10-3　血脂异常的 TLC 流程图

三、糖尿病的营养与饮食

饮食治疗是糖尿病治疗的重要组成部分。早在 1971 年,美国糖尿病学会(ADA)首次颁布了《糖尿病患者营养与饮食原则》,1994 年,ADA 又率先提出医学营养治疗(medical nutrition therapy,MNT)的概念,旨在更好地阐明营养治疗重要性及工作流程,并将营养治疗与药物治疗并列。2012 年,ADA 的糖尿病 MNT 循证指南中的总体建议是:糖尿病前期及糖尿病患者应当接受个体化的 MNT;短期内低糖类(碳水化合物)、低脂肪能量限制膳食和地中海饮食可能有效;体力活动和行为改善对减重是重要的;对于 2 型糖尿病危险的人群来说,强调生活方式的改变,包括体重减轻 7%、规律性运动(每周 150min),减少热量和膳食脂肪摄入,可以减少发生糖尿病的风险;14g 4 184kJ(1 000 kcal)膳食纤维推荐量(美国农业部推荐)及包括全谷的膳食对糖尿病高危人群是有益;限制甜味剂使用对 2 型糖尿病高危人群有益;糖尿病患者的宏量营养素是调整碳水化合物、蛋白质和脂肪的量,以符合代谢目标;碳水化合物的数量选择基于经验的估计是血糖控制的关键;饱和脂肪酸应当小于总能量的 7%;减少反式脂肪酸可降低 LDL,升高 HDL;不建议常规补充抗氧化营养素如维生素 E、维生素 C 和胡萝卜素,因为缺乏有效性和长期安全性相关的证据。

我国 2010 年中华医学会糖尿病学分会和中国医师协会营养医师专业委员会联合发布了《中国糖尿病医学营养治疗指南》,该指南再次确认了 MNT 对预防糖尿病的发生、治疗已发生的糖尿病、预防或至少延缓糖尿病并发症的发生均有非常重要的作用。同时,MNT 也是糖尿病自我教育中一个不可或缺的部分,并建议 MNT 应该贯穿于糖尿病预防的所有阶段。每个糖尿病患者的病情不同,因而糖尿病的膳食强调个体化。需要根据患者病情特点、血糖的变化,结合血脂水平和并发症等因素确定和调整能量和三大宏量营养素的比例,在不违背营养原则的条件下,选择的食物与烹调方法应尽量顾及患者的饮食习惯,以提高营养治疗的可操作性和依从性。具体措施如下。

1. 控制总能量 合理控制能量摄入是糖尿病营养治疗的首要原则。根据病情、血糖、尿糖、年龄、性别、身高、体重、活动量大小以及有无并发症确定能量的供给量。糖尿病患者每日能量供给量见表10-3。

表 10-3 糖尿病患者每日能量供给量[kJ(kcal)/kg]

体型	卧床	轻体力劳动	中体力劳动	重体力劳动
消瘦	105 (25)	146(35)	168(40)	188(45)
正常	83 (20)	126 (30)	146(35)	168(40)
肥胖	63(15)	105 (25)	126(30)	146(35)

注:儿童糖尿病所需能量可按年龄计算,1岁时每日供给4 180 kJ(1 000 kcal),以后每岁递增418 kJ(100 kcal)。或按公式计算:1日能量 = 4 180(1 000) + (年龄-1) × 418(100)(资料来源:中国营养百科全书,2006)。

2. 糖类(碳水化合物) 碳水化合物供给量占总能量的50% ~60%为宜,不宜超过70%。一般成年患者每日碳水化合物摄入量为200 ~350g,相当于主食250 ~400g。营养治疗开始时,应严格控制碳水化合物的摄入量,每日200g(相当于主食250g)。选用低血糖指数(GI)及低血糖负荷(GL)食物。研究表明,低血糖指数及低血糖负荷的食物有助于血糖控制,尤其是减慢餐后血糖升高的水平。精制谷类和土豆的GI相对较高;豆类和未加工的谷类GI中等,如燕麦、大麦、干小麦、干豆、小扁豆、通心粉、全麦面包;无淀粉的水果和蔬菜GI相对较低,如苹果、橘子、牛奶、酸奶、冰淇淋。一般规律是粗粮的GI低于细粮,复合碳水化合物低于精制糖,故糖尿病治疗膳食宜多用粗粮和复合碳水化合物。膳食纤维推荐摄入量为每日30g。据调查,目前我国成人的膳食纤维摄入量平均为12g/d,达不到推荐量要求。增加粗杂粮(如荞麦片、燕麦片、玉米、各种豆类等),多食新鲜绿叶蔬菜及一定数量的水果,有助于提高膳食纤维摄入量。

3. 限制饱和脂肪酸和胆固醇 糖尿病患者控制膳食脂肪的主要目的是限制饱和脂肪酸、反式脂肪酸和胆固醇摄入量,以降低心血管疾病的危险性。应少用富含饱和脂肪酸和胆固醇的食物,如肥肉、动物内脏、黄油、蛋黄等。饱和脂肪酸摄入量一般小于总能量的7%,尽量减少反式脂肪酸的摄入(反式脂肪酸在人造黄油、西式糕点中含量较高),胆固醇摄入量<200mg/d。临床研究表明低饱和脂肪、高单不饱和脂肪酸(MUFA)膳食能降低糖尿病患者血浆LDL水平。与高碳水化合物膳食(碳水化合物占总能量 >55%)相比不增加餐后血糖、胰岛素和三酰甘油水平。流行病学研究发现,含高MUFA的地中海膳食使欧洲老人死亡率降低7%。糖尿病患者可以富含单不饱和脂肪酸的橄榄油、茶籽油替代部分烹调油。

4. 充足的蛋白质 肾功能正常的糖尿病患者蛋白质摄入量占总能量10% ~20%。一般情况下蛋白质摄入须大于每日0.8g/kg,以保证蛋白质总量。妊娠、乳母或合并感染、营养不良及消耗性疾病者应适当放宽对蛋白质的限制,可按每日1.2 ~1.5g/kg计算;处于生长发育阶段的儿童患者可按每日2 ~3g/kg计算,或按蛋白质摄入量占总热量的20%计算。若肾小球滤过率降低或已确诊糖尿病肾病,则需降低蛋白质摄入量。

5. 维生素和矿物质 维生素和矿物质是人体不可缺少的营养物质。糖尿病患者碳水化合物、脂肪、蛋白质的代谢紊乱会影响对维生素和矿物质的需要量,调节维生素和矿物质的平衡有利于糖尿病患者纠正代谢紊乱,防治并发症。控制不佳的糖尿病患者经常有微营养缺乏现象。在特定的糖尿病人群如老年人、孕妇、乳母、严格的素食主义者或使用限制能量膳食者,可以使用维生素和矿物质补充剂。

6. 糖尿病食物交换份 食品交换份是将食物按照来源、性质分成几类,同类食物在一定重量内所含的蛋白质、脂肪、碳水化合物和能量相近,不同类食物间所提供的能量也是相同的。食物交换法将食品分成六大类:主食类(或称谷类、米面类)、蔬菜类、水果类、鱼肉类(含豆制品)、乳类(含豆奶)和油脂类,每个食物交换份可产生 334.4~376.2kJ(80~90kcal)能量。表 10-4 列出各类食物的单位数,可以随意组成食谱,从而达到食物多样化。临床上常常使用简化的实物交换份法,按照不同的能量水平计算出交换份,分配到各类食物中。

表 10-4 不同能量饮食内容的交换份(单位)举例

热量		主食类		蔬菜与水果类		鱼肉禽蛋类		乳类		油脂类	
KJ (kcal)	交换份	份	(g)	份	(g)	份	(g)	份	(ml)	份	(植物油汤匙)
4 185(1 000)	12	6	(150)	1	(500)	2	(100)	2	(220)	1	(1)
5 021(1 200)	14.5	8	(200)	1	(500)	2	(100)	2	(220)	1.5	(1.5)
5 858(1 400)	16.5	9	(225)	1	(500)	3	(150)	2	(220)	1.5	(1.5)
6 694(1 600)	18.5	10	(250)	1.5	(750)	3.5	(175)	2	(220)	1.5	(1.5)
7 531(1 800)	21	12	(300)	1.5	(750)	3.5	(175)	2	(220)	2	(2)
8 368(2 000)	23.5	14	(350)	1.5	(750)	4.0	(200)	2	(220)	2	(2)
9 205(2 200)	25.5	16	(400)	1.5	(750)	4.0	(200)	2	(220)	2	(2.5)
10 042(2 400)	28	18	(450)	1.5	(750)	4.5	(225)	2	(220)	2	(2.5)

(资料来源:中国营养百科全书,2006)

四、慢性肾脏病的营养与饮食

我国 2005 年慢性肾脏病蛋白营养治疗共识中指出营养治疗对于慢性肾脏疾病的意义在于减轻氮质血症,改善代谢性酸中毒;补充机体必需氨基酸,改善蛋白质代谢;减轻胰岛素抵抗,改善糖代谢;提高脂酶活性,改善脂代谢;降低高磷血症,改善低血钙,减轻继发性甲状旁腺功能亢进;减少蛋白尿排泄,延缓肾脏疾病进展。纵观国内外对于慢性肾脏病的治疗,限制蛋白质摄入量是其营养治疗的核心环节。

(一)膳食营养治疗原则

1. 高生物价低蛋白饮食 蛋白质的分解产物是含氮类物质,如尿素、肌酐、胍类和多胺等。在正常情况下,膳食中蛋白质的摄入量增多就会导致含氮代谢物的生成增多,这些物质在血液中聚积可引起氮质血症。高蛋白的饮食可促进肾小球和肾小管的硬化和损害,使残存的肾单位因过度疲劳而衰竭。因此,低蛋白饮食可以减少含氮废物的生成,减轻肾脏负担,并可降低肾小球的高滤过,缓解肾小球硬化的进程。含必需氨基酸丰富的优质蛋白能被人体充分利用,产生较少的含氮废物。需要根据肾功能水平决定患者蛋白质供给量。当 CKD1、2 期,蛋白质以每日 0.8g/kg；CKD 3、4、5 期，则蛋白质供给需要降低至 0.6g/kg，并加上复方酮酸制剂每日 0.12g/kg。在低蛋白饮食中，约 50% 蛋白应为高生物价蛋白。若 GFR 已重度下降，且患者对更严格蛋白限制能够耐受，则蛋白摄入量还可减至 每日 0.4g/kg，并补充复方酮酸制剂每日 0.20g/kg。

2. 充足的能量供给　优质蛋白质的充分利用是以有充足能量为前提，能量不能充足供给会造成体内机体蛋白的过度分解，加重患者的营养不良，也加重肾功能损伤。能量供给以每日 146 ~ 167kJ/kg（35 ~ 40kcal/kg）为宜，即每日可提供 8 374 ~ 12 561kJ（2 000 ~ 3 000kcal）的能量。能量与氮之比约为（250 ~ 300）:1［正常膳食为（100 ~ 150）:1］。慢性肾脏病患者是将糖类（碳水化合物）作为能量的主要来源，但建议以复合糖类的粮食和淀粉为主，避免单纯糖类的摄入，对减少三酰甘油（甘油三酯）的合成、改善糖耐量均有益处。伴随 2 型糖尿病的肾脏病患者需要适当限制能量。

3. 适量的脂肪　针对可能出现的脂代谢异常，预防高脂血症，脂肪的摄入每日应 <30% 总能量。降低饱和脂肪酸和胆固醇的摄入量，饱和脂肪酸应 <10% 的能量，胆固醇 <300mg。

4. 低磷高钙饮食　慢性肾衰竭时，有时会出现血磷升高和血钙下降，促使磷酸钙在肾组织和软组织沉积，引起肾硬化。高磷血症还可刺激甲状旁腺功能亢进，加速骨质疏松。磷每天供给 <600mg，钙每天摄入应 >1 000mg。

5. 钠和钾应视病情而定　当有水肿和高血压时，严格控制食盐在每天 1 ~ 3g 或无盐饮食。当水肿和血压趋于正常时，钠盐应逐渐增加。若使用利尿剂或伴有呕吐、腹泻则不应限制钠盐。出现高血钾时，应限制含钾食物，避免食用果汁，慎重选用蔬菜和水果。

6. 维生素和微量元素　慢性肾衰竭的患者常出现水溶性维生素含量降低，尤其在供给低蛋白饮食时，故应及时补充，特别是 B 族维生素和叶酸等。慢性肾衰竭患者血清中维生素 A 有升高的现象，可刺激甲状腺激素的分泌引起肾性骨病，饮食中维生素 A 应减少，同时还应补充铁和锌等。

7. 膳食纤维　高膳食纤维能防止便秘，改善糖耐量，还能使慢性肾衰竭患者结肠内细菌产氨减少，增加粪便氮的排出，从而降低血尿素氮。每天膳食纤维的摄入量在 20 ~ 25g。

（二）透析患者的营养

血液透析和腹膜透析时，机体蛋白质丢失较多，因此需要调整蛋白质的摄入。

1. 蛋白质摄入　维持性血液透析患者推荐蛋白质入量为每日 1.2g/kg。当患者合并高分解状态的急性疾病时，蛋白质入量应增加至每日 1.3g/kg。50% 饮食蛋白应为高生物价蛋白。可同时补充复方酮酸制剂每日 0.075 ~ 0.12g/kg。

2. 热量摄入　热量摄入推荐每日 146.4kJ/kg（35kcal/kg），60 岁以上、活动量较小、营养状态良好者可减少至每日 125.5 ~ 146.4kJ/kg。患者需同时供给各种维生素、叶酸及铁。

五、高尿酸血症的营养与饮食

尿酸是嘌呤代谢的产物，尿酸不仅可以引起痛风及肾脏损伤，目前还认为是心血管、高血压、代谢综合征的危险因素。高尿酸血症也是和生活方式密切相关的慢性疾病。长期以来严格地限制嘌呤摄入是高尿酸血症的治疗措施。但随着研究深入，目前已经不主张对高尿酸血症患者严格限制嘌呤,取而代之的是以减少胰岛素抵抗为目的营养饮食。饮食原则着重于减轻体重,不必严格限制嘌呤的摄入,但限制食物的能量和糖类(碳水化合物),调整脂肪摄入比例。具体的营养措施如下。

1. 适当限制嘌呤的摄入 嘌呤摄入量与尿酸水平相关。研究表明富含嘌呤的食物摄入增加可增高尿酸水平,因而控制高嘌呤食物的摄入是高尿酸血症营养治疗的首要措施。但我们目前食物中仅有极少部分食物测了嘌呤含量(见本章附录),而许多低嘌呤的食物却富含糖类和饱和脂肪酸,这样的食物结构容易降低胰岛素的敏感性,升高血清胰岛素、葡萄糖、三酰甘油(甘油三酯)和低密度脂蛋白的水平,增加患心血管疾病的危险。而目前比较明确可以显著升高尿酸的高嘌呤食物是红肉、海鲜、啤酒,因此除了限制这3类食物摄入外,不必严格限制嘌呤的摄入,而重要的是需要控制体重,调整膳食结构。

2. 加强运动,控制体重 高尿酸血症患者中有相当一部分患者合并肥胖,因此应当使患者体重保持在正常范围之内。

3. 减少脂肪摄入 高脂肪可影响尿酸排出体外,脂肪也是高能量的营养素,进食过多的油脂易使热量过高,导致肥胖。因此,应避免食用肥肉、猪(牛羊)油、肥禽,烹调时应少用油,可多选用含多不饱和脂肪酸的食物如坚果、杏仁、花生或花生酱、橄榄油、蓖麻油。

4. 适量蛋白质 海鲜可以明显升高尿酸,过多瘦肉也不利于尿酸的控制。因此海鲜和瘦肉需要限量,甚至可以在高尿酸未能控制前不食用。可选择白色肉类及河鲜。

5. 多食用奶制品 健康人群摄入奶制品,特别是低脂奶和低脂奶酪可以降低尿酸水平。牛奶中的蛋白质(酪蛋白和乳清蛋白)有促尿酸排泄的作用,而且牛奶中嘌呤含量很低,不会像肉类和海鲜那样增加嘌呤负荷。

6. 多吃水果和蔬菜 水果为碱性食物,有助于尿酸排泄,尤其是樱桃可以减轻尿酸水平,故可以多食用。

7. 多饮水 水分能帮助尿酸排出体外,日常饮食中可多选用含水分多而有利尿作用的食物及增加饮水量,使之能保持每日摄入2 000~3 000ml。

8. 烟酒要免除 吸烟有害健康,饮酒可引起体内乳酸累积而抑制尿酸的排出,增加体内尿酸盐的沉积。酗酒常常会诱发痛风的急性发作,这是高尿酸血症最容易演变的疾病。因此,痛风患者应禁烟免酒,尤其要避免吃啤酒。

9. 减少含糖饮料摄入 尽管软饮料中嘌呤含量很低,但却含有大量的果糖,果糖与葡萄糖及其他糖类不同,可以使尿酸升高,原因可能是通过增加核苷的分解代谢,或是减少尿酸的排出。

10. 注意烹调方式 对于肉类、豆制品、菌菇类、鲜豆类等含嘌呤较高的食物,在烹调时可以先焯水后制作菜肴。

【附录】食物中嘌呤含量的分类

第一类:含量很少或不含嘌呤

谷类:精白米、精白面粉、各种淀粉、精白面包、饼干、馒头、面条。

蛋类:各种蛋及蛋制品。

乳类：各种鲜奶、酸奶、奶酪及其他奶制品。

蔬菜类：卷心菜、胡萝卜、青菜、黄瓜、茄子、莴笋、甘蓝、南瓜、倭瓜、西葫芦、冬瓜、番茄、萝卜、马铃薯(土豆)、黄芽菜、鸡毛菜、雪里红、各种薯类、洋粉冻。

水果类：各种鲜果及干果、果酱、果汁。

饮料：淡茶、碳酸饮料。

各种油脂、糖，本身不含嘌呤，但由于要控制热能，应适量选用。

第二类：嘌呤含量较少

芦笋、花菜、四季豆、青豆、菜豆、鲜蚕豆、鲜黄豆、菠菜、蘑菇、麦片、蟹、牡蛎、鸡肉、羊肉、火腿、麸皮面包。

第三类：嘌呤含量较高

扁豆、鲤鱼、鲈鱼、贝壳类水产、猪肉、牛肉、牛舌、小牛肉、鸡汤、鸭、鹅、鸽子、鹌鹑、兔、肉汤、鳝鱼、鳗鱼。

第四类：嘌呤含量最高

应避免食用动物内脏、凤尾鱼、肉汁、沙丁鱼。

（孙建琴　谢　华）

参考文献

[1] 中国高血压防治指南修订委员会. 中国高血压防治指南(第三版). 中华高血压杂志, 2011,18(9):701-730.

[2] 中国成人血脂异常防治指南制订联合委员会. 中国成人血脂异常防治指南. 中华心血管杂志,2007,35(5):390-419.

[3] 谌贻璞. 慢性肾脏病蛋白营养治疗共识. 中华肾脏病杂志,2005,21(7):421-424.

[4] 葛可佑. 中国营养百科全书,北京:人民卫生出版社,2006.

[5] American Diabetes Association. Standards of medical care in diabetes-2012. Diabetes Care, 2012,35(Suppl 1):S11-63.

[6] Reiner Z, Catapano AL, de Backer G, et al. The task force for the management of dyslipidaemias of the European Society of Cardiology (ESC) and the European Atherosclerosis Society (EAS). Eur Heart J,2011,32(14):1769-1818.

第十一章　身体活动促进

生命在于运动。人类在进化过程中,身体活动既是其维持生计所必需,也是其生理活动的必要组成部分。人们从出生起的整个生命过程中都在进行各种的身体活动。农民、牧民、蓝领工人以及其他的体力劳动者需要通过体力劳动来维持生计,各种的身体活动通过骨骼肌的活动消耗能量而保持身体的代谢平衡和关节的正常功能,从而维持着身体的健康。随着城市化和工业化的发展,机器在逐步代替手工,机动车代替了步行,甚至看电视和玩电脑也在代替很多积极的娱乐活动,全球的多数人口正在从积极的身体活动向静态的生活方式转变。世界卫生组织(WHO)发表的《饮食、身体活动与健康全球战略》报告中指出:缺乏身体活动是导致全球慢性非传染性疾病(包括心脏病、脑卒中、糖尿病和癌症等)的第四大原因,每年有300万人由此失去生命。这种现象现在不仅出现在发达国家,也在发展中国家越来越普遍。根据最近数据估计,全球 1/3 的成年人和 4/5 的青少年没有达到维持健康所需要量的身体活动水平。身体活动不足是心血管疾病、结肠癌、某些肿瘤、骨质疏松、2 型糖尿病、超重、高血压、焦虑和抑郁等慢性非传染性疾病重要的危险因素。因此,身体活动促进已成为慢性病防治和健康促进的一个重要内容,鼓励人们积极参与身体活动成为多数国家健康促进的优先策略。

第一节　身体活动的概念

一、身体活动的定义

身体活动(physical activity,PA),也称为体力活动,是指骨骼肌收缩导致机体能量消耗增加的任何身体动作。进行身体活动时,人体的反应包括心跳、呼吸加快、循环血量增加、代谢加速和产热增多等。人体通过营养物质摄入和能量消耗来维持能量代谢的平衡。能力消耗途径主要包括基础代谢、身体活动和食物的生热效应,其中身体活动是能量代谢途径中可变性最大的部分,也是能量代谢平衡状态的关键。

身体活动的本质是肌肉收缩做功。在氧供应充足的条件下,氧代谢形成的三磷腺苷足够供应肌肉剧烈运动时能量代谢所需。这一能量代谢过程称之为有氧代谢。在某些运动或运动的某些阶段,由于氧代谢形成的三磷腺苷不能满足肌肉剧烈运动时的能量代谢需求,就需要利用磷酸肌酸的无氧分解和糖的无氧酵解生成乳酸、释放能量,再合成三磷腺苷,以供应能量代谢的需求。这就是无氧代谢过程。肌肉活动的能量来自无氧代谢还是有氧代谢或有氧与无氧混合代谢,是由身体活动的强度和稳定维持在某一强度的运动时间所决定的。因而,身体活动也可以分为有氧代谢和无氧代谢运动,简称有氧运动和无氧运动。

1. 有氧运动(aerobic activity)　有氧运动是指躯干和四肢等大肌肉群参与为主的有节律及时间较长能够维持在一个稳定状态的身体活动(如长跑、步行、骑车、游泳等)。这类活动形式需要氧气参与,以有氧代谢为主要供能途径,也叫耐力运动。它有助于增进心肺功能,降低血压和血糖,增加胰岛素的敏感性,改善血脂和内分泌系统的调节功能,能提高骨密度,减少体内脂肪蓄积,控制不健康的体重增加。如以每小时 4km 的中等速度步行、每小时 12km 的速度骑自行车等均属于有氧运动。

2. 无氧运动(anaerobic activity)　无氧运动是指以无氧代谢为主要供能途径的身体活动形式,一般为肌肉的强力收缩活动,因此不能维持一个稳定的状态。运动中用力肌群的能量主要靠无氧酵解供应。无氧运动可发生在有氧运动末期,也是抗阻力肌肉力量训练的主要形式。无氧运动同样有促进心血管健康和改善血糖调节能力等方面的作用,特别是对骨骼、关节和肌肉的强壮作用更大,不仅可以保持或增加瘦体重(又称为"去脂体重",指除脂肪以外,身体其他成分的重量,主要包括骨骼和肌肉),延缓身体运动功能丧失,还有助于预防老年人的骨折和跌倒,缓解因其造成的伤害。骨骼肌的代谢调节作用与糖尿病、肥胖和心血管病的发生和发展有关,因此肌肉力量的锻炼也有助于多种慢性疾病的预防控制。

二、身体活动的分类

根据身体活动的特点和内容,现代人生活中的身体活动可分为职业性身体活动、交通往来身体活动、家务性身体活动和闲暇时间身体活动 4 类。

1. 职业性身体活动(occupational physical activity)　是指工作中的各种身体活动。由于职业及工作性质不同,工作中的各种身体活动消耗能量也不同。

2. 交通往来身体活动(transportation physical activity)　是指从家中前往工作、购物、游玩地点等往来途中的身体活动。由于采用的交通工具不同,如步行、骑自行车、乘坐公共汽车、地铁或自驾车等,身体消耗也不同。

3. 家务性身体活动(household physical activity)　是指在院子里或者室内进行的各种家务劳动。手洗衣服、擦地板等活动消耗能量较大,做饭、清洁台面、用吸尘器吸尘等消耗能量较小。

4. 闲暇时间身体活动(leisure-time physical activity)　是指职业、家务活动之余有计划、有目的进行的运动锻炼。在锻炼活动中,根据生理功能和运动方式,还可以分为以下 3 种形式。

(1) 关节柔韧性活动:是指通过躯体或四肢的伸展、屈曲和旋转活动,锻炼关节的柔韧性和灵活性。此类活动对循环、呼吸和肌肉的负荷小,能量消耗低,可以起到保持或增加关节的活动范围和灵活性作用。对预防跌倒和外伤、提高老年人的生活质量会有一定帮助。

(2) 抗阻力活动:是指肌肉对抗阻力的重复运动,具有保持或增强肌肉力量、体积和力量耐力的作用(如举哑铃、俯卧撑等)。对抗阻力用力时主要依赖无氧代谢供能(运动的全过程也包含有氧代谢供能的成分)。抗阻力活动可以改善肌肉功能,有助于保持和促进代谢健康,对骨骼系统形成的机械刺激也有益于骨健康。通过抗阻力训练可以延缓老年人肌肉萎缩引起的力量降低的过程,可改善血糖调节能力,对预防跌倒、提高独立生活能力也有帮助。

（3）身体平衡和协调性练习:是指改善人体平衡和协调性的组合活动（如体操、拳操、舞蹈等），可以改善人体运动能力，预防跌倒和外伤，提高生活质量。

三、身体活动量的衡量

衡量身体活动量一般用身体活动总量来表示。身体活动总量是个体身体活动强度、频度、每次活动持续时间以及该活动计划历时长度的综合度量，上述变量的乘积即为身体活动总量。身体活动总量是决定健康效益的关键。

（一）身体活动强度

身体活动强度（intensity）是指单位时间内身体活动的能耗水平或对人体生理刺激的程度。分为绝对强度（物理强度）和相对强度（生理强度）。

1. 绝对强度　又称物理强度。一般是指某种身体活动的绝对物理负荷量，而不考虑个人生理的承受能力。绝对强度通常以单位时间能量消耗量（如每千克体重每分钟耗氧量）衡量。对有氧运动，常用的指标是代谢当量（metabolism equivalent，MET;音译为梅脱）。

代谢当量是指相对于安静休息时身体活动的能量代谢水平。1 梅脱相当于每分钟每千克体重消耗 3.5ml 的氧，或每千克体重每小时消耗 1.05kcal（4.4kJ）能量的活动强度。一般以 ≥6梅脱为高强度，3 ~ 5.9 梅脱为中等强度，1 ~ 2.9 梅脱为低强度。不同代谢当量身体活动的举例，详见表 11-1。

表 11-1　不同代谢当量身体活动举例

梅脱	活动举例
1 ~ 2	看电视、烹饪、弹钢琴
3 ~ 4	中速走（4km/h，每分钟约 100 步）、骑车（12 ~ 16km/h）、乒乓球
5 ~ 6	游泳、芭蕾、慢跑（6km/h）
7 ~ 8	网球、篮球比赛
9 ~ 10	橄榄球、跆拳道

2. 相对强度　相对强度属于生理强度的范畴，更多考虑了个体生理条件对某种身体活动的反应和耐受能力。相对强度衡量指标，常用的有个人最大心率的百分比、最大耗氧量百分比（ $VO_2max\%$ ）和自我感知运动强度（ratings of perceived exertion，RPE）。当人体剧烈运动时，人体消耗的氧量和心率可达极限水平，此时的耗氧量称为最大耗氧量，相应的心率即为最大心率。其机制是在一定条件下，身体活动的能耗水平与个体耗氧量或心率水平呈正相关，即能耗水平越大，耗氧量和心率水平也越大。

成年人安静时的正常心率有显著的个体差异。健康成人的正常心率为 60 ~ 100 次/分。通常情况个体的最大心率可以用公式进行简单的估计:

$$最大心率 = 220 - 年龄$$

一般认为当心率达到最大心率的 60% ~ 75% 时，身体活动水平则达到了中等强度。

相对强度也可表达为自我感知运动强度，这是以受试者自我感觉来评价运动负荷的心理学指标。它以个体主观用力和疲劳感的程度来判断身体活动的强度。可通过 0 ~ 10 级自我感知运动强度量表(RPE 量表,表 11-2)测量。其中 5~6 级表示达到了自我感知或主观用力的中等强度活动水平。

表 11-2　自我感知运动强度量表

级别	感觉
0	休息状态
1~2	很弱或弱
3~4	温和
5~6	中等
7~8	疲惫感
9~10	非常疲惫

综上所述,代谢当量、最大耗氧量和最大心率百分比可用于评价身体活动的强度,实际应用中可根据具体情况选择。而自我感知运动强度更侧重于考虑个体的差异性,可供人们把握活动强度时参考。

(二) 身体活动时间

身体活动时间(duration)是指进行一次某种活动所持续的时间,通常以分钟表示。身体活动时间的累积(accumulation)是指为达到某种身体活动目标时间,将一定时间内每一次特定的身体活动时间合计。例如,每周 5 天、每天 3 次、每次 10 分钟的活动可以表示为每周 150 分钟。

每次活动应持续的时间与活动强度有关。同样的活动量,较高的活动强度可以在较短的时间内完成;相反,较低的活动强度需要更长的时间完成。目前推荐的中等强度活动以 10 分钟分段累计,主要目的是为了提高公众的依从性。对有条件者,应鼓励增加每次活动时间。

(三) 身体活动频度

身体活动频度(frequency)是指一段时间内进行身体活动的次数,一般以"周"为单位。身体活动对心血管、呼吸、代谢、骨骼、肌肉等器官和组织的功能改善和健康效益,有赖于长期坚持。日常生活中经常参加中等强度身体活动的人群,心血管病、糖尿病、肿瘤的患病率和病死率均明显低于不经常参加身体活动的人群。同时,机体在重复一定强度的活动过程中产生的适应性,也可降低发生运动意外伤害的风险。

第二节　身体活动的益处及推荐量

一、日常生活中各类身体活动的健康效益

1. 家务有关的身体活动　目前对这些活动能降低疾病风险的有力证据还不多。但增加这些活动可以增加能量消耗,不仅有助于体重的控制,对老年人而言,适当的活动对改善健康和生活质量也有作用。

2. 交通出行有关的身体活动　如步行或骑自行车,通常可以达到中等强度,具有健康效益。如能合理安排,对个体和人群更具可行性和依从性。

3. 业余休闲时间的运动锻炼　不仅具有健康效益,还可以增加身体活动的乐趣。国外大量的研究证实这类活动具有促进身心健康和预防慢性疾病的效应。

二、身体活动强度、时间、频度和总量与健康效益

已有充分的研究证据表明,中等强度身体活动(3~5.9梅脱),如4~7km/h快走和小于7km/h慢跑,可以降低心血管病、糖尿病、结肠癌和乳腺癌等慢性病的风险和病死率。近年来一些研究显示,不论时间长短,强度≥7梅脱的活动具有更强的促进健康和预防疾病作用;强度<3梅脱的活动对心血管病等慢性病的预防作用证据不足,但是这些活动可以增加能量消耗,有助于体重控制。

30分钟中等强度活动对促进健康的作用,在心血管病、糖尿病和相关癌症研究中得到了最有力的支持证据,但这一活动强度并不是最高限量。有关研究显示,延长活动时间可以获得更大的健康效益。虽然增加身体活动强度和延长中等强度的活动时间都能增加活动量,但后者运动伤害的风险会更低。

身体活动对心血管、呼吸、代谢、骨骼、肌肉等器官和组织的功能改善和健康效益,有赖于长期坚持。日常生活中经常参加中等强度身体活动的人群,心血管病、糖尿病、肿瘤的患病率和病死率均显示低于不经常参加身体活动的人群。同时机体在重复一定强度的活动过程中所产生的适应性,也可降低发生运动意外伤害的风险。

每周150分钟中等强度或75分钟高强度身体活动总量可以增进心肺功能、降低血压和血糖、增加胰岛素的敏感性、改善血脂、调节内分泌系统、提高骨密度、保持或增加瘦体重、减少体内脂肪蓄积、控制不健康的体重增加等。这些作用的长期结果可以使冠心病、脑卒中、2型糖尿病、乳腺癌和结肠癌的发病风险降低20%~30%;也有助于延长寿命,预防高血压、骨质疏松症、肥胖症和抑郁症,增加骨密度,改善骨关节功能、缓解疼痛;对缓解健康人焦虑和抑郁症状、延缓老年人认知功能的下降也有一定帮助。身体活动量增加到每周300分钟中等强度或150分钟高强度(总量16~20梅脱·小时),可以获得更多的健康效益。对于身体素质好并能够长期坚持的个体,更大活动量是否可获得更大的健康效益,尚缺乏充分证据。

根据目前的科学证据,强调身体活动强度应达到中等及以上,频度应达到每周3~5天。即中等强度活动至少每周5天或高强度活动至少每周3天。还没有足够的证据证明低强度身体活动具有显著的健康效益。

三、有益健康的身体活动推荐量

WHO 2010年制定了《关于身体活动有益健康的全球建议》,对各年龄组的身体活动量作了以下推荐。

1. 5~17岁年龄组身体活动量　对于该年龄组的儿童和青少年,身体活动包括在家庭、学校和社区中的玩耍、游戏、体育运动、交通往来、家务劳动、娱乐体育课或有计划的锻炼等。为增进心肺、肌肉和骨骼健康,减少慢性非传染性疾病风险,推荐:① 5~17岁儿童青少年应每天累计至少60分钟中等到高强度身体活动;② 大于60分钟的身体活动可以提供更多的健康效益;③ 大多数日常身体活动应该是有氧活动,同时每周至少应进行3次高强度身体活动,包括强健肌肉和骨骼的活动等。

2. 18~64 岁年龄组身体活动量 18~64 岁成年人的身体活动包括在日常生活、家庭和社区中的休闲时间活动、交通往来(如步行或骑自行车)、职业活动(如工作)、家务劳动、玩耍、游戏、体育运动或有计划的锻炼等。为了增进心肺、肌肉和骨骼健康以及减少非传染性疾病和抑郁症风险,推荐:①18~64 岁成年人每周至少 150 分钟中等强度有氧身体活动,或每周至少 75 分钟高强度有氧身体活动,或中等和高强度两种活动相当量的组合;②有氧活动应该每次至少持续 10 分钟;③为获得更多的健康效益,成人应增加有氧身体活动,达到每周 300 分钟中等强度或每周 150 分钟高强度有氧身体活动,或中等和高强度两种活动相当量的组合;④每周至少应有 2 天进行大肌群参与的强壮肌肉活动。

指南的建议也适用于该年龄组人群中患高血压、糖尿病等不影响活动的慢性非传染性疾病患者。孕妇、产后妇女和曾发生心血管事件者,在计划达到该年龄组的建议身体活动量之前,需要采取特别的预防措施并寻求医学咨询。

3. ≥65 岁年龄组身体活动量 对于 65 岁及以上的成人,身体活动包括在日常生活、家庭和社区中的休闲时间活动、交通往来(如步行或骑车)、职业活动(如果仍然工作的话)、家务劳动、玩耍、游戏、体育运动或有计划的锻炼。为增进心肺、肌肉、骨骼和功能性的健康,减少非传染性疾病、抑郁症和认知功能下降等风险,推荐:①老年人应每周完成至少 150 分钟中等强度有氧身体活动,或每周至少 75 分钟高强度有氧身体活动,或中等和高强度两种活动相当量的组合;②有氧活动应该每次至少持续 10 分钟;③为获得更多的健康效益,该年龄段的成人应增加有氧身体活动量,达到每周 300 分钟中等强度或每周 150 分钟高强度有氧身体活动,或中等和高强度两种活动相当量的组合;④活动能力较差的老年人每周至少应有 3 天进行增强平衡能力和预防跌倒的活动;⑤每周至少应有 2 天进行大肌群参与的增强肌肉力量的活动。

由于健康原因不能完成所建议身体活动量的老人,应在能力和条件允许范围内尽量多活动。

第三节 促进身体活动的临床指导

有规律的身体活动对人体的健康有很多益处,但面对当前人群身体活动越来越少的挑战,临床医务人员应该在临床场所利用与患者接触的机会,根据患者的情况给他们开出运动处方,有效地指导他们开展有益于自己健康的身体活动。

运动处方(exercise prescription)是指对从事运动锻炼者或患者,根据医学检查资料(包括运动测试与体适能测试),按其健康、体适能及心血管功能状况,结合生活环境条件和运动爱好等个体特点,用处方的方式规定适当的运动种类、强度、时间及频率,并指出运动中的注意事项,以便有计划地经常性锻炼,达到健身或治疗的目的。制订运动处方的科学基础包括全面了解锻炼者的健康状态、锻炼者的生活方式特点及健身现状、运动风险评价,进而确定医学检查和运动中医务监督的必要性、与健康相关的身体素质评价,在此基础上制订出个体化的运动处方。原则上,医务人员仅能在患者病情稳定的情况下,才为慢性疾病早期阶段的患者制订运动处方,严格掌握运动的禁忌证,注意防范运动带来的风险。至于处于中、晚期阶段慢性疾病患者的运动处方则应该由专科医生制订。

要注意的是,医生给予患者开运动处方,与一般的药物处方有着本质上的不同。一般的药物处方只是在某一有限的期间,告诉患者做某事。而运动处方是要患者根据自己的情况改变他(她)的行为,把习惯和享用于看电视或其他静态行为的时间调整来做有关的运动。这样的改变和调整不是一时一事,而是要长期有规律地进行。而且,做与不做只能由患者自己决定,医生并不能强迫患者非做不可。因此,为了达到让患者开展有规律身体活动的目的,医生应以一种相互尊重和支持性的伙伴方式,通过劝导和咨询,既陈述静态行为的危害,也要考虑患者的实际情况,帮助患者自己做出决策,逐渐地养成有规律的运动习惯。

一、运动前评价

参与规律的身体活动可以获得很多生理学、心理学以及代谢上的健康益处。但是,身体活动仍然存在很多已经证实的危险因素,在参与运动之前,应对参与者进行评估和筛检。

(一)身体活动的自我筛检

身体活动项目的自我指导筛检是指几乎没有或没有运动或健康/体适能专业人士监督的初始,自我指导的筛检方式。个体在寻找自己的方式来进行一项身体活动项目时,可能会对这项活动是否适合、是否安全有疑问。因此在这个过程中,他们需要一种便于操作的筛检工具来指导他们。参与者可以应用身体活动准备问卷(PAR-Q,见本章附件 1)或 AHA/ACSM 健康/体适能机构运动前筛检问卷(见本章附件 2)等,这些筛检可提高内科医生(或其他适当的保健人员)对已告知风险因素的警惕性。

(二)危险分层

将个体划分为低危、中危、高危 3 个类别的过程称为危险分层。危险分层的依据是:①是否存在已知的心血管、肺和(或)代谢疾病;②是否存在心血管、肺和(或)代谢疾病的症状或体征;③是否存在心血管疾病的危险因素。

健康/体适能专业人员通过合理的分析某个体的医疗/健康史信息,按照危险分层的过程将该个体合理地分配到适当的危险类别中。图 11-1 显示了危险分层的流程。健康/体适能专业人员应该具有全面的专业知识,包括:①心血管、肺和代谢疾病的诊断标准;②能够描述上述疾病的症状和体征;③确定特异性心血管疾病危险因素的诊断标准;④每个危险类别的分类标准。

一旦将个体分为低危、中危和高危某个危险级别后,应该对是否有必要进行医学检查和运动测试做出建议,具体请参见表 11-3。

表 11-3　基于危险分层的医学检查和运动测试建议

特征	危险分层		
	低危	中危	高危
医学检查	危险因素 <2 个	危险因素在 ≥2 个	有已知疾病
运动测试	中等强度身体活动*:不必要	中等强度身体活动:不必要	中等强度身体活动:推荐
	高强度身体活动:不必要	高强度身体活动:推荐	高强度身体活动:推荐

注: 不必要:反映医学检查或测试不是运动前筛检必须的,但并不意味着做这些是不合适的。
推荐:医师必须做好跟进工作,并能及时到达现场处理有关情况。

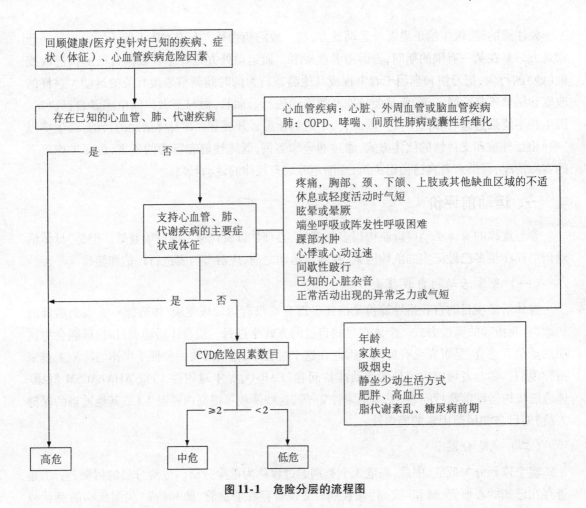

图 11-1　危险分层的流程图

（三）健康相关的体适能测试

体适能测试在预防和康复运动项目中是一种普遍和适宜的实践环节。把在健康相关体适能测试中所获得信息与个人健康和医学信息联系在一起，可使健康和体适能专业人员帮助受试者实现特殊的体适能目标。一个理想的健康项目体适能测试应是实用的、有效的、并非昂贵但易于操作。

1. **体质指数**　体质指数(body mass index, BMI)是可用来表示身高相对体重，其计算方法是以千克为单位的体重除以米为单位的身高的平方。WHO 建议 BMI ＜18.5 为消瘦，处于18.5～24.9 为正常体重，≥25 为超重，≥30 为肥胖。而对中国内地人群来说，18 以下为消瘦，18～23.9 为正常，24 及以上为超重，28 及以上为肥胖。

2. **腰围**　向心性肥胖(腹型肥胖)是以脂肪堆积在身体躯干部位为特点，与离心性肥胖(脂肪分布在臀部和大腿)个体相比，患 2 型糖尿病、高血脂、高血压和冠心病等慢性病的风险增加。腰围是临床上估计受试者腹部脂肪过多的最简单的和实用的指标。腰围的测量方法是让受试者直立，两脚分开 30～40cm，用一根没有弹性、最小刻度为 1mm 的软尺放在右侧腋中线胯骨上缘与第 12 肋骨下缘连线的中点(通常是腰部的天然最窄部位)，沿水平方向围绕腹部一周，紧贴而不压迫皮肤，在正常呼气末测量腰围的长度，读数准确至 1mm。WHO 建议成年男性腰围应＜102cm，而女性应＜88cm。但是，对于一般中国成年人而言，男性腰围 85cm、女性 80cm 以上即为腹型肥胖。

3. 体脂百分比　双能量 X 线和全身电阻抗这些技术可以准确测量身体成分。但是,因为该测试成本高,而且要求技术人员经过严格培训,因而很少用于普通健康体适能测试。生物电阻抗分析技术(BIA)和近红外线技术适用于普通健康体适能测试。尽管多数人关于准确的体脂百分比与最低健康风险之间关系的意见还没有定论,但是男性体脂百分比在 10% ~22% 和女性体脂百分比在 20% ~32% 范围内对健康是有益的。

4. 心肺适能　测量心肺适能很重要,因为低水平的心肺适能与明显增加多种原因引起的早期死亡有关,特别是心血管疾病所致死亡的风险;同时,高水平的心肺适能与较高水平的身体活动习惯有关,形成这种习惯可获得许多健康益处。

最大摄氧量(VO_2max)是心肺适能的标准测量指标。VO_2max 由最大心输出量和最大动静脉氧差决定。不同人群 VO_2max 明显不同,体适能水平主要取决于不同的最大心输出量,因此 VO_2max 与心脏功能密切相关。采用开放式肺活量测量计测量 VO_2max。

当不可能或不需要进行 VO_2max 直接测试时,可以采用多种次极量或极量强度的运动测试来推算 VO_2max。采用的次极量或极量强度的运动测试包括场地测试、运动平板试验、功率车记功计测试和台阶试验。

5. 肌肉适能　美国运动医学协会(ACSM)将肌肉力量和肌肉耐力统称为肌肉适能,把它作为健康相关体适能的一部分,并作为评价一定量运动体适能的指标之一。肌肉力量是指施加在某块特殊肌肉或肌群的外力。但通常用抗阻这一术语表示。力量可以是静态的或动态的。静态(等长)力量可使用多种设备进行测量,包括电子拉力计和手握测力计;动态(等动)力量测试包括全关节活动范围的某一恒定角度内最大肌肉张力测试。肌肉耐力是表示某肌肉群在一定时间完成重复收缩以引起肌肉充分疲劳的能力,或在特定百分比的持续时间保持最大收缩能力。简单的场地测试,如仰卧起坐测试或连续、无间歇俯卧撑的最大数量,可分别用来评价腹部肌肉群或上身肌肉的耐力。抗阻训练设备也适合于肌肉耐力测试,通过选择合适的次极量强度水平阻力,测量肌肉疲劳前重复收缩次数或静力收缩的时间。

6. 柔韧性测量　柔韧性是移动某一关节使其达到最大活动范围的能力。柔韧性在某些运动项目(如芭蕾、体操)和日常活动能力中都非常重要,因此保持所有关节的柔韧性有助于完成运动。相反,当某些运动使关节活动超出已经限定的关节活动范围时,会导致组织损伤。

目前没有单一的柔韧性测试用于评价整个身体的柔韧性,实验室测试通常用关节活动范围来量化柔韧性,用度数表示。关节活动范围的观察推测可用于柔韧适能筛检,但相对于活动范围的直接测试来说不够准确。这种推测可用于包括颈部和躯干柔韧性、髋关节柔韧性、下肢末端柔韧性、肩部的柔韧性以及姿势评价。

二、运动咨询和指导

在了解患者身体活动水平和所处的危险级别后,医生应与患者多交流了解其运动准备情况并提出建议,以制订出适合患者的个体化运动处方。

首先,医生应跟患者交流怎样的目标才是其真正想实现的。在大多数情况下,患者都是被要求进行规律锻炼,但结果基本都以失败告终,没人能够坚持。因此,医生必须认识到,想要患者成为一个真正规律锻炼的人,一定要让其找到想要规律锻炼的内部动机。

其次,医生应该帮助患者建立一个切实可行的目标。这个目标应该能让患者认识到其在锻炼方面的可提升空间和限制因素。如果目标太低,产生的健康效益就非常有限;但如果目标太高,容易让患者感到沮丧,发生运动伤害,甚至放弃。

同时,医生应多鼓励患者,增强其自信心,让其意识到自己能够完成这个目标。这一点对于患者开始并坚持一个身体活动计划非常重要。

另外,医生应告知患者循序渐进是其成功的重要保障。对于处于静态生活方式的人群,应该从步行开始,每次10分钟,每周进行3次;几周后,患者可逐步增加每天步行时间;再过几周,患者可逐步增加步行次数和速度。运动时间太长和运动模式转变太快容易造成患者肌肉酸痛、损伤,甚至放弃。

以行为改变理论为基础的一些干预方法已经成功地帮助个体开始一个短期的运动计划,对某些个体来说,个性化的身体活动计划可能比提高运动的坚持性更有效。表11-4列出了身体活动改变阶段的评价方法,医生可以根据患者所处的阶段,调动其积极性和帮助其制订一个适应的身体活动计划。

表 11-4　评价身体活动改变阶段

身体活动改变阶段

说明:在下列每个问题后面填充"是"或"否"。请仔细阅读说明。

(1) 我目前身体活动活跃。　是　否
(2) 在接下来的6个月里,我打算进行更为活跃的身体活动。　是　否
    规律的身体活动指:每天至少运动30分钟,每周至少5天。例如,每天你可以连续步行30分钟,或者步行3次,每次10分钟。
(3) 我目前渴望进行规律的身体活动。　是　否
(4) 在过去的6个月里,我从事规律的身体活动。　是　否

阶段	项目			
	1	2	3	4
无打算阶段	否	否	－	－
打算阶段	否	是	－	－
准备阶段	是	－	否	－
行动阶段	是	－	是	否
维持阶段	是	－	是	是

对患者的运动准备和动机进行评价,有助于医生或者健康/体适能专业人员了解其适应身体活动计划的情况。"五A模式"提供了一个适合患者不同改变阶段进行指导的行为改变方法的简单有效框架。

1. 以患者为中心的身体活动指导(五A模式)

(1) 探讨日程安排(address agenda)

• 关注患者的日程安排

• 表达渴望探讨关于患者的身体活动相关信息

• 发现患者的问题所在(如不积极运动等)

(2) 评估(assess)

- 评估患者当前的身体活动水平
- 评估患者对于身体活动的认识和担忧（如"关于身体活动的健康益处,你了解多少?"）
- 了解患者之前行为改变的经历（如"你过去有试图改变什么不健康行为吗?"）
- 评估患者的改变阶段和目标（如"你现在愿意提高自身的身体活动水平吗? 你考虑过在几周内改变自身的运动水平吗?"）
- 评估患者改变的有利和不利方面（如"你想或不想更积极运动的原因是什么? 你认为阻碍你运动的原因是什么?"）

（3）建议(advice)
- 提供改变所带来的个性化风险和益处
- 提供生理学指标（如"你的体检结果提示……影响你的健康。"）
- 告诉患者你非常建议其改变目前状态

（4）帮助(assist)
- 给患者提供帮助、理解、表扬和鼓励（如"我能通过……来帮助你","其实从不积极锻炼转变到积极锻炼一般都很难的","你考虑过要积极锻炼就非常棒了"）
- 描述可进行干预的一些方案
- 与患者一起商量一个干预方案,找到适合患者行为阶段的干预措施。

（5）随后的安排(arrange follow-up)
- 重申计划
- 安排随后的日程（如"我每两周会检查一下你进展得怎么样了,我可以每两周给你打个电话吗?"）

2. 具体内容

（1）对于处于无打算阶段的患者
- 提供运动所带来的个性化健康益处
- 提供不运动所带来的个性化风险
- 注重改变患者的想法并提供支持帮助

（2）对于处于打算阶段的患者
- 表扬其想要积极运动的想法
- 了解患者想要锻炼的原因并补充需要锻炼的原因
- 识别阻碍患者锻炼的因素
- 帮助患者克服这些障碍
- 确定支持患者运动的资源和帮助
- 给患者开运动处方

（3）对于处于准备阶段的患者
- 表扬其现在的身体活动水平
- 加强患者所知的运动益处并补充其他运动所带来的健康益处
- 识别阻碍患者锻炼的因素
- 帮助患者克服这些障碍
- 让患者逐渐实现规律锻炼的项目

（4）对于处于行动阶段的患者

- 确定支持患者运动的资源和帮助
- 给患者开运动处方
- 识别使患者不能坚持运动的因素并提供应急计划

（5）对于处于维持阶段的患者

- 表扬其现在的身体活动水平
- 加强患者所知的运动益处并补充其他运动所带来的健康益处
- 鼓励患者进行自我监督和自我奖励
- 识别阻碍持久运动的因素
- 帮助患者克服这些障碍
- 增强患者利用周边支持其运动的资源和帮助
- 给患者开一个新的运动处方

三、制订身体活动运动处方

（一）运动处方总原则

一个成功的运动处方应遵循以下几点原则：①制订"SMART"标准的目标，即这个目标应该是具体的、可以衡量的、可以完成的、切实可行的、有时间限制的。②足够重视运动频率，强调运动一定要规律。③坚持循序渐进原则，运动应该从小强度开始，逐步增量。④动则有益，多动更好。

对于平常缺乏身体活动的人，只要改变静态生活方式、增加身体活动水平，便可使身心健康状况和生活质量得到改善。低强度、短时间的身体活动对促进健康的作用相对有限，逐渐增加身体活动时间、频度、强度和总量，可以获得更大的健康效益。因此应经常参加中等强度的身体活动。

（二）运动处方的基本内容

运动处方的基本内容主要包括时间、强度、频率和运动项目；同时根据患者的情况给予提醒和期限。以下是儿童和青少年运动处方的举例。

运动处方

运动项目：有多种有趣并适合儿童或青少年成长的活动，如散步、玩游戏、跳舞、跑步、运动和肌肉及骨骼力量练习。

时间：中等强度运动 30 分钟/天，较高强度 30 分钟/天，累积运动时间每天 60 分钟。

强度：中等强度（显著增加呼吸、排汗和心率的身体活动）到较高强度（急剧增加呼吸、排汗和心率的身体活动）。

频率：每周至少 3~4 天，最好每天运动。

提醒：应当在适宜的温度和湿度环境下运动。

其中，运动应该包括热身、体能训练、整理活动和伸展 4 个部分。

（1）热身阶段：由 5~10 分钟的低强度（ <40% VO$_2$R）到中等强度（40%~<60% VO$_2$R）的有氧运动和肌肉耐力活动组成，热身的目的是提高体温和降低运动后肌肉酸痛或肌肉僵硬

的发生。热身阶段是运动的一个传统步骤,它可以使机体的生理、生物和能量动用适应运动课中体能训练或相关运动的需要。

（2）体能训练阶段:包括有氧运动、抗阻练习和相关运动。此阶段为运动的主体,每次锻炼应至少持续 10 分钟。

（3）体能训练之后的整理活动:整理活动包括至少 5 ~ 10 分钟低强度(<40% VO_2R)到中等强度(40% ~ <60% VO_2R)的有氧运动和肌肉耐力练习,其目的是使机体的心率和血压逐渐恢复到正常水平,同时清除在较剧烈运动中肌肉所产生的代谢产物。

（4）伸展阶段:是指在热身和整理活动之后进行至少 10 分钟的伸展活动。

（三）FITT 原则

根据个体的情况调整运动的频率(frequency)、强度(intensity)、时间(time)和类型(type),这 4 个要素的英文头一字母组合即为 FITT。FITT 原则体现了运动处方的可调整性,使其适合参加者的个体化特色。FITT 多种多样的组合取决于个体的特点和目标。采用 FITT 原则制订运动处方时,需要根据以下因素对处方进行修改,包括个体的反应、需要、限制、运动适应性以及运动计划的目的和目标的改变。表 11-5 列出了推荐的有氧运动的 FITT 框架。

表 11-5　推荐给健康成年人的有氧运动的 FITT 框架[a]

身体活动水平	身体活动分级[c]	运动频率		运动强度[b]		运动时间	
		千卡[*]/周	天/周	最大心率百分比	主观用力感觉[d]	每天运动量(分钟)	每天行走的步数[e]
静坐少动	差	500 ~ 1 000	3 ~ 5	57% ~ 67%	轻松到适中	20 ~ 30	3 000 ~ 3 500
身体活动极少	差到及格	1 000 ~ 1 500	3 ~ 5	64% ~ 74%	轻松到适中	30 ~ 60	3 000 ~ 4 000
偶尔进行身体活动但为未达到规律运动	及格到中等	1 500 ~ 2 000	3 ~ 5	74% ~ 84%	适中到吃力	30 ~ 90	≥3 000 ~ 4 000
规律进行中等到较大强度运动	中等到良好	>2 000	3 ~ 5	80% ~ 91%	适中到吃力	30 ~ 90	≥3 000 ~ 4 000
规律进行较大强度运动	良好到优秀	>2 000	3 ~ 5	84% ~ 94%	有些吃力到吃力	30 ~ 90	≥3 000 ~ 4 000

注:a 见表 11-6 推荐的运动项目;
　　b 此表中多种运动强度数值并不一定互相对等;
　　c 身体活动分级是依据最大摄氧量进行的规范体适能数据分级;
　　d 主观用力感觉可以采用 RPE、OMNI、谈话测试或情感量表;
　　e 行走的步数由计步器测量;
　　* 1 千卡 = 4.184 千焦。

表 11-6　健康成年人运动建议

运动频率	运动项目
至少 5 天/周	中等强度(40% ~59% VO_2R)有氧运动、负重练习、柔韧性练习
至少 3 天/周	较大强度(≥60% VO_2R)有氧运动、负重练习、柔韧性练习
3 ~5 天/周	中等强度和较大强度运动相结合的有氧运动、负重练习、柔韧性练习
2 ~3 天/周	肌肉力量和肌肉耐力练习、抗阻练习、柔软体操、平衡性和灵活性运动

整个运动计划的提高可以是提高 FITT 框架中任何一个参与者可以耐受的组成部分。在

运动计划实施的开始阶段,建议增加运动时间。对于一般的成年人,较合理的提高速率是在最开始的 4~6 周中,每 1~2 周将每次运动课延长 5~10 分钟。参与者进行有规律的运动 1 个月以后,在接下来的 4~8 个月(老年人或者体适能较差的可能需要更长的时间),逐渐增加运动的频度、强度和(或)时间,使其达到指南中推荐的运动量和完成的质量。FITT 中任何一项运动的提高都应该是循序渐进的,避免大幅度增加 FITT 中某一项,这样可以将肌肉酸痛和损伤的发生率降到最低。随着运动处方中任何一项运动的调整,都应该对参与者因运动量增加可能带来的不利影响进行监控。如果参与者无法很好地耐受时,应降低运动量。

(周热娜　傅　华)

体能活动适应能力自填表

（适用于 15～69 岁）

经常进行体能活动不但有益身心，而且乐趣无穷，因此，愈来愈多的人开始每天多做运动。对大部分人来说，多做运动是很安全的。不过，有些人则应在增加运动量前，先行征询医生的意见。

如果你计划增加运动量，请先回答下列 7 个问题。如果你介于 15～69 岁，这份体能活动适应能力问卷会告诉你是否应在开始运动前咨询医生。如果你超过 69 岁及没有经常运动，请征询医生的意见。

普通常识是回答这些问题的最佳指引。请仔细阅读下列问题，然后诚实回答："是"或"否"。

是	否	
□	□	（1）医生曾否说过你的心脏有问题，以及只可进行医生建议的体能活动？
□	□	（2）你进行体能活动时是否感到胸口痛？
□	□	（3）过去 1 个月内，你是否在没有进行体能活动时也感到胸口痛？
□	□	（4）你是否因感到晕眩而失去平衡，或是否失去知觉？
□	□	（5）你的骨骼或关节（例如脊骨、膝盖或髋关节）是否有毛病，且会因改变体能活动而恶化？
□	□	（6）医生当时是否有开血压或心脏药物给你服用？
□	□	（7）是否有其他理由让你不能进行体能活动？

如果你的答案是一条或以上答"是"者：
在开始增加运动量或进行体能评估前，请先致电或亲身与医生商谈，告知医生这份问卷，以及你回答"是"的问题
- 你可以进行任何活动，但在开始时必须慢慢进行，然后逐渐增加活动量；或你只可进行一些安全的活动。告诉医生你希望参加的活动并听从他的意见
- 找出一些安全及有益健康的社区活动

全部答"否"者：
如果你对这份问卷的全部问题诚实地答"否"，你有理由确信你可以做到以下几点：
- 开始增加运动量——开始时慢慢进行，然后逐渐增加，这是最安全和最容易的方法
- 参加体能评估——这是一种确定你基本体能的好方法，以便拟定最佳的运动计划。此外，建议你测量血压，如果读数超过 144/94mmHg，请先征询医生的意见，然后逐渐增加运动量

延迟增加运动量：
- 如果你因伤风或发热等暂时性疾病而感到不适——请在康复后再增加运动量
- 如果你怀孕或可能怀孕——请先征询医生的意见，然后再决定是否增加运动量
请注意：如因健康状况转变，致使你随后须回答"是"的话，应告知医生或健身教练，看看是否应更改你的体能活动计划

不得更改问卷内容。欢迎复印整份问卷（必须整份填写）

本人已阅悉、明白并填妥本问卷，本人的问题亦已得到圆满解答。

姓名：_____ 身份证明文件号码：_____

签名：_____ 日期：_____

如果填表者<18岁,请家长或监护人签名。

家长或监护人签名:_____   见证人:_____

(体能活动适应能力问卷来源:The Canadian Society for Exercise Physiology,2011)

AHA/ACSM 健康/体适能机构运动前筛查问卷

通过如实陈述下列问题来评价你的健康状态

病史
你曾经有过
—— 一次心脏病发作
—— 心脏手术
—— 心脏导管插入术
—— 冠状动脉成形术（PTCA）
—— 起搏器或可植入心脏的心脏除颤设备
—— 心脏瓣膜疾病
—— 心力衰竭
—— 心脏移植
—— 先天性心脏病

症状
—— 你进行身体活动时有过胸部不适
—— 你有过原因不明的呼吸停止
—— 你有过头晕眼花、晕倒或眩晕
—— 你服用治疗心脏病的药物

其他健康问题
—— 你有糖尿病
—— 你有哮喘或其他肺部疾病
—— 当短距离行走时，你的小腿有发热或抽筋感
—— 你有限制进行身体活动的肌肉骨骼问题
—— 你关心运动的安全性
—— 你服用处方药
—— 你怀孕了

如果你在这一部分中标记任何一个陈述，那么在运动前向你的医生或其他健康管理者咨询。你可能需要在某个经过认证的医务人员的监护下进行健身

心血管危险因素
—— 你是 45 岁以上的男性
—— 你是 55 岁以上的女性，做过子宫切除手术或已经绝经
—— 你吸烟或是 6 个月内戒烟者
—— 你的血压 >140/90mmHg
—— 你不知道你的血压情况
—— 你服用降压药物
—— 你的血清胆固醇水平 >5.2mmol/L
—— 你不知道你的血胆固醇水平
—— 你有一个近亲，他在 55 岁（父亲或兄弟）或 65 岁（妈妈或姐妹）前发作过一次心脏病或做过心脏手术
—— 你不常运动（即身体活动水平少于每周至少 3 次、每次 30 分钟）
—— 你超重 9kg 以上

如果你在这一部分中标记两个或更多的陈述，那么你应该在运动前向医生或其他健康管理者咨询。你可能从经过认证的运动专业人员指导你做健身运动中获益

上面所述一个也没有

你应该安全地进行自我指导的运动，而不用向医生或其他健康管理者咨询，也可以在几乎所有能满足你的运动计划需要的场所运动

参考文献

[1] 赵文华,李可基. 中国成人身体活动指南. 北京:人民卫生出版社,2011.

[2] 王正珍主译. ACSM 运动测试与运动处方指南. 第 8 版. 北京:人民卫生出版社,2010.

[3] 傅华,叶葶葶. 临床预防医学. 上海:复旦大学出版社,2006.

[4] 李洋. 社区人群体力活动测量与促进. 上海:复旦大学出版社,2011.

[5] 世界卫生组织. 饮食、身体活动与健康全球战略. 2004.

[6] 世界卫生组织. 关于身体活动有益健康的全球建议. 2010.

[7] Warburton DE, Nicol CW, Bredin SS. Health benefits of physical activity: the evidence. CMAJ, 2006,174 (6): 801-809.

[8] Hallal PC, Andersen LB, Bull FC, et al. Global physical activity levels: surveillance progress, pitfalls, and prospects. Lancet, 2012, 380: 247-257.

第十二章 体重控制

　　体重控制主要是针对超重和肥胖人群而采取的干预措施。超重和肥胖是指可损害健康的体内脂肪异常或过量累积。既是一种由多种因素引起的慢性代谢性疾病，又是心血管疾病、糖尿病和某些癌症等主要慢性非传染性疾病的危险因素。据世界卫生组织（WHO）估计，超重与肥胖在全球流行，无论是在高收入国家，还是在低、中等收入国家均广泛存在，且呈上升的趋势。自1980年以来，全球肥胖症人数已翻了一番，至少有1/3的成人体重过重，有约10%的成人身体肥胖，每年至少有280万人的死亡可归因于超重或肥胖，远远超过因体重不足引起的死亡。儿童超重和肥胖也在发达国家和发展中国家呈上升趋势。2010年，全球5岁以下超重儿童有4 000多万，其中近87.5%生活在发展中国家。在我国，超重和肥胖人群也明显增加。据2010年我国国民体质监测结果显示，分别有32.1%和9.9%的成年人超重和肥胖。自2000年以来，我国成年人体重增长呈现超重与肥胖率持续增长的趋势。另外，有近20%的7岁以下儿童超重。根据1985~2000年《中国学生体质与健康调研报告》显示，沿海大城市7~18岁男、女学生的超重肥胖率从1991年到2000年10年间分别从7.6%和4.2%上升到23.6%和13.6%；沿海中小城市分别从2.7%和0.9%上升到19.3%和10.7%；内陆中小城市分别从0.6%和2.0%上升到10.3%和6.3%。超重和肥胖不仅导致一些慢性疾病的发病风险增加，还能引发一系列心理和社会问题，预防和控制超重和肥胖已成为我国乃至全球的一项重大公共卫生问题。

第一节　超重与肥胖症的定义与筛检

一、肥胖症的定义与分类

　　肥胖症（obesity）是指由多因素相互作用引起的体内脂肪聚集过多和（或）分布异常，体重增加，达到危害健康程度的一种慢性代谢性疾病。肥胖症患者的基本特征是体内脂肪细胞的体积和（或）数量增加，体脂占体重的百分比（体脂%）异常高。肥胖症者由于存在不同程度的脂肪代谢紊乱，并可能引发高胰岛素血症、胰岛素抵抗和性激素代谢紊乱等一系列内分泌代谢紊乱。临床上，肥胖症患者一般表现为进食量大，活动量小，轻者一般没有特殊症状，中重度者可出现胸闷、气短、汗多、关节痛、肌肉酸痛以及心理和行为方面的损害等，女性儿童可伴有排卵和（或）月经功能紊乱，以及多毛、痤疮和油脂性皮肤等。

肥胖症的分类根据分类方法不同而不同。按照病因不同,肥胖症可分为原发性肥胖和继发性肥胖。原发性肥胖又称为单纯性肥胖,由遗传因素和饮食、身体活动水平等环境因素相互作用引起。但遗传和环境因素如何引起脂肪积聚过多或分布异常尚不清楚。继发性肥胖是指由某些明确的疾病引起,如库欣综合征、甲状腺功能低下、多囊卵巢综合征等。一般来讲,继发性肥胖伴有身体畸形和发育异常。本章仅介绍原发性肥胖的筛检、发病机制和干预措施。按照脂肪组织分布的部位不同,肥胖症又可分为腹型肥胖和周围型肥胖。腹型肥胖(abdominal obesity)又称向心性肥胖、中心型肥胖或内脏型肥胖,脂肪主要在腹壁和腹腔内积聚过多,腰围大于臀围。周围型肥胖(peripheral obesity)者的脂肪呈相对匀称性分布,臀围大于腰围。其中,腹型肥胖者更容易患心脑血管疾病、2型糖尿病等慢性非传染性疾病。

二、超重与肥胖的筛检

(一) 成人超重与肥胖的筛检

体质指数(body mass index,BMI),又称体重指数,是国际上普遍应用的估计体脂含量和筛检成年人超重和肥胖的主要指标。BMI是身高别体重的简便指数,其计算方法是:BMI = 体重(kg)/[身高(m)]^2。国际上通常采用WHO的BMI分类方法来筛检和诊断肥胖症。WHO将"体重过轻"界定为BMI < 18.5,将"超重"界定为BMI≥25,将"肥胖"界定为BMI≥30。在我国,目前采用2003年卫生部疾病预防控制司发布的《中国成人超重和肥胖症预防控制指南》确定的体重指数和腰围的界限值(表12-1)。尽管体重指数是最常用的超重和肥胖的筛检和诊断标准,但也有其局限性。体重增加也不一定由脂肪过多引起,也可能是因为水肿或肌肉发达。对于水肿患者和运动员,BMI值可能过高估计其肥胖程度;而对于肌肉组织减少的老年人,可能过低估计其肥胖程度。

表12-1 《中国成人超重和肥胖症预防控制指南(试用)》体质指数和腰围界限值

分类	体质指数	腰围(cm) 男	腰围(cm) 女
体重过低	< 18.5		
体重正常	18.5 ~ 23.9		
超重	24.0 ~ 27.9		
肥胖	≥28		
腹型肥胖		≥85	≥80

另外,还可采用理想体重筛检和诊断肥胖,实际体重超过理想体重的10%为超重的界值点,超过理想体重的20%为肥胖的界值点。理想体重的计算方法为:理想体重 = 身高(cm) - 105;或男性理想体重 = [身高(cm) - 100] × 0.9,女性理想体重 = [身高(cm) - 100] × 0.85。而评估皮下脂肪厚度或内脏脂肪量的最准确方法是用CT或MRI扫描腹部第4 ~ 5腰椎间水平面,以腹内脂肪面积≥100cm^{2}为腹内脂肪增多的界值点。

(二) 儿童超重与肥胖的筛检

儿童原发性/单纯性肥胖筛检的主要衡量指标仍然是BMI,国际筛查标准主要采用美国国家卫生统计中心和国际肥胖工作组推荐的评价标准,这两种标准均适用于经济比较发达的国家和地区。我国儿童肥胖筛检目前采用2008年卫生部疾病预防控制司发布的《中国学龄儿童少年超重和肥胖预防与控制指南(试用)》制定的筛检标准(表12-2)。该标准适用于我国7~18岁学龄儿童少年超重和肥胖的筛检,不适合于儿童肥胖症的诊断和鉴别诊断。小儿原发性/单纯性肥胖的诊断一般以同性别、同身高参照人群均值为参照值,超过10%~19%者为超重,超过20%以上者为肥胖;20%~29%者为轻度肥胖。30%~49%者为中度肥胖,超过50%者为重度肥胖。

表 12-2　我国儿童超重和肥胖筛查 BMI 分类标准

年龄(岁)	超重		肥胖	
	男性	女性	男性	女性
7 ~	17.4	17.2	19.2	18.9
8 ~	18.1	18.1	20.3	19.9
9 ~	18.9	19.0	21.4	21.0
10 ~	19.6	20.0	22.5	22.1
11 ~	20.3	21.1	23.6	23.3
12 ~	21.0	21.9	24.7	24.5
13 ~	21.9	22.6	25.7	25.6
14 ~	22.6	23.0	26.4	26.3
15 ~	23.1	23.4	26.9	26.9
16 ~	23.5	23.7	27.4	27.4
17 ~	23.8	23.8	27.8	27.7
18 ~	24.0	24.0	28.0	28.0

第二节　超重和肥胖的危害

超重和肥胖可以引起人体多系统损害,是全球引起死亡的第五大风险,是心脑血管疾病(主要包括心脏病和脑卒中)、2型糖尿病、肌肉骨骼疾患(特别是骨关节炎)和某些癌症(子宫内膜癌、乳腺癌和结肠癌)等慢性非传染性疾病的重大危险因素。在我国,心脑血管疾病、糖尿病、恶性肿瘤、慢性呼吸系统疾病等慢性非传染性疾病已成为影响人群身体健康的最大健康危险,在每年约1 030万种各种原因导致的死亡中,慢性非传染性疾病导致的死亡已经占到我国总死亡的85%,导致的疾病负担已占总疾病负担的70%。慢性非传染性疾病的主要特点是病程长、流行广、医疗费用高、致残和致死率高,是群众因病致贫、返贫的重要原因,不仅给个人和家庭造成痛苦,还带来严重的社会经济问题。一般来讲,随着 BMI 升高,慢性非传染性疾病的患病风险也随之提高。目前尚不清楚的是,超重者是否在刚开始体重轻微增加时就存在健康问题。

对于儿童超重和肥胖,其重要的不良后果是到成人期仍然肥胖,并更有可能在较年轻时患上心脑血管疾病、2型糖尿病、阻塞型睡眠呼吸暂停低通气综合征、非酒精性脂肪肝、多囊卵巢综合征等慢性非传染性疾病,并引起骨折风险升高、心理与行为问题等,增加成年期肥胖、早逝和残疾出现的概率。除此而外,肥胖儿童还会经历呼吸困难、高血压、心血管疾病的早期征兆、胰岛素抵抗等问题的影响。

1. 原发性高血压　原发性高血压通常简称为高血压,是以血压升高为主要临床表现,伴或不伴有多种心血管危险因素的综合征。人群中 BMI 与血压水平呈正相关,BMI 每增加 3kg/m2,4 年内发生高血压的风险,男性增加 50%,女性增加 57%。据 WHO 的调查,肥胖者发生高血压的风险中等程度增高,相对危险度为 2~3。据我国 13 项包括 24 万成人的流行病学调查结果表明,超重者发生高血压风险是体重正常者的 3~4 倍。身体脂肪含量、分布也与高血压发生有关。腹部脂肪聚集越多,血压水平就越高。腰围男性≥90cm 或女性≥85cm,发生高血压的风险是腰围正常者的 4 倍以上。超重和肥胖是我国高血压患病率增长的一个重要危险因素,其发生机制可能与胰岛素抵抗、代谢异常综合征相关。

2. 血脂异常　超重和肥胖者通常伴有三酰甘油、总胆固醇、低密度脂蛋白胆固醇升高和(或)高密度脂蛋白胆固醇减低。肥胖患者多在餐后较长时间内存在血脂异常,导致动脉粥样硬化的发生,增加冠心病、脑卒中等心脑血管疾病的患病率和死亡率。来自 WHO 的调查表明,肥胖者发生血脂异常的风险显著增高,相对危险度大于 3。来自我国 13 项包括 24 万成人的流行病学调查结果表明,超重、肥胖以及腰围大于界限值者三酰甘油升高的检出率分别是体重和腰围正常者的 2.5 倍、3.0 倍和 2.5 倍;超重、肥胖以及腰围大于界限值者高密度脂蛋白胆固醇减低的检出率分别是体重和腰围正常者的 1.8 倍、2.1 倍和 1.8 倍。

3. 糖尿病　超重、肥胖,特别是腹型肥胖是 2 型糖尿病和妊娠糖尿病发病的重要危险因素,也是我国糖尿病患病率急剧增加的主要原因之一。超重和肥胖者往往胰岛素受体数减少、受体缺陷,对胰岛素的敏感性下降,与胰岛素抵抗和高胰岛素血症的发生密切相关。在全球范围内,有 44% 糖尿病患者的病因可归因于超重和肥胖。WHO 的调查表明,肥胖者发生 2 型糖尿病的风险显著增高,相对危险度大于 3。来自我国 13 项包括 24 万成人的流行病学调查结果表明,超重者 2 型糖尿病的患病率为体重正常者的 2.0 倍,肥胖者的 2 型糖尿病患病率为体重正常者的 3.0 倍。男性和女性腰围≥85cm 和≥80cm 时,糖尿病的患病率分别为腰围正常者的 2~2.5 倍。肥胖持续的时间越长,发生 2 型糖尿病的危险性越大。另外,儿童青少年时期开始肥胖、18 岁后体重持续增加和腹部脂肪堆积者患 2 型糖尿病的危险性更大。

4. 脂肪肝　脂肪肝是脂肪性肝病的简称,是指脂肪(主要是三酰甘油)在肝脏过度沉积的临床病理综合征,包括酒精性脂肪肝和非酒精性脂肪肝。尽管乙醇(酒精)滥用和丙型肝炎病毒感染均可导致脂肪肝,但全球脂肪肝的流行主要与肥胖症患病率迅速增长密切相关。肥胖者发生非酒精性单纯性脂肪肝的患病率为 60%~90%、非酒精性脂肪性肝炎为 20%~25%、肝硬化为 2%~8%。与非肥胖者相比,肥胖者发生脂肪肝的风险显著增加,相对危险度为 2~3。

5. 某些癌症　全球范围内,有 7%~41% 癌症患者的病因可归因于超重和肥胖,主要与内分泌有关癌症和某些消化系统癌症相关。WHO 的调查表明,肥胖者发生女性绝经后乳腺癌、子宫内膜癌、男性前列腺癌、结直肠癌的风险增高,相对危险度为 1~2。另外,还与胆囊癌、胰腺癌和肝癌的发病率呈正相关。

6. 其他疾病　临床上,超重和肥胖常伴有高血压、高血糖、血脂异常,出现多个心脑血管疾病代谢性危险因素在个体聚集,即代谢综合征。代谢综合征的每一种疾病状态都是动脉粥样硬化的危险因素,其中胰岛素抵抗是代谢综合征的中心环节,有很强的致动脉粥样硬化作用。与非代谢异常综合征患者相比,代谢异常综合征患者10年心血管疾病危险性增加2~5倍,腹型肥胖合并高血压、高血压和低密度脂蛋白胆固醇增高者发生脑血管疾病的危险性增加16.58倍。超重和肥胖在冠心病和心脑血管疾病发生中具有独立致病作用,23%的缺血性心脏病患者归因于超重和肥胖。

与肥胖相关的疾病和症状还有胆囊疾病、阻塞型睡眠呼吸暂停低通气综合征、高尿酸血症和痛风、骨关节病、多囊卵巢综合征、生育功能受损以及增加麻醉和手术后并发症发生的风险等。另外,超重和肥胖还能导致社会和心理问题。

第三节　肥胖症的发病机制与影响因素

一、发病机制

关于肥胖症的病因和发病机制目前尚不清楚,多数学者认为肥胖是遗传和环境因素共同作用,导致摄入能量超过消耗能量的结果。从发病机制的角度分析,肥胖症被认为是一种多基因之间以及多基因与环境因素之间相互作用而导致的疾病。

（一）能量平衡与体重调节

机体的能量摄入和能量消耗在一定时间内保持一种平衡状态,维持体重的稳定。能量的摄入主要来自进食,能量的消耗主要包括基础代谢、身体活动的能量消耗、食物生热作用和适应性生热作用。任何原因导致能量平衡的失调都会引起体重的增加或减少。

能量代谢和体重增减受神经系统和内分泌系统的双重调节,中枢神经系统（主要在下丘脑）存在调节能量代谢和体重的网络系统,被称为体重"调定点"（set-point）。来自迷走神经的神经信号以及肥胖相关激素和代谢产物信号（瘦素、胃肠道激素、胰岛素、葡萄糖）等传至中枢神经系统,经过整合作用,通过神经－体液途径,控制进食行为并影响能量消耗。其中,过多的能量摄入是体重增加的主要原因。由于体重调定点的存在,机体可以代偿短期的能量失衡和体重增减,以保持能量平衡和体重稳定。

（二）肥胖症的发病机制

当机体摄入的能量超过消耗的能量,多余的能量以脂肪的形式储存起来,引起超重和肥胖。影响能量平衡和体重调节的因素包括遗传因素和环境因素,绝大多数的超重与肥胖是多基因和环境因素共同作用的结果,罕见的肥胖症是由于单基因突变引起。但遗传和环境因素如何引起脂肪积聚还有待进一步研究,目前较为普遍认同的是多种途径引起超重和肥胖。

1. 遗传与环境　大约有10%的肥胖是由遗传因素决定。也就是说,在任何环境下,具有该类遗传特征的人均会发生肥胖。同时,也会有另一类遗传特征的人群,他们即使是在肥胖的易感环境中,也不会发生肥胖。绝大多数个体的超重与肥胖具有明显的遗传易感性,肥胖相关基因的表达是在一定环境因素作用下诱发的,通过影响能量平衡和体重调节的控制中枢而发挥作用。超重和肥胖的家族聚集倾向并不能完全归因于遗传因素,共同的饮食习惯等行为生活方式是儿童和成人肥胖的重要原因之一。

2. 节俭基因假说　该假说由 Neel 于 1962 年提出,认为人体存在节俭基因组合,使人类可以在饱餐期或营养丰富期以脂肪的形式储存能量,以备在饥饿期间消耗,同时又能尽可能地减少能量消耗。而在食物供给丰富以及体力劳动减少的时代,在节俭基因的调控下,导致超重和肥胖的发生,并引起 2 型糖尿病等肥胖相关疾病。

3. 代谢机制　基础代谢是机体能量消耗的主要部分,约占每日能量消耗的 65%,通常用静息代谢率进行研究。研究显示,不同种族或个体的静息代谢率和利用脂肪能力不同,易发生肥胖的种族和个体的静息代谢率和对脂肪组织的利用能力较低。另有研究显示,如果机体摄入能量突然减少,其静息代谢率会在 24～36 小时内下降,用于保存能量,该现象被称为饥饿效应(starvation response)。对于一个采用节食方式控制体重的个体,如果其停止节食恢复原来的饮食量,静息代谢率下降到某一点后,也不能回复到原来的水平,那么体重就会反弹,导致减肥失败。目前研究显示,使静息代谢率再提高的有效方法是有规律的体育锻炼。

二、影响因素

城镇化、工业化、经济全球化等使我国经济和社会各方面都发生了深刻变化,也带来了饮食模式和身体活动模式的变化。高脂、高糖、但缺乏微量营养素的高能量食品摄入的持续增加和身体活动的减少导致能量平衡紊乱,摄入能量增多,并超过消耗的能力,引起脂肪积聚和体重超重。饮食和身体活动习惯又受其周围环境以及农业、交通、城市规划、环境、教育、食品加工、供应和经销领域政策的影响,特别是儿童的选择。长期的能量摄取增加和(或)消耗减少,带来体重增加,会导致体重调定点不可逆上调。尽管超重与肥胖主要是由于过多的能量摄入而不是能量的节省,但调定点一旦上调,即使饮食恢复正常,也不能使体重回复。

(一) 遗传因素

目前研究显示,人类肥胖相关候选基因有 127 个,其中重点研究的基因有瘦素(leptin)基因、瘦素受体基因、β3-肾上腺素能受体基因、解耦联蛋白(UCP)基因、阿片促黑色素皮质素原基因、促黑激素皮质素受体-4 基因、Ghrelin 基因和 Ghrelin 受体基因等。

(二) 环境因素

1. 膳食结构和食物种类　根据 WHO 推荐,一般成人适宜的膳食能量构成应该是:来自碳水化合物的能量为 55%～65%,来自脂肪的能量为 20%～30%,来自蛋白质的能量为 11%～15%。膳食结构不合理,尤其是脂肪的供能比增加,发生超重与肥胖的可能性就会增加。另外,不同类型食物的能量密度有所不同,油炸食品、奶油制品、西式快餐、碳酸饮料及其他含糖饮料等均属高能量密度食物。若经常食用,会导致能量摄取增加,易发生超重和肥胖。而蔬菜、水果属于低能量密度的食物,并富含营养素。若在每日饮食中增加蔬菜、水果的摄入量,可避免能量摄取过多。

2. 饮食行为　容易导致超重和肥胖的饮食行为除了有偏好高能量密度食物外,还与进食速度快、咀嚼少、进食量大以及不吃早餐等有关。

3. 身体活动　根据日常活动分类,身体活动可分为职业性、交通往来、家务性和运动锻炼身体活动。由于经济和社会发展及科技进步,各种省力产品的生产、使用和普及,降低了人们在职业、交通和家务劳动中的身体活动量,如电梯、电话、汽车、吸尘器等,导致来自身体活动的能量消耗减少。同时,静态活动增加,如看电视、使用电脑和玩电子游戏等,体育锻炼和体力型娱乐活动减少,也减少了能量消耗。身体活动减少和静态活动增加是超重与肥胖重要的易感因素。

4. 社会、经济、文化因素　社会、经济、文化因素主要包括因社会和经济发展带来生活方式的改变,如外出就餐次数增加、高能量密度食物的易获得、交通便利、追求舒适的生活方式等。另外,商业促销行为、饮酒文化和社会习俗等也是导致超重与肥胖流行不可忽视的因素。

第四节　体重控制的策略

由于超重与肥胖发生的多因素性,体重控制的总体策略是贯彻"预防为主"的方针,从儿童抓起;创建支持性环境和社区,在政府主导下建立防控网络,得到政府政策支持;从全人群干预、高危人群干预、超重与肥胖者干预3个层面开展体重控制工作。国内外经验表明,超重与肥胖症是可以有效预防和控制的疾病。防控超重与肥胖的目的不仅仅在于控制体重,更重要的是降低相关慢性非传染性疾病的发病风险,延缓其发生、发展,减少死亡率和致残率,提高生活质量。

一、全人群干预

面向一般人群,采用健康教育与健康促进的理论与技术,采用以人群为基础的多部门、多学科和符合文化条件的措施,特别需要关注儿童超重和肥胖的预防。早在2004年世界卫生大会就通过了WHO《饮食、身体活动与健康全球战略》,该战略描述了支持健康饮食和定期身体活动所需要开展的行动,并要求全体相关利益者在全球、区域和地方水平上采取行动,以改善人口饮食和身体活动模式。在群体水平上的重要干预措施包括:①在政府的主导下,制定支持性政策,创建支持性环境,促进多部门参与,重视国家、社区、个人和家庭之间的相互作用;②定期进行流行病学监测,了解变化趋势;③遵循循证证据,积极做好宣传教育,倡导并支持建立健康生活方式,树立终身实行健康饮食和经常性身体活动的观点,通过多学科共同参与,提供公共信息和卫生服务;④饮食方面,在防止能量摄入过多的同时,要强调平衡膳食,包括营养、粮食保障、食品安全以及支持和促进6个月纯母乳喂养等多个方面;⑤身体活动方面,包括工作、家庭和学校生活中身体活动的要求,以及城市计划、交通运输、休闲期间身体活动的安全和利用等多个方面;⑥考虑新闻媒体和文化传统对膳食选择和身体活动的影响。目前,用于高脂、高能量食品的广告费用超过普通食品的广告费用,使缺少营养知识的人们过多地食用此类食品,可能导致超重和肥胖以及某些营养素的缺乏。

二、高危人群干预

面向高危人群,减少超重和肥胖的发生,控制慢性非传染性疾病的危险因素。超重和肥胖的相关危险因素主要包括:①存在肥胖家族史;②有肥胖相关疾病;③能量摄入过多和高能量膳食;④膳食结构不合理、饮食行为不健康,如进食快、睡前进食、不吃早餐、经常吃油炸食品和西式快餐等;⑤身体活动不足,如体育锻炼少、使用电脑等静态活动时间长、体力型娱乐活动减少等。

选择性干预的主要措施包括:①以社区、学校、企业、家庭为基础进行干预,帮助人们树立正确的健康观,建立健康的行为和生活方式,做好筛查工作,发现高危人体,建立健康档案,进行分级管理和监测;②赋权,培养健康知识和技能,提供健康服务;③采用平衡膳食,培养健康饮食行为;④坚持适量运动;⑤避免盲目减肥。

三、超重和肥胖者干预

对于超重和肥胖者,控制体重,诊疗并管理肥胖相关疾病,预防和控制心脑血管疾病等的发生、发展,增进身心健康。针对性干预主要采取综合防治措施,在控制体重的同时,预防并治疗肥胖相关疾病,需要社区、学校和家庭的共同参与。包括以下内容:①通过健康咨询,提供个性化指导,提高超重和肥胖者对疾病危险性的认识,并帮助其增强控制体重的信心,提高自我效能。②进行分类管理,对于无并存疾病者首先进行行为和生活方式治疗,一年内体重减少5%～10%;对于有并存疾病者,应由临床医生进行诊断和处理。③强化生活方式干预,制订干预目标和实施方案。④遵循循证的原则,以最佳可得的科学证据为基础,确定能量、营养素和食物的适量摄入水平和身体活动的准则,同时考虑到文化传统的影响。⑤坚持终身控制的观点,从产前营养、孕产妇健康和6个月纯母乳喂养开始,延伸到学校的儿童、工作场所和其他环境中的成人以及老年人。

第五节　体重控制的方法

体重控制的基本原则是减少能量的摄入,特别是高能量食物的摄入,增加机体对能量的消耗,使体内脂肪不断减少,从而达到控制体重的目的。体重控制的方法包括行为与生活方式治疗、药物治疗和手术治疗。行为与生活方式治疗主要通过控制能量摄入和增加体力活动来实现减重,是最有效的体重控制措施。包括行为疗法、合理饮食指导和身体活动指导。药物治疗效果不是很肯定,长期用药可能产生药物副作用和耐药性,需要在临床医生指导下,严格掌握药物治疗的适应证,慎重使用。对于儿童,不主张采用药物疗法。对于成人,应首选行为与生活方式治疗,对治疗效果不理想的重度肥胖患者可考虑是否采用药物辅助治疗。根据2003年《中国成人超重和肥胖症预防控制指南》药物辅助治疗的适应证为:①食欲旺盛,餐前饥饿难忍,每餐进食量较多;②合并高血糖、高血压、血脂异常和脂肪肝;③合并负重关节疼痛;④肥胖引起呼吸困难或有阻塞型睡眠呼吸暂停低通气综合征;⑤BMI≥24有上述合并症情况,或BMI≥28不论是否有并发症,经过3～6个月单纯控制饮食和增加活动量处理仍不能减重5%,甚至体重仍有上升趋势者,可考虑用药物辅助治疗。手术治疗副作用大,有一定危险性。对于儿童,禁用手术疗法。对于成人,仅用于重度肥胖、减重失败而又有严重并发症,这些并发症有可能通过体重减轻而改善者,需要临床医生对患者进行充分评估,严格掌握适应证。下面主要介绍临床场所体重控制的指导方法。

一、行为疗法

行为疗法或称行为矫正,主要通过宣传教育与健康咨询,帮助超重和肥胖者正确认识超重和肥胖及其相关疾病的危害,提高体重控制相关的健康知识水平,增强健康信念,培养健康生活方式行为能力,改变不健康的行为,采取健康的生活方式,做到合理膳食、适量运动、戒烟限酒和心理平衡,并促进其长期坚持。对于儿童,重要的是对家长进行宣传教育,对儿童进行科学指导并建立有利于体重控制的家庭环境。行为疗法并不是简单地告诉人们做什么,或者进行健康讲座和发放健康教育材料,更要帮助人们提高维持体重、控制体重的信心和能力,最终采取行动,建立习惯化的行为方式。行为疗法的基本原则和内容如下。

(一)明确目的,提高认识

建立饮食控制的意识是前提条件。了解服务对象的健康信念、疾病史,以及在体重控制方面曾采取的措施、期望、存在的问题和担忧等,向其说明超重和肥胖的危害,充分告知体重控制的目的、预期效果以及产生效果的时间,鼓励其积极主动采取行动,促进个人、家庭、学校和社区的共同参与,建立伙伴关系,避免超重和肥胖者失去信心。例如,要告知服务对象低能量饮食或适量运动可能不会在几个月内产生效果,需要长期坚持。长期高热量、高脂肪饮食,体重增加后,期望短期恢复到"理想体重"往往不太现实,但在一年之内体重减少5%~10%也会对健康有极大好处。

(二)制定目标,实行监督

帮助超重和肥胖者制订控制体重的计划,提供支持。指导其实施控制体重计划,能够监督实施情况。需要为服务对象制定可达到的、具体的行为目标,取得其明确的承诺,提供能够做到的实施方案。对于一个身高170cm、体重95kg的人,告诉他需要减重25kg,可能他会认为是一个不可能完成的任务,而放弃了控制体重的行动。如果为他设定每周减重0.5kg的目标,提供每天少吃250kcal(如少吃一碗米饭),同时每天多运动1 046kJ(250kcal)(如游泳或跑步30分钟)的实施方案,他会很容易实现第一步目标。患者获得成功的体验后,会提高患者的自我效能,增加其对自己行为改变能力的信心,从而达成最终目标。通常结构化的行为干预是一种有效的干预措施。实施过程中,指导其行为改变从小量开始,以增加新的健康行为开始,逐渐消除不良行为,并将行为改变融入日常生活中,改善依从性。例如,为超重和肥胖者制订适量运动方案,首先是帮助选择他或她喜欢的运动类型,运动频次可以每周先从2~3次开始。然后,每周增加10%~25%的运动量,直到患者达到理想的运动水平。详细而具体的指导方案需要写下来让患者带回家。对于某些特别不喜欢运动的人还可以启动一个非常温和、短暂的锻炼计划。此外,需要恰当运用医生的权威性。患者往往认为医生是健康专家,他们认为医生的话十分重要。因此,可以采用简单、具体的方式告诉患者应该做什么,不应该做什么,目标是什么,如何做,多长时间能取得效果等。重要的是有些患者对自己改变行为缺乏信心,需要医生适时地提供同情、支持和帮助。更为重要的是与患者建立良好的伙伴关系,促使患者接受医生的建议,付诸行动,并监督实施情况,可视具体情况给予鼓励和奖励。

(三)采用综合方法,做好监测和转诊

行为疗法主要是通过宣传教育与健康咨询来实现的,建议采用多种教育与咨询的形式与

方法,如面对面个体咨询、小组学习、播放录像、提供阅读材料、网络互动、发送手机短信和参加社区健康教育活动等。咨询的形式和方法也应根据患者的需求进行个性化的定制,并不是在门诊面对面的咨询是唯一有效的方法,用于咨询的健康教育材料也要适合于不同文化和教育背景的人阅读和理解。医生需要不断地与患者加强沟通和反馈,以达到最佳的咨询效果。同时,随访和监测是十分必要的,需要与服务对象保持经常联系,通过预约就诊、电话随访、网络互动等方式了解计划执行情况,监测相关指标,评价进展情况,及时处理可能出现的问题,调整方案,对已经取得的进步给予鼓励,以不断提高依从性和咨询效果。对于饮食和运动行为通常需要服务对象自我监测,因此需要教会服务对象自我监测的方法和内容。如每天记录摄入食物的种类、量和摄入时间,进行了哪些运动,运动量是多少,是否有不适感觉,改变行为后所得到的结果等。必要时,还要为服务对象提供转诊服务。

二、合理饮食指导

合理饮食指导包括帮助服务对象建立节食意识,纠正不健康饮食习惯,控制总能量摄入,做到平衡膳食。告知服务对象每餐不过饱,不暴饮暴食,控制高热量食物(高脂肪食物、含糖饮料及酒类等)的摄入,延长进食时间,按计划用餐,餐后加点水果等。

(一) 控制能量摄入

控制能量摄入是最有效控制体重的两大基本措施之一。研究显示,每千克身体脂肪含热量 7 500kcal(31 050kJ)。因而,如果每天摄入能量低于机体需要量,即能量负平衡达到500kcal(2 070kJ),则每 15 天可使体重减轻 1kg。控制能量摄入,但要尽可能避免极低热量饮食,如每天能量摄入小于 15kcal(62kJ)/kg 理想体重。极低能量饮食容易引起衰弱、脱发、抑郁,甚至心律失常等,有一定危险性。如有特殊需要,极低能量饮食不能超过 12 周。

我国成年人平均能量摄入水平根据性别、年龄、城乡地区而不同。一般来讲,城市 18～59 岁男性为 2 200kcal,城市≥60 岁男性为 8 368kJ(2 000kcal);城市 18～59 岁女性为 7 531.2kJ(1 800kcal),城市 ≥60 岁女性为 12 048kJ(1 600kcal);农村 18～59 岁男性为 10 878kJ(2 600kcal),农村 ≥60 岁男性为 10 042kJ(2 400kcal);农村 18～59 岁女性为 12 048kJ(2 200kcal),农村≥60 岁女性为 8 368kJ(2 000kcal)。建议在控制总能量基础上,膳食能量构成达到 WHO 推荐的适宜标准。

(二) 平衡膳食

在控制总能量及达到能量平衡的基础上,更重要的是做到平衡膳食。限制来自总脂肪的能量摄入并使脂肪摄入从饱和脂肪转向不饱和脂肪,以及逐步消除反式脂肪酸,更多地食用水果、蔬菜、豆类、全谷食物和坚果,限制摄入游离糖,限制食用所有来源的盐(钠)。2007 年,卫生部发布由中国营养学会编著的《中国居民膳食指南》对一般人群膳食的建议指南是:食物多样,谷类为主,粗细搭配;多吃蔬菜、水果和薯类;每天吃奶类、大豆或其制品;常吃适量的鱼、禽、蛋和瘦肉;减少烹调油用量,吃清淡少盐膳食;食不过量,天天运动,保持健康体重;三餐分配要合理,零食要适当;每天足量饮水,合理选择饮料;如饮酒应限量;吃新鲜卫生的食物。

(三) 婴幼儿和学龄前儿童的膳食要求

对于婴幼儿和学龄前儿童的膳食要求各有所区别,《中国居民膳食指南》的具体如下。

1. 0~6月龄婴儿喂养指南　纯母乳喂养;产后尽早开奶,初乳营养最好;尽早抱婴儿到户外活动或适当补充维生素D;给新生儿和1~6月龄婴儿及时补充适量维生素K;不能用纯母乳喂养时,宜首选婴儿配方食品喂养;定期监测生长发育状况。

2. 6~12月龄婴儿喂养指南　奶类优先,继续母乳喂养;及时合理添加辅食;尝试多种多样的食物,膳食少糖、无盐、不加调味品;逐渐让婴儿自己进食,培养良好的进食行为;定期监测生长发育状况;注意饮食卫生。

3. 1~3岁幼儿喂养指南　继续给予母乳喂养或其他乳制品,逐步过渡到食物多样;选择营养丰富、易消化的食物;采用适宜的烹调方式,单独加工制作膳食;在良好环境下规律进餐,重视良好饮食习惯的培养;鼓励幼儿多做户外游戏与活动,合理安排零食,避免过瘦与肥胖;每天足量饮水,少喝含糖高的饮料;定期监测生长发育状况;确保饮食卫生,严格餐具消毒。

4. 学龄前儿童膳食指南　食物多样,谷类为主;多吃新鲜蔬菜和水果;经常吃适量的鱼、禽、蛋、瘦肉;每天饮奶,常吃大豆及其制品;膳食清淡少盐,正确选择零食,少喝含糖高的饮料;食量与体力活动要平衡,保证正常体重增长;不挑食、不偏食,培养良好饮食习惯;吃清洁卫生、未变质的食物。

5. 中国儿童青少年膳食指南　三餐定时定量,保证吃好早餐,避免盲目节食;吃富含铁和维生素C的食物;每天进行充足的户外运动;不抽烟、不饮酒。

三、身体活动指导

增加体力活动是最有效控制体重的另一个基本措施。身体活动指导应与合理饮食指导相结合,并长期坚持,终生观点对体重控制至关重要。WHO建议人们应终生从事适量的身体活动。条件允许的情况下,每日应尽可能从事至少30分钟中等强度的身体活动,以降低心血管疾病、糖尿病、结肠癌和乳腺癌的风险。对中老年人,加强肌肉和平衡能力锻炼,可以减少跌倒并改善其行动能力。对于体重控制,可能需要加大活动量,促进能量负平衡。联合采用控制饮食和增加身体活动的方法控制体重,不仅能减少脂肪组织,消耗体脂,还能维持静息代谢率不降低或降低较少,多保留去脂体质,有利于长期保持减重后体重不反弹。针对个体,以体重控制为目的的身体活动指导主要有以下内容。

(一)评估个体健康状况和运动能力

适量运动有助于控制体重,促进健康,预防疾病。但不恰当的运动安排也有发生意外伤害的危险。因此,在为个体制定身体活动计划之前,首先应评估个体健康状况和运动能力,避免运动意外等运动伤害发生。2011年卫生部发布《中国成人身体活动指南(试行)》提供了心血管健康初筛问卷,一个日常很少体力活动的人,在决定参加运动锻炼时需要回答以下问题:①是否因心脏的某些疾患,有专科医生建议你限制体力活动的强度?②活动时是否感到胸痛?③在过去1个月中,不活动时是否有过胸痛?④是否有因头晕而失去平衡,甚至失去知觉的情况?⑤有没有骨关节系统的疾患,运动是否加重病症?⑥现在是否服用降压或治疗心脏病的药物?⑦有没有其他身体健康的理由影响你参加运动锻炼?⑧年龄满70岁。如果有任何一项回答"是",建议运动计划的制定应有医生参与,并得到医生的认可。

(二)制定身体活动目标和计划

根据设计的控制体重目标,帮助个体合理选择有益健康且能控制体重的身体活动计划,包括基本信息、身体活动量、形式、强度、时间、频度和进度等。身体活动量目标因人而异，由体重控制目标来决定。一般采用饮食控制和增加身体活动相结合的方法，每日身体活动量为需要消耗总能量的50%（40%~60%），其余由饮食控制来解决。

身体活动形式以有氧耐力运动为主，结合关节柔韧性活动、抗阻力活动、身体平衡和协调性练习。有氧耐力运动包括走路、骑车、爬山、打球、慢跑、跳舞、游泳、划船、滑冰、滑雪和舞蹈等。频度以每周3~5次为宜。每周150分钟中等强度（或75分钟高强度运动）不仅有助于体重控制，还可以增进心肺功能，提高胰岛素敏感性，降低血压和血糖，提高骨密度，从而降低心脑血管疾病、2型糖尿病和某些癌症的发病风险。一般来见，随着身体活动量的增加，健康效益也会随之增加，但尚缺乏证据证明超过每周300分钟中等强度（或150分钟高强度运动）是否会获得更大的健康效益。运动强度的判断一般采用运动中的心率和自觉疲劳程度来判断。运动中的心率通过运动后即刻测量脉搏10秒钟，再乘以6得出。中等强度身体活动的心率应达到150－年龄（次/分钟），不超过170－年龄（次/分钟）。但对老年人和服用如美托洛尔（倍他乐克）等药物者不适用。通过运动中感觉判断运动强度的方法是，中等强度运动主观疲劳感觉稍累，10分钟后可以恢复；感觉心跳、呼吸加快，用力但不吃力；可随呼吸节奏连续说话，但不能唱歌。以控制体重为目的身体活动目标的设计见表12-3。

表12-3　身体活动目标的设计

控制体重目标	通过身体活动消耗的能量（kcal）	增加中等强度身体活动时间（小时）
1个月内减体重4kg	550	2
1个月内减体重3kg	400	1.5~2
1个月内减体重2kg	300	1~1.5
1个月内减体重1kg	150	1

注：根据控制体重目标，通过身体活动消耗的能量应是总能量的50%左右，其余50%由饮食控制来解决。

【举例】

> 女性，45岁，身高1.72m，体重85kg，BMI为28.7，计划半年内将体重减轻7%，即需要减体重6kg，每月减体重1kg，每周需减体重0.25kg，则每天需要消耗能量1 129.7kJ（270kcal），由增加身体活动量以消耗能量为627.6kJ（150kcal）。为其设定的身体活动计划是：在原有活动量的基础上每天增加快走30分钟［消耗能量627.6kJ（150kcal）］或打羽毛球30分钟［消耗能量627.6kJ（150 kcal）］，其余的能量要通过减少能量摄入来解决。
>
> 运动项目的安排可结合个人兴趣和生活背景与环境，不同运动项目的能量消耗可参见2003年《中国成人超重和肥胖症预防控制指南》和2011年《中国成人身体活动指南（试行）》。

（三）随访监测和调整计划

增加身体活动的风险与效益并存，而且增加身体活动的目的是消耗能量和脂肪，因此不建议采用剧烈运动来控制体重，以低、中强度的身体活动为宜。身体活动计划的实施需要监测身体活动反应，不断调整运动计划，定期进行健康评估，采取必要的保护措施，预防身体活动伤害的发生。增加身体活动的基本原则是动则有益，贵在坚持，多动更好，适度量力。

运动锻炼时常见的注意事项：先从低强度的日常身体活动开始，量力而行，循序渐进，逐步增加运动量,避免过量运动;进行运动锻炼过程中应有准备运动和放松运动,需要自我监测身体活动反应并掌握必备的应急处理技能。身体活动反应一般包括心跳、呼吸加快,循环血量增加、代谢加速和产热增加等。

运动中如出现以下症状时,应立即停止运动:①心跳异常,如出现心率比日常运动时明显加快、心律不齐、心悸、心慌、心率快而后突然变慢等;②运动中或运动后即刻出现胸部、上臂或咽喉部疼痛或沉重感;③特别眩晕或轻度头痛、意识紊乱、出冷汗或晕厥;④严重气短;⑤身体任何部分突然疼痛或麻木;⑥一时性失明或失语。

(王 爽)

参考文献

[1] 中华人民共和国卫生部疾病预防控制司. 中国成人超重和肥胖症预防控制指南. 北京:人民卫生出版社,2006.

[2] 中华人民共和国卫生部疾病控制司. 中国成人身体活动指南(试行). 北京:人民卫生出版社, 2011.

[3] 中华人民共和国卫生部疾病预防控制司. 中国学龄儿童少年超重和肥胖预防与控制指南(试用). 北京:人民卫生出版社,2008.

[4] Simpson SA, Shaw C, McNamara R. What is the most effective way to maintain weight loss in adults? BMJ,2011,343:d8042.

[5] Woolf SH, Jonas S, Kaplan-Liss E. Health promotion and disease prevention in clinical practice 2nd ed. Philadelphia:Lippincott Williams & Wilkins, 2008.

第十三章　吸烟者的健康咨询及行为纠正

烟草已经成为世界上最大的可预防的死因。有一半的长期吸烟者是死于吸烟导致的相关疾病,这些死亡大部分是心脏病、慢性阻塞性肺部疾病及癌症。20 世纪,全世界因吸烟死亡人数超过 1 亿。目前全球每年至少有 600 万人死于烟草相关疾病,我国每年死于烟草的人数为 120 万。

目前,我国的烟草产量及销售量均占世界各国的首位,同时也成为最大的烟草受害国。据 2010 年的 GATS 调查,我国 15 岁以上男性总吸烟率为 62.8%,现在吸烟率为 52.9%;女性总吸烟率为 3.1%,现在吸烟率为 2.4%。与 10 年前相比,我国男性人群的烟草流行水平居高不下,吸烟人群依然高达 3 亿人。世界卫生组织统计,每年世界新增加的吸烟者中有半数在中国,而在新的吸烟者中,90% 是青少年。不仅如此,我国还有 7.4 亿不吸烟者遭受被动吸烟的危害。令人担忧的是青少年及妇女加入烟民队伍的比例越来越高,且年龄大多在 35 岁以下。2011 年《控烟与中国未来》一书明确指出:烟草业已经成为最大的健康危害产业,全面控烟刻不容缓。尽管烟草业为国家创造了可观的税收和就业机会,但是就吸烟和被动吸烟导致的医疗成本和生产力损失而言,烟草业带来的综合效益是负值,而且从长远来看,其负面效应将更加明显。

烟草烟雾中含有约 7 000 种化学物质。目前已经在烟草烟雾中检测到至少 69 种致癌物和 172 种有毒物质。有害成分包括尼古丁等生物碱、胺类、腈类、酚类、醛类、烷烃、醇类、多环芳烃、脂肪烃、杂环族化合物、羟基化合物、氮氧化合物、一氧化碳,以及重金属元素镍、镉、铬、钋及有机农药等,范围极广。它们具有多种生物学作用,与人体各种疾病的发生有关,如癌症、呼吸系统疾病、心血管疾病以及对孕妇和婴儿的影响。现阶段,全世界前 8 位死因中,有 6 种疾病与烟草使用有关。

鉴于吸烟已成为社会的一个公害,明智的人们越来越无法接受与容忍,世界卫生组织决定将无烟日定为每年的 5 月 31 日,以促使全球行动起来,共同努力控制烟草对健康的危害。为了推动烟草控制全球化,世界卫生组织首次制定了一部国际性法律文书《烟草控制框架公约》(Framework Convention on Tobacco Control, FCTC)。FCTC 是联合国系统第一部具有法律约束力的医药卫生多边条约,是世界卫生组织主持制定的世界上第一个限制烟草的全球性公约,是人类公共卫生领域和控烟史上的一座里程碑。它标志着烟草控制已经由各国立法控制扩大到国际法上的共识。我国于 2003 年 11 月 10 日正式签署 FCTC,FCTC 于 2006 年 1 月起在我国正式生效,标志着我国控烟工作正式转变为政府行为。

第一节　吸烟对健康的影响

一、癌症

吸烟是肺癌的最主要原因。在过去几十年中肺癌死亡率明显增加的同时,卷烟消耗量也相应上升。根据 5 个国家 8 次前瞻性流行病学研究,1 750 万人年的随访观察表明,患肺癌的危险性与每天吸烟量和吸烟的持续时间成正比。吸烟者较不吸烟者的肺癌发病率高 15~30 倍。除了流行病学上确认癌症与吸烟有关外,实验研究上也取得了许多具有说服力的证据。在烟雾中已发现了不少致癌物质与促癌物质,属于前者的如苯并(a)芘、亚硝胺、芳香胺、砷、镍、铬及钋等;后者如尼古丁、一氧化碳、氮氧化物、丙烯醛、氢氰酸、铅等有害物质。每支卷烟中含苯并(a)芘 20~1220ng,如每天吸烟 20 支,则苯并(a)芘吸入量就超过从城市中严重污染大气中的吸入量。烟雾中一些成分可与支气管上皮中的含巯基(SH)化合物起反应,夺取其SH 基因,而 SH 基化合物具有抑制肿瘤作用[在苯并(a)芘致癌作用研究中发现]。在肺癌患者中,与致癌性芳烃代谢密切相关的芳羟化酶(AHH)活性较高,而在吸烟者中的 AHH 活性也高。动物实验表明,使实验狗每天吸入 7 支烟,29 个月后,出现支气管鳞癌。一些队列和病例对照调查表明,丈夫吸烟者,其配偶肺癌死亡的相对危险度随吸烟量的增加而增高。据美国资料报道,在成年男性中,所有死于肺癌和咽癌的 92%,喉癌的 80%,食管癌的 78%,肾癌的48%,膀胱癌的 48%,胰腺癌的 47%,胃癌的 17% 与吸烟有关。

二、吸烟与呼吸道疾患

烟雾中由酚、脂族烃、多环芳烃、酸类、吲哚、吡啶等物质构成的焦油,可吸附在咽及支气管的内壁,焦油的长期积蓄,可诱发异常细胞生存,形成肺癌。烟雾中的尼古丁是一种兴奋剂,过量时有抑制或麻痹作用,并能成瘾。尼古丁对支气管纤毛有损害作用,可使支气管纤毛丧失活力,黏膜受损,降低了肺细胞的防御功能,使之易于感染。烟草中醛类,氮氧化物,烯、烃类化合物的慢性刺激,引起黏膜增生肥大,杯状细胞明显增多和分泌功能亢进,因此吸烟者咳嗽和痰量增多,久而久之,呼吸道上皮被鳞状上皮增殖取代,纤毛功能减退,排痰困难,这些均有利于微生物继发感染,导致慢性支气管炎的患病率增高。慢性支气管炎反复发作,支气管黏膜充血、水肿,形成溃疡,管壁纤维增生,管腔变形,扩展或狭窄,产生支气管扩张。慢性支气管炎经常并发阻塞性肺气肿。临床上统称为慢性阻塞性呼吸道疾患。吸烟者得此病的相对危险度增加,RR 为 2.3,甚至有报道高达 24.7。吸烟也是其他呼吸道疾病,如肺炎和流感的重要危险因素。

三、吸烟与心血管系统疾患

吸烟或注射烟碱可以促进肾上腺释放儿茶酚胺,这类物质可以增加血小板黏滞度(利于血栓形成),增加血脂浓度(促进动脉粥样硬化),促使心律不齐,甚至突然猝死。儿茶酚胺还可以造成心率加速,血压升高,心输出量增加。由于心脏工作量增加,心肌需氧增加,而吸烟同时吸入一氧化碳使碳氧血红蛋白增加,减弱了血的携氧能力,在这种情况下,就会出现心肌缺氧,导致冠心病发作。因此,卷烟中的尼古丁和燃烧时产生的一氧化碳均可增加动脉壁粥样硬化的机会。据不同国家2 000万人年的前瞻性研究,发现吸烟者缺血性心脏病的发病率和冠心病死亡率高于不吸烟者的70%。美国统计资料也表明,每年死于冠心病的11.5万名患者和2.75万名死于脑血管病患者与吸烟有关。根据病例对照调查表明,吸烟者发生冠心病的相对危险度(RR)为1.0~2.4。其危险性与吸烟量、吸入深度、开始吸烟的年龄等因素有关。根据尸解报告,在吸烟者主动脉和冠状动脉粥样硬化的程度比不吸烟者严重,并随吸烟量和时间的增加而加重。吸烟还与外周血管病和其他血管性疾病有关。

四、吸烟对妇女及子代的危害

妇女怀孕期间吸烟对胎儿有害,尼古丁、一氧化碳等有害物质可经胎血循环进入胎儿体内。尼古丁又能使胎盘血管收缩,子宫血流量减少,由此造成的低体重儿、早产滞产和围生期死亡的发生率较不吸烟者高2~3倍,甚至对胎儿体格发育、神经系统发育和智力有长期影响。用卷烟烟雾进行动物致畸研究,也发现多种多样畸形,主要发生于骨骼系统和心血管系统。由于尼古丁可抑制性激素的分泌,导致吸烟妇女月经失调,提前出现绝经期和更年期综合征。

五、吸烟与职业危害因素的协同作用

职业性接触有害物质的工人,如果吸烟,其职业性危害就更加明显。如接触石棉、铬酸盐、镍、砷、放射性物质、铍、芥子气以及炼焦和煤气工业中煤分馏工段的工人,如果同时吸烟,由于协同作用,癌症的发病率会显著增加。吸烟也可改变一些物质的毒性,例如可使聚四氟乙烯裂解的毒性增加。烟雾中氢氰酸能伤害支气管上皮及纤毛,导致其清除粉尘功能下降,吸烟者粉尘在呼吸道的残留量大于非吸烟者的5倍。

六、其他

吸烟也可使胃溃疡病患者病情加重。几个前瞻性研究表明,每天吸烟半包以上者胃溃疡与十二指肠溃疡死亡比不吸烟者高2.5倍。烟雾中的烟碱可改变消化道酸碱分泌的平衡,扰乱幽门的正常活动,引起十二指肠液反流入胃,抑制具有抗酸作用的胰酶,使胃、十二指肠血管收缩,这些都使吸烟者易得溃疡病。而且烟雾对免疫功能具有抑制作用。在动物接触烟雾的同时或以后给予抗原刺激,可使产生抗体的反应受到抑制,吸烟者常有IgM增加,IgG减少。烟雾对细胞免疫反应也具有抑制作用,后者在机体控制肿瘤的发展上有重要作用。研究还证实吸烟者牙槽骨质疏松,牙齿松动,发生牙周炎的危险性明显高于不吸烟者。

七、被动吸烟的危害

被动吸烟是指不吸烟者吸入由烟草燃烧所产生的烟雾。吸烟者吸烟时可产生两方面的烟雾来源:①主流烟雾,吸烟者吸烟时喷出的烟雾;②侧流烟雾,由于烟草直接燃烧产生的烟雾。吸烟环境中侧流烟雾要占吸烟者所产生的烟雾的85%,含有比主流烟雾更大危险性的气体。其中最主要的是一氧化碳和尼古丁。数十年来,上万个科学研究证明被动吸烟对人群健康危害严重,它能导致癌症、心血管疾病和呼吸系统等,使非吸烟者的冠心病风险增加25%~30%,

肺癌风险提高20%～30%。由于环境烟雾中包含多种能够迅速刺激和伤害呼吸道内膜的化合物，因此即使短暂的接触，也会导致上呼吸道损伤，诱发哮喘频繁发作，增加血液黏稠度，伤害血管内膜，引起冠状动脉供血不足，增加心脏病发作的危险等。婴幼儿被动吸烟可以导致新生儿猝死综合征、中耳炎、低出生体重等。同时，父母吸烟与其2岁以下婴幼儿的呼吸道疾病（支气管炎、肺炎）有密切关系，并呈剂量反应关系。一项大的研究表明，母亲吸烟，其婴儿和幼儿因支气管炎和肺炎入院率高于不吸烟母亲儿童的28%。另报道吸烟者孩子的气急和哮喘等呼吸道疾病相对多见。日本的研究发现，在不吸烟的妇女中，丈夫吸烟每天少于1包者，肺癌的相对危险度为1.6，每天超过1包者为2.1。

第二节　烟草使用的临床干预

烟草依赖是一种慢性高复发性疾病，其本质是尼古丁依赖。1998年，世界卫生组织正式将烟草依赖作为一种慢性高复发性疾病列入国际疾病分类（ICD-10），确认烟草是目前对人类健康的最大威胁。世界卫生组织在各国控烟相关研究和实践基础上，总结了179个成员国控烟履约的现状和经验，结合FCTC条款的要求，从减少烟草需求的角度提出了6项十分重要且有效的烟草控制政策，即MPOWER战略，其中O（offer）代表提供戒烟帮助。戒烟帮助应当包括3个内容，即建议戒烟治疗融入初级卫生保健服务中、建立便捷且免费的戒烟热线、提供低廉的药物治疗。

世界范围内，医务工作者在控烟领域卓有成效的贡献已经十分明确，而国内目前情况亟待改善。作为站在保护人类健康最前列的医务工作者更有责任，有机会也有条件劝阻患者的吸烟行为。大量的临床实践证明，医生的某些劝阻吸烟的方式在改变患者吸烟行为可以产生良好的效果。例如，美国约5 300万成年人吸烟者中有3 800万人在接受医疗保健服务期间能够听取医生的忠告。当然这项工作在实施过程中也并非一帆风顺。尤其在开始阶段，因多数医生帮助患者戒烟方面尚缺乏经验，亦未掌握有关技巧，常常会遭到失败和挫折，以致有些医务人员感到缺少办法，丧失信心。故从事这项工作前，医生首先要有充分的思想准备，并在工作中不断地探索劝阻吸烟的技巧，借鉴成功的经验，不断总结提高，树立劝阻吸烟的信心，才能收到成效。在劝阻吸烟的过程中，医生应采取科学的方法按步骤并结合患者的实际指导患者戒烟，而不仅是简单地告诉患者吸烟对健康有害就了事。

一、临床干预

临床干预可以使用5A方案进行简短干预。5A方案由5种活动所组成，每一个都由字母"A"开始，即询问（ask）所有患者关于吸烟的问题；忠告（advise）吸烟者戒烟；评估（assess）吸烟者的戒烟意愿；提供（assist）戒烟药物或者行为咨询治疗等；安排（arrange）随访。这个方法不仅用于吸烟患者，也可用于任何吸烟者。以下将详细阐述干预措施的每一步骤。

（一）抓住每个机会询问吸烟情况

在每一次就诊或检查时，护士或其他工作人员就应常规地询问患者，"你吸烟吗?"或"你还吸烟吗?"一旦发现吸烟的患者(或以前曾吸烟),就应在病历上作一个永久性的标记,以提醒医生或其他工作人员在每次就诊时考虑其吸烟的问题。对于从不吸烟或已戒烟的患者应给予肯定。

(二) 忠告所有的吸烟者戒烟

必须对患者讲清楚吸烟的危害并要求其戒烟,如"作为你的医生,现在我必须忠告你停止吸烟"。许多患者想不起来从医生那里听到过戒烟的忠告,因此,医生的讲述必须使患者易于理解和记忆。如果能与患者的临床条件、社会、个人爱好以及家庭的情况结合起来,使忠告个性化,将会提高忠告的效果,并大大地促进患者的戒烟行动。不同的患者其戒烟的动机不同,表13-1列举了不同人群的戒烟理由。在为临床对象提供机会讨论吸烟时,选择恰当的时机给予忠告是重要的。当患者所处的情况使他们更愿接受忠告时,这个时间就称之为"可教育的时机"(teachable moment)。这往往发生在与吸烟有关的疾病、体格检查或其亲属朋友生病的时候。

表 13-1　劝告戒烟的最好理由

对于青少年	对于无症状的成人
空气污染	心脏病的危险性增加2倍
牙齿染色(污浊)	肺气肿的危险性增加6倍
花费钱财	肺癌的危险性增加10倍
沾染烟瘾缺乏自控能力	寿命缩短5~8年
咽喉疼痛	买烟的经济花费增加
咳嗽	生病时间上的花费增加
呼吸困难(可能影响运动)	污染空气
经常性呼吸道感染	不方便及不为社会接受
对于孕妇	皮肤皱纹增多
早产、流产及死胎率升高	对有症状的成人
低体重儿危险性增加	上呼吸道感染
对于父母	咳嗽
吸烟者的孩子咳嗽和呼吸道感染增加	咽喉疼痛
对儿童是一个坏的榜样	牙龈病
对于新吸烟者	呼吸困难
现在更容易戒烟	溃疡
对于吸烟者	咽炎
戒烟后节省钱财	跛行
感觉更好	骨质疏松
提高工作能力	食管炎
长寿,享受退休和天伦之乐	

(三) 评估和明确患者的戒烟意愿

对于患者戒烟意愿的评估是戒烟咨询的重要环节。在交谈中,应该评估吸烟者的戒烟意愿:"您想戒烟吗?"如果患者本次有戒烟意愿,应提供进一步的帮助,如提供更加具体的戒烟方法,帮助制订戒烟计划,推荐戒烟门诊就诊或者推荐使用戒烟药物等;如果患者明确表示还不想戒烟,应给予适当的干预(5R法)以提升其戒烟动机(表13-2)。

表 13-2　提高戒烟动机的干预措施(5R 法)

5R	具体做法
相关性(relevance)	使患者认识到戒烟与他们密切相关,越个体化越好。如患者目前的健康状态或发生某种疾病的危险性、家庭或周围环境、年龄、性别等
危险性(risk)	应该使患者认识到吸烟的潜在健康危害,建议患者戒烟并强调那些与他们最密切相关的健康危害。强调使用低焦油/低尼古丁含量的卷烟或其他形式的烟草(无烟烟草、雪茄、烟斗)不会降低烟草对身体的危害,戒烟是避免吸烟造成危害的最有效方法
益处(rewards)	应该使患者认识到戒烟的益处,并强调任何年龄戒烟都可以获益,但戒烟越早获益越大
障碍(roadblocks)	医生应该使患者认识到在戒烟过程中可能会遇到的障碍以及可以为他们提供的治疗手段(如咨询和药物)。典型的障碍包括:戒断症状、对戒烟失败的恐惧、体重增加、缺少支持、抑郁、吸烟冲动、周围吸烟者的影响、缺乏有效的戒烟治疗知识
反复(repetiton)	应该在患者每次就诊时进行动机干预,每次可以选择不同的角度。对于那些尝试过戒烟却失败的吸烟者,应该告诉他们大多数人在戒烟成功之前都曾进行过反复多次的戒烟尝试

(四) 帮助患者戒烟

对于那些有强烈戒烟愿望的患者,医生应该帮助他们确定某一特定的日期来戒烟。有关的研究表明,如果患者已确定了戒烟日期,他们就更可能会在戒烟方面作一系列的尝试。当然,所确定的戒烟日期不应离得太久,但也不必马上开始(通常在 4 周内),以便给患者在戒烟心理以及其他方面准备留出必要的时间。一旦患者已选择了戒烟的特定日期,就必须提供信息,以便他们做好戒烟的准备。如果是有能力阅读的患者,可以提供实用自助小册子,让他们通过阅读了解关于戒烟的必须知识,如戒烟的理由及方法,一些常见问题的解答,停止吸烟后的症状及处理。无阅读能力的患者,可以通过其他方法如音频、视频或从医生那里得到有关的信息。

(五) 安排随访

当患者知道医生要检查他们戒烟的进展时,其戒烟成功的机会将会提高。如患者在戒烟日期和增强戒烟的决心以前接到来自医生办公室工作人员的一封信或者一个电话,可以增加其成功戒烟的信心。许多吸烟者的故态复萌出现在戒烟后的头几周,因此,戒烟者在戒烟 1~2 周后应联系医生,通过咨询增强他们戒烟的决心。随访可以由护士或其他医生进行,内容应该包括对患者戒烟进展的评价,对于戒烟行为的鼓励,对任何已经发生或预期发生的问题的讨论,在需要的情况下,可以讨论戒烟的药物治疗等。

对患者戒烟后的最初 2 周访问是必要的,继第一次的访问后医生或工作人员在 1~2 个月内需进行第二次随访。对于那些谢绝随访的患者来说,通过电话或信件的联系是很有帮助的。许多患者可以从一些社会支持和戒烟活动所提供的信息中受益,如许多社区开展劝阻吸烟活动的工作也颇为有效。如果能把临床场所的戒烟劝导和社区的戒烟行动结合起来,可以使戒烟更有效。表 13-3 列出了一些患者关心的问题及回答的内容。

表 13-3　对患者常见的及其所关心问题的回答

（1）戒烟后会增加体重吗？

　　不是所有的戒烟者都会增重的

　　对于有增重的人来说，其平均增重很少，为 2～4kg

　　现在不考虑减重，因为在您戒烟后还有时间

　　体育锻炼对防止增重是有效的方法

　　避免高热量饮食、多吃蔬菜（例如萝卜）和水果是良好的饮食习惯

　　吸烟对健康造成的危害远比增加少量的体重对健康造成的危害大得多

　　继续吸烟可以导致黄牙、口气和衣服上的烟味，并能引起皮肤皱纹，对于形象的损害更大

（2）现在已戒烟了，能否偶尔再吸一支烟呢？

　　不能，戒烟后吸烟可能导致尼古丁的成瘾性很快被触发，不值得为此冒险

（3）有吸烟的愿望时该怎么办？

　　可以通过咀嚼口香糖、吮桂皮根或吃萝卜条来缓解愿望

　　应该意识到，吸烟的欲望是放弃吸烟的一部分

　　多数戒烟者坚持几分钟后其吸烟的欲望可以得到缓解

　　几周后吸烟的愿望会逐渐减少

　　如果这种欲望使你极度焦虑不安，可在医生或者药师指导下考虑使用戒烟药物

（4）不吸烟时，感到不轻松且注意力不能集中

　　这是体内尼古丁浓度降低后的正常现象

　　在戒烟后的前 3 天，这种现象最明显

　　几周后，这些现象可以消失

（5）还有其他的戒烟后症状吗？

　　很少有不出现戒烟后症状的患者。

　　其他常见的症状包括兴奋、烦躁、失眠、轻微头痛和胃肠道症状如便秘等。所有症状都有的患者是极少数

　　象其他症状一样，都暂时的

　　为了便于操作，新西兰戒烟指南提出了简单易记的"ABC"方案，即 A(ask)，询问患者是否吸烟；B(brief advice)，建议吸烟者立即戒烟；C(cessation support)，为吸烟者提供戒烟支持。

二、戒烟药物使用指导

　　美国公共卫生署颁布了有关烟草使用和依赖治疗的新版临床实践指南。该指南推荐了 7 种能够有效增加长期戒烟效果的一线临床戒烟用药，包括 5 种尼古丁替代疗法(nicotine replacement therapy, NRT)的戒烟药（尼古丁咀嚼胶、尼古丁吸入剂、尼古丁口含片、尼古丁鼻喷剂和尼古丁贴剂）和 2 种非尼古丁类戒烟药（盐酸安非他酮缓释片和伐尼克兰）。指南还推荐了 2 种二线戒烟药物，为可乐定和去甲替林，目前这两种药在临床上很少应用。在戒烟治疗的过程中，NRT 类药物、盐酸安非他酮和伐尼克兰是经常使用的药物。

　　1. NRT 类药物　通过向人体提供外源性尼古丁以代替或部分代替从烟草中获得的尼古丁，从而减轻尼古丁戒断症状，如注意力不集中、焦虑、易怒、情绪低落等。这种外源性尼古丁的吸收和释放速度远低于烟草中尼古丁的代谢速度，因此，可以保证吸烟者可以较长时期地把体内的尼古丁浓度维持在较低水平，从而减轻戒烟者戒烟过程中的不适。有证据表明，NRT 类药物对于每天吸烟 10 支及以上的人群戒烟效果较为显著。预期的戒烟难度取决于吸烟者对尼古丁的依赖程度而非吸烟量，需按照尼古丁依赖程度决定是否安排患者使用 NRT 类药物。不同的 NRT 类药物以不同方式提供尼古丁，药物选择应遵从戒烟者的意愿。吸烟者经常由于未能使用足量的 NRT 类药物而不能达到最佳的治疗效果。NRT 类药物疗程应持续 8～12 周，而少数吸烟者可能需要治疗更长时间（5% 可能需要继续治疗长达 1 年）。长期的 NRT 类药物治疗无安全性问题。心肌梗死后近期（2 周内）、严重心律失常、不稳定型心绞痛患者慎

用。妊娠期吸烟者应鼓励其通过非药物方式戒烟。不同的 NRT 类药物能否帮助妊娠期吸烟者戒烟尚无定论,对于哺乳期吸烟是否有效尚未进行评估。

2. 盐酸安非他酮(缓释片) 是第一种可有效帮助吸烟者戒烟的非尼古丁类戒烟药物,1997 年被用于戒烟,推荐吸烟者使用的证据等级为 A。盐酸安非他酮是一种具有多巴胺能和去甲肾上腺素能的抗抑郁剂,作用机制可能包括抑制多巴胺及去甲肾上腺素的重摄取以及阻断尼古丁乙酰胆碱受体。盐酸安非他酮为口服药,剂量为每天 150mg,至少在戒烟前 1 周开始服用,疗程为 7~12 周。副作用有口干、易激惹、失眠、头痛和眩晕等。癫痫患者、厌食症或不正常食欲旺盛者、现服用含有安非他酮成分药物者或在近 14 天内服用过单胺氧化酶抑制剂者禁用。对于尼古丁严重依赖的吸烟者,联合应用 NRT 类药物可使戒烟效果增加。盐酸安非他酮为处方药,长期(>5 个月)戒烟率为安慰剂组的 2 倍。

3. 伐尼克兰 是一种新型非尼古丁类戒烟药物,在 2006 年已被美国 FDA 批准上市用于成人戒烟,推荐吸烟者使用的证据等级为 A。伐尼克兰对神经元中 α4β2 尼古丁乙酰胆碱受体具有高度亲和力及选择性,是尼古丁乙酰胆碱受体的部分激动剂,同时具有激动及拮抗的双重调节作用。伐尼克兰与尼古丁乙酰胆碱受体结合发挥激动剂的作用,刺激释放多巴胺,有助于缓解戒烟后吸烟者对烟草的渴求和各种戒断症状;同时,它的拮抗特性可以阻止尼古丁与受体的结合,减少吸烟的快感,降低吸烟冲动,从而减少复吸的可能性。伐尼克兰有 0.5mg 和 1mg 两种剂型,在戒烟日之前 1~2 周开始服用,疗程 12 周。对于经 12 周治疗有效的患者,可以考虑再续加治疗 12 周。FDA 推荐的伐尼克兰使用剂量为 2mg/d(每次 1mg,每日 2 次)。然而有证据表明 1mg/d 也是有效的。伐尼克兰常见的不良反应为消化道和神经系统症状,其中以恶心最为常见,多发生于治疗的早期,严重程度为轻至中度,只有不足 3% 的患者因恶心而停止治疗,大多数患者均可耐受并继续使用。伐尼克兰对患有严重精神神经疾病患者的安全性和有效性尚未得到证实。92% 的伐尼克兰以原形经尿液排出,不经肝脏代谢,对于肝功能损伤患者无需调整剂量。对于轻(估测肌酐清除率 >0.8ml/s 且≤1.3ml/s)至中度(估测肌酐清除率≥0.5ml/s,且≤0.8ml/s)肾功能损伤患者,也无需调整剂量。对于中度肾功能损伤且无法耐受不良事件的患者,可将剂量降至每日 1 次,每次 1mg。重度肾功能损伤患者(估测肌酐清除率 <0.5ml/s),推荐剂量为每日 1 次,每次 1mg。给药剂量应从每日 1 次、每次 0.5mg 开始,3 天后增加至每日 1 次、每次 1mg。不推荐对终末期肾病患者使用本药物。

4. 联合用药 联合使用一线药物已被证实是一种有效的戒烟治疗方法,可提高戒断率。有效的联合药物治疗包括:长程尼古丁贴片(>14 周) + 其他 NRT 类药物(如咀嚼胶和鼻喷剂);尼古丁贴片 + 尼古丁吸入剂;尼古丁贴片 + 盐酸安非他酮。

三、组织的支持

医生提供戒烟的服务必须得到所在单位的支持。没有医院的支持,是无法对患者常规及系统地提供戒烟的干预措施的。对诊疗常规做一些简单的改变,也将明显地增加医生对吸烟患者劝阻的效果,其目的是保证所有吸烟患者能常规地发现、监测及正确的处理。劝阻吸烟的诊疗常规包括选择一位诊室的协调员,确保诊室为无烟诊室,系统地发现和监测吸烟者,以及让所有的医务人员参与到劝阻吸烟的干预和随访活动中来。

为了让诊室的医务人员成为一支相互协调的团队,医疗机构的所有人员都要懂得戒烟是医务工作者的一项重要任务,并且了解自身的责任。首先指定一名劝阻吸烟的协调员,通常是一名护士,在其他医务人员的协助下,将干预吸烟的措施具体落实到每天的各项活动中去,确保工作人员积极参与劝阻吸烟的工作,并保证系统能顺利地实施。另外,定期检查这些活动的开展,工作人员在这些工作中的作用也是很必要的。

在工作程序上,首先是要发现所有吸烟的患者;当患者被确定为吸烟者时,在他们的病历卡上应用明显的方式做出记号。研究表明医疗机构常规使用在这样的病历记录,可明显提高戒烟率。

工作人员还可以在病历卡上贴上一张戒烟流程卡,这样可以让整个团队方便地了解患者目前吸烟的状况,以及当患者每次就诊时,医务人员都能按常规简要地给予戒烟忠告。因此,使所有医务人员能够懂得并履行这种病历记录制度是非常重要的(详见第三十章)。

戒烟的随访可由一名医务人员安排,在"戒烟日期"之前要与患者联系,联系工作可以是由负责部分或全部随访的医务人员来做。如果留有戒烟的处方,医务人员还应该检查患者是否按照处方使用戒烟药物。

无烟诊室或诊疗所的措施包括张贴无烟标记,取消烟灰缸,突出显示戒烟及预防吸烟信息,拒绝烟草公司的任何烟草广告、促销和赞助等。最重要的是,医生必须自身成为无烟的榜样。

四、常见戒烟的问题及可能解决的方法

1. 增重 对于许多想要戒烟的患者来说,增重是一个重要问题。许多患者诉说体重增加是他以前戒烟后再次复发的原因。戒烟后平均体重增加约 2.25kg。有些患者在戒烟后体重并没有增加,仅有小部分患者增重较多。可从以下两个方面忠告患者防止增重:首先是避免进食高热量饮食,鼓励患者进食低热量食物。其次对自觉意识到增重的患者,建议他们加强锻炼。这种方法可以帮助预防增重,而且让患者参与到与吸烟不相关的活动中去,从而进一步巩固不吸烟的行为。

2. 多次复吸 许多吸烟患者,尤其年龄在 40 岁以上者,往往已曾多次尝试过多种戒烟方法和途径,但没有成功。由于多次的失败而使他们缺乏信心,因此不愿意再尝试。对于这些患者以及他们的保健人员,需要认识到复发是戒烟的一个重要部分,即使是在相对短暂的诊室交流中,医生也可以帮助患者从过去的复发中吸取经验,而不是将其看作为戒烟失败或逃避未来戒烟的一个原因。当患者来看病时,医生可以帮助患者分析过去复发的情况,采用一些对策避免这些情况的出现或者用另一种方式对这种情况作出反应。临床医生可提出一些简单的问题如"你什么时候又开始吸烟的?你的第一支烟是从哪里来的?"并以此开展复吸原因的讨论。常见引起复发的原因有:停止吸烟后出现较为明显的症状、体重增加、问题应对时的"紧张情绪"、酗酒或社会压力。一旦患者描述了复吸的情形,医生可以引导"如果这种情况再发生时,你会怎样处理呢?"或"今后你怎样避免这种情况的发生?"关于有些情况医生可以提出忠告,还可以帮助处理停止吸烟后的症状,但是患者必须制定一个明确的对于以前导致复吸情况反应的计划。一般来说,在工作上或在家中的紧张、婚姻问题、同家庭成员间的矛盾、失业、工作责任心强常常是患者吸烟复发的原因。患者需同帮助他们的医生一起预测戒烟的困难时刻,并且采用其他方法而不是吸烟来解决问题,如咀嚼口香糖、散步,或做一些放松的锻炼。最关键的是对于这些造成心理紧张的情况有预先制定一个具体的计划,以妥善处理一些不同的个人情况。

3. 缺少社会对戒烟的支持　社会因素常常是导致戒烟复发的一个原因,尤其是当吸烟者面临他人极力劝烟的处境时。聚会常常是复吸的诱因,尤其发生在那些经常饮酒的吸烟者中。由于就诊时间较短,不可能让患者完全学会应对环境变化的技巧以及给予患者足够的社会支持。因此,应当鼓励所有的患者将自己的戒烟决定告诉家人、朋友及同事,以寻求他们的支持和鼓励。没有戒烟社会支持的患者,如果他们愿意的话,可以动员他们集体参加戒烟小组,以求助于咨询人员或其他保健人员。如果他们的配偶吸烟,且不愿意戒烟,那么这个患者戒烟是很困难的。应该鼓励不愿戒烟的配偶加入戒烟的行列。如果不行的话,应该劝说戒烟者的配偶只能在户外吸烟。

4. 特殊人群　正如以前所讨论的那样,医生提供的忠告和帮助应该基于对患者医学、社会及文化背景的理解。通过询问患者与戒烟有关的问题及这些问题可能的解答,医生可以帮助患者建立适合他们社会、文化背景的解决方法。医生应该准备对任何患者提供真实的医学信息,例如使那些老年吸烟者相信戒烟并不迟,戒烟可以延长寿命和提高生活质量的信息。医生也需要认识到吸烟和烟草的使用在不同文化背景的人群中有不同的看法,这些看法可以影响患者为什么及如何戒烟。青年人也是能从医生的忠告和帮助中受益的人,因为大多数吸烟者在青少年时期就已成瘾,在这个时期医生的忠告是很重要的。一般说来,吸烟成瘾的青少年往往自尊心较低,缺少文化知识,并且常伴有其他酗酒、吸毒等不良行为,提供给这些年轻人与其年龄及发展阶段相适应的早期指导非常必要。有些医生同青少年讨论用烟草广告,使他们明白那些不过是诱惑青少年吸烟的骗局,从而增强青少年终生不吸烟的决心。对于经常吸烟的青少年应该像对待成人一样的帮助。然而,教育青少年戒烟要更加强调吸烟所造成的直接不良影响,如吸烟导致牙齿变黄、难闻的气味及不良的体育表现。而不是告知吸烟可致肿瘤等慢性病的知识,因为这些情况要在许多年后才能表现出来,对青少年来说太遥远了。最后,任何年龄的儿童都应受到保护,使他们避免暴露在吸烟的环境中,应当建议吸烟的父母戒烟,给孩子们无论在家中、学校或其他环境中创造一个无烟的环境。

在控烟中,医务人员负有不可推卸的社会责任。首先应从自身做起,成为不吸烟的表率;在临床场所对患者进行咨询和劝导,帮助患者戒烟;在全社会发挥医务人员的倡导作用,有利于形成无烟的社会氛围。戒烟结合社区中其他控烟措施,医生的控烟行动将产生巨大的潜在的对公众健康的影响,将会明显降低由于吸烟所造成的发病率和死亡率。

(郑频频)

参考文献

[1] 傅华,叶葶葶主编.临床预防医学.上海:复旦大学出版社,2006.

[2] 傅华主编.预防医学.(第六版).北京:人民卫生出版社,2013.

[3] WHO 烟草或健康合作中心.中国临床戒烟指南.北京:人民卫生出版社,2007.

[4] 卫生部.中国吸烟危害健康报告.北京:人民卫生出版社,2012.

[5] 杨功焕,胡鞍钢.控烟与中国未来——中外专家中国烟草使用与烟草控制联合评估报告.
北京:经济日报出版社,2011.

第十四章 酗酒和药物滥用的控制

美国有害物质滥用监测中心经过多年的调查后得出了如下的结论:在中学毕业生中,有70%吸过烟,81%喝过乙醇饮料,50%用过大麻,24%用过其他非法药物,包括毒品。而英国乙醇与健康研究中心的调查结果显示,英国10多岁青少年吸毒、酗酒和吸烟的现象深为普遍,"问题青年"数量居欧洲国家之首。

随着中国经济的发展,酗酒和药物滥用现象也在增多。据多个城市调查数据显示,新发生的药物滥用者和25岁以下的青少年滥用者所占比例持续增加,25岁以下青少年比例超过4成,初吸年龄集中在17~22岁。女性药物滥用者,占到总人数的20%~35%。无婚姻关系(包括未婚、未婚同居、离婚、丧偶)、无业或个体人员、初中以下文化程度者为药物滥用高危人群。滥用的主要物质为海洛因,每年均占90%以上,其余为丁丙诺啡、氯胺酮(k粉)、甲基苯丙胺(冰毒)等。近年来在不少城市的青少年中,出现了滥用止咳药水、复方甘草片和晕车药等处方药,并有蔓延之势。滥用药物排在最前的两个原因是满足好奇感和追求欣快(刺激)。在毒品滥用方式上,超过60%的人都使用最危险的静脉注射方式,其次是烫吸和皮下注射。静脉注射吸毒者由于经常共用注射器,因此是肝炎、艾滋病等传染病的高发人群。

酗酒和药物滥用都会造成身体损害,同时也带来社会性的负面后果。对于青少年,除他们的学习成绩下降,还导致犯罪率上升以及酒后驾车带来的交通事故率上升。最近,美国加州大学圣选戈分校的研究还发现,过度饮酒会损害青少年的记忆力和空间感知能力,阻碍青少年的大脑发育。因此,西方国家非常重视这些问题的预防和控制。美国国立卫生研究院就有专门的药物滥用研究所、乙醇滥用和乙醇依赖研究所专门进行吸烟、药物滥用、酗酒等研究。

目前关于乙醇滥用的研究取得了一些进展,包括从遗传学角度发现3个与调节神经递质有关的基因也与乙醇滥用易感有关;而在神经科学方面,大脑中的多巴胺受体对乙醇滥用的作用研究比较多。

控制药物滥用必须是以预防和监管为主,治疗和监测为辅,才能真正有效遏制药物滥用的泛滥。为预防和控制药物滥用,帮助患者自我康复,医务人员应掌握相关的措施方法进行有效的临床管理。临床医生的任务在于:①向患者解释乙醇及药物依赖的概念;②对就诊者进行筛查、评估,确定其处于饮酒或药物使用的哪个阶段;③提供适当的教育、咨询和干预。

第一节 概 述

成瘾是一种慢性进行性致死性疾病,以无法控制强迫使用某一物质为特征,患者在知晓该行为不良后果的情况下仍继续使用。患者对药物使用的强迫感主要指无法抵抗药物使用的欲望。对正常人来说喝酒的念头可以被清醒的意识压制住,而对于酗酒的人来说,这种念头使其无法抗拒,需要急切得到满足。

药物滥用是指长期地使用过量具有依赖性潜力的药物,这种用药与公认医疗实践的需要无关,导致了成瘾性以及出现精神错乱和其他异常行为。通常使用者对该药不能自拔并有强迫性用药行为。

药物滥用的范围包括:①麻醉药品类,如阿片类、可卡因类、大麻类等。②精神药品类,包括中枢抑制剂(如镇静催眠药安定类)、中枢镇痛药如曲马朵等;还有中枢兴奋剂如咖啡因,致幻剂如麦司卡林、麦角酰二乙胺(LSD)等。③烟草,其主要成分尼古丁长期使用也可致瘾。④乙醇,长期酗酒也会产生生理依赖和心理依赖性。⑤其他,挥发性有机溶剂如汽油、打火机燃料和涂料溶剂等,有抑制和致幻作用。

在我们的日常生活中,最常见的是烟草和乙醇的滥用。烟草的滥用就是俗称的烟瘾,即尼古丁的成瘾。随着吸烟的持续,脑内尼古丁受体敏感阈值升高,吸烟者如果想达到和以前同样的舒适感就必须从更多的烟草中吸入更多的尼古丁。烟瘾表现比较明显者,每40分钟就需要吸一支烟,以维持大脑内尼古丁浓度的稳定水平。否则就会感到烦躁、不适、恶心、头痛,并渴望补充尼古丁,也就是所谓的犯烟瘾。乙醇的滥用即酗酒。酒是一把双刃剑,少量饮用有益身体健康;大量饮酒会对人体器官、神经、精神和心理等造成严重损害。乙醇成瘾的患者饮酒时失去自我控制的能力。对普通人来说,适量饮酒后理智地选择停下不算是件很难的事情。但乙醇依赖者在几杯酒后想停下来就需要付出一定的努力,而且不是每一次都能够成功。在酗酒者已经完全形成乙醇依赖时,他们倾向于否定现实,而这种状态是由自己遭遇的不幸所导致。实际上,正是这种频繁的药物滥用导致了生活中的不良后果或事件的恶性循环。例如,药物滥用导致的人际关系紧张,工作表现差,自尊心受挫以及身体损害,这些又反过来演化为扭曲的价值判断而影响疾病的自我认知与诊断。

除吸烟、饮酒以外,通过处方造成药物滥用是常发生的药物滥用问题。医生在处理某些病症时,要警惕滥用,如慢性疼痛综合征患者,没有客观症状的焦虑、失眠和沮丧患者。阿片类止痛药是最常见的,还有安定类、巴比妥酸盐、兴奋剂等。

乙醇、海洛因、麻醉剂等镇静剂的初始效应是让人缓解压力、稳定情绪。但是,当血液中的药物浓度升高到一定程度的时候,用药者受到伤害的程度增大,表现出各种运动肌失调症状,例如言语困难、步态不稳及对周围事物感知下降。致死剂量可导致呼吸肌抑制或者心血管功能障碍。这些药物具有上瘾性,并同时使人产生生理性依赖。

可卡因、安非他明、咖啡因等的兴奋剂在作用阶段具有兴奋作用,但此后又表现出抑制作用。血液中此类药物浓度不太高时即可表现出提高思维敏捷度、提高工作精确度等作用。当血药浓度进一步升高,则兴奋作用逆转,用药者出现幻觉、思维混乱、行为错误等现象,伴随致死性的心血管意外或者癫痫。由于这类药物没有生理依赖,因此没有关于解毒的药物干预。但可预见的是,大量使用此类药物后停药可造成抑郁进一步加重。

处方药成瘾是一种新型的疾病。在临床医学上,止咳药水在正常剂量下一般不会成瘾,也并非软性毒品。但是若长期大量连续滥用,则易成瘾。上瘾的原因,主要是其含有磷酸可待因或罂粟壳成分,能引起中枢神经兴奋。晕车药常见的主要成分是苯海拉明与氨茶碱,主要通过抑制脑垂体来预防晕车,可起到镇静效果,还会有昏昏欲睡的情况。常规剂量的晕车药不会造成上瘾,但长期大量连续滥用则会上瘾,还会导致耐药,也就是越吃越多,镇静的效果才越明显。

第二节　临床筛检和评估

临床医生可以通过收集资料,对就诊者进行筛查、评估,确定其处于饮酒或药物使用的哪个阶段。在评估患者时辅以适当的健康教育,能使患者积极主动并相应地改变其危险行为。简单的干预方法和激励性的咨询是对存在药物滥用的患者有效的保护方法。

一、询问患者详尽的药物使用史

相关药物除了处方药和非处方药,还包括烟草和乙醇的使用。但是,一般临床医生可能不会询问患者的尼古丁或者乙醇的使用情况,而主要是针对毒品等非法物质的使用进行一些提问。然而,这些使精神振奋的化学物质有强大的药理作用,可同多种药物发生反应,有时在对行为的影响上甚至起主导作用。若未能获取此类信息,将使整个综合药物使用史严重缺失。

吸烟可加重心肺功能障碍。尼古丁是一种血管加压素和心脏刺激因子。任何接受处方药治疗的心血管患者都应当进行烟草使用的筛检,同时应当被清楚地告知吸烟与药物治疗之间的冲突。当然,对烟草使用史的询问不应仅局限于有心血管疾患的患者。医疗保健与质量研究机构从公共卫生获益方面建议医生向所有的患者询问烟草使用史,并规劝其戒烟。有相关报道称有医生对患者进行戒烟劝导的成功率较其他方式劝导戒烟的成功率高。因此,即使吸烟患者的健康状况与烟草使用无关,也应当对其进行戒烟劝导,这样可使其家人免于二手烟的影响,从而提高整体人群的健康状况。

询问饮酒史可改善药物治疗的结果,许多药物的使用期间都要求避免饮酒。医生可能会告诫患者乙醇和药物之间的反应,但是这种警告仅仅对偶尔饮酒且有足够自制力的人起作用。产生乙醇依赖的患者有可能对这种警告漠不关心。因此,对此类患者应当采取特殊的干预手段避免乙醇与药物之间的严重反应。

药物使用史的询问应当在尽量保密的环境中进行。若在开放区域,患者的回答可能与实际情况不符。适当地保密性会增加患者的安全感,降低恐惧,有利于获得真实的有关信息。

当涉及私人敏感问题的时候应当注意询问技巧。开放性的问题例如"你饮酒的情况是怎样的?"没有威胁性,也不会引起患者的注意。而"为了你身体的健康,请你真实地告诉我……"这种问题能够更好地体现谈话的保护性质和治疗意图。询问非法药物的使用更为敏感,一开始不要轻易提问。在确定了烟草及乙醇使用情况后,可自然地过渡到"你使用过一些其他的药物,例如毒品吗?"

一份完整病史记录对于评价该患者对乙醇、药物使用及其后果可提供很多信息,除药物史外,还包括以下内容。

1. 家族史 "有糖尿病、心脏病、乙醇问题、吸毒问题或精神病家族史吗?"家族史是重要的危险因素,可反映在遗传和环境两个方面,有家族史的人更易发生这方面的问题。

2. 过去史 患者较小的不如意,如失眠、月经失调或性功能障碍、便秘、焦虑、疲劳、慢性疼痛等,能提示饮酒或药物使用的可能性。

3. 家庭社会关系/个人经历 "你生活中最重要的人是谁?""家里情况怎样?""你平时如何打发时间?""你如何处理压力?""你从事何种工作?"这些问题对于筛检饮酒、药物滥用是非特异性的,但可提供患者与这些问题关系的有用信息。

乙醇和药物滥用者都具有一定的家庭、社会和职业经历,从个体、环境和药物等方面来综合考虑更易发现问题。对患者与其环境关系的描述可提供很多有用的信息。是否存在家庭关系方面的问题,如家庭成员关系紧张、家庭暴力、家庭经济来源紧张、离婚、儿童的行为问题等;患者的娱乐活动是否涉及乙醇、药物使用,患者是否孤独,是否易接触到乙醇或药物? 是否从事一些危险的事,如酒后开车、不健康的性行为。

乙醇和药物对健康影响的评价及其咨询都应以文件形式记录在病史中。因为乙醇或药物导致的问题是间断出现的,需要连续观察。任何一次对于乙醇或药物问题的怀疑都应记录在案,以便提醒医生在以后的访视中重新作出评价。医生应该重视这些材料的保密工作,避免泄露,没有患者的明确同意不可透露给他人,这也是一个医生的职责。

二、乙醇依赖或药物依赖筛检问卷介绍

由于早期的乙醇、药物问题主要表现为行为上的而非生理性的,生物化学试验不如问卷调查灵敏,所以简单的问卷比体格检查和实验室检查更有用。以下介绍几种常用问卷。

(一) CAGE 问卷

CAGE 问卷是由北卡罗来纳大学鲍尔斯乙醇研究所的创始人约翰·尤因博士设计发展而来,它目前作为国际上通用的酗酒评估工具被广泛使用。CAGE 由 4 个关键词的首字母缩写组成,分别为:减少(cut)、厌恶(annoyed)、负罪感(guilty)、醒来(eye)。

CAGE 问卷包含 4 个问题,它能够准确地反应酗酒相关问题。而一些非乙醇类物质滥用的问卷则可参照"药物滥用筛选试验"(DAST)。CAGE 问卷的优点主要是问题简单(只有 4 个是非选择题),可归入病史,使用期限长,多用于大范围人群测试。缺点主要是注重摄入乙醇的后果,而不是实际饮用的乙醇量,它反应的是一种终身模式,而非短期或近期改变。

CAGE 问卷内容如下:

(1)减少:你可曾想过你应该减少喝酒了?

(2)厌恶:曾有人因为厌恶你饮酒而批评你吗?

(3)负罪感:你有没有感觉饮酒不好或对饮酒有负罪感呢?

(4)醒来:你有没有在早上醒来的第一件事就是喝一杯酒来稳定自己的神经或摆脱宿醉?

只要有一个问题的回答是肯定的,即可视此次筛检结果为阳性。

(二) AUDIT 问卷

乙醇依赖性疾患识别测验(the alcohol use disorders identification test,AUDIT)是 1989 年由 WHO 在 6 个国家挪威、澳大利亚、肯尼亚、保加利亚、墨西哥和美国试用后,建议在更多的国家和地区推广使用。该方法对发达国家和发展中国家均适用,能用来识别早期乙醇依赖、伤害性饮酒及乙醇中毒,准确性高。该问卷由 10 个问题组成,其中 3 个问题涉及饮酒量和饮酒频率,3 个问题与乙醇依赖相关,4 个问题与乙醇所致各类问题相关。

AUDIT 问卷内容如下:问题 1~8,选项从左到右每个分别为 0 分、1 分、2 分、3 分、4 分;问题 9~10,选项从左到右每个分别为 0 分、2 分、4 分。

---

1. 你多长时间饮酒一次?
   A. 从不
   B. 每月 1 次或不足 1 次
   C. 每月 2~4 次
   D. 每周 2~3 次
   E. 每周 4 次或超过 4 次
2. 你喝酒时,每天能喝几杯(一钱的小杯)?
   A. 1 或 2
   B. 3 或 4
   C. 5 或 6
   D. 7~9
   E. 10 杯以上
3. 你多久会一次喝 5 杯或 5 杯以上?
   A. 从不
   B. 1 个月以上
   C. 每个月
   D. 每周
   E. 每天或几乎每天
4. 在过去 1 年中,你发现你有多少次无法停止饮酒?
   A. 从不
   B. 1 个月以上
   C. 每个月
   D. 每周
   E. 每天或几乎每天
5. 在过去 1 年中,有多少次因为饮酒而未完成预期的事情?
   A. 从不
   B. 1 个月以上
   C. 每个月
   D. 每周
   E. 每天或几乎每天
6. 在过去 1 年中,有多少次早上醒来就感到需要饮酒来摆脱宿醉?
   A. 从不
   B. 1 个月以上
   C. 每个月
   D. 每周
   E. 每天或几乎每天
7. 在过去 1 年中,有多少次饮酒后产生负罪感或感到懊悔?
   A. 从不
   B. 1 个月以上
   C. 每个月
   D. 每周
   E. 每天或几乎每天

---

8. 在过去 1 年中,有因为饮酒而忘记前一天晚上发生的事情吗?
    A. 从不
    B. 1 个月以上
    C. 每个月
    D. 每周
    E. 每天或几乎每天
9. 是否曾因为饮酒而导致自己或他人受伤吗?
    A. 否
    B. 是,但不在过去的 1 年中
    C. 是,就在过去的 1 年中
10. 是否有亲戚、朋友、医生或其他医护人员一直关注您,并建议你减少饮酒?
    A. 否
    B. 是,但不在过去的 1 年中
    C. 是,就在过去的 1 年中

AUDIT 问卷评分:10 个问题分数的总和,总分≥8 分,被认为筛选试验阳性。前 3 个问题高分而其余问题未见高分者提示严重危害性饮酒;问题 4、5、6 高分则表示乙醇依赖;最后部分高分则说明饮酒有伤害。

AUDIT 可避免种族和文化的偏倚,是目前唯一特制的国际性筛选工具。AUDIT 问卷具有以下优点:可以区分还未发展为乙醇依赖的"危险"饮酒者;包括了饮酒量的测定;还包括现在和终身的饮酒时间间隔。他可能在明确的乙醇依赖或酗酒被诊断前就发现饮酒的问题,因此在不同人群可能更有力和更有效。

(三) CRAFFT 问卷

CRAFFT 是用于未满21 岁儿童的行为健康筛检工具,是由美国科学院儿科委员会推荐,可用于青少年药物滥用的筛检。它包括了 6 个一系列筛选酗酒及其他药物滥用的问题。

开始前调查者应对被访者陈述:"现在我们来做一个简单的访谈,只有几个问题,请如实回答,我们将对您的答复严格保密。"然后开始询问 3 个问题:

在过去的 12 个月中,您是否:

(1) 喝过酒(家庭活动或聚会上仅抿上几口不应包括在内)?

(2) 吸食过大麻或印度大麻?

(3) 使用过其他药物来让自己兴奋?("其他药物"包括非法药物、处方和非处方药,以及任何你嗅或"吸入"的东西)

如果青少年回答所有 3 个开放性的问题均为"否",那么只需要进一步提出第一个问题：乘车(car)问题。如果青少年回答任何一个或更多的 3 个开放性问题为"是",那么则进一步询问所有的 6 个 CRAFFT 问题。

CRAFFT 是 6 个筛选问题的关键词首字母缩写,分别为乘车(car)、放松(relax)、独处(alone)、忘记(forget)、朋友(friends)、麻烦(trouble)。

CRAFFT 问卷内容如下:

(1) 乘车:你是否乘坐过某人(包括你自己)在亢奋状态下、酒后或吸毒后驾驶的汽车?

(2) 放松:你是否曾用乙醇或毒品来放松自己,让自己感觉更好,或让自己适应环境?

(3) 独处:你是否独自一人饮过酒或用过毒品?

（4）忘记：你可曾在饮酒或使用毒品时忘记自己做过的事？

（5）朋友：你的家人或朋友是否告诉过您应该节制饮酒或减少使用毒品？

（6）麻烦：你在喝酒或使用毒品时是否引起过麻烦？

使用此问卷进行筛检后，可进一步确定是否进行深入访谈，以了解青少年使用药物的具体情况和其他危险因素及后果。若两项以上回答为"是"，那么筛检结果记为阳性。医生应注意告诫家长在出现以上行为时应当及时采取行动。从危险因素与保护因素两方面着手，尽量弱化危险因素，强化保护因素。当然更好的策略是家长在儿童期即与孩子建立良好的朋友关系，一直延续到青春期，直至整个人生。

（四）药物滥用筛选量表 DAST-20

药物滥用筛选量表 DAST 是一个单维尺度量表（uni-dimensional scale），分数越高其药物滥用问题越严重。由于量表具有优良的信度和效度，并且使用方便，DAST 量表多年来为世界各国防治药物滥用机构广泛使用。

药物滥用筛选量表 DAST-20（中文版）版权由澳门特区政府禁毒委员会关注青少年毒品问题工作小组持有。DAST-20 量表中文化的克隆巴赫系数仍保持在 0.838 的高水平，与原版的 0.86 极为接近，说明中文化后并未影响原量表。DAST-20 中文版量表处高信度水平，能有效评估青少年药物滥用的情况。

请以过去 12 个月的情况回答以下问题：

（1）你有使用医疗原因以外的其他药物	是	否
（2）你曾滥用经医生处方的药物	是	否
（3）你在同一段时间内曾滥用超过一种药物	是	否
（4）你能 1 周不滥用药物	是	否
（5）当你想要停止滥用药物的时候，你总是能够停止	是	否
（6）即使你停止滥用药物一段时间，仍然会出现眼前昏黑或产生幻觉	是	否
（7）你曾因滥用药物而感到不安或怀有罪疚感	是	否
（8）你的父母或伴侣曾责备你滥用药物	是	否
（9）你曾因滥用药物而导致与父母或伴侣出现问题	是	否
（10）你曾因滥用药物而失去朋友	是	否
（11）你曾因滥用药物而忽略家人	是	否
（12）你曾因滥用药物而导致在工作中或学校遇到麻烦	是	否
（13）你曾因滥用药物而影响学业或工作	是	否
（14）你曾因滥用药物而有打斗行为	是	否
（15）你曾为了取得药物而从事非法活动	是	否
（16）你曾因藏毒而被捕	是	否
（17）你曾因停止滥用药物而感到不适（出现戒断症状）	是	否
（18）你曾因滥用药物而出现健康问题（例如失忆、胃痛、尿频、鼻炎等）	是	否
（19）你曾因滥用药物而向他人求助	是	否
（20）你曾因滥用药物而接受戒毒治疗	是	否

以 DAST-20 量表访问有药物滥用危机的青少年，以评估青少年药物滥用的危机级别，并可持续监测其严重情况和发展趋势。DAST-20 量表的计分方法如下，20 条有关药物滥用的问题中，如回答"是"则有 1 分，回答"否"为 0 分（第 4 及 5 题为反向题，答"是"为 0 分，答"否"为 1 分），量表最高分为 20。

第三节　临床场所的教育、咨询与干预

对患者使用乙醇或药物造成健康危害的严重性作出评价之后，医生应该劝告患者如何预防或治疗。首先是针对性的教育和劝诫，其次可采取简单的干预并促使患者改变不健康的行为。如果发现问题严重则需采用药物治疗。医生应该提供适合患者所处状态的方法。对刚刚学会饮酒或使用药物的患者，与他们讨论其周围人群的使用情况及潜在危险有助于其行为的改变。

首先，与患者一起分析其乙醇或药物的使用情况，帮助患者去设想将来可能发生的问题：

"某某，这一年你在学校确实干得不错，无论是在成绩单上或是在校篮球队里。但你与朋友们一起饮酒令人担心，我很担心你们聚会时饮酒太多，以后将会怎样？"

如果考虑到患者最近饮酒的影响，医生应把它告诉患者。

"我担心饮酒对你的健康不利。你曾告诉我自你离婚后常失眠。你为此经常在晚上喝酒来放松自己，但第二天早上你觉得自己无法好好修改学生的作业。"

在讨论饮酒或药物使用的不良影响时，医生应该教育患者，告之药物的潜在危害。这样患者能做出更明智的决定。

"某某，喝一两次酒就会影响你的判断力，使你反应迟钝，即使你觉得没有喝醉，也会使驾车的小小疏忽造成致命的创伤。"

"当然，饮酒能让你入睡。但晚上这样的喝酒恐怕会导致更大的睡眠问题。我认为饮酒对你是弊大于利。"

当患者存在这方面问题时，医生和患者共同讨论，设定目标，做出选择。医生应给患者提出明确的建议。

"我认为高中生有许多事情要做，但不要去学饮酒，我建议你完全不要去饮酒。"

"我认为像你这样有高血压、心脏病的人完全不应该饮酒。如果做不到，可订出一个计划，逐渐减少饮酒量和饮酒次数。"

"我认为像你这样从事高空作业的人不要饮酒。"

当肯定患者停止饮酒或使用药物之后，应提出具体建议来指导患者。

"我想停止饮酒一段时间对你是有意义的，这样我们可以看到酒起到了多大的作用。不过，我也在想帮助你处理你所承受的压力。你曾提到过参加气功学习班、参加体育锻炼也是有好处的。"

最后，医生应该实施随访计划，去重新评价乙醇或药物使用的危险性，勉励患者养成健康的行为，让患者重新考虑一下乙醇或药物对健康的危害。

"某某，很高兴我们能交谈这件事情，我希望能听到事情是如何解决的，什么时间我们再讨论一下，好吗？"

"很明显我们在饮酒是否能帮助睡眠上有分歧，但我们很想帮助你处理压力和对付失眠。我希望你考虑一下我们今天的谈话，并翻翻这本小册子。1个月后，我再来看看你的情况如何。"

简明的忠告、书面材料和随访都是重要的。医生对患者的理解和激励性咨询方法对于患者改变其行为更为重要。

对于特殊人群青少年,由于他们好奇性强、乐于冒险、好向权威挑战,医生需平等对待。尤其对于刚学会饮酒或使用药物的人讨论由此存在的问题及潜在危害是很有帮助的。家人对于孩子或配偶使用乙醇或药物都很关注,医生应该把有关知识传授给他们,并协助为他们所爱的人提供指导、设置限度。医生应当告诫家长,当孩子出现下列行为时,说明孩子有可能出现了药物滥用的行为:被发现独自使用药物;储存药物;所交朋友的方式和类型有所改变;冒风险使用药物;当被问及药物使用的具体情况时,变得异常激动,甚至出现反抗行为;随身携带药物。

与患者交谈时,医生要尽量避免使用让患者觉得有侮辱性的词汇如"酗酒"、"上瘾"。所以,应该把这些问题描述成一种医生与患者共同努力希望改变的不健康行为。即使这样,来自社会的偏见会影响患者接受帮助。不少医生认为,当患者饮酒或使用药物造成健康危害越来越大时,患者会放弃这些行为的。这也反映医生对这些问题的厌恶感。尽管这种交谈对于一个正在与酒或药物作斗争的患者来说也是痛苦的,但一次真诚、富有同情心的、有关危险行为和改变行为的谈话,对于患者增强战胜饮酒与药物的信心是很有帮助的。偶尔这样坦率的交谈会使患者决定拒绝医生的帮助。有时医生会觉得自己的所作所为毫无用处,但很多处于恢复期的患者会把这次交谈看作是他们健康生活的开始,即使当时他们可能并未意识到这点。那些存在严重问题的患者,其对问题的认识决定了选择何种干预。如果患者否认有任何问题存在,那么可以给他推荐一位专家作咨询,或建议作一次控制饮酒或药物使用的试验,几周后进行重新评价。

评价患者使用非法药物(毒品)的危害时要求医生抛开道德、法律上的考虑,而仅考虑医学上的问题。偶尔使用大麻对健康的影响不见得会比经常饮酒的影响更大。进行一次有关饮酒、药物使用的讨论,有助于我们了解患者对这些危险行为的态度。医生应该设法与他们共同评价存在的危害,告诉他们如何摆脱,作出合适的治疗安排。对长期吸毒和酗酒者,需要更积极的治疗,如脱瘾治疗和康复措施。

在进行药物治疗前需告知患者药物发挥作用的简单机制。表 14-1 介绍目前门诊治疗药物成瘾的用药情况。

表 14-1　不同类型药物依赖用药情况

药物依赖种类	处方药	常用剂量	注意事项
吸烟	(1) 尼古丁替代物:尼古丁透皮贴剂、尼古丁口香糖、鼻喷雾剂、吸入剂 (2) 安非他酮	(1) 根据实际情况有多种不同使用剂量 (2) 每次 150mg,每日 1 次,服用 3 天;此后每次 150mg,每日两次	(1) 在开始治疗前停止吸烟 (2) 以下患者禁用:既往有暴食症或厌食症病史、癫痫发作,目前正在服用单胺氧化酶抑制剂或其他含安非他酮的产品
饮酒	(1) 戒酒硫 (2) 纳曲酮 (3) 苯二氮䓬类药物	(1) 口服每次 500mg,每日 1 次,服用 1~2 周;此后每次 250mg,每日 1 次 (2) 口服每次 50mg,每日 1 次 (3) 剂量因个体、乙醇耐受、过往戒酒史及戒酒症状不同而不同	(1) 用药前及用药中均避免吸烟。禁忌:心肌梗死或冠状动脉阻塞。对饮酒行为加以惩罚 (2) 减少乙醇带来的兴奋作用 (3) 仅用于解毒治疗

药物依赖种类	处方药	常用剂量	注意事项
毒品	(1) 纳曲酮 (2) 美沙酮 (3) 醋美沙酮 (4) 丁丙诺啡	(1) 口服每次 50mg，每日 1 次 (2) 口服每次 20～120mg，每日 1 次 (3) 口服每次 80～100mg，隔天 1 次 (4) 舌下给药，每天 4～16mg	(1) 在最后一次使用毒品后 7～10 天内服用可加速戒断症状的出现 (2) 维持治疗及解毒治疗有严格的规定 (3) 用于治疗戒断症状

当药物上瘾的患者开始戒除药物上瘾或者出现戒断症状时应当立即实施紧急有效的治疗。这种情况在酗酒、吸毒以及抗焦虑药物使用人群中最容易发生。停用这些物质可造成身体不适，甚至是致死性的。

药物替代疗法是常见的解毒手段。戒除尼古丁或者阿片类毒物不会引起发病或者死亡，仅会引起身体的不适。但是，戒断镇静催眠类药物或者乙醇时若未采取任何治疗措施，则会导致严重的疾病甚至死亡。门诊患者的解毒分为 3 个阶段，详见表 14-2。所有在第三阶段的患者应当接受住院治疗。第二阶段的症状很难被确认，因为除非他们自己知道出现幻觉是解毒的一个正常过程，否则患者很难主动向医生汇报自己出现幻觉的情况。通常来讲，只要患者不进入第三阶段，那么仅需接受门诊治疗即可。

表 14-2　戒酒不同阶段对应症状与处理手段

阶段	症状	处理手段
I	颤抖、脉搏加快、血压升高、情绪激动	门诊治疗
II	所有第一阶段的症状、出现幻觉，但视物能力尚可	患者在 3 小时内病情逆转回第一阶段时进行门诊治疗
III	所有第一阶段的症状、体温升高到 38.3℃、出现幻觉，且视物能力几乎消失	住院治疗，且需进行严密的生理功能监控

解毒时注意选择半衰期较长的药物，并且足量使用，有利于预防惊厥与癫痫的并发症。医生在处理患者时最常见的问题是药物使用剂量不足导致戒断症状的发生。氯氮䓬（利眠宁）是一种常用的替代药物，其半衰期较长，因而具有较长，的治疗时间窗。治疗时可以前期大量给药（表 14-3），以保证足够的镇静作用，之后在需要时继续小剂量给药。

表 14-3　氯氮䓬戒酒疗法

种类	第一天	第二天	第三天	第四天
严格	每次 50～100mg，每日 4 次	每次 50～100mg，每日 3 次	每次 50～100mg，每日 2 次	每次 50～100mg，睡前服用
灵活	症状出现时每次 50～100mg，每隔 4～6 小时服用 1 次	症状出现时每次 50～100mg，每隔 6～8 小时服用 1 次	症状出现时每次 50～100mg，每隔 12 小时服用 1 次	症状出现时 50～100mg，睡前服用
首剂加倍[b]	每次 100～200mg，每隔 2～4 小时服用 1 次，直到镇静为止；然后在需要时每次 50～100mg，每隔 4～6 小时服用 1 次	每次 50～100mg，每隔 4～6 小时服用 1 次	每次 50～100mg，每隔 4～6 小时服用 1 次	无

注：a. 症状包括脉搏 >90 次/分，心脏舒张压 >90mmHg 或者出现了戒断症状。b. 在首剂加倍给药后，只需少量频繁给药即可。

如果经氯氮草治疗未取得预期效果则建议停止继续用药。对治疗无反应说明苯二氮草的 γ 氨基丁酸受体完全被下调，使得药物不能发挥应有的作用。在这种情况下，可用巴比妥类药物替代治疗以达到镇静效果。氯氮草不能用于孕妇及肝损害患者。此时应用劳拉西泮、奥沙西泮（舒宁）或者苯巴比妥替代氯氮草。治疗方案见表14-4。

表14-4 戒酒替代疗法

药物	剂量
劳拉西泮	每次 1~4mg，每隔 3~4 小时服用 1 次，疗程 3~5 天
奥沙西泮	每次 20~40mg，每隔 3~4 小时服用 1 次，疗程 3~5 天
苯巴比妥	首剂 60~120mg，第二天每次 60~120mg，服用 4 次，第三天服用 3 次，以后每天均在睡前服用 1 次

由于可能导致突发惊厥，除了肝病患者，应避免在门诊治疗中使用短效苯二氮草类药物，例如劳拉西泮及奥沙西泮。但对处于戒断过程第三阶段的住院患者可以进行静脉滴注劳拉西泮，首剂输注 2~4mg，然后继续滴注直到完全镇静。在这种情况下，使用短效的劳拉西泮较长效药物更能实现准确滴定。

患者的监护也非常重要。在门诊治疗时，患者接受解毒治疗的整个过程需有陪伴在身旁监护。除此之外，患者需每天到医院进行随访或者医生需每天进行查房观察，直到患者情况稳定为止。医生应给予有戒断惊厥或震颤性谵妄史的患者特别关注。如果能够入院进行密切监测治疗，那么应当灵活拟定解毒计划，以保证足够的镇静治疗。如果不能进行密切监护，应告诫患者规律服药。如果患者发展到第三阶段，需立即入院治疗。

医生应当让患者知道，服药治疗药物依赖不是长久之策，仅是短期的一个治疗手段，长期治疗的成功还需要接受其他的综合干预。医生在给患者开具治疗药物时，应当鼓励患者参加相关组织举办的非药物干预活动。例如，组成自我康复团队，这样的组织使患者能够认识和联系更多的病友，通过同伴教育的方式逐渐康复。团队的原始成员应该由当地地方政府或其他相关组织征集的以成功戒除酒瘾或毒瘾的正常人群。地方政府可通过补贴鼓励相关人群参与组建自我康复团队。考虑到隐私的保护，建议通过完善的网络平台或电话渠道进行报名。网络平台的建立可参考国外经验，不同的团队可以不同的名称命名，例如，匿名尼古丁、匿名乙醇、匿名毒品。

为患者提供当地服务信息是非常有必要的，因为他们往往在自己感觉到需要的时候才向相关机构求助。患者有可能昨天才拒绝了一个服务项目的邀请，今天又突然想寻求帮助了，明天这种想法又消失了。有研究表明行为改变过程具有阶段性。可用问卷调查的方式了解患者目前是处于哪种阶段，干预必须在患者已经准备好的情况下进行，且不同的阶段需要采取不同的干预措施。5 个阶段的改变分别为：①思考前期阶段；②思考阶段；③准备改变阶段；④行动阶段；⑤维持阶段。针对这种改变理论，临床上建立了一种被称为"动机性访谈"的鼓励戒除药物上瘾的策略。

表 14-5 列出了行为改变理论的基本元素、干预方法以及不同阶段医生同患者交谈的技巧。很少有患者初次尝试戒除药物上瘾就能够取得成功的。

表 14-5　行为改变阶段及对应干预方法

行为改变阶段	特点	干预方法	语言技巧
思考前期	从未考虑要改变自己的行为	讲解药物滥用的危害和戒除后的好处,把某一特别严重的后果与药物滥用结合起来,强烈建议接受戒除药物上瘾治疗	"发生怎样的情况你才会考虑寻求戒除药物上瘾的帮助呢?"
思考期	正在考虑在 30 天后 6 个月内开始接受治疗	灌输开始接受治疗对自己和家人的好处,强调健康、经济及人际回报	"你现在需要什么帮助就可以开始进行治疗呢?"
准备期	准备在将来的 30 天内接受治疗	讨论戒除药物上瘾的具体策略和实施方案,选定一个开始日期	"刚刚我列举的这些方案中,你认为哪种最适合你?"
行动期	开始改变不良行为,且维持健康行为支持 6 个月以上	表现出支持的态度,进一步给予鼓励。提醒可能导致行为改变失败的常见原因	"你认为目前对你来说最大的挑战是什么? 你会怎样处理?"
维持期	已经戒除药物上瘾达 6 个月以上	周期性的随访,持续给予鼓励。讨论诱发复吸或者复饮的因素	"在有可能让你重新使用药物(酗酒、吸毒)的特定人物、地点或场面前,你学会了怎样克制自己?"

在对酗酒和药物滥用进行干预时,不仅要对当事人进行辅导,更要对整个家庭环境存在的问题进行整体的分析和把握。把酗酒和药物滥用问题放在具体的情境中去解决,只有了解人所处的环境对其生活的影响,才能够比较全面地了解个人的问题以及问题与环境之间的关系。做好亲属之间的沟通工作,了解患者当前面临的一些主要问题,采取良好的家庭成员互动方式。医生需要患者的家属明白问题的症结之所在,教会家属正确处理酗酒和药物滥用危机的技巧;应当使患者的家属明白,问题的解决需要关爱,争吵或暴力行为对于问题的解决没有好处。其实让酗酒者认识到自己的酗酒行为对家人、社会的危害性并不困难,困难的是重塑酗酒者对家庭、社会的责任心,重塑对于自我的正确认识,家庭可以提供良好的环境,让他们感受到别人对他们的关爱,并给患者彻底走出自我抛弃的阴影提供动力。

酗酒和药物滥用从某种角度来说是一种心理疾病,要达到良好的治疗效果应该是一种系统、综合的治疗方式,包括注重戒毒者回归社会后的接纳工作,倡导多部门、多机构的合作,将有助于增强戒毒治疗的有效性。除了公安机关加大对毒品犯罪的打击切断毒源外,同时应对药品零售企业加强监管,加大对药品零售企业在无处方的情况下销售处方药行为的惩罚力度。同时应该在中小学进行广泛的"健康教育",教育孩子选择健康食物、培养良好生活习惯,了解吸烟、酗酒和毒品的危害,真正减少未来吸烟、乙醇和药物滥用的发生。

（陈　于）

参考文献

[1] 李东.浅析酗酒的危害及治疗——以社会工作为视角.法制与社会,2009,5(下):349-350.

[2] 李峰,臧镭镭,黄焕光.广西部分地区 1 030 例药物滥用者人口学和药物滥用情况调查.中国药物依赖性杂志,2006,15(6):464-471.

［3］余永红,陈光建,李柱等.湖南省药物滥用流行情况分析——2005年~2009年监测资料分析.中国药物依赖性杂志,2011,20(2):136-140.

［4］王宏敏,杜文民,王晓瑜.上海地区女性药物滥用情况分析.中国药物依赖性杂志,2010,19(2):140-143.

［5］傅华,叶葶葶主编.临床预防医学.上海:复旦大学出版社,2006.

［6］Tommasello AC. Substance abuse and pharmacy practice: what the community pharmacist needs to know about drug abuse and dependence. Harm Reduct J, 2004,1:3.

［7］Prater CD, Miller KE, Zylstra RG. Outpatient detoxification of the addicted or alcoholic patient. Am Fam Physician, 1999,60:1175-1183.

［8］Dole EJ, Tommasello A. Recommendations for implementing effective substance abuse education in pharmacy practice. Substance Abuse, 2002,23:263-271.

［9］Nicholson KL, Balster RL. GHB: a new and novel drug of abuse. Drug Alcohol Dependence, 2001,63:1-22.

［10］Levinson W, Cohen MS, Brady D, et al. To change or not to change: "sounds like you have a dilemma". Ann Inte Med, 2001,135:386-391.

第十五章 精神卫生

世界卫生组织对健康的定义,不仅仅是没有疾病,而是身心健全以及社会适应良好的整体状态。精神卫生(mental health)又称心理卫生、心理健康或精神健康,是健康不可缺少的一部分,每个人不仅需要身体健康,也需要精神健康。精神健康不仅仅是没有精神疾病,而是指个体能够恰当地评价自己的能力、应对日常生活中的压力、有效率地工作和学习、对家庭和社会有所贡献的一种良好的精神状态。

躯体疾病和心理疾病同时关注,并考虑社会环境的影响,是现代医学生物—心理—社会模式的要求。随着科学和医疗技术的发展,随着人类社会的进步,人类疾病谱已经从18、19世纪的以传染病为主,到20世纪的以慢性非传染性疾病为主,进入21世纪后,精神疾病将占据疾病谱的突出位置。根据世界卫生组织的估计,全球约有4.5亿人患有神经精神疾病,每年有100万人死于自杀,而自杀未遂者为此数字的10~20倍。造成功能残缺最大的前10位疾病中有5个属于精神障碍,精神疾病占全球疾病负担的近11%。

针对日益显著的精神卫生问题,应对的策略之一是在全科医疗中融入精神卫生服务,因为:①精神疾病的负担很重,它不仅是患者个人的负担和患者家庭的负担,也给整个社会造成了巨大的经济和社会负担;②精神卫生和躯体健康相互交织,密不可分,他们常同时存在(称为共病),或互为危险因素,纳入全科医疗,可以尽早发现和治疗;③很多人的精神疾病是因为种种原因没有得到及时诊断和治疗,有的是因为缺乏心理疾病的知识而不识心理问题,有的缺乏信息不知去那里看精神科,有的对精神疾病有偏见不愿承认或怕被人歧视而不敢去看,全科医生在治疗躯体疾病的同时识别和治疗精神疾病,可以弥补精神疾病诊疗不足的缺口,及时帮助患者;④全科医疗中提供精神卫生服务,可以使患者不必去精神专科,在社区就能接受医学帮助和治疗;⑤患者在全科接受诊疗,比在专科诊疗更能得到人权的尊重,更容易接受;⑥更经济;⑦能获得良好效果。

本章将介绍基层医疗中常见的精神卫生问题和识别,介绍全科实践中能用到的处理方法和转诊时机。

第一节　心身兼顾开展防病治病的意义

人,是一个完整的整体。虽然现代医学包括许多学科,把人的各个部分及各种疾病划分到不同的分科去研究和治疗,但是疾病却不是按人为的分科来发生和发展的。于是,医学学科的发展又有了一个螺旋式上升的阶段,就是从最初包看百病的家庭医生,到定向定位钻研的专科医生,又回归到有专科支持的全科医疗。在把人作为一个整体来看时,很容易发现躯体与心理之间是可以互相影响的。古老的中医理论就有"怒伤肝"、"喜伤心"、"思伤脾"、"悲伤肺"、"恐伤肾"一说,所指的是情志过极所产生的症状或疾病。怒极可致肝阳上亢,从而出现面红耳赤,血压升高;喜极伤心神,如范进中举,喜极心神被蒙而疯,也有大喜过望而心力不支,倒地而亡的;思极伤脾导致茶饭不进,不思饮食;忧悲伤肺,肺主气,悲极则可出现咳嗽、气促等症状,林黛玉便是一个典型的例子;恐伤肾,过度受惊吓的人,可出现肾虚症状,所谓"吓得屁滚尿流"。可见,情绪可以通过语言和行为,也可以通过躯体症状来表达,可以影响内在器官的功能。反之,有的躯体疾病也会表现为精神症状,如脑卒中、肝性脑病、肺性脑病、尿毒症。有些药物也会引发精神症状,如激素。有些慢性疾病,如糖尿病、慢性疼痛、关节炎、高血压、肿瘤等,会增加罹患精神疾病特别是抑郁焦虑的风险。

作为现代医者,需要把人作为一个整体来防病、治病,应该了解精神卫生与机体功能整体状态的关系。下面从两个方面来认识心理和躯体相互影响的疾病。

一、受精神因素影响的躯体疾病

这类疾病过去称为心理生理疾病,现称为心身疾病,是一组综合征或躯体疾病,它们的发生、发展和防治都与心理因素密切相关。心身医学便是研究心理与躯体两者相互关系及有关疾病的学科。

心身疾病的发病机制是跨学科的,"心"和"身"的因素同样重要。这些因素包括生活应激和生活环境等社会因素,也包括个体本身的心理素质、心理成长和心理反应模式等心理因素,还有个体的生理特点和疾病易感性。心理社会因素影响大脑皮层,大脑皮层再通过自主神经系统、内分泌系统、神经递质系统和免疫系统等影响内环境平衡,使靶器官产生病变。

（一）常见的心身疾病

心身疾病范围很广,几乎涉及人体各大系统,内、外、妇、儿、五官、口腔、泌尿、皮肤等各科。按系统分类介绍常见的心身疾病如下。

（1）心血管系统:冠心病、神经性心绞痛、心律失常、原发性高血压。

（2）呼吸系统:过度换气症、神经性咳嗽、支气管哮喘、功能性胸痛。

（3）消化系统:神经性厌食、神经性呕吐、神经性多饮、功能性消化不良、溃疡性结肠炎、胃酸过多症、幽门痉挛、肠易激综合征、胃及十二指肠溃疡。

（4）神经系统:紧张性头痛、偏头痛、痉挛性疾病、自主神经功能失调。

（5）内分泌代谢系统:糖尿病、甲状腺功能亢进、肥胖病、精神性烦渴。

（6）骨与肌肉系统:腰背肌肉酸痛、肌肉痉挛、类风湿关节炎。

（7）泌尿生殖系统:遗尿、阳痿、激惹性膀胱炎、尿频、月经紊乱、痛经、经前紧张症、性功能障碍、功能性子宫出血、不孕症、更年期综合征。

（8）皮肤:神经性皮炎、荨麻疹、瘙痒症、银屑病、斑秃、湿疹、多汗症。

临床上比较常见且公认的心身疾病有原发性高血压、冠心病、消化性溃疡、支气管哮喘、神经性厌食、糖尿病和甲状腺功能亢进。这些患者也是抑郁和焦虑的高危人群。

（二）心身疾病诊断与治疗

心身疾病是一类疾病，通常不独立诊断。辨识心身疾病的重点在于了解是否存在心理和社会因素及其与躯体疾病存在时间上或病情变化上的联系，是否存在某些性格特点或心理缺陷，以及是否存在生理易感性。

这里有两个难点：一是如何了解患者是否存在一定的心理和社会因素；二是如何判断这些因素是否与躯体症状（疾病）的发生、发展有关。有的患者会明确地告诉你，自从某某事件以后，比如退休后，或者夫妻吵架后，或者有什么心事……出现了某些症状或是症状加重。但更多情况下患者却不会这么直截了当地告诉你，需要你有技巧地去探询。甚至有的患者还会否认心理因素与躯体症状之间的联系，不是因为他们故意不告诉你，很可能是因为他们自己也没觉察到心理与躯体之间的联系，因为这种联系有可能是在潜意识的，患者自己意识不到。

心身疾病更多地涉及了人与社会、人与人、包括医生和患者之间的关系，心身相互作用又贯穿于此类疾病（症状）发生、发展的始终。对心身疾病的治疗首先是采取有效的躯体治疗，缓解症状，促进康复，如控制血糖、降低血压、制酸抗菌、止咳平喘等。如果需要持久的疗效，减少复发，则需要结合其他形式的治疗，包括心理治疗、生物反馈和行为治疗、精神药物治疗、环境治疗。治疗中需要注意：①建立良好医患关系。医生本身也是一味"药"，医患互动，会直接影响到疗效。②重视患者的个性特征。同样的疾病在不同患者个性特征的底色上，会呈现不同的色彩（症状）。③对患者所患症状要动态把握和处置。④抓住主要病理机制，及时处置。⑤借助多种方法综合治疗，包括心理治疗和精神科药物治疗。发现此类患者的心理因素后，如能通过会诊，与精神科医生建立治疗同盟，在精神科专业人员指导下开展心理治疗或精神科药物治疗，将会收到比较好的效果。

二、躯体疾病表现为精神症状

这类疾病以生物学因素占主导地位，除了躯体症状，精神症状可以是其临床表现的一部分，称为躯体疾病所致的精神障碍，或器质性精神病。

（一）主要的器质性精神障碍

与心身疾病一样，器质性精神障碍也可以存在各个系统的疾病，主要有以下几类：

脑血管病所致的精神障碍，如多发性脑梗死后痴呆；脑变性所致精神障碍，如巴金森病；感染所致精神障碍，如急性病毒性脑炎、脑炎后综合征、梅毒感染、HIV 感染；脑外伤所致精神障碍，如脑震荡后综合征；脑瘤所致精神障碍，有时精神症状可以是脑瘤的首发症状，很容易误诊；癫痫所致精神障碍；内脏器官所致精神障碍，如肺性脑病、肝性脑病、尿毒症；内分泌、营养代谢、结缔组织疾病所致精神障碍，如低血糖、高糖皮质激素血症、B 族维生素缺乏所致的糙皮病、系统性红斑狼疮。

（二）器质性精神障碍的识别和治疗

这些疾病的共同特征是躯体疾病的发生和发展，决定了精神症状的发生和发展。因而，辨识和治疗原发的躯体疾病至关重要。

在有些疾病，精神症状常是躯体疾病严重期的表现，如急性颅内感染；有些疾病，精神症状是躯体疾病的后遗症状，如多发性脑梗死后的痴呆；也有些疾病，精神症状可以是躯体疾病早期的首发,甚至是唯一症状,如脑肿瘤。对于如此错综复杂、相互交织的临床表现,识别的要点首先是对精神症状敏感,要能觉察出意识清晰度的轻微降低,觉察出错觉、幻觉的存在,觉察出个性和行为的异样变化;其次是进行必要的体格检查、实验室检查和特殊检查,以寻找和辨析躯体疾病,或判断躯体疾病的严重程度。这两个环节,是早期诊断、有效治疗和预防后遗症的关键。

器质性精神障碍的治疗重点同样是两个环节:一是针对原发躯体疾病的及时、有效治疗;另一个是针对精神症状的对症处理。前者是后者的基础,以药物治疗为主。对症处理中常用的药物有小剂量的抗精神病药,如奋乃静、利培酮、奥氮平,治疗患者的躁动和幻觉;用苯二氮䓬类药物,如阿普唑仑、艾司唑仑,治疗患者的焦虑、恐惧和睡眠节奏紊乱;用益智药改善疾病后遗的认知功能损害症状。这样的处理,建议在专科医生的指导下进行,因为此类患者的躯体状况特殊,需要特别注意药物的选择和使用剂量,以及药物间的相互作用。

三、精神因素主导的躯体症状

还有一组以精神因素为主影响躯体症状的发生和发展,没有明确的生物学因素或生物学改变的综合征,称为躯体形式障碍,归于精神疾病,包括躯体化障碍、疑病障碍、持续性疼痛障碍等,还有的表现为游走性不适、咽喉部梗阻感、腹胀感等等众多非特异性症状。通常查无病理依据,或主诉与病理生理不相符,称为医学难以解释的症状(medically unexplained symptom, MUS)。

这类疾病的识别要点是透过现象看本质。要通过患者复杂或不确定的躯体不适主诉,发现后面与之有关的心理因素,而不是被患者的主诉牵着鼻子走,头痛医头,脚痛医脚,症状始终挥之不去,最后感觉很失败。这些隐藏在后面的心理因素,常常是患者没有意识到或者不愿意面对的,恰恰是需要心理治疗的所在。

躯体形式障碍属于精神科的一类疾病,但这类患者通常不会去精神科就诊,或最后才由其他科的医生转诊到精神科。他们常辗转于各个科室,做各种检查,开各种药,也是基层医疗机构的常客。接诊此类患者,要注意微妙的医患关系。首选心理治疗,建议转诊给心理治疗师或精神科医生,必要时可合并使用抗抑郁药物。

第二节　常见心理卫生问题及转诊时机

精神卫生问题(mental health problems)或称心理卫生问题,大多数人在一生中都会有所经历。它是指心理与行为有功能上的障碍,无法表现适应性的功能。它常是一个人面临挫折或应激而产生的精神上的反应,只要问题或挫折解除,其障碍也会随之消失,一般持续时间短暂。完全的精神健康与精神疾病是人类精神活动的两极,没有精神疾病并不代表就是完全的精神健康。

精神疾病(mental illness)又称精神障碍(mental disorder),是指精神活动出现异常,产生精神症状,达到一定的严重程度,并且达到足够的频度或持续时间,使患者的社会生活、个人生活能力受到损害,造成主观痛苦,最终符合现行诊断标准中的某类精神障碍的诊断。

精神症状,便是出现精神卫生问题或精神疾病时的具体表现,也是我们认识疾病和判断疾病的基础。当症状以某种特点组合并达到一定严重程度时,便是精神疾病了,此时应该指导患者去看精神科医生。这里主要介绍几种常见精神症状的识别和如何把握转诊时机,本章第四节会介绍一些基本自我心理调节和药物治疗的基本知识。

一、常见精神症状

(一)焦虑

焦虑是日常生活中常见的现象,人人都有过焦虑的体验。人们在预期不到的情况下,或将执行无把握的任务及所期望时,可出现相应的焦虑表现。

病态的焦虑是指缺乏相应客观原因的,或与客观原因不相称的极度不安状态,出现精神紧张、惶惶不安、坐立不宁、手足无措等不同程度的焦虑情绪和焦虑行为,甚至惊恐,有迫在眉睫、灾祸临头的预感或者"杞人忧天"的忧虑;也有出现往复徘徊,重复刻板的动作,难以入睡,噩梦、甚至从梦魇中突然醒来,大汗淋漓,极端恐惧。

常伴随交感神经功能亢进的症状,如心悸、出汗、手抖、胸闷等。患者的主诉常常不是焦虑,而是各种躯体不适症状,多见的还有肌肉紧张如挤压性头痛、浑身难以放松、下身疼痛不适、腰背僵硬感等。

焦虑症状在各年龄阶段都会出现,如孩子的分离性焦虑,学生的考试焦虑,女性的经前焦虑、孕期或产后焦虑,更年期焦虑,孩提直至成年的社交焦虑等。很多躯体疾病患者有焦虑症状,特别是前述的心身疾病和慢性病患者。伴有焦虑症状会影响对躯体疾病治疗的依从性和疗效。在日常医疗中需要关注患者的焦虑症状,采取下面要介绍的基本心理干预方法缓解患者的焦虑症状。症状明显者,推荐心理治疗,同时可短期使用抗焦虑药物如苯二氮䓬类药物,但不宜长期使用,严重者转精神科治疗。

(二)恐惧

面临不利的或危险的处境时出现的情绪反应称为恐惧。任何人都有过不同程度的恐惧体验。轻者表现为疑惧、提心吊胆,重者则表现为惊恐。恐惧时除精神极度紧张外,都伴有心跳、气急、出汗、四肢发抖甚至大小便失禁等,常导致回避。

如果没有现实危险而出现恐惧,或恐惧反应程度与现实危险不相称,反应过度,则需要处理。严重的恐惧不仅患者自我感觉非常痛苦,而且明显影响到个人的生活、学习和工作。患者可以因为在某些特定的情景中如空旷的地方、高空、封闭的空间出现恐惧发作,而不敢独自出门;也可以因为怕高而不敢去高楼大厦或不敢乘飞机;甚至因为反复的惊恐发作,感觉透不过气来、心要跳出来、自己好像马上要死去而频繁呼叫救护车去急诊。

轻度的恐惧症状通过心理咨询和心理治疗可以缓解,严重者需要药物治疗。急性发作时,应有人陪伴并转移到安全场所,应该随时给予安抚。可饮用少量糖水,立即使用苯二氮䓬类,如阿普唑仑0.4mg(1片)。

(三)抑郁

抑郁可表现为情绪沮丧、忧愁、声音低微、唉声叹气、悲观绝望,觉得自己前途渺茫,对外界事物不感兴趣,不愿与人交谈,自卑感,思维及行为迟钝,言语减少,不思进取,严重时可出现消极、自杀的行为。

抑郁其实也是很多人在人生的某个阶段会体验过的情绪，如失恋、失去亲人、生活或工作中遭受挫折、经历灾难、患病等。但这种体验通常持续时间比较短，表现也比较轻，一般不会明显影响生活和工作，人们通常可以通过自身调节和周围人的支持来度过这个情绪阶段。如果在日常诊疗中及时觉察就诊者的抑郁情绪，辅以基本的心理干预，会得到很好的效果。反之，如果抑郁严重，自我感觉非常苦恼，影响到生活和工作，且持续较长时间，便可能是病理性的抑郁。此时不是换个环境、度个假便能改善的，需要专业人员的帮助，进行心理治疗，或抗抑郁药物治疗，或其他精神科治疗。抗抑郁治疗需要在急性期治疗后进行维持和巩固，所以一般都要数月至1年，期间停药容易复发。

（四）兴奋

兴奋是情绪高涨的表现，可表现为自我感觉特别良好，心情愉快，满面喜悦，讲话声音洪亮，动作增多，手舞足蹈，思维敏捷，具有夸大色彩。

通常人们的兴奋表达的是一种愉悦，有的人本来性格就具有躁狂色彩，总是那么兴致勃勃，斗志昂扬。但作为一种精神症状，便是指超出常理的兴奋，难以理解的兴奋，与愉快事件不相称的兴奋，容易做出格的事并造成不良后果，严重者称为躁狂发作。这种情况下需要转诊精神科治疗。

（五）妄想

妄想，作为一种精神症状，是指没有客观事实根据，而患者却坚信不疑并难以通过摆事实讲道理来说服的一种病态信念。常见于严重精神障碍，如精神分裂症、偏执性精神病、某些类型躁狂发病期，也可见于某些类型的抑郁症发病期、老年性痴呆等，使用毒品等某些精神活性物质也可以产生妄想。

妄想形成的早期可能仅仅是一种偏执、或固执，并非病理性。比如单相思，或婚后对配偶莫须有的猜疑，但或多或少有些成因，解释后能释然。如果发展到捕风捉影、无端猜疑，没有事实根据却振振有词，断章取义地举出一些歪曲的理由和错误的根据为自己辩护，甚至荒诞离奇，一定需要及时转精神科治疗。

（六）幻觉

幻觉是虚幻的感知，在缺乏相应的客观刺激作用于感觉器官情况下，患者却"感觉"或"知觉"到了。症状比较轻时，患者能觉察到这种奇怪的感觉，但很快便不再意识到这种感觉是虚幻的，因为他确实"感到"了，别人无法与之说服和解释。患者往往不但信以为真，而且还会采取相应的行动，比如与幻听的声音对话。根据幻觉产生的感觉器官不同可分为幻听、幻视、幻嗅、幻味和幻触等。

有些幻觉是生理性的，不必在意，例如睡觉前后朦胧期出现的幻觉，极度紧张时出现短暂的幻觉，单调机械类似耳鸣的幻觉。极度疲劳或极度饥饿、脱水状态下也会出现短暂的幻觉，此时只需休息或补充能量便可，也可临时使用镇静药物。谵妄状态会出现大量丰富而恐怖的幻觉，此时的幻觉是病情严重的信号，需要紧急处理导致谵妄的病因。较常出现幻觉的精神疾病有精神分裂症、急性短暂性精神病和酒精或药物所致精神障碍，需要在专科医生指导下使用抗精神病药物治疗。部分类型躁狂发病期或抑郁症的发病期也会短期出现幻觉。

（七）睡眠障碍

睡眠障碍指睡眠节律和睡眠时间障碍,包括失眠、睡眠过度、睡眠觉醒周期紊乱等。其中,各种原因引起的睡眠不足最为常见,表现入睡困难、早醒、多梦及间断性睡眠等。

睡眠障碍也有出现睡眠过度,也有的人从睡眠中起立行走、穿衣进食或做更复杂的动作,出现夜游、惊梦、梦魇、梦呓等和睡眠有关的动作障碍。这类情况首先应排除一些脑器质性疾病。

原发性睡眠障碍大多数是由于精神因素或环境因素造成的,如不能合理安排作息时间、持久的压力等,更年期很多人有失眠。睡眠障碍也是多种躯体疾病和精神疾病的临床表现之一。需要注意的是,有些药物会影响睡眠,如糖皮质激素。

治疗睡眠问题的关键首先是辨析引起睡眠障碍的原因,针对性处理。如为精神因素引起的,需要进行心理干预;如果是环境因素或睡眠习惯不好引起的,给予指导;如果是精神疾病或躯体疾病引起的,当然是治疗原发疾病;如果是药物引起的,则需要调整治疗方案。其次才是对症处理。安眠药物既不是洪水猛兽不能用,也不能高枕无忧随意用。一般不建议长期使用。处方苯二氮䓬类药物或其他安眠药物时应向患者说明其利弊及使用方法,避免滥用。

（八）记忆障碍

记忆是最基本的精神功能,可以说没有记忆我们就不能认识自己,也不能认识世界。常见的记忆障碍有遗忘和记忆错误。

1. 遗忘　是指部分或全部不能再现以往的经验。老年人多遗忘,患老年性痴呆或脑动脉硬化则呈现病理性的记忆衰退。

2. 记忆错误　由于记忆的歪曲而引起的记忆障碍,包括虚构和错构。常见于老年期,有脑器质性损害者,如酒精中毒、痴呆。

记忆力下降是焦虑症、抑郁症、精神分裂症等许多精神疾病患者的常见主诉,也是许多心身疾病患者和躯体形式障碍患者的常见主诉。如果做记忆测验,常在正常范围或略低。脑外伤、脑器质性病变则可导致明确的记忆缺损。

除治疗引起记忆力下降的疾病外,一般无需特别处理。同时,多用脑,多主动记忆,是保持或提高记忆力的方法;做事有规则,勤记录是弥补记忆缺损的实用方法。

（九）智能障碍

智能,一般是指接受和运用知识的能力。智能障碍是指判断、理解、计算和记忆能力的障碍,工作、学习、料理生活的能力都低于正常人。临床上主要有两类智能障碍:一类患者从出生时起或自幼年起其智力活动能力明显低于正常的同龄人,叫做精神发育迟滞。另一类患者在患病前智力是正常的,患病后出现智力减退,叫做痴呆。

在强烈的精神创伤后也可出现痴呆表现,甚至连最简单的问题如自己的姓名、年龄、1＋2等于几之类的都回答不出或答得错误百出。从某种精神活动来看,他们的智能应该是正常的,称为假性痴呆。

精神发育迟滞的患者根据程度不同,分别采用照顾、教育、康复等措施。痴呆患者的治疗关键在于早期识别和早期治疗,益智药能延缓痴呆进程,但不能逆转。痴呆后期以生活照顾为主,防止意外和躯体疾病。

（十）行为和运动障碍

人们往往是从患者的兴奋吵闹、打人骂人、毁物自伤、外出乱跑、言语无序、行为怪异等各种行为和动作表现觉察到患者的精神异常。因此，观察患者的行为表现并探索其支配行为的思维、情感和感知觉，对判断其性质非常重要。

常可有兴奋躁动状态、精神运动性抑制症状群、紧张性症状群。这类症状常见精神分裂症、躁狂发作、抑郁发作，也可见于急性反应性精神病和分离性障碍。

患者出现行为紊乱时，需要注意保护，防止患者伤害自己或伤害他人，可能的情况下予以镇静药物，及时转诊。严重的行为和运动障碍需要应急处置，应及时联系精神科医生，必要时请公安人员协助。

二、转诊时机

（一）成人的转诊时机

参照 WHO 的推荐，成人出现如下情况应考虑转诊，包括转诊到上级医院、精神专科医院，或其他精神卫生服务机构，如自愿戒毒所、心理治疗中心等。

（1）当患者有迹象显示出自杀倾向或伤害自己或他人的危险时。

（2）患者功能严重损害以至于无法走出家门时，无法尽到家长的责任照顾孩子，或难以完成日常生活活动时。

（3）当需要专科帮助来确定诊断、制订治疗方案，或执行特殊治疗时。

（4）当觉察到与患者的治疗关系发生妥协让步的时候。

（5）当感觉各种办法都用过了，无计可施的时候。

（6）患者的躯体状况发生严重恶化时。

（7）当需要某种特殊精神科治疗药物时。

（8）当患者自己提出来要转诊时。

（9）怀疑有任何物质滥用问题时，包括酒精依赖、各种精神活性物质（含毒品）滥用等。

（二）儿童、青少年转诊时机

由于儿童、青少年的精神卫生问题与成人有较大的不同，需要专门阐述，因此本章未涉及。但是，认识和把握何时需要及时转诊，以免延误干预，造成不良后果至关重要。参照 WHO 的推荐，在此介绍应考虑转诊的儿童、青少年的情况。转诊目标包括上级医院、有儿童精神科的精神卫生专门机构、特殊教育机构等。

（1）有迹象显示自杀倾向时。

（2）无法做全面恰当的评估时。

（3）可能需要精神科药物治疗时。

（4）功能严重损害，无法上学或会朋友时。

（5）孩子或家长主动提出要转诊时。

（6）经过努力后失败了。

（7）怀疑有任何形式的滥用问题时，如躯体虐待、性虐待等。

（8）怀疑有物质滥用问题时，包括烟、酒、兴奋剂、毒品等。

（9）缺乏父母照看并有伤害自己或他人的危险时。

（10）有特殊学习困难或有逃学问题时,应与教育部门联系。

第三节　心理卫生问题的评估

心理卫生问题和精神疾病的识别有赖于全面的评估,包括收集病史、家族史,必要的体格检查、实验室检查,了解患者成长经历、生活环境、经历的事件等,以及通过精神检查识别精神症状。鉴于非精神专科医生很少做精神检查,本节作重点介绍。

一、开始会谈

精神检查是集信息收集、观察和交谈式检查于一体的检查方式。尽管有检查提纲,有量表,但可靠的精神科评估的前提是患者能自由交谈,愿意告诉你什么问题困扰着他们。为了营造这种氛围,需要让患者感觉到安全,隐私受到保护,不会被评头论足。开放式的问题有助于患者讲述他们自己的体验,自由讨论他们所关心的问题,因此,精神检查,通常以开放式问题开始。下面所列的这些问题,可以帮助我们从患者的角度了解问题在哪里。

（1）你的主要问题是什么? 你有哪方面的问题需要我帮助?

（2）你认为你的问题是什么原因造成的?

（3）你的问题是什么时候开始的? 为什么你认为是那个时候开始的呢?

（4）你的问题给你造成什么麻烦了吗?

（5）你的问题有多严重? 关于这个问题,你最害怕什么?

（6）你觉得什么样的治疗会对你有帮助? 你愿意接受什么样的治疗?

（7）你周围的人在这个问题上有没有帮你? 如何帮你的?

（8）对这个问题,到目前为止,你采取了什么措施吗?

（9）通过治疗,你最希望得到的结果是什么?

通过与患者讨论这些问题,可以让患者感觉到被倾听和别接受,也有助于我们了解每个患者的看法,从而正确评估症状,提供患者能接受的治疗和帮助。

二、精神状态检查

（一）仪表与行为

这部分检查的目的是为了描述患者接受检查时的举止和仪态,主要以观察为主。

（1）外表特征:如个人卫生、打扮、衣着鞋子、头发、指甲、身材及其他主要特征。

（2）对周围环境和检查的反应:如敌视、友好、孤僻、警惕、合作、沉默、着迷。

（3）动作行为:如迟钝、不安宁、重复动作、异常活跃、惊恐、乱写、行为怪异、强迫。

（二）言语

通过交谈性检查来观察言语特征,可以从语速、音量、内容和数量（信息量）等方面描述,如慢、快、自言自语、大声讲话、数问一答话很少、很被动、发音不清、悄悄地讲话（耳语）。要考虑的特殊言语特征如下。

（1）缄默：完全不讲话，常见于抑郁或强烈精神刺激后；

（2）语言贫乏：自发言语有限，回答问题简单或用单词回答。所以应有耐心，要给患者时间，让她细述回答内容。

（3）急迫言语：语速特别快，很难被打断，声调高，内容难以理解。

（三）心境和情感

心境（影响患者的行为和认知的内在感觉和情绪）和情感（情绪的外在表现）都可能会提供有助于诊断的信息。

（1）描述心境：如抑郁、欣快、幼稚、愚蠢、不稳定、多疑、敌对、焦虑、易激惹、自傲等。

（2）描述情感：如平淡（情感表达的范围和强度上减少）、迟钝（情感表达的范围和强度明显减少）、淡漠（缺乏或完全没有情感表达，表情呆滞，言语单调）、高涨（情感表达的范围和强度上增加）。这部分主要通过交流，探询对方对事物的反应。

（四）思维形式

通过交谈性检查来评估，包括以下内容。

（1）思维的量和速度：如思维贫乏、思维奔逸、思维迟缓。

（2）思维的连贯性：指前后思维的逻辑顺序。患者能否抓住谈话的主题，还是离开主题讨论毫不相关的内容，完全丧失思维方向，或只谈自己关注的内容，或在主题外绕圈。

（3）言语紊乱：指使用不存在的词（语词新作或缩略词）或无意义的话语。

（五）思维内容

主要检查妄想、自杀观念，还有强迫思维、反社会倾向、疑病症状和先占观念（特别是患有躯体疾病时）。自杀观念常常是被忽略，或不敢问，不知怎么问的内容，但是在精神检查中很重要，特别是有抑郁症状时，即使很轻，也应该重视。如果回答有自杀观念或企图，应进一步询问。

（六）感觉

包括错觉、幻觉、其他感知觉障碍（现实解体、人格解体、感觉过敏/迟钝）。主要通过询问，向家属或周围的人了解或观察行为表现来判断是否存在。如对着空中喊话，自言自语似在与人对话，就可能是幻听存在的迹象，应询问证实。

（七）意识和认知

（1）意识水平：意识损害常意味着有脑器质性病变，常见的有意识浑浊、昏迷、谵妄和嗜睡。

（2）记忆：分为即刻记忆、近事记忆和远事记忆。主要通过提问来获得患者记忆能力的信息，一般不需要专门测试。当怀疑有记忆损害，或需要判断损害的程度时，可以转精神专科或其他专门心理测量部门作记忆测验。

（3）定向力：包括时间、地点、人物定向，通过询问来检查。明显的定向力障碍提示脑器质性病变，常见于意识障碍时。

（4）注意力：包括主动注意和被动注意。注意力的检查可以让患者从100中依次减去几个7,中间不能提醒。只有在怀疑患者有注意力障碍时才有必要做此检查。焦虑、抑郁、躁狂、意识变化或缺失教育可能影响此项检查。

（5）抽象思维:包括理解概念、概括众多事物的共同特征、运用概念解释事件的能力。检查抽象思维可以让其解释一句常用的谚语。抽象能力缺乏多见于器质性疾病或存在思维障碍时。

（八）自知力

自知力指患者对自己所患疾病的认识能力。自知力有多种层面,如有的认识到自己的病,但归咎于他人或外界客观因素;有的根本不承认疾病的存在。检查自知力有很重要的临床意义,因为缺乏自知力一般就意味着很难让患者接受治疗,更难以建立治疗联盟。

三、精神症状评估量表

非精神卫生的医务工作者往往觉得心理活动过于玄乎,精神问题既看不见,也摸不着,很难作出一个比较准确的判断。实践证明,人的心理活动是可以测量的,例如人的智力或智能的测验,不但已被普遍接受,而且已经被广泛应用。近1/4世纪中随着医学及心理学的发展,评定量表的应用也越来越普及。本节介绍几种实用、简便、评估症状严重程度的工具。

（一）一般健康问卷(general health questionnaire, GHQ-12)

GHQ-12 是一个用来检测目前有无精神卫生问题的自评筛查问卷(表15-1)。可在调查和临床中用来甄别可疑病例,以便做进一步的检查。GHQ-12 有如下12个条目,检查最近有无反应缺乏愉快感和睡眠障碍、社会角色、失去信心3个方面的问题。评分有4个等级,分别记为0、0、1、1。分数愈高,心理问题愈严重,愈可能是一个精神病患者。其阳性分界值为4分。由于检测的是最近的情况,所以在做问卷时必须强调按照最近几周或目前的情况填写。

表15-1　一般健康问卷(GHQ-12)

最近几周(一般定为4周或1个月)或目前你有无下列问题:

问题	0	0	1	1
1. 因为担忧而睡眠太少	毫不	与平时差不多	比平时少些	比平时少很多
2. 总是感到精神紧张	毫不	与平时差不多	比平时多些	比平时多很多
3. 做事情时能够集中注意力	比平时好	与平时一样	比平时差	比平时差很多
4. 感到你在各方面起着有用的作用	比平时有用	与平时一样	比平时少	比平时少很多
5. 能够敢于面对你的问题	比平时多一些	与平时一样	比平时差	比平时差很多
6. 感到对一些事情容易做出决定	比平时容易	与平时一样	比平时难	比平时难很多
7. 感到无法克服你的困难	毫不	与平时差不多	比平时多些	比平时多很多
8. 碰到事情有合情合理的高兴	比平时多一些	与平时一样	比平时少些	比平时少很多
9. 喜爱你的日常活动	比平时喜爱	与平时一样	不如平时喜爱	比平时差很多
10. 感到不高兴和压抑	毫不	与平时差不多	比平时多些	比平时多很多
11. 对自己失去信心	毫不	与平时差不多	比平时多些	比平时多很多
12. 想到自己是一个没用的人	毫不	与平时差不多	比平时多些	比平时多很多

（二）患者健康问卷（patient health questionnaire,PHQ-9）

PHQ-9 用以评估抑郁的严重程度。含有 9 个条目,都是抑郁症诊断标准中所列症状（表 15-2）。

表 15-2　患者健康问卷（PHQ-9）

在过去 2 周,有多少时候你受到以下任何问题的困扰

问题	完全不会	几天	一半以上的日子	几乎每天
a. 做事时提不起劲或只有少许乐趣	0	1	2	3
b. 感到心情低落、沮丧或绝望	0	1	2	3
c. 入睡困难、很难熟睡或睡得太多	0	1	2	3
d. 感觉疲倦或只有少许活力	0	1	2	3
e. 胃口不好或吃太多	0	1	2	3
f. 觉得自己很糟或觉得自己很失败,或让自己或家人失望	0	1	2	3
g. 很难集中精神于事物,例如阅读报纸或看电视	0	1	2	3
h. 动作或说话速度缓慢到别人可察觉到的程度;或正好相反,您烦躁或坐立不安,动来动去的情况比平常更严重	0	1	2	3
i. 有不如死掉或用某种方式伤害自己的念头	0	1	2	3

如果 a 达到了"几乎每天",并且在 a~i 中有 5 条选择了"一半以上的日子"或"几乎每天",便可认为抑郁发作。注意:无论多少日子,只要出现 i 项的自杀念头,就要计算在内。

通过计算问卷的得分来评价抑郁严重程度:9 个条目的分值相加即得总分,范围为 0~27 分。分值 5、10、15、20 分别相对应代表"轻度"、"中度"、"中重度"、"重度"抑郁分界值。据此,参照表 15-3 作相应处理。

表 15-3　PHQ-9 的评分和建议治疗措施

PHQ-9 评分	抑郁严重度	建议治疗措施
0~4	无	无
5~9	轻度	观察等待,随访复查 PHQ-9
10~14	中度	治疗计划,考虑心理咨询,随访和(或)药物治疗
15~19	中重度	立即开始药物和(或)心理治疗
20~27	重度	立即开始药物治疗;如果损害严重或治疗效果较差,应迅速安排精神卫生专家进行心理治疗和(或)协作治疗

（三）广泛性焦虑障碍量表（general anxiety disorder,GAD-7）

GAD-7 顾名思义,有 7 个条目,常与 PHQ-9 配合使用,评估焦虑和抑郁。焦虑严重度通过计算问卷的得分来评价（表 15-4）。7 个条目的总分值范围 0~21 分。分值 5、10、15 分别相对应代表"轻度"、"中度"、"重度"焦虑分界值。虽然设计 GAD-7 主要用于广泛性焦虑障碍的筛检和严重度测评,但 GAD-7 对惊恐障碍、社交焦虑症、创伤后应激障碍也有很好的操作特性。当用于个体或任何焦虑症的筛检时,若≥10 分,则需要作进一步评估。

表 15-4　广泛性焦虑障碍量表（GAD-7）

在过去 2 周,有多少时候您受到以下任何问题的困扰

问题	完全不会	几天	一半以上的日子	几乎每天
1. 感觉紧张,焦虑或急切	0	1	2	3
2. 不能够停止或控制担忧	0	1	2	3
3. 对各种各样的事情担忧过多	0	1	2	3
4. 很难放松下来	0	1	2	3
5. 由于不安而无法静坐	0	1	2	3
6. 变得容易烦恼或急躁	0	1	2	3
7. 感到害怕,似乎将有可怕的事情发生	0	1	2	3

第四节　心理卫生问题的心理和药物治疗

一、自我心理调适

人的心理活动是非常复杂的。要预防心理障碍,重要的是依靠个人通过心理的自我调适,保持心理平衡。临床医生应该利用各种场合,指导患者学会自我调适,预防心理疾患的发生。

（一）心理平衡与自我调控

心理平衡是需要得到满足的一种心理状态,是个体与环境相适应的一种反映,是心理矛盾在认识和感情上获得解决的表现。

心理矛盾是普遍存在的,没有矛盾也就没有心理。根据事物的矛盾统一规律,矛盾总是绝对的,而心理平衡（统一）只是相对的。由于心理矛盾和冲突的存在,人们在解除紧张、恢复平衡的活动中推动心理不断发展。

人们的心理状态和精神活动,对于身体健康、疾病的发展,对于有效地预防和治疗疾病有着巨大的作用。而人的心理状态和精神活动与环境有密切关系,某些社会心理因素和社会环境的改变,可以使人受到不同程度的精神压力,从而产生某些躯体适应性改变,出现焦虑、紧张、躯体不适感和失眠等。

因此要讲究个人心理卫生,首先要充分发挥个体的主动积极性,采取预防措施,正确对待或处理心理失衡的诸因素。一旦发生了心理失衡现象,要通过自我调节和控制的妥善方法予以消除,从而增强适应社会的能力,提高心理健康水平。

（二）心理健康与自我调适

健康不仅仅没有疾病或虚弱,而且身体上、精神上和社会适应上的完好状态。如何达到身体健康为许多人所熟知,而怎样求得心理健康,人们普遍对之认识不足。个体心理健康的主要特征包括:智力正常;情绪稳定、心情愉快;自我意识良好;心理活动与行为表现相协调;人际关系融洽;适应能力良好。一个正常健康的人免不了会遇到心理挫折或生活上的各种问题,会短暂地体会到心理紧张、悲伤或不愉快等心情上的反应。这是我们常遇到的情况,人们也知道如

何去调适。

健康的心理与行为要从客观的角度来评价,而客观的条件除了要考虑个人的年龄、性别、性格、知识等因素及生活背景之外,也得考虑社会及文化背景。随着时代与文化的变迁,须适当地调整我们对所谓健康心理与行为的认识。怎样实现心理健康,可以从以下几个方面进行自我调适。

1. 对自己的内心及行为充满信心　　一个人在任何时候,干任何事情,必须有目标,下决心去实现这个目标。这是一个人意志品质的体现。同时对自己有正确的认识,对自己的能力、经验及成就有所满意,喜欢自己的为人,也高兴自己的行为。有了如此的感觉,那才具备健康心理的先决条件。

人贵有自知之明。一个人能认识自己的优点而懂得发挥,也能了解自己的短处而想办法改善或弥补,同时也要正确对待自己的功过得失。

人的思想品质、心理特征是会不自觉地在他言行中真实地表现出来,给别人以印象和评价。对自己的优点、长处和成绩不可沾沾自喜、盛气凌人。人生处处都有挫折,时时会有不如意或失败的时候,最主要的是能接受已发生的困难和应急,适当地接受失败,承担过错,寻求克服、改善和补救的方法,积极地适应与改善客观情况,绝对不能消极悲观、自暴自弃,不然会增加心理负担。

2. 调整"现实我"与"理想我"的差距　　俗话说"人各有志",尽管理想因为每个人的个性不同而各异,然而理想是人人皆有的,个人的理想要完全实现并不容易。理想目标较低就较容易实现,但它不能带来真正的心理满足;理想目标过高而又难以实现,又会增添挫折感。客观条件千变万化,纷繁复杂,因而个人的需要、动机、信念和理想等都要以客观环境实现为基础,根据"现实我"的条件,对理想目标作适当的调整。

3. 学会调节和控制自己的情绪　　人在任何时候或任何活动中总是伴随着某种情绪,而一个人的气质主要表现在情绪体验的快慢强弱、外表显现程度以及动作的灵活性等方面。如有的人性情沉静,不容易动感情,能够克制自己的冲动,遇事冷静,情绪发生得缓慢而不激动;有的人热情,效率高,有较高的灵活性和适应性,善于从事多变和多样化的工作;有的人敏感性弱,优柔寡断,动作迟缓等。

一个正常的人,无论什么情绪,都是由一定的原因引起的,引起情绪的各种因素都对人有一定的意义(有利或不利)。故而当遇喜悦时,喜而不狂;当遇悲哀时,悲而不伤。情绪变化不会没有,但需要节制,不可过度,这才有利于心身健康。

古有卫生歌诀:"有人欲治卫生道,喜乐有常真怒少;心诚意正思虑除,顺理修身去烦恼"。这是有一定道理的。

认识自己气质的优缺点,自觉掌握和控制调节自己的情绪,应注意以下几点:①要树立正确的人生观,学会客观地认识分析事物的能力;②加强高级情感的培养,提高自我修养的理智水平;③努力克服消极情绪,培养忍耐性,加强意志锻炼;④善于进行人际交往,转移自己的不良情绪。如心理有了闷气,要向知心益友倾诉,或散心活动,如散步、看电影或旅游;⑤学会运用幽默感,丰富人的心灵;⑥认识自己的性格特征,不断反思,改变不良习惯或不良思维定式;⑦增强体质,锻炼身体,保持良好的心境。

二、心理治疗的基本技术

这些技术简单实用,只要注意使用恰当,人人都可以成为帮助他人的"心灵使者"。它具有支持和加强患者防御功能的作用,能使患者增强安全感,减少焦虑和不安。最常用的技术有以下几种。

(一) 倾听

听,是最简单且有效的心理治疗基本技术。患者常因为别人不相信他说的症状,或不耐烦他总是说,或不能理解他,甚至责怪他而苦恼。在一个可信任的专业人员面前,倾吐心中的苦闷和担忧,本身就可使症状有相应好转,也有助于建立良好的医患关系。这里的听,是倾听,是有技术含量的听。要以同情、谅解的态度聆听患者倾吐心中的担忧、苦闷和不愉快的遭遇,倾听过程中要适时反馈,表示你在听,你理解他的困扰,你鼓励他表达,把唤起的感情尽量倾吐出来。在倾听过程中不要评判是非对错,不要急于解释,等患者倾诉完后再耐心疏导。如果时间过长,可以分次进行,每次就讨论一个方面的问题。倾听不一定是长篇大论,有时也可以很简短。

(二) 支持

支持,是心理治疗中另一个简单有效的常用方法。它通过支持与鼓励,通过帮助患者认识到自己的长处、优势、可以利用的资源,使面临困难而无所适从或情绪低落、抑郁者看到光明,得到依靠,恢复自信。

(二) 解释和教育

正确应用医学知识和心理知识,通过解释、教育,使因缺乏知识或受不正确观念影响而产生烦恼、忧虑者调整原有的认识结构及观念,培养合理的适应方法,从而减轻顾虑,改善症状,或为继续治疗创造良好的条件。教育还可动员患者家属、亲友和组织的领导共同参与。

(四) 保证

有力的保证能缓解焦虑和伴发的症状,使患者精神振作,唤起希望和信心。特别对自己健康前景提心吊胆的人,医生要以充分的事实为依据,用充满信心的态度和坚定的语调向患者提出保证,甚至承担责任,以消除患者的紧张和焦虑。

但要注意,这里的保证,不是要医生无把握地担保疾病的诊断、疾病的进展或者治疗的效果。不要把自己推到责任承担者的位置上去,除非你确实有把握且愿意承担这个责任。这里保证是基于事实基础,保证患者过度的毫无根据的担心的事不会发生。保证的内容,还可以是医生自己的行为。根据患者担心的内容,可以保证诸如"保证彻底检查","保证不会泄露病情给他人","保证仔细监测药物的不良反应,需要时及时转诊"等。

(五) 暗示

通过言语使者不经逻辑判断,自觉接受医生灌输给他的观念,以消除一些无生物学基础的主观症状。暗示应用范围很广,主要通过言语、药物和理疗来进行。其中以言语暗示最为重要,在对患者进行解释、鼓励、安慰和保证时,都包含着暗示作用。如能用药物或理疗相结合,将会起到更大的疗效。

（六）建议

建议通常是根据影响疾病的因素、患者自身的能力、社会支持网络和客观环境条件来提出。譬如，由于某种不良环境因素引起的，可建议尝试改变环境；由于不良的人际关系引起的，可尝试用一种新的方式和心态与周围人相处。建议也包括适当的饮食、锻炼、特别是各种有益的活动，这些也是心理健康处方的一部分。

需要注意的是，建议，必须在充分倾听和比较全面了解疾病相关因素后进行，切忌一上来就居高临下地提建议，否则不会被采纳，或不能起到良好的效果。

此外，多数患者意识不到自己的躯体不适与自己的心理因素有关。有些患者缺乏自我审视和自我调整的意识或能力，他们往往习惯于听从医生的指导和建议："你告诉我该怎么做吧"，指望医生如神仙指出光明大道，直接就脱离苦海，不知道路是要自己走的。医生要注意，不要真的替他去出主意，想办法，那样你会陷入被患者控制的被动局面。如果你的办法患者自己也能想到，或者他周围的人也曾建议过，患者最终就会产生医生也不过如此的想法，就会对你、对治疗失去信心。你要提的建议，不是直接告诉他该怎么做，不是"替他想办法"，而是帮助患者分析、认识问题，启发独立思考，学会用自己的方式解决问题，启发他自己想出办法来，促进其自我成长。这是心理治疗与躯体治疗最大的不同。

三、心理治疗方法

心理治疗一般需要有专业的心理治疗师来做。但了解常用的心理治疗方法，可以帮助我们在临床实践中更好地理解患者，建立良好的医患关系，也有助于我们推荐合适的心理治疗师。心理治疗方法较多，各家流派各个理论各成一体。这里介绍几种常用的方法。

（一）精神分析法

精神分析法把压抑在潜意识中的冲突诱发出来，使患者明了症状的实质，从而使症状失去存在的意义而消失。一般常涉及4种方法：自由联想、释梦、阐述、移情。即让患者在安静、舒适的环境中，无所顾虑地倾诉内心之苦；分析患者梦境的意义和个人愿望的关系；帮助患者分析各种心理活动，释其疑、宽其心；使患者把亲人的感情移到咨询师、治疗者身上，取得患者信任，从而解决其痛苦。

（二）行为疗法

其科学依据是来自实验室的心理学资料和有关学习的理论。认为人的正常或异常的行为都是学习得来的，因此，也可以通过学习来矫正或消除。受到奖励或得到满意结果的行为容易学会并能维持，受到惩罚或结果不愉快的行为不容易学会和维持，已经学会的也会减弱或消失。通过控制这些条件，便可操作行为的强度和方向。行为疗法有以下几种常用的疗法。

1. 系统脱敏疗法　其机制是利用经典性条件反射原理，逐步地使正常反应加强，不正常反应消失，从而达到行为矫正的目的。即让患者分步骤地接触会引起敏感反应（如恐惧、焦虑、厌恶等）的事或物，从反应程度轻的逐步过渡到反应程度重的，使之逐渐习惯而消除敏感。

2. 厌恶疗法　又称处罚消除法。即用处罚的方法来消除患者的不良心理行为。

3. 其他行为疗法　如条件操作法、模仿法（即示范法）、角色扮演法、行为限制法、生物反馈治疗、代币奖励法等。

行为治疗过程中要注意恰当,又及时的奖罚,训练目标明确,培养患者足够的行为动机等,最重要的是明确患者问题的实质,设计一种确实可行的程序和进度去改变行为。

(三) 认知疗法

认知心理学认为人的心理行为受人的认识所支配,某些个人问题主要是由于在错误前提下对现实曲解的结果。咨询中治疗的关键就在于指导患者改变原来的认识结构,解除歪曲的想法,而代之以更现实的思维方式;纠正不合理的信念,代之以更合理的思维方式;纠正不合理的信念,代之以更合理的信念,从而改变行为。合理的情绪疗法是最常用的认知疗法之一。

心理治疗还有很多,如道家认知疗法、森田疗法、催眠疗法、音乐疗法、集体治疗、家庭治疗、夫妻治疗等。心理治疗总体来看,开展面广,都具有文化社会特征,新疗法不断引进,原有疗法不断提高。结合中国文化特征,融会贯通,是临床应用的关键。门诊时的咨询即是医生融合心理治疗技术的重要环节,掌握心理治疗方法而贯穿其中,在实际中把握它的规律,更好地发挥它的作用。

四、药物治疗的基本知识

(一) 何时用药

药物治疗的目的是全面减轻病情。虽然大部分药物都可以引起令人不愉快的不良反应,但是药物治疗可使精神症状和社会功能显著改善,其好处显然要胜过可能发生的不良反应。处方医生既要考虑用药的近期和远期利弊,也要考虑其他可利用的替代治疗和辅助治疗,例如心理治疗。如果觉得药物治疗在总体上对患者有利,通常会给予药物治疗。

(二) 用什么药

精神药物(对大脑起作用的药物)的选择取决于诊断。一旦确立诊断或初步诊断成立,处方医生在了解患者的用药史(如既往各种精神药物的疗效、可能的不良反应、服药的依从性)和药物疗效的家族史等因素后可能会推荐适当的药物。各类精神药物的具体用法请参见精神科专业书籍。

(三) 什么是最佳剂量

就大部分药物来说,最佳剂量就是既能取得最大疗效而不良反应又最小的剂量。如果不良反应明显,可减少剂量或加用能减轻不良反应的药物。当然,也可以试用不同种类的药物,所用的药物剂量应该调整至最佳剂量。

(四) 什么是维持剂量

症状缓解后,一般要维持治疗一段时间(通常是数月,也可能是数年)。此后,对有些患者要考虑停药。然而,如果疾病倾向于慢性或频繁复发,则需要长期维持治疗。长期维持治疗的剂量应该是能使症状获得最佳改善或者是能最大限度地预防复发的最低剂量。维持剂量的大小因人而异。此外,维持剂量还可能因社会心理因素的变化而变化,例如,精神分裂症患者在应激期间,患者、医生、家属和个案管理人员可能会商讨给予适当增加剂量,以免复发。

治疗可分为急性期、巩固期和维持期。急性期的治疗目标是稳定和减轻急性症状,恢复病前功能;巩固期的治疗目标是维持和巩固疗效,防止急性症状再现;维持期的治疗目的是预防复发。

药物治疗从根本上改变了对精神障碍的处理。从规范的临床实践看,应注意以下几点:①不要忽视该用药而不予用药的情况;②有些药物能产生毒性作用,不要对此视而不见;③应使用尽可能低的治疗剂量;④处方前要问一问自己,所用药物是否非用不可;⑤应知道并掌握下列情况的处理方案:过度镇静、锂中毒、迟发性运动障碍、急性肌张力障碍、抗精神病药所致的恶性综合征。

(五)药品知识教育

任何形式的治疗都要获得患者的知情同意。知情同意意味着患者已被告知有关治疗的情况,包括可能出现的不良反应以及同意接受治疗。即便在根据法律可以强制治疗的情况下,知情同意原则仍然适用。患者获得治疗药物的相关知识后,可能会更了解治疗的好处并遵守治疗计划。

让患者接受下列知识很重要:①所处方的每种药品的药名和商品名;②为什么需要用药;③药物的疗效;④何时及如何用药;⑤禁忌证(如忌食某类食物);⑥估计需治疗的时间;⑦起效时间;⑧可能有的不良反应;⑨坚持用药的重要性和遗漏用药的后果;⑩确定最佳剂量的重要性;⑪所用药物是否会成瘾;⑫是否需要验血或其他检查;⑬除药物以外的其他治疗方法;⑭需要监测的不良反应的早期征象。

给患者提高治疗药物知识的方法:①同患者讨论,鼓励患者就自己所用的药物提问;②提供书面材料,如有关常用精神药物知识的宣传活页;③为患者和家属开设教育课程,应让照料者尽可能多地获得有关的药物治疗知识。

(六)鼓励患者坚持用药

患者只有按处方要求有规律地用药才会取得疗效。用药越不规则,疗效越差。患者不坚持用药的原因有很多,包括:①能否负担得起药费;②治疗方案是否简单明了;③患者是否知道为什么用药;④患者是否知道应该怎样正确地用药;⑤患者是否了解可能出现的不良反应;⑥患者能否识别药物的不良反应。

许多患者在停药后疾病不会立即复发,因此,他们会误认为没有必要继续用药。然而,许多精神药物特别是抗精神病药具有高度脂溶性,需要很长的时间才能从身体里全部消除。因此,停药后的一段时间内,药物的疗效仍然会使患者获益。但以后,一旦药物从体内消除就有可能复发。让患者了解这些情况,使患者在掌握正确知识的基础上坚持服药是非常重要的。

(七)观察躯体和精神状态

对用药的患者需要有规律地进行观察,目的是确定药物是否有预期效果,评估药物不良反应或不良的相互作用及其程度,通过观察可以指导进一步的治疗决策。精神检查有助于评价诸如情感和思维内容等精神症状的变化。

(八)监测复发的早起迹象,有针对性的药物维持治疗

就许多复发性疾病来说,患者也许能够识别某些经常在复发前出现的行为或情感症状。这些症状称为早期复发征象。患者应该学会体会这些症状。如果出现复发的早期征象,患者应立即去看医生,或恢复维持药量乃至治疗药量。不过,即便如此,也未必能避免疾病的复发加重。

(何燕玲)

参考文献

[1] 肖泽萍,徐一峰主译. 精神障碍的处理.第三版. 上海:上海科学技术出版社,2002.

[2] 季建林主编. 医学心理学.第四版.上海:复旦大学出版社,2006.

[3] 沈渔邨主编. 精神病学.第五版.北京:人民卫生出版社,2009.

[4] 徐勇,吴海苏,徐一峰. 患者健康问卷抑郁量表(PHQ-9)在社区老年人群中的应用——信度与效度分析. 上海精神医学,2007,19(5):257-276.

[5] 何筱衍,李春波,等.广泛性焦虑量表在综合性医院的信度和效度研究.上海精神医学,2010,22(4):200-203.

第十六章　睡眠管理

人的一生大约有 1/3 的时间是在睡眠中度过的。睡眠可以使大脑和身体得到休息、休整和恢复,有助于人类日常的工作和学习,科学的提高睡眠质量是人类正常工作、学习、生活的保障。对于人的健康来说,它就像是氧气、水源一般,是必不可少的一部分。睡眠时间的长短及质量直接关系着人类机体的健康运行,睡眠的不足也直接影响着人类学习和工作的效率,使生活受到不同程度的干扰。睡眠医学是一门近年来发展迅速的综合性新兴学科,有的专家甚至把睡眠医学称为"21 世纪新的医学科学"。

第一节　正常睡眠生理学

睡眠(sleep)为高等脊椎动物周期性出现的一种自发的和可逆的静息状态,表现为机体对外界刺激的反应性降低和意识的暂时中断。

1. 正常睡眠时相　睡眠由两个交替出现的不同时相所组成,两者以是否有眼球阵发性快速运动及不同的脑电波特征相区别。

(1)非快速眼动睡眠(non-rapid eyes movement, NREM):又称慢波睡眠、正相睡眠。非快速眼动睡眠主要用于恢复体力。此睡眠阶段全身肌肉松弛,没有眼球运动,内脏副交感神经活动占优势,心率、呼吸均减慢,血压降低,胃肠蠕动增加,基础代谢率低,脑部温度较醒觉时稍降低,大脑总的血流量较醒觉时减少。

(2)快速眼动睡眠(rapid eyes movement, REM):又称异相睡眠(paradoxical sleep, PS)、快波睡眠(fast wave sleep, FWS)。此时相中出现眼球快速运动,并经常做梦。快速眼动主要用于恢复脑力。此睡眠阶段,出现混合频率的去同步化的低波幅脑电波。眼球快速运动,面部及四肢肌肉有很多次发作性的小抽动,有时出现嘴唇的吸吮动作,喉部发出短促声音,手足徐动,内脏活动高度不稳定,呼吸不规则,心率经常变动,胃酸分泌增加,有时阴茎勃起,脑各个部分的血流量都比醒觉时明显增加(以间脑和脑干最为明显,大脑则以海马及前联合一带增加较多),脑耗氧量也比醒觉时明显增加。

2. 睡眠时相转换　如图 16-1 所示,睡眠过程中两个时相相互交替。正常成年人入睡后,首先进入慢波相。此时相以其脑电图特征分为 4 个阶段(又称为 Ⅰ、Ⅱ、Ⅲ、Ⅳ期):第一阶段(S1),脑电波以 θ 波为主,不出现纺锤波或 K-综合波,实际上是由完全清醒至睡眠之间的过渡阶段,对外界刺激的反应减弱,精神活动进入飘浮境界,思维和现实脱节;第二阶段(S2),脑电波为纺锤波与K-综合波,δ波少于20%,实际上人已经进入了真正的睡眠,而属于浅睡;第三阶段(S3),脑电波δ波占20%~50%,为中等深度睡眠;第四阶段(S4),脑电波δ波占50%以上,属于深睡,不易被唤醒。慢波相通常依次为1、2、3、4、3、2等期,历时70~120分钟不等,即转入异相睡眠,历时5~15分钟,这样便结束第1个时相转换;接着又开始慢波相,并转入下一个异相睡眠,如此周而复始地进行下去。整个睡眠过程,一般有4~6次转换,慢波相时程逐次缩短,并以第2期为主,而异相时程则逐步延长。若总睡眠时间为100%,则慢波睡眠约占80%,而异相睡眠占20%(图16-2)。将睡眠不同时相和觉醒态按出现先后的序列排列,可绘制成睡眠图,它能直观地反映睡眠各时相的动态变化。

睡眠周期特点如下:①正常情况下,无论觉醒于哪个阶段,睡眠总是由NREM睡眠开始。②正常成人每夜的睡眠中一般经历4~6个周期(图16-1)。③个体之间睡眠周期的时间不同,睡眠时间及结构受年龄、个性、遗传素质、情绪状态和环境等因素的影响很大。④随年龄增长,睡眠总时间逐步减少,S3、S4逐步下降。

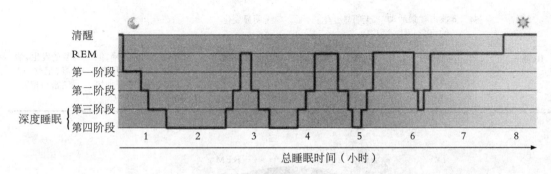

图16-1 正常成年人整夜睡眠中两个时相交替示意图

3. 正常睡眠时间及生理心理特征 如上所说,人的睡眠,一夜中有4~6个睡眠周期出现,互相连接,周而复始。首先,从上床就寝到开始入睡之间的时间,我们称之为入睡潜伏期,成年人一般为20~23分钟。然后进入NREM睡眠第一阶段,经过0.5~7分钟,即进入NREM睡眠第二阶段;30~38分钟后,进入NREM睡眠的第三阶段及第四阶段(合称δ睡眠),持续约数分钟至1小时;再回到NREM睡眠第二阶段;在开始入睡后70~90分钟,进入REM睡眠,通常只有5分钟左右;接着再回到NREM睡眠第二阶段,也即第二个睡眠周期的开始。从第二个睡眠周期开始,δ睡眠逐渐缩短,而REM睡眠逐渐延长,每隔90分钟左右为一个周期;后半夜NREM睡眠第四阶段、第三阶段越来越少,渐至第四阶段消失;而REM睡眠甚至可达60分钟,且其生理表现(眼球快速运动)和心理表现(做梦)也越来越强烈。人类睡眠的主要生理心理特征见表16-1。

一般年轻人在一夜的睡眠中,NREM睡眠第一阶段占5%~10%,第二阶段占50%,第三阶段及第四阶段共占约20%,REM睡眠占20%~25%。从儿童期到老年期,随着生长、发育渐至衰老,REM睡眠和NREM睡眠第三阶段、第四阶段逐渐减少,60岁以后基本上没有NREM睡眠第四阶段,夜间醒转的次数增加(图16-2)。

表 16-1　人类睡眠的主要生理心理特征

睡眠阶段		脑电特征	肌电特征	眼电特征	其他生理特征	心理特征
觉醒阶段		节律为主要背景活动	相当程度的肌张力	快眼动和慢眼动均存在		
NREM	S1	节律解体,代之以 θ、δ、β 波的混合节律	肌张力下降	快眼动消失,慢眼动存在	与生长、发育、疲劳消除等生理功能相关,S4 为生长激素分泌最高点,50 岁以后很难观察到 S4	
	S2	在S1脑电特征基础上出现"睡眠纺锤"波或 K 综合波	无明显变化	快眼动和慢眼动全部消失		
	S3	δ波占背景活动的 20% ~ 50%	无明显变化	无明显变化		
	S4	δ波占背景活动的 50% 以上	无明显变化	无明显变化		
REM		类似 S1	肌张力降至最低	快速眼球运动	自主神经功能下降,但不稳定,血压升高,心率增快,呼吸加快和不规则等情况	与梦的发生、学习、记忆、情绪密切相关

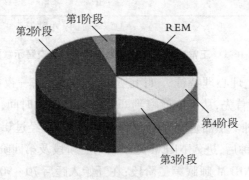

第2阶段　第1阶段　REM

第4阶段

第3阶段

第1阶段: 5%
第2阶段: 40% ~ 50%
深度睡眠 { 第3阶段: 12%
第4阶段: 12%
REM : 25%

图 16-2　睡眠总时间中的各睡眠阶段的比例

4. 多导睡眠图及睡眠参数

（1）多导睡眠图（Polysomnogram，PSG）：长期以来,脑电图（EEG）一直是睡眠研究的主要对象之一。1937 年,美国学者 Loomis 首次提出用 EEG 方法取代行为学作为睡眠深度判断的标准。1953 年,美国 Aserinsky 和 Kleitman 发现 REM 现象。1968 年,Rechtchaffen 和 Kales 提出睡眠分期的标准,并由美国生理协会推荐为第一个睡眠分期的国际分类。目前,为了更加精确地对睡眠相关疾患做出鉴别诊断,在 EEG 基础上增加了对眼电、肌电、心电等参数的同步记录,形成了睡眠多导图(图16-3)。但是,在所测量的众多睡眠参数中,大多数参数仍然由 EEG 所决定。

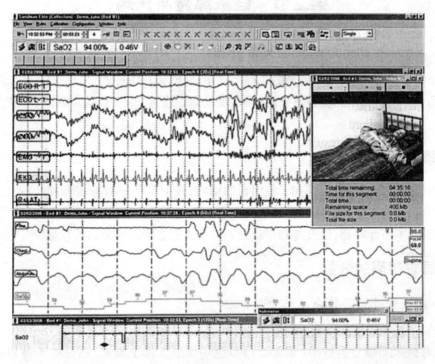

图16-3 电生理指标——多导睡眠图(在睡眠中同时记录脑电、肌电、眼电的图形)

(2)睡眠参数

1)卧床时间(time in bed,TIB):从关灯到早晨起床的时间(减去夜间离开床的时间)。

2)总体睡眠时间(total sleep time,TST):包括所有 Ⅰ 、Ⅱ 、Ⅲ 、Ⅳ期(即前面提及睡眠的4个阶段)和 REM 期睡眠,运动时间(MT),以及任何异常睡眠或分裂睡眠时间的总和。

3)总体睡眠时段(total sleep period,TSP):从睡眠开始到早上最后清醒的时间,包括入睡后所有清醒时间,Ⅰ 、Ⅱ 、Ⅲ 、Ⅳ期和 REM 期睡眠,运动时间。

4)睡眠效率:睡眠时间与卧床时间之比。

5)睡眠潜伏期:从关灯到出现Ⅱ期睡眠的时间。

6)Ⅲ、Ⅳ期潜伏期。

7)REM 潜伏期:从睡眠开始到出现 REM 期睡眠的时间。

8)睡眠中清醒次数:入睡后到早晨起床期间清醒的次数,清醒至少持续 15 秒以上。

9)REM 期睡眠次数:为全夜 REM 期睡眠的次数。

10)睡眠周期转换次数:每100分钟内进入和离开 NREM 睡眠、REM 睡眠次数,反映睡眠的稳定性。

11)周期交替模式(cyclic alternating pattern ,CAP):在 NREM 期中,可能出现30 ~ 180 秒的安静睡眠和唤醒的周期性交替,反映了多导睡眠生理变量交替的特征。CAP 比 = (总体 CAP 时间/总体 NREM 时间) ×100% 。

第二节　睡眠障碍与疾病

睡眠占据着人类生命进程的1/3,是生命的必须过程。现代研究证实,接近80余种疾病都与病态睡眠有关,在影响人类寿命的7种因素中,睡眠是其中最重要的一项。睡眠障碍已成为了人类的无形杀手。因此保证良好的睡眠,提高睡眠质量,是我们远离疾病、重获健康体魄的保障。

一、睡眠障碍的定义

睡眠障碍是指个体由于心理和环境因素的影响,或由于各种精神疾病、神经系统疾病、躯体疾病的影响,或由于各种药物和精神活性物质的影响所产生的睡眠发动和维持障碍、过度睡眠障碍、睡眠觉醒节律障碍,以及与特定睡眠阶段有关的各种功能障碍的总称。

二、睡眠障碍的分类

(一) 睡眠障碍的国际分类与诊断标准

常用的有《精神类疾病诊断和统计手册(DSM-IV)》第四版、《国际疾病分类(ICD-10)》第十版和《国际睡眠障碍分类指南(ICSD-2)》。这些标准大体上类似,在一些亚型划分上有所不同。

1. ICSD-2　发布于2005年,它将睡眠疾病分为8类,即失眠、睡眠相关呼吸障碍、睡眠过度、睡眠节律紊乱、睡眠行为障碍、睡眠运动障碍、孤立的睡眠症状以及其他睡眠障碍。

2. DSM-IV　此分类主要为精神疾病分类,故主要将睡眠障碍分为原发性睡眠障碍(包括失眠和过度睡眠)、继发于某种精神或药物问题的睡眠障碍,以及物质引起的睡眠障碍(表16-2)。

表 16-2　DSM-IV 的原发性睡眠障碍分类

睡眠不良
原发性失眠
原发性睡眠过多
发作性睡病
呼吸相关睡眠障碍
睡眠节律障碍
未在他处注明的睡眠不良
异常睡眠
梦魇(梦中焦虑障碍)
夜惊
睡行症
未在他处注明异常睡眠
与其他精神障碍有关的睡眠障碍
失眠
睡眠过多
其他睡眠障碍
继发于躯体疾病的睡眠障碍
物质所致睡眠障碍

3. ICD-10　它将睡眠障碍分为睡眠失调和睡眠失常 2 类。睡眠失调指的是一种原发性心因性状态,其中睡眠紊乱包括失眠、嗜睡及睡眠－觉醒节律障碍;睡眠失常是在睡眠中出现异常的发作性事件,包括睡行症、睡惊及梦魇。

（二）睡眠障碍的中国分类与诊断标准

我国多采用中国精神障碍诊断标准(CCMD-3),它将非器质性睡眠障碍定义为各种心理社会因素引起的非器质性睡眠与觉醒障碍,包括失眠症、嗜睡症、睡眠－觉醒节律障碍、夜惊、睡行症及梦魇等。

1. 失眠

（1）症状标准:①几乎以失眠为唯一的症状,包括难以入睡、睡眠不深、多梦、早醒,或醒后不易再睡、醒后不适感、疲乏,或白天困倦等;②具有失眠和极度关注失眠结果的优势观念。

（2）严重标准:对睡眠数量、质量的不满引起明显的苦恼或社会功能受损。

（3）病程标准:至少每周发生 3 次,并至少持续 1 个月。

（4）排除标准:排除躯体疾病或精神障碍症状导致的继发性失眠。

（5）说明:如果失眠是某种躯体疾病或精神障碍(如神经衰弱、抑郁症)症状的一个组成部分,不另诊断为失眠症。

2. 嗜睡症

（1）症状标准:①白天睡眠过多或睡眠发作;②不存在睡眠时间不足;③不存在从唤醒到完全清醒的时间延长或睡眠中呼吸暂停;④无发作性睡病的附加症状(如猝倒、睡眠瘫痪、入睡前幻觉、醒前幻觉等)。

（2）严重标准:患者为此明显感到痛苦或影响社会功能。

（3）病程标准:几乎每天发生,并至少持续 1 个月。

（4）排除标准:不是由于睡眠不足、药物、乙醇、躯体疾病所致,也不是某种精神障碍的症状组成部分。

3. 睡行症

（1）症状标准:①反复发作的睡眠中起床行走。发作时,睡行者表情茫然、目光呆滞,对别人的招呼或干涉行为相对缺乏反应,要使患者清醒相当困难。②发作后自动回到床上继续睡觉或躺在地上继续睡觉。③尽管在发作后的苏醒初期可有短暂意识和定向障碍,但几分钟后即可恢复常态,不论是即刻苏醒或次晨醒来均完全遗忘。

（2）严重标准:不明显影响日常生活和社会功能。

（3）病程标准:反复发作的睡眠中起床行走数分钟至半小时。

（4）排除标准:①排除器质性疾病(如痴呆、癫痫等)导致的继发性睡眠－觉醒节律障碍,但可与癫痫并存,应与癫痫性发作鉴别;②排除癔症。

（5）说明:睡行症可与夜惊并存,此时应并列诊断。

4. 夜惊

（1）症状标准:①反复发作的在一声惊恐性尖叫后从睡眠中醒来,不能与环境保持适当接触,并伴有强烈的焦虑、躯体运动及自主神经功能亢进(如心动过速、呼吸急促及出汗等),持续 1～10 分钟,通常发生在睡眠初 1/3 阶段;②对别人试图干涉夜惊发作的活动相对缺乏反应,若干涉几乎总是出现至少几分钟的定向障碍和持续动作;③事后遗忘,即使能回忆,记忆有限;④排除器质性疾病(如痴呆、脑瘤、癫痫等)导致的继发性夜惊发作,也需排除热性惊厥。

(2)说明:睡行症可与夜惊并存,此时应并列诊断。

5. 梦魇

诊断标准:①从夜间睡眠或午睡中惊醒,并能清晰和详细地回忆强烈恐惧的梦境,这些梦境通常危及生存、安全或自尊。一般发处于睡眠的后半夜。②一旦从恐怖的梦境中惊醒,患者能迅速恢复定向和完全苏醒。③患者感到非常痛苦。

6. 睡眠－觉醒节律障碍

(1)症状标准:①患者的睡眠－觉醒节律与所要求的(即与患者所在环境的社会要求和大多数人遵循的节律)不符;②患者在主要的睡眠时段失眠,而在应该清醒时段出现嗜睡。

(2)严重标准:明显感到苦恼或社会功能受损。

(3)病程标准:几乎每天发生,并至少持续1个月。

(4)排除标准:排除躯体疾病或精神障碍(如抑郁症)导致的继发性睡眠－觉醒节律障碍。

7. 其他或待分类非器质性睡眠障碍。

三、睡眠障碍影响因素

1. 环境因素　包括睡眠环境的突然改变、强光、噪声、温度异常、卧具不适。

2. 生活习惯因素　包括睡前饮茶、酒、咖啡或者吸烟,食用兴奋性的食物,睡眠节律的改变。

3. 躯体因素　躯体疾病导致睡眠障碍,原因多来自两个方面:一是由于疾病本身症状或体征的折磨;二是疾病损害了与睡眠有关的中枢特定部位,使神经内分泌免疫网络、颅内血液循环失衡。

4. 精神心理因素　包括考前学习压力、相思、离别、不良事件刺激,以及紧张、焦虑、担忧、抑郁、过度兴奋等。

5. 精神疾病　神经症、抑郁症、精神分裂症、老年痴呆、人格异常等。

6. 药物原因　包括各种兴奋剂、镇静剂、甲状腺素、抗心律失常药等的使用,安眠药不合理使用产生的戒断反应。

7. 年龄因素　儿童期常见梦游、梦话、夜惊、遗尿;青少年常见睡眠周期异常及睡眠时间延迟;老年人常见慢性睡眠。

8. 睡眠相关的疾病　不宁腿综合征、睡眠呼吸暂停综合征等。

四、睡眠的评估

(一)常用的评估方法

作出评估需要完整的精神科和躯体疾病的病史,并对睡眠障碍患者进行详细检查。目前国内外常用的评估方法包括:①临床会谈,直接观察;②个体的主观感受,可以通过一些睡眠评估量表(表16-3)或者睡眠日记来进行评估。③客观的评估(生理/行为),如多导睡眠图

（PSG）、活动记录检查（Actigraphy）。④临床表现，如采用精神运动警戒性试验（PVT）、数字符号替代试验（DSS）、Walter-Reed 加减法测验（WRAST）。

表 16-3　睡眠评估常用量表

调查表	描述
Epworth 嗜睡量表	包含 8 个自报条目，用来评价被调查者的主观嗜睡程度，分数 0～24 分，<10 分属于正常
失眠严重程度指数	总共 7 个条目的等级评定来评价失眠患者的感觉
匹兹堡睡眠量表	包含 24 个条目，用以测量睡眠质量。总分 >5，表示睡眠质量差
白氏抑郁症量表	包含 21 个自报条目，用以测量抑郁情况。无抑郁或轻度抑郁：<10 分。中度到重度抑郁：>18 分
特质焦虑分量表	它包含 20 个自报条目，用以测量焦虑情况。总分从 20～80。轻度焦虑：<50 分；显著焦虑：>70 分
疲劳严重度量表	它是包含 9 条目的患者日间疲劳等级评定
健康调查简表	它包含 36 个自报条目来测定生命质量，分数从 0（最差）到 100 分（健康）
睡眠信念与态度的问卷调查	包含 28 个项目的自我评级量表，用以评价关于睡眠的消极认知

（二）匹兹堡睡眠质量指数量表

这里以常用的匹兹堡睡眠质量指数量表为例进行介绍。匹兹堡睡眠质量指数（Pittsburgh sleep quality index，PSQI）是美国匹兹堡大学精神科医生 Buysse 博士等人于 1989 年编制的。该量表适用于睡眠障碍患者、精神障碍患者评价睡眠质量，同时也适用于一般人睡眠质量的评估。量表由 9 道题组成，前 4 题为填空题，后 5 题为选择题，其中第 5 题包含 10 道小题（表 16-4）。

表 16-4　匹兹堡睡眠质量指数（PSQI）自测题

指导语：下面一些问题是关于您最近 1 个月的睡眠状况，请选择或填写与您近 1 个月实际情况最符合的答案。请回答下列问题。

---

1. 近 1 个月，晚上上床睡觉通常是 ＿＿＿＿＿ 点钟
2. 近 1 个月，从上床到入睡通常需要 ＿＿＿＿＿ 分钟
3. 近 1 个月，早上通常起床时间 ＿＿＿＿＿ 点钟
4. 近 1 个月，每夜通常实际睡眠时间 ＿＿＿＿＿ 小时（不等于卧床时间）
5. 近 1 个月，您有没有因下列情况而影响睡眠，请从①②③④ 4 项中选一项，在下面划"√"：
 a. 入睡困难（30 分钟内不能入睡）　①无　②<1 次/周　③1～2 次/周　④≥3 次/周
 b. 夜间易醒或早醒　①无　②<1 次/周　③1～2 次/周　④≥3 次/周
 c. 夜间去厕所　①无　②<1 次/周　③1～2 次/周　④≥3 次/周
 d. 呼吸不畅　①无　②<1 次/周　③1～2 次/周　④≥3 次/周
 e. 大声咳嗽或鼾声高　①无　②<1 次/周　③1～2 次/周　④≥3 次/周
 f. 感觉冷　①无　②<1 次/周　③1～2 次/周　④≥3 次/周
 g. 感觉热　①无　②<1 次/周　③1～2 次/周　④≥3 次/周
 h. 做噩梦　①无　②<1 次/周　③1～2 次/周　④≥3 次/周
 i. 疼痛不适　①无　②<1 次/周　③1～2 次/周　④≥3 次/周
 j. 其他影响睡眠的事情（请写明）＿＿＿＿＿＿　①无　②<1 次/周　③1～2 次/周　④≥3 次/周
6. 近 1 个月您的睡眠质量　①很好　②较好　③较差　④很差
7. 近 1 个月您是否经常使用催眠药物才能入睡　①无　②<1 次/周　③1～2 次/周　④≥3 次/周
8. 近 1 个月您是否常感到困倦　①无　②<1 次/周　③1～2 次/周　④≥3 次/周
9. 近 1 个月您做事的是否精力不足　①没有　②偶尔有　③有时有　④经常有

---

1. 使用和评分方法 PSQI 用于评定被试者最近 1 个月的睡眠质量。由 19 个自评和 5 个他评条目构成,其中第 19 个自评条目和 5 个他评条目不参与计分,在此仅介绍参与计分的 18 个自评条目(详见问卷)。18 个条目组成 7 个成分,每个成分按 0~3 等级计分,累积各成分得分为 PSQI 总分,总分范围为 0~21,得分越高,表示睡眠质量越差。被试者完成问卷需要 5~10 分钟。

2. 各成分含意及计分方法

(1) 睡眠质量:根据条目 6 的应答计分"较好"计 1 分,"较差"计 2 分,"很差"计 3 分。

(2) 入睡时间

1) 条目 2 的计分为:≤15 分钟计 0 分,16~30 分钟计 1 分, 31~60 计 2 分,≥60 分计 3 分。

2) 条目 5a 的计分为:无计 0 分,<1 次/周计 1 分, 1~2 次/周计 2 分,≥3 次/周计 3 分。

上述计分为:累加条目 2 和 5a 的计分,若累加分为"0"计 0 分,"1~2"计 1 分,"3~4"计 2 分,"5~6"计 3 分。

(3) 睡眠时间:根据条目 4 的应答计分,>7 小时计 0 分,6~7 小时计 1 分,5~6 小时计 2 分, <5 小时计 3 分。

(4) 睡眠效率

1) 床上时间 = 条目 3(起床时间) − 条目 1(上床时间)

2) 睡眠效率 = 条目 4(睡眠时间)/ 床上时间 × 100%

上述计分为:睡眠效率 > 85% 计 0 分,75%~84% 计 1 分,65%~74% 计 2 分, < 65% 计 3 分。

(5) 睡眠障碍:根据条目 5b~5j 的计分为,无计 0 分, <1 次/周计 1 分,1~2 次/计 2 分,≥3 次/周计 3 分。累加条目 5b~5j 的计分,若累加分为"0"则计 0 分,"1~9"计 1 分,"10~18"计 2 分,"19~27"计 3 分。

(6) 催眠药物:根据条目 7 的应答计分,无计 0 分, <1 次/周计 1 分, 1~2 次/周计 2 分,≥3 次/计 3 分。

(7) 日间功能障碍

1) 根据条目 8 的应答计分,无计 0 分, <1 次/周计 1 分, 1~2 次/周计 2 分,≥3 次/周计 3 分。

2) 根据条目 9 的应答计分,没有计 0 分,偶尔有计 1 分,有时有计 2 分,经常有计 3 分。

上述记分为:累加条目 8 和 9 的得分,若累加分为"0"则计 0 分,"1~2"计 1 分,"3~4"计 2 分,"5~6"计 3 分。

PSQI 总分 = 成分(1)A + 成分(2)B + 成分(3)C + 成分(4)D + 成分(5)E + 成分(6)F + 成分(7)G

第三节　睡眠障碍的治疗

一、治疗原则

1. 药物治疗与非药物治疗结合　明确睡眠障碍的原因,严格掌握药物的适应证及禁忌证,注意不良反应及个体化治疗,遵循短期用药、逐渐减量与停药的原则,避免药物依赖。非药物治疗也是非常重要的治疗方式,如睡眠卫生教育、认知疗法、行为治疗等。

2. 躯体治疗与心理治疗相结合　约80%的睡眠障碍由心理、精神的压力所造成,故解除心理负担及采用心理治疗尤为重要。

3. 医生与患者结合　患者必须配合纠正不良的睡眠习惯,定时休息,按时睡觉,按时起床。

4. 中西医结合治疗及其他治疗　食疗、音乐疗法、自我放松训练均对睡眠有良好的帮助。

二、睡眠障碍的非药物治疗

睡眠障碍的非药物治疗可以采取以下措施:纠正不良的睡眠环境、适量运动、养成良好的睡眠习惯及睡眠规律、注意饮食习惯等。但是,当睡眠障碍程度较深时,单纯依靠以上措施效果不大,这时候可以采用认知行为疗法的一些基本技术。

1. 睡眠限制法　这种方法旨在通过限制睡眠来达到提高睡眠效率的目的。它一般将患者的睡眠时间限制在根据前两周睡眠日记得出的平均有效睡眠时间内,但是不低于5小时。早晨要求患者同一时间起床,每周评估一次。当睡眠效率达到85%～90%时,延长患者待在床上的时间15～20分钟;如果睡眠效率低于85%,则减少15～20分钟。患者在使用睡眠限制治疗期间可能会感到疲劳和嗜睡,应根据患者具体情况慎重选择使用。

2. 刺激控制法　它是目前应用比较多且效果比较好的一种治疗方法,它的核心是指导患者重新建立起睡眠与卧床时间和睡眠环境等因素之间的联系,使卧室重新成为诱导睡眠的信号,同时减少睡眠环境与其他睡眠冲突活动的联系,如看书、工作、看电视等。如果患者在15～20分钟内没有睡着或者睡觉之后醒来的话,要求患者离开床,并且进行一些平静的活动,直到有睡意再继续睡觉。

3. 放松疗法　它是指运用各种方法来降低患者脑部葡萄糖的高代谢,放松患者的身体和精神,缓解患者焦虑,以防止患者生理性和认知性的觉醒。最常见的方法有渐进式肌肉放松法、呼吸训练、意象导引、瑜伽、想象训练等。其中研究比较多的是渐进式肌肉放松法,它被证实可以缩短入睡时间以及延长睡眠时间。

4. 认知疗法　它主要针对患者关于睡眠的不正常信念、态度和期望,如膨胀的睡眠需求、实际睡眠时间的错觉以及错误的将日间功能损伤归因于失眠等。这些认知错误会造成患者在临近睡眠时过分担心、焦虑而睡不着。认知疗法主要运用心理学的方法来减轻患者的担忧,纠正患者对睡眠的错误观念。常用的认知疗法有再评价技术、注意力转移法等。

5. 睡眠健康教育　失眠通常与不良的生活方式和睡眠环境有关,比如睡前吸烟、饮酒、喝咖啡或者开灯睡觉等。良好的睡眠习惯可以大大缓解失眠的症状。虽然还没有足够的证据表明睡眠卫生教育在单独使用时的疗效,但是它往往和其他行为疗法一起使用。

三、睡眠障碍的药物治疗

(一) 苯二氮䓬类药物(BZ)

1. 分子机制　BZ 的中枢作用可能和药物作用于脑内不同部位 γ-氨基丁酸(GABA)受体密切相关。该受体是一个大分子复合体,为配体门控性氯离子通道(1igand gated Cl channel)。GABA 为中枢抑制性神经递质,它与镇静、催眠、抗惊厥、情绪稳定有关。苯二氮䓬类药物与 GABAA 受体的 α 亚单位结合,可以诱导受体构象变化,促进 GABA 与 GABAA 受体结合,增加氯离子通道开放频率,氯离子内流,突触后神经元内电位下降,细胞膜超极化,细胞不易兴奋。一般认为杏仁核和海马等边缘系统结构中的 GABAA 受体介导 BZ 类药物的抗焦虑作用,而镇静催眠作用与脑干核内的受体有关。

2. 催眠药理作用特点　延长 NREMS 的 S2 期,明显缩短 SWS 期(慢波睡眠期,即 S3 和 S4),对 REMS 的影响较小,停药后出现反跳性 REMS 睡眠延长较轻;明显缩短 S4,减少发生于此期的夜惊和夜游症。明显缩短入睡时间,显著延长睡眠持续时间,减少觉醒次数。

(二) 抗抑郁药

1. 分子机制　主要通过抑制 5-HT、NE 的再摄取,促进突触传递功能而发挥抗抑郁作用。

2. 药理作用特点　抑郁症患者出现睡眠模式的异常,主要是睡眠的连续性和睡眠结构异常。增加睡眠的潜伏期,增加了Ⅰ期和Ⅱ期睡眠,NREM 睡眠的第Ⅲ和第Ⅳ期可很短或甚至消失,睡眠的各期之间变化增快,REM 睡眠潜伏期缩短,密度增加。

三环类药物对 REM 睡眠有中度(即 REM 时间下降20%)到明显(REM 时间下降75%)的抑制作用,可能是脑干 5-HT 神经能和去甲肾上腺素能神经核单胺重吸收被抑制的结果。

SSRI 没有明显的镇静和催眠作用,但失眠症的许多患者存在不同程度的情绪问题,成为对失眠症患者使用抗抑郁药的理论依据。

(三) 非苯二氮䓬类催眠药

1. 分子机制　选择性作用于 GABAA-受体复合体及 BZ1 受体,而与 GABAA-受体复合体结合的亲和力更高。在中枢神经系统存在 2 种苯二氮䓬受体亚型,即 BZ1,BZ2 或者 ω1,ω2 受体。BZ1 受体主要位于与镇静作用有关的大脑区域,BZ2 受体主要集中于与认知、记忆、精神运动作用有关的区域。大多数苯二氮䓬类药物对受体的作用并无选择性。

2. 药理作用特点　提高 S2,轻微提高 S3、S4,对 REM 睡眠基本无影响,镇静作用相对较弱,副作用少。

第四节　特殊类型的睡眠障碍

一、概述

睡眠呼吸暂停(sleep apnea,SA)是一种常见的临床病症,主要表现为睡眠中反复出现上气道完全或部分阻塞和(或)呼吸中枢驱动降低导致反复呼吸停止(口鼻气流均停止 10 秒以上)和低通气,可以造成夜间反复胸膜腔内压增大、CO_2(二氧化碳)潴留、酸中毒和低氧血症等病理生理改变,从而引起夜间反复觉醒。可表现为多个脏器系统损害,引发重要器官出现功能和器质性改变,严重危害人类健康。

（一）诊断标准

呼吸暂停是指口、鼻气流停止 10 秒以上。低通气是指呼吸气流强度较基础水平降低 50% 以上,并伴有血氧饱和度(SaO_2)较基础水平下降 ≥4%。睡眠呼吸暂停综合征(SAS)的诊断要求每夜 7 小时睡眠过程中呼吸暂停及低通气反复发作 >30 次,或睡眠呼吸暂停低通气指数(AHI;又称呼吸紊乱指数)≥5 次/小时。

（二）流行病学特点

国外报道鼾症患病率是 12.8% ~ 19%,阻塞性睡眠呼吸暂停低通气综合征(OSAHS)为 0.3% ~4.2%。国内报道鼾症患病率为 13.4% ~34.8%,OSAHS 为 1.1% ~ 4.8%。Young 等估计中年人中患有 OSAHS 但未被诊断出的男性和女性分别为 82% ~ 和 93%。

流行病学特点主要表现为:①OSAHS 的发生率随着体质指数、颈围、腰臀比的增加而增加。开始未患 OSAHS 的人体重每增长 10%,发生 OSAHS 的危险就增加 6 倍。②OSAHS 的发病率随着年龄的增长而增加,老年人(≥65 岁)比中年人(30 ~64 岁)的发生率要高 2 ~3 倍,且 65 岁之前随年龄的增加发病率增加。③上呼吸道炎症结构异常、喝酒、吸烟、生活不规律、劳累、体位等会影响 OSAHS 的发病。④有研究证实,OSAHS 患者的男女比例为 8:1,并且女性 OSAHS 患者生存率较低。⑤来自描述性研究一致表明 OSAHS 与遗传有很大的关联。⑥OSAHS在儿童的发生率,不同的流行病学研究其结果数据相差很大,为 1% ~10%。刘玺诚等对中国 8 个城市的 28 424 名儿童睡眠状况进行流行病学调查,结果显示儿童睡眠障碍总发生率为 5.7%,SAS 为 0.4%。

（三）分类

睡眠呼吸暂停包括中枢性睡眠呼吸暂停(central sleep apnea,CSA)和阻塞性睡眠呼吸暂停(obstructive sleep apnea,OSA)。

1. 中枢性睡眠呼吸暂停(central sleep apnea,CSA)　是以呼吸动力缺乏导致的通气不足和换气障碍为特征。CSA 与阻塞性呼吸暂停的不同之处在于气流停止的同时无呼吸运动。临床上 OSA 的患者可能也会出现明显的中枢性呼吸暂停的发作。而且,以中枢性呼吸暂停开始的患者可能会因为呼吸运动的恢复而变成阻塞性,即混合性睡眠呼吸暂停。

2. 阻塞性睡眠呼吸暂停(obstructive sleep apnea,OSA)　临床以 OSA 最为常见,主要表现为睡眠时打鼾并伴有呼吸暂停和呼吸表浅,夜间反复发生低氧血症、高碳酸血症和睡眠结构紊乱,导致白天嗜睡、心脑肺血管并发症,乃至多脏器损害,严重影响患者的生活质量和寿命。

3. 混合性睡眠呼吸暂停综合征(mixed sleep apnea syndrome,MSAS)　即上述两者并存,以中枢性睡眠呼吸暂停开始,继之表现为阻塞性睡眠呼吸暂停。睡眠中潮气量减小,即呼吸气流降低超过正常气流强度的 50% 以上,伴血氧饱和度下降 4% 以上。

二、阻塞性睡眠呼吸暂停的病因及其危害

(一) 病因与危险因素

1. **鼻阻力增加** 当鼻及鼻咽部出现病理解剖异常或特殊结构增生,如鼻中隔偏曲、鼻甲肥大、鼻息肉、鼻咽部肿瘤或腺样体增生堵塞鼻腔时,引起鼻阻力增加。另外,鼻阻力增加时患者会出现张口呼吸,使腹侧的肌肉如颏舌肌和舌骨肌起点向后移位,长度缩短,收缩力下降,仰卧时这些肌肉的力量不能对抗舌的重力作用,而使舌后移,阻塞气道(图16-4)。

2. **咽部狭窄** 软腭松弛或过低、悬雍垂粗长、扁桃体增生、舌根肥厚及固有咽腔狭小等均可导致咽部狭窄;一些先天性的因素如上颌后缩、下颌后缩、舌骨低位及小颌畸形,均可致固有咽腔的狭小。肥胖,尤其是上身肥胖,可通过改变气道周围脂肪的分布以及改变肌肉的定向和功能来改变咽腔的大小(图16-4)。

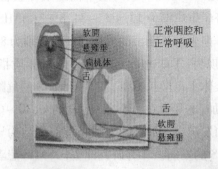

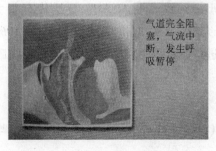
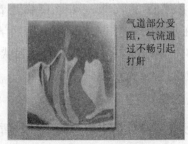

图 16-4　正常人及 OSA 上呼吸道模式图

3. **神经肌肉因素** 许多证据表明咽腔负压是清醒时激活咽部肌肉最重要的刺激。当咽腔狭窄或阻塞时,咽腔内负压消失,这种刺激作用减弱或消失。OSAHS 患者清醒时,咽扩张肌和颏舌肌活动性增高是一种代偿机制,而睡眠时这种代偿作用消失。

4. **内分泌** 雄性激素被认为可促进 OSAHS 的发生。许多研究表明,肥胖患者体内瘦素水平较正常体重者要高,表现为瘦素抵抗状态。瘦素的缺乏或抵抗状态可以导致肥胖,而肥胖又是 OSAHS 的危险因素。

5. **其他** 最近的研究数据表明,气道的长度可能是决定气道通畅的重要解剖变量。一项研究数据表明,气道(特别是指从硬腭到会厌之间的气道)长度增加引起咽气道的易塌陷性增加,并且认为男性比女性易发 OSAHS 的原因之一是男性气道长度较女性的长。

6. **腺样体扁桃体肥大** 也被认为是儿童发生 OSAHS 主要的也是最重要的因素。另外,

还有肥胖、中面部的发育不良、颌后缩或小颌、变应性鼻炎等。

（二）SAS 的危害

1. SAS 与高血压　2008 年 AHA/ACCF 等发表的睡眠呼吸暂停与心血管疾病专家共识中明确指出:约 50% 的 OSA 患者有高血压,至少 30% 的高血压患者伴有 OSA。Nieto 等对 6 132 例成人进行家庭多导睡眠图检查后指出,在消除年龄、体重指数等混杂因素后,睡眠呼吸紊乱疾患的严重程度与高血压独立相关,且睡眠呼吸暂停程度越严重,发生高血压的危险性越大。OSA 引起的高血压可能的因素包括:间接性低氧血症,呼吸用力所致的胸膜腔内压波动,反复大脑皮层觉醒以及血管内皮功能障碍,低氧血症刺激所引起的交感神经兴奋。OSA 患者因夜间频繁的呼吸暂停,导致外周小血管收缩 SaO_2 反复降低,从而引起血压上升,正常昼夜血压"杓型"血压节律消失,甚至发生"反杓型"节律改变。2003 年,美国 JNC7 中已经明确将 OSA 列为继发性高血压主要病因之一。

2. SAS 与冠心病　一项前瞻性研究结果表明,患有重度 OSA 但未接受治疗的男性患者（AHI > 5 次/小时）,致死性和非致死性心血管事件显著增多,而接受治疗的 OSA 患者中发生致死性和非致死性心血管事件的水平与单纯打鼾者接近。Hung 等研究发现,OSA 与肥胖、吸烟和高血压一样,是心肌梗死的独立危险因素。睡眠心脏健康研究提示,OSA 组与对照组相比,冠心病发生的相对危险度明显增加。以夜间心绞痛为主诉的缺血性心肌病患者常常出现严重的睡眠呼吸暂停。

3. SAS 与心律失常　目前的流行病学研究显示,100% 的 OSA 患者睡眠时心率变异性较大,心率快 - 慢交替是 OSA 患者睡眠时最典型的心电图改变。Mehra 等比较了 228 例 OSA 患者和 338 例非 OSA 患者,经年龄、性别、体质指数和冠状动脉疾病患病率校正后,OSA 患者发生心房颤动、非持续室性心动过速和复杂室性心律失常的风险均增加,严重的 OSA 患者发生夜间复杂性心律失常的风险是非 OSA 患者的 2 ~ 4 倍。临床已有多项观察发现,OSA 患者夜间可发生缓慢性心律失常,如Ⅱ～Ⅲ度房室传导阻滞及超过 2 秒的窦性停搏,而行心脏电生理学检查,并未发现窦房结及房室传导功能异常。

4. SAS 与心力衰竭　国外流行病学资料显示,心力衰竭患者中潮式呼吸与中枢性睡眠呼吸暂停（CSR-CSA）的发生率高达 30% ~40%,其严重程度与心功能受损程度呈线性相关。来自国内的流行病学研究显示,CSA 在心力衰竭中的患病率为 18% ~65%。目前的研究结果表明持续气道正压通气（CPAP）可消除 CSR-CSA,提高呼吸肌的张力,降低交感神经的活性,降低心脏跨壁压和心脏负荷,从而改善血流动力学,减少室性心律失常。当 CPAP 治疗完全消除 CSA 事件后,心力衰竭患者的生存率明显提高。

5. SAS 与肺动脉高压　国内研究结果显示 OSA 患者肺动脉高压的发生率为 35.0% ~45.3%,多为轻度肺动脉高压。

6. SAS 与糖代谢异常　间歇性低氧和睡眠片段化改变了自主神经、HPA 轴和躯体热能轴,改变了炎症细胞因子的水平和诱发某些脂肪因子,从而改变糖代谢。

7. SAS 与脑血管和中枢神经系统损害　OSAHS 患者因脑动脉硬化,血液黏度增高,低氧时血小板聚集性增强,加之脑血流缓慢,易发生夜间缺血性脑卒中;夜间血压升高,颅内压增高而出现脑出血。有 96% 的老年 OSAHS 患者有不同程度的痴呆,认为是与呼吸暂停、严重低氧血症导致大脑半球特别是皮层和皮层下功能的损害有关。因低氧血症引起运动兴奋性增强，导致睡眠中惊叫、躁动、不安腿综合征，甚至引起躁狂症和抑郁症。睡眠中反复觉醒，夜间辗转不安，易诱发癫痫或帕金森综合征等。

8. SAS 与肾脏、血液系统、消化系统系统损害　OSAHS 患者肌酐清除率降低，肾浓缩功能减退，夜尿增多，治疗后上述指标可有改善。OSAHS 患者因夜间低氧血症，刺激促红细胞生成素增多，红细胞增加。OSA 患者因用力吸气，胸内负压更明显，导致胃食管反流；患者张口呼吸，鼻腔加温、加湿、滤过作用消失，易发生咽炎。

（三）SAS 的筛检与确诊

1. 初步诊断

（1）至少具有 2 项主要危险因素：肥胖、颈粗短，或有小颌或下颌后缩，咽腔狭窄或有扁桃体Ⅱ度肥大，悬雍垂大，或甲状腺功能减退症、肢端肥大症，或神经系统明显异常。

（2）中重度打鼾、夜间呼吸不规律，或有憋气、憋醒。

（3）夜间睡眠节律紊乱，特别是频繁觉醒。

（4）白天嗜睡（ESS 评分 > 9 分）。

（5）血氧饱和度监测趋势图可见典型变化，氧减饱和指数 > 10 次/小时。

符合以上 5 条者即可做出初步诊断，有条件的单位可进一步进行 PSG 监测。

2. 多导睡眠监测（polysomnography, PSG）　目前，PSG 仍是诊断 OSAHS 的金标准。常用睡眠呼吸暂停低通气指数（AHI）或呼吸紊乱指数（RDI）作为病情诊断和程度判断标准，其中以 RDI 或者 AHI ≥ 5 次/小时为诊断 SAS 的标准。SAS 病情轻重程度的划分：轻度，AHI 5 ~ 20 次/小时，最低 SaO_2 > 85%；中度，AHI 21 ~ 40 次/小时，最低 SaO_2 80% ~ 85%；重度，AHI > 40 次/小时，最低 SaO_2 80%。

（四）SAS 的治疗

1. 减少导致 SAS 的诱因

（1）减肥，包括控制饮食、药物及手术。

（2）保持侧卧位睡眠，可采用可以改变体位的特制床及软质材料做成的球形撑物等。

（3）戒烟戒酒，以提高机体对低氧刺激的敏感性。另外，禁服镇静剂也十分重要。

2. 药物治疗

（1）治疗易引起 SAS 的全身性疾病，如甲状腺功能低下、肢端肥大症及中枢神经系统疾病造成的咽部扩张肌活动障碍等。

（2）增加上气道开放，减低上气道的阻力，如血管收缩剂萘甲唑林（滴鼻净）、麻黄碱等滴鼻。

（3）神经呼吸刺激剂，如甲羟孕酮。

3. 耳鼻喉科手术治疗

（1）悬雍垂腭咽成形术（UPPP），主要是上气道口咽部阻塞（包括咽部黏膜组织肥厚、咽腔狭小、悬雍垂肥大、软腭过低、扁桃体肥大）者可选用。

（2）上颌前移术，主要用于小颌、UPPP 失败者等；③舌手术，部分切除舌根肥大部分，使舌根向前，或激光切除部分下垂腭咽舌根，使咽腔扩大。

（3）气管切开造瘘术，对严重的 OSAHS 伴严重的低氧血症致昏迷、肺心病、心力衰竭等。

4. 口腔矫治器具　目前常用的有较腭作用器、舌牵引器和下颌前移器 3 种。

5. 器械治疗　包括持续正压通气呼吸机（continuous positive airway pressure，CPAP）、双水平气道正压通气（BiPAP）、自动化或智能化 CPAP。CPAP 是治疗中、重度 SAS 的最佳方法。CPAP 由澳大利亚著名睡眠专家沙利文教授于 20 世纪 80 年代初发明的。应用持续气道正压通气治疗 SAS 的主要原理是通过给上气道局部施加一个适当的压力，防止气道塌陷和堵塞。为治疗 SAS 的首选方法，有效率可达 100%。

第五节　睡眠障碍的健康指导

由于睡眠障碍往往受到许多因素的影响，单一的治疗方式很难取得长期稳定的疗效。因此在药物治疗的同时，对患者进行科学的健康咨询和指导，消除或减轻睡眠障碍的危险因素，能够得到较好的效果。常见的方法如下。

1. 消除心理矛盾因素　睡眠障碍患者一般都伴有负性生活或不良人格特征，提高睡眠质量的关键在于寻找引起失眠的原因，进行心理疏导，消除患者的心理矛盾因素。如向患者讲明失眠只是心理失调的表现，属于暂时的功能性障碍，并非器质性病变，以解除患者对失眠的焦虑和恐惧情绪，树立治疗的信心。

2. 减轻疾病因素的影响　针对躯体疾病导致的睡眠障碍，应该准确诊断和治疗原发病，同时耐心向患者解释疾病的相关知识，避免因对疾病不了解而引起焦虑和恐惧。而对于有精神疾病的睡眠障碍患者，应当充分了解引起睡眠异常的原因，除了正常的治疗外，还应该有针对性地进行宣传教育，严重的患者可以给予药物协助入睡。

3. 帮助患者建立良好的睡眠环境　良好的睡眠环境应该光线适宜，有合适的湿度和温度，床铺要平整干燥。被褥常在太阳光下照射不仅可以杀菌还可以使被褥松软，有利于睡眠。同时，要尽量避免噪声，保持空气清新。

4. 帮助患者养成良好的睡眠习惯　睡前应避免从事刺激性的工作和娱乐，也不要从事过分紧张的脑力活动。做些能松弛身心的活动，如洗个热水澡、听听柔和抒情的轻音乐，对人尽快入睡无疑会大有好处。不要在床上学习、工作。养成规律的起床和睡觉时间。

5. 使患者了解最佳的睡眠时间　人类最佳睡眠时间应为晚上 10 点至清晨 6 点，老年人提早为晚上 9 点至清晨 5 点，儿童为晚 8 点至清晨 6 点。青壮年睡眠 7~9 小时，少年幼儿增加 1~3 小时，老年人减少 1~3 小时。睡眠时间多少、质量好坏取决于醒后头脑是否清醒，精力是否充沛，能否很好地进行一天的工作与学习为标准。睡眠不必须在 8 小时以上，应视个体差异而定。

6. 注意饮食习惯　教育患者晚餐吃得太饱或空腹睡觉均会影响睡眠质量。临睡前喝一杯牛奶有助于睡眠；睡前忌饮大量含乙醇（酒精）的饮料，包括啤酒及其他酒类，长时间的酗酒导致慢波睡眠时间缩短。含咖啡因的饮料（如咖啡、茶、可乐饮料及巧克力）对人的大脑神经能产生兴奋作用，已有研究表明清晨摄入 200mg 的咖啡因，可导致夜间睡眠觉醒增加。

7. 适度的体育锻炼　对长期失眠的患者，进行有计划的适度的体育锻炼是纠正失眠的有效措施。可以根据患者的兴趣爱好选择游泳、球类等运动,也可以看杂志、读报、看电视、下棋等。

对于睡眠障碍患者采取何种健康教育方式,应该根据具体情况具体分析,选择最适当的方式。同时,应该向患者及其家属讲解睡眠障碍的影响因素和应对措施,通过家人的监督作用使健康教育达到其预期的效果。

(梁雨露 蔡 英)

参考文献

[1] 高志,钟坚,盛春永,等.阻塞性睡眠呼吸暂停综合征合并肺动脉高压者血浆3种血管舒张肽水平.中华内科杂志,2006,45:674-675.

[2] 刘扬华,刘诗翔.睡眠障碍的诊断及治疗概述.神经损伤与功能重建,2012,7:143-145.

[3] 刘彩凤,杨萍萍,赵丽云.睡眠障碍应用健康教育的探讨.中国初级卫生保健,2005,19:69-70.

[4] 张景琼.睡眠障碍及健康教育.中国民康医学,2006,18(1):57-59.

[5] Nieto FJ, Young TB, Lind BK, et al. Association of sleep disordered breathing, sleep apnea, and hypertension in a large community—based study. Sleep heart health study. JAMA, 2000, 283:1829-1836.

[6] Chobanian AV, Bakfis GL, Black HR, et al. The seventh report of the joint national committee on prevention, detection, evaluatien, and treatment of high blood pressure: the JNC 7 report. JAMA, 2003, 289:2560-2572.

[7] Matin JM, Carrize sJ, Vicente E, et al. Long-term cardiovascular outcomes in men with obstructive sleep apnoea—hypeopnoea with or without treatment with continuous positive airway pressure: an observation study. Lancet, 2005, 365:1046-1053.

[8] Hung J, Whitford EG, Parsons RW. et al. Association of sleep apnea with myocardial infarction in men. Lancet, 1999, 336:261-264.

[9] Mehra R, Benjamin EJ, Shahar E, et al. Association of nocturnal arrhythmias with sleep-disordered breathing: the sleep heart health study. Am J Respir Crit Care Med, 2006, 173:910-916.

[10] Narkiewicz K, Montario N, Cohiati C, et al. Altered cardiovascular variability in obstructive sleep apnea. Circulation, 1998, 98:1071-1077.

[11] Vazir A, Hastings PC, Dayer M, et al. A high prevalence of sleep disordered breathing in men with mild symptomatic chronic heart failure due to left ventricular systolic dysfunction Eur J Heart Fail, 2007, 9:243-250.

第十七章　性传播疾病的预防

第一节　概　　述

一、性传播疾病的概念

性传播疾病(sexually transmitted diseases,STDs)是指人类通过性接触造成某种或多种病原在个体间传播,进而引起被感染者局部或全身病态表现的疾病。按照病原分类不同,可将性传播疾病分为细菌性、病毒性、寄生虫性、真菌性以及其他病原感染的性传播疾病。细菌性STDs包括梅毒、淋病、软下疳等。病毒性STDs包括尖锐湿疣、生殖器疱疹以及艾滋病等。性传播寄生虫病包括毛滴虫病、疥疮、阴虱以及阿米巴病和贾第鞭毛虫病。此外还有由支原体、衣原体感染之非淋菌性尿道炎、性病性淋巴肉芽肿等。多种先前不认为属于STDs的疾病,包括假丝酵母菌病、沙门菌属感染、菌痢、弯曲菌病及甲、乙、丙型肝炎和巨细胞病毒感染都可以通过性途径传播。根据《中华人民共和国传染病防治法》和《性病防治管理办法》,明确规定淋病、梅毒、艾滋病为法定乙类传染病,非淋菌性尿道炎、尖锐湿疣、软下疳、性病性淋巴肉芽肿、生殖器疱疹为监测类性传播疾病,其他均未列入我国性传播疾病范畴。

二、性传播疾病的防治原则

当前迅速发展的诊疗技术已能治愈多种STDs,但多性伴和无保护性行为的增加、医患双方对性问题的交流困难以及资金不足和性伴侣不同步治疗等问题使STDs发病率在世界多数地区居高不下。因此,性传播疾病控制预防仍是一项复杂而艰巨的系统工程。

根据性传播疾病流行特点,结合我国控制传染病的实践经验,应全面开展三级预防措施,并力求达到以下4个目的:①清除STDs患者相关病原;②减除患者临床症状;③减轻或预防性传播疾病造成的后遗症;④减少和杜绝感染者将相关病原播散至健康人群。同时应坚持以下原则。

1. 加强健康教育　依靠各级政府政策支持,利用各种渠道开展健康教育指导,使STDs易感人群改变其危险性行为,采用相应保护措施以防止感染。

2. 重视疫苗接种　若某些性传播疾病可通过疫苗接种获得免疫力,则应为相关人群提供疫苗接种。如甲型肝炎、乙型肝炎以及尖锐湿疣等。

3. 提供咨询以及转诊指导　为STDs高危人群的性伴侣提供相应疾病的风险评估、诊治以及咨询。及早发现处于潜伏期的感染者或讳疾忌医的患者,做好相应教育、引导及诊治。为感染人群提供及时、合理的诊治,并给予相应咨询,注意治疗后随访。

三、性传播疾病的三级预防

(一) 第一级预防措施

1. 节欲,减少性伴侣数量 预防性传播疾病最可靠的方法便是戒除性交。然而,确立长期、相互专一且未感染性传播疾病的性伴侣更具有可行性。若性伴双方中有一方正在治疗STDs,则应强调坚持治疗且暂时戒除房事。

2. 接种疫苗 目前 STDs 中,可提供疫苗接种者只有甲型肝炎病毒、乙型肝炎病毒以及人乳头状瘤病毒引起的相关疾病。前两种已列入国家儿童免疫计划。对于未能接种的人群,若已感染人免疫缺陷病毒或属于此病毒感染高危人群需要补种。由于人乳头状瘤病毒(human papillomaviruses,HPV)可造成尖锐湿疣并进一步导致宫颈癌等不良后果,因此目前国际相关组织推荐,对于 9 ~ 26 岁女性,有四价疫苗(Gardasil,针对 HPV-6、HPV-11、HPV-16、HPV-18)或两价疫苗(Cervarix,针对 HPV-16、HPV-18)可供接种。

3. 男用安全套 应遵循以下注意事项:①每次性交均应使用新的、有效期内的安全套;②小心取用安全套,避免指甲、牙齿或其他锐利物品损坏;③阴茎勃起之后,与性伴生殖器接触之前必须戴上安全套;④确保安全套顶部不留空气;⑤保证在性交过程中有足够的润滑,必要时使用外源润滑剂;⑥乳胶安全套只能使用水基质性润滑剂(如甘油和 K-Y 润滑剂),而油基质性润滑剂(如凡士林、矿物油、按摩油等)能使乳胶老化受损而应避免使用;⑦抽出阴茎时在阴茎根部捏紧安全套(应在阴茎仍处于勃起状态时),以免脱落。若能坚持长期、正确使用男性乳胶安全套,则可有效预防艾滋病以及其他多种 STDs 感染,如衣原体、淋球菌、毛滴虫病。若安全套可以覆盖病灶区域,则可预防生殖器疱疹、梅毒、软下疳等 STDs。有一项前瞻性研究发现,正确、坚持使用安全套可将 HPV 感染率降低 70% 左右。现实中,使用安全套而仍被STDs 感染者,多是安全套未能坚持全程、正确应用所致。若对乳胶安全套过敏,可换用聚氨基甲酸乙酯安全套,但相对于乳胶安全套,后者有较多裂隙,且较贵。另有天然薄膜安全套,如羊肠薄膜,此种安全套孔径较大,无法阻止 STDs 病原如人免疫缺陷病毒、乙型肝炎病毒通过,故而不推荐用作预防 STDs。

4. 女用安全套 女用安全套亦是一种预防性传播疾病病原体感染的有效屏障。可替代男性安全套使用,但价格较贵。

5. 微生物杀灭剂、杀精剂 非特异微生物杀灭剂对于预防 STDs 无确切作用。

6. 包皮环切 此手术可有效降低人免疫缺陷病毒、人乳头状瘤病毒以及单纯疱疹病毒的传播风险。但对于男-男性接触(men who have sex with men,MSM)人群,此措施保护效果一般。

7. 暴露后预防 主要是人免疫缺陷病毒暴露后相关风险评估、用药、随访等。对于一般的 STDs,阴道冲洗的方法无明显保护作用,甚至因损伤局部皮肤、黏膜之完整性而增加感染风险。

8. 杀精剂 无明显保护作用。长期应用可影响局部上皮细胞防御功能,进而增加人免疫缺陷病毒等病原传播风险。

（二）第二级和第三级预防措施

对于已经感染人群,应注意第二级、第三级预防原则,争取早期发现、早期诊断、早期治疗,配合康复训练。具体治疗用药应尽早、足量、彻底,注意规范治疗方案,按期随访复查。

第二节 性传播疾病的健康咨询

性传播疾病的控制关键在于预防,向存在高危性行为的人群提供健康教育和咨询,使其改变现有危险习惯,转变为安全性行为;同时提供性传播疾病的临床知识,使患者能够及早就医以发现无症状感染,对于有症状但无就诊治疗意向者,告知相关诊疗进展以及疾病预后亦有助于患者参与诊断和治疗;确已感染者应予以明确诊断、及时治疗。对其性伴应及时接受检测、咨询并予以相应临床治疗;对通过疫苗接种即可有效预防的性传播疾病,应及时接种疫苗。

在临床健康咨询中,医师应着力做好以下几个方面的工作:①熟悉当前性传播疾病筛检、诊断以及治疗用药方案,并能在临床诊疗中密切联系实际环境,灵活应用;②从患者的需求展开咨询工作,临床实践的言行举止应符合当地社会风俗习惯;③为患者建立合理的就诊流程以及系统,为患者提供必要的咨询和诊治(如医疗保险覆盖、社区资源分配等)。

一、高危人群的健康咨询

（一）了解性生活史

一般而言,提供健康咨询以改变患者现有危险性行为的工作往往具有相当难度。在临床咨询活动中,性生活史是一个难以展开讨论的话题。要想通过健康咨询以改进患者性行为安全,就一定要在言谈中注意保持适度敏感,同时满足患者对健康、个人隐私以及预防疾病的需求。为能够提供个体化健康指导,就需要了解患者性生活史,而在这个过程中,应注意把握以下关键原则。

（1）询问性生活史时要既重视事实(刨根问底)又保持适度敏感(适可而止)。

（2）获得患者同意或许可后再讨论其性生活及健康相关话题。

（3）肯定患者在预防性传播疾病方面所做的努力(不论患者的付出是否成功,哪怕仅仅是做了性传播疾病的相关检测等)。

（4）不要预先设定患者的性取向或性行为方式(如在用语中宜用性伴一词,而不要用男朋友、女朋友、妻子或丈夫等词汇)。

（5）健康咨询中,用语交谈应清晰、礼貌,使用与所处场合相适宜的、与性传播疾病相关的语言以及词汇,不要滥用俗语。

（6）避免站在道德制高点对患者性行为进行评价,临床咨询中只提供情感、心理以及生理健康相关的信息。

（7）纠正患者存在的错误观念,尤其是个体化的偏见或误解。不宜提供太繁杂的信息,应留给患者发问、思考的空间。

（8）使临床咨询集中于性传播疾病预防的话题上，避免先入为主、自问自答式的谈话。使用可让患者能够自由回答的提问方式，以使患者能够充分反映自己的问题及真实想法。（如当你意识到你的行为可能导致感染性传播疾病，你一般怎么做？你所经历的性活动中，哪些是最危险的性行为？在性传播疾病病原检测过程中可提问：若你的检测结果是阳性，你会如何面对？你上次发生危险性行为在什么时候？接下来发生了什么？你多久酗酒一次或者应用违禁药物？你认为这些行为会增加感染性传播疾病的风险吗？性行为中，你应用安全套的频率如何？什么时候进行性行为或与谁性交时应用安全套多一些？什么情况下安全套用得少一些呢？你是如何保护自己免于感染性传播疾病的？避免单纯进行是非式的问答。如对于男性患者，与男性发生过性行为吗？对女性患者，与具有双性倾向的男性发生过性行为吗？你是否在饮酒或使用违禁药物后发生过性行为？性生活中，你会经常使用安全套吗？

（9）通过交谈和讨论，尽可能制订具体、可行性强的诊治、随访方案，以有效减少性传播疾病感染风险：①充分肯定改变危险性行为的努力所具有的积极意义，好的开始是成功的一半；②鼓励患者从小事做起，从眼前做起，逐步消除危险性行为方式；③发现并及时消除阻碍实现安全性行为的不良因素；④明确所制定改善行为习惯计划的最终目标；⑤咨询过程及方法应随咨询者以及所处场合氛围而适当灵活。

（二）制订计划以改变危险性行为方式

在明确患者需求并征得患者同意后，获得患者既往的性生活习惯，随后就可以着手制订计划以改变危险性行为方式。有一个成功的模式可以用于 HIV 以及一般性传播疾病的预防，即首次予以病原检测和咨询，之后第二次可针对检测结果随访，并再次提供咨询建议。若患者感染 HIV 或其他性传播疾病的风险较低，则可适当减少咨询所用时间。此模式的核心在于：以患者为中心，探讨危险性行为改变步骤，并及时随访以评估咨询效果。

在健康咨询过程中，不宜单纯给予概括性的建议，如经常使用安全套；减少与危险性伴进行性行为；安全进行性行为；停止静脉滥用药物。而应采用具体化的、减低危险性行为的建议，如明天买一个安全套，可以试用一下；下次外出去夜总会或者酒吧时带上安全套；从今天起，在床边摆放安全套；从今晚开始，要么让性伴使用安全套，要么就不进行阴道或者直肠性交；不再与多性伴的人来往；在与新的性伴交往前，要与正在交往的性伴分手；与性伴坦承自己的性传播疾病健康状况，也询问对方的健康状况；下次与性伴外出进行性行为前，避免用药或饮酒；在性伴的性传播疾病健康状况不明前，只进行接吻等一般的接触；明天，询问不知健康状况的性伴，是否进行过性传播疾病的检测；在下次应用静脉药物前，先准备好清洁的针头和针筒；与戒断治疗中心做预约、就诊。要给出具体化的建议也需要在工作上投入更多精力和时间。

在予以健康咨询教育过程中，不管是临床医师对单个患者的直接教育还是对公众的健康教育，均需要考虑受众的受教育水平及基本的健康观念、文化素养，这些均会影响到性生活方式及健康观念。不要过高估计普通人群的健康知识水平，其实公众对健康知识存在不少误区，尤其是青少年及青年女性群体。常见的误区如下：一个人不可能同时患有两种或以上的性传播疾病；性传播疾病有症状；HIV 不会和其余性传播疾病同时感染；传统医学中有可以医治性传播疾病的药物；清洗尿道可以预防性传播疾病；性生活后，口服避孕药、排尿以及阴道冲洗可预防性传播疾病发生。

目前互联网的发展使得高危性行为不断蔓延,许多群体虽然对彼此的性健康状况均不甚了解,但依然通过互联网物色性伴,使得互联网成为目前重要的性传播疾病蔓延桥梁。与之相反,预防性传播疾病的健康教育信息在网络发布上明显滞后,这也是在今后健康教育咨询工作中需要着力改进的方向之一。

筛查无症状的性传播疾病感染者是减少性传播疾病的最重要措施之一。它可减少或防止受感染个体出现的临床症状,亦可减少人群中总的性传播疾病流行率。及时诊断、治疗性传播疾病对于预防多重病原感染、临床综合征以及性传播疾病进一步蔓延均有重要意义。

(三)性传播疾病感染者治疗及随访咨询

对于筛查后发现存在性传播疾病感染,应积极予以治疗、随访,并询问患者周围的性伴,进行性伴管理,给予已确诊性传播疾病患者的性伴提供治疗观察,防止性传播疾病进一步蔓延。所有确诊为性传播疾病的人群,应建议其告知性伴,并促其同时接受治疗和随访。首先是通知性伴。在了解感染者性生活史后,明确患者存在性伙伴或共享静脉注射器具,且尚未行病原检测,由咨询者帮助安排其性伴进行检测评估,必要时予以临床治疗。临床医师在知悉患者性伴信息后,可直接安排其检测评估及治疗。目前虽尚不明确性伴通知能否有效减少性传播疾病暴露,也不清楚此举能否降低社区内性传播疾病的发病率和流行率。然而,通知性伴参与检测、治疗可有效减少患者本人再次感染性传播疾病的风险(防止其性伴对其造成新的感染)。因此,临床咨询者应鼓励性传播疾病感染者告知其性伴侣实情,并督促其寻求医学检测评估和治疗。事实表明,越是明确告知对方性伴管理的积极意义,预防效果越是明显。若患者确诊为衣原体或淋球菌感染,但其性伴侣不愿接受医学检测评估,那么临床医师可采用患者带药,性伴侣用药治疗的模式。如此一来,感染性传播疾病者的性伴侣可无需接受检测即开始治疗。当然,在开始之前,应充分告知患者若其性伴怀孕或存在药物过敏,则有相当风险并可能导致不良后果。在具体临床环境中,还需参考当地的风俗习惯以及卫生法规规定。

(四)疫苗接种

HPV疫苗有四价疫苗(Gardasil)或两价疫苗(Cervarix)可供接种。这两种均可用于11~12岁女性;若未完成接种者,可于13~26岁补种。此外,Gardasil疫苗亦可用于9~26岁的男性和女性人群以预防尖锐湿疣。HBV疫苗目前在我国实行新生儿普种,若有漏种,可于任何年龄进行补种,具体疫苗接种剂量以及接种时间表依据待接种者的年龄制定。对于甲型肝炎疫苗、减毒活甲型肝炎疫苗只需要接种1针;灭活甲型肝炎疫苗需要接种2次,中间相隔半年(6个月)。1~18岁每剂0.5ml,不少于720ELISA单位;19岁及以上每剂1.0ml,不少于1 440ELISA单位。基础免疫为1年剂量,在基础免疫之后6~12个月进行一次加强免疫,以确保长时间维持抗体滴度。

二、特殊人群的健康教育咨询

对于一般人群,把握以上原则就可以有效展开临床健康咨询。但对于特殊人群或者在特殊环境中,常常还需要关注其以下问题。

青少年这类人群往往具有特殊的地方,如易感因素多、咨询求治不便等。青少年的心理发育不及生理发育的速度,从而难以意识到危险性行为所带来的严重后果。滥用乙醇(酒精)以及违禁药物、无保护阴道性交、多性伴、高危性伴等,使得青少年群体有时比成人更容易发生性传播疾病的感染。与之相反,青少年群体往往没有一定的社会经济地位,没有足够的社会知识去寻求咨询和帮助,使得该群体的性传播疾病难以做到早发现、早治疗。此外,青少年就医咨询,往往需要家长陪同,而青少年恰恰非常担心自己的隐私被家长以及同学知悉,害怕家长惩罚,担心同龄人疏远,这些使得青少年处于高危险环境,却不积极寻求咨询、检测以及治疗。这也要求临床医师既要强调保护隐私,又要鼓励青少年以及家长参与整个咨询活动,商讨如何改变不良性行为习惯,讨论个体化的治疗方案。临床医师在注意保护隐私的同时,应提供灵活有效的关怀,必要时在医疗费用上予以优待,甚至可求助于慈善机构。在临床医师应答咨询时应充分考虑社会大环境的变迁。目前,儿童以及青少年脱离家长监护的时间延长,造成了未成年群体性放纵、酗酒、滥用违禁药物。对于此种情况,临床医师应鼓励患者家长加强监管,并强化传统中优秀的教育手段,告知未成年者保持禁欲,进行安全性行为。对于女性青少年,还要特别教育如何避免意外怀孕。

另外,这个群体缺乏必要的医学知识,或者说是无法分辨性传播疾病的临床症状。对医疗就诊流程不了解,害怕接受体格检查、盆腔检查。当然更害怕就诊时被别人知道自己性生活方面的隐私,进而可能会影响到自己与性伴的关系。

父母家庭教育中,青少年关于禁欲、安全性行为以及健康观念及健康行为的教育尤为重要。此类问题上,单纯由临床医师解决往往力不从心。而且不少临床医师尚未意识到青少年群体中性传播疾病的流行现状,对此类临床工作的重视程度也不够。

对于青少年,可以从以下几方面开展具体的咨询教育:①在13～15岁应开始予以生殖健康教育、定期性传播疾病筛查和心理关怀;②性生活活跃的青少年群体,应定期筛查性传播疾病;③从首次阴道性交后3年开始,应开始做早期宫颈癌涂片检查;④若青少年结交新的性伴,应告诚其相关的性健康知识;⑤若青少年拒绝盆腔检查,可考虑通过尿液检查有无淋球菌或者衣原体感染;⑥给予青少年的特别忠告:禁欲对于预防性传播疾病以及避孕的意义重大。

对于当前无频繁性活动者,亦应告知禁欲的积极意义。对性活动存在观望的青少年,尤其要指出禁欲的好处。同样,应注意了解促使发生危险性行为、甚至感染性传播疾病的不良诱因,如是否存在违禁药物滥用、所处社会环境是否有不良影响以及有无性伴的暗示等。对于性行为活跃的青少年,应常规做如下实验室筛查:①沙眼衣原体,尤其是年龄在25岁以下的性行为活跃的女性,建议每年检测至少1次。对于男性,不作特别推荐。②淋球菌,所有性行为活跃的女性,常规每年1次检测。年龄在25岁以下、曾感染淋病、发生其他性传播疾病以及多性伴、未坚持应用安全套、性工作者以及违禁品滥用等均为此病原感染的高危因素。此外,建议青少年常规做HIV筛查,尤其是合并有静脉药瘾者。其他筛查应依据临床咨询中表现出的症状等进行有针对性的检测。

对于孕妇,性传播疾病可造成宫内、围生期传播,因此孕妇及其性伴应接受咨询,如围生期感染性传播疾病的可能性、如何预防、如何治疗干预等。

在美国,所有孕妇均应在怀孕后筛查HIV,将此情况告知孕妇。若对方表示拒绝,则由临床医师在其病历资料特别注明。如有可能,临床医务人员可再次建议其筛查HIV。若曾查HIV提示阴性,仍有复查之必要。一旦发现存在HIV感染,为了孕妇健康以及防止造成新生儿感染,应积极治疗。具体可应用抗HIV药物以及产科干预。若孕妇存在感染HIV的高危因素（使用违禁药品、妊娠期患有性传播疾病、怀孕后有多个性伴、生活在 HIV 高流行区域以及性伴明确存在 HIV 感染等），应在妊娠晚期，最好是妊娠 36 周前复查 HIV。除非拒绝，未知 HIV 状况但将要分娩的孕妇，应予以快速 HIV 检测。若初筛阳性，可不等确认结果直接应用抗 HIV 药物以进行 HIV 母婴阻断治疗。

所有孕妇在怀孕后的首次随访时均应做梅毒筛查。若曾感染过梅毒，则应于怀孕后筛查快速血清反应素试验（RPR）；若有梅毒再活动，可予以治疗。若孕妇有感染梅毒之高风险，如居住于梅毒流行区或先前未查，则应于妊娠晚期（约妊娠 28 周）及分娩时复查。

所有孕妇均应常规在孕后首次随访时查乙型肝炎表面抗原，不管是否注射过乙型肝炎疫苗或是否检测过乙型肝炎表面抗原。若孕妇未在产前检测此项，但存在感染乙型肝炎病毒危险因素，如 6 个月前有过多名性伴、曾患性传播疾病、静脉药瘾以及性伴是乙型肝炎病毒感染者等，或存在临床肝炎表现者，应于入院分娩时重新检测。孕妇若有 HBV 感染风险，应接种乙型肝炎疫苗。若在分娩时查乙型肝炎表面抗原，则可采用快速检测法，并可根据初步的检测结果于必要时予以新生儿免疫接种。

孕妇还应在怀孕后随访时常规检测沙眼衣原体，年龄在 25 岁以内的孕妇或存在危险因素的孕妇，如多性伴，应于妊娠晚期复查，此举可有效防止造成产妇产后综合征以及新生儿感染。

淋病奈瑟菌感染也应于高流行区的孕妇中常规筛检，尤其是存在高危因素者，如年龄在 25 岁以内，曾患淋病或其他性传播疾病、多性伴以及未长期坚持应用安全套、嫖娼、违禁药物滥用。若首次检测即发现感染，应于 3~6 个月后复查（最好在妊娠晚期）；未感染但存在淋病感染危险因素者，亦应于妊娠晚期复查。

孕妇若有手术史、静脉药瘾、输血以及器官移植者，尤其是在 1992 年以前有前述行为，应于怀孕后检测 HIV。孕妇发现乙型肝炎表面抗原阳性者应及时上报，并做好新生儿免疫接种准备，必要时联合注射乙型肝炎免疫球蛋白。同时，与其共同生活的人群、性伴均应检测乙型肝炎 5 项，若无抗体，需要接种乙型肝炎疫苗。对于孕妇本人，应告知其此病的传播途径、围生期感染情况、可否哺乳及临床评估，必要时予以治疗。

三、HIV 暴露后预防

在发生带有 HIV 感染者血液的器械穿透伤或者黏膜暴露于感染者体液时，均应予以预防性治疗。在发生穿透性暴露后感染的概率为 0.3%，发生黏膜暴露后感染的概率为 0.09%。危险性与接触污染物的量、损伤的程度以及暴露源患者的病毒载量呈正相关。目前建议 2 种 NRTIs（如替诺福韦和拉米夫定）或者 3 种药物（2 种 NRTIs 加一种 PI 或者 NNRTI）联合使用 1 个月以防止感染发生，参照暴露情况来确定感染的危险程度（表 17-1）。

表 17-1 艾滋病暴露后预防

暴露类型	传染源的感染情况				
	HIV 阳性 1 级*	HIV 阳性 2 级*	传染源 HIV 情况不详+	传染源不详±	HIV 阴性
危险性较小(如实心针损伤以及表浅的损伤)	建议基本的 2 药 PEP	建议扩展的 3 药 PEP	一般无 PEP 的依据;但当传染源有 HIV 危险因素时可以考虑给予基本的 2 药 PEP§	一般无 PEP 的依据;但于暴露源很可能为 HIV 感染者的情况下可考虑给予基本的 2 药 PEP	无 PEP 的依据
危险性较大(如大孔径的空心针、深刺伤、设备上可见血液或者针用于患者的动脉或静脉穿刺)	建议扩展的 3 药 PEP	建议扩展的 3 药 PEP	一般无 PEP 的依据;但当传染源有 HIV 危险因素时可以考虑给予基本的 2 药 PEP§	一般无 PEP 的依据;但当暴露于很有可能为 HIV 感染者的情况下可以考虑给予基本的 2 药 PEP	无 PEP 的依据

注:PEP 表示暴露后预防(post exposure prophylaxis)。

* HIV 阳性 1 级:无症状 HIV 感染或确定病毒载量低(如病毒量 < 1 500 copies/ml)。HIV-阳性 2 级:有症状的 HIV 感染、AIDS、急性血清转换或者确定病毒高载量。如果关系到耐药,应请专家会诊。

+ 传染源 HIV 情况不详如传染源患者已故、缺乏用于 HIV 检测的样本等。

± 传染源不详如针头来自于处理容器等。

§ 可选择 PEP,应该以发生暴露者和负责治疗的临床医生之间做出个体化的决定为基础。提供 PEP 后应完善检查;若后来确定为 HIV 阴性,PEP 应停用。

(孙建军　卢洪洲)

参考文献

[1] 卢洪洲 主编. 艾滋病及其相关疾病临床路径. 上海:上海科学技术出版社,2012.

[2] Workowski KA, Berman S. Sexually transmitted diseases treatment guidelines, 2010. MMWR, 2010,59(RR12):1-110.

第十八章 口 腔 保 健

口腔保健对人的一生都有很重要的影响,口腔疾病如龋病、牙周病等除引起牙痛、咀嚼困难、影响发音及面部美观等功能外,还会引起社交困难和心理障碍;一些微生物长期存在口腔中,可引发或加重某些全身性疾病如消化道疾病、糖尿病、心脑血管病及其并发症等,而成为许多全身系统性疾病的重要诱因,直接或间接影响全身健康。

世界卫生组织(WHO)将牙齿健康确定为人体健康十大标准之一。牙齿健康的标准是:牙齿整洁、无龋病、无痛感,牙龈色泽正常,无出血现象。由此可见,口腔健康是指具有良好的口腔卫生、健全的口腔功能及没有口腔疾病。

良好的口腔功能是保证人体健康的前提,对儿童来说,口腔保健不仅包括口腔的先天发育状况,与全身健康状况密切相关,而且还包括后天因素,即良好的饮食习惯、良好的口腔卫生习惯、定期口腔检查、预防口腔的意外伤害。对于孕妇来说,口腔保健不仅关系到孕产妇自身的健康,还影响到胎儿的健康和发育,加强孕产妇口腔保健教育,对降低孕产妇及婴幼儿期的口腔疾病发生及促进母婴健康有重要意义。对于中老年人来说,口腔疾病是严重影响中老年人身体健康的重要原因之一。根据第三次全国口腔健康流行病学调查显示,我国中老年人龋病患病率分别高达88.1%和98.4%,牙周健康率分别为14.5%和14.1%。口腔疾病使很多中老年人过早丧失咀嚼功能,降低生活质量,还可引起其他并发症,严重影响身体健康。由此可见,口腔疾病对人类健康危害的严重性是不可低估的。WHO把龋病列为癌症和心血管疾病之后的第三大重点防治疾病,所以说,忽视口腔疾病的预防保健,定会造成口腔疾病的流行。

2003年,由WHO、FDI与IADR共同制定的"2020年全球口腔健康指标"涉及16项指标,包括疼痛、功能紊乱、传染病、口咽癌、艾滋病毒感染的口腔表现、坏疽性口炎、创伤、颅面异常、龋病、牙齿异常发育、牙周疾病、口腔黏膜病、涎腺疾病、牙齿缺失、口腔卫生保健、口腔卫生保健信息系统。龋病和牙周病仍然是当前对人类危害大、发病率高的最常见口腔疾病,几乎每个人在他们一生中都将不同程度地遭受到其侵害。据不完全统计,目前我国有40%~60%的人患不同程度的龋病,50%~80%的人患牙周疾病,30%~50%的人患牙颌畸形,个别城市与地区更高;60岁以上的老人患各种口腔疾病达90%以上。由于龋病、牙周疾病的威胁,很多60岁以上的人因过早丧失牙齿而失去正常咀嚼功能。

2011年卫生部口腔卫生处制定的《中国口腔卫生规划(2011—2020)》,也充分关注国际上的发展趋势,结合我国实际情况,继续将龋病、牙周疾病作为需要加强预防和控制的两大口腔常见病、多发病,明确了"十二五"、"十三五"期间,我国口腔卫生发展总目标"控制口腔健康与全身健康的共同危险因素,着力降低人群龋病和牙周疾病的患病水平,改善人民群众口腔健康状况和提高生活质量",将重点采取推进口腔卫生保健体系建设、开展口腔预防适宜技术推广应用、加强口腔卫生保健信息系统建设等策略措施,全面推进我国口腔卫生工作发展。

第一节 口腔卫生保健

齲病、牙周病是口腔科的常见病和多发病,只要重视口腔卫生,建立良好的口腔保健行为,定期检查、及时治疗,可以预防齲病和牙周病,人们可以终生保持牙齿健康。因此,每位医师都有义务对人群和患者进行口腔卫生技术指导,使其建立并保持良好的口腔卫生习惯。

一、漱口

漱口是最常见的简便易行的清洁口腔、保持口腔卫生方法,它能清除食物碎屑和部分软垢,减少口腔内细菌的数量,对于保持口腔清洁,预防齲病和牙周病大有益处。主要应该在饭后应用,每天至少漱口两次。如口腔有病,应用药物含漱剂含漱,能暂时减少口腔微生物的数量,抑制细菌生长繁殖,使口内伤口保持清洁,便于愈合。漱口还可以清除口臭,使口腔清洁、舒适。

漱口可用清水、盐水、茶水及市售日常用含漱剂漱口。漱口时应含半口含漱剂,闭口,鼓动面颊及唇部,使溶液在口腔内充分接触牙龈、牙齿和黏膜,借助唇颊的鼓动,使口腔溶液反复冲击口腔各部10几次,这样能清除存留在牙齿小窝小沟处、牙间隙、牙龈处、唇颊沟等的食物残渣和部分软垢,使口腔内的细菌数量相对减少,从而达到清洁口腔的目的。

当口腔有异味或牙龈发炎时,很多人喜欢用盐水漱口,有人甚至养成了习惯。但是,临床调查发现用盐水漱口后20分钟,口腔内细菌数量开始恢复,1小时后细菌数量便恢复到漱口前的水平。而用清水漱口后10分钟细菌就开始恢复,但却要到85分钟后才恢复到原来的水平。为什么用盐水漱口后细菌反而比清水漱口更易繁殖呢? 这是因为盐水将口腔中的细菌杀灭时也将口腔黏膜破坏了,口腔黏膜具有防御细菌生长的作用,所以就为细菌的迅速恢复创造了条件。

看来,不论是用清水还是用盐水漱口,对暂时减少口腔细菌的数量是有效的,用盐水漱口并不能真正达到消毒、杀菌的作用。因此偶尔用盐水漱口可以达到杀菌消炎的目的,长期应用则对保健无宜。另外,也不要将含有药物含漱剂作为日常用品,应严格按照说明书或遵医嘱使用,口腔疾病痊愈后就应停止使用,以免引起口腔内正常菌群的失调。

二、刷牙

刷牙是最广泛的也是最能让人们接受的清洁口腔方法,已经成为一种社会性的活动和生活习惯。刷牙可去除牙面软垢、食物碎屑和部分牙菌斑,起到清洁口腔的作用。正确的刷牙方法还能对牙龈起到按摩作用,从而减少口腔环境中致病因素,增强组织的抗病能力。对预防齲病和牙周病都有效果。牙刷、牙膏、刷牙方法以及与刷牙有关的个体与群体观念与行为,是口腔社会预防医学研究的重要课题,因而具有强烈的社会性和实践性。第三次全国口腔健康流行病学调查报告显示:全国5岁儿童在3岁以前开始刷牙的有13%,大部分儿童是从4~5岁开始刷牙;我国3岁以上人群的刷牙率为75%~89%;儿童刷牙行为城市好于农村,东部好于中西部,男女无差异;青少年、中老年人的刷牙行为城市好于农村,女性好于男性,东部好于中西部。提倡刷牙仍然是口腔卫生保健的当务之急。

牙刷是日常生活中不可缺的卫生用品,牙刷的质量与口腔健康关系极为密切,建议市民选择毛端磨圆的软毛牙刷。软毛牙刷柔韧易弯曲,能进入牙齿龈缘以下,并有助于从邻面牙间隙去除菌斑、牙垢。牙刷毛端磨圆可防止刷牙时刺伤或擦伤牙龈,刷头大小以两个磨牙的长度为宜,刷毛为3~4排。这种转动灵活、拂刷相宜的牙刷也称为磨毛保健牙刷。

美国口腔医师在作牙刷细菌培养时发现,不管是患者还是健康人使用的牙刷,只要用上1个月后都会繁殖大量的致病菌。不洁的牙刷是多种疾病的传染源,可引起脑炎、菌血症、风湿性心脏病和肾炎等疾病。可见经常保持牙刷的清洁卫生很重要。刷牙后要用清水冲洗牙刷几次,并将刷毛上的水分甩干后悬挂于通风或有日光之处,使之干燥。在同一个家庭里,每个人的年龄不同,身体健康状况不一样,口腔健康状况也各不相同,因而有着不同的口腔保健需求。应该根据各人的不同情况,选用适合各人需要的牙刷和牙膏。若一家人共用一把牙刷和一个漱口杯,可能会引起疾病的相互传播。因此,必须做到一个人一把牙刷和一个口杯,每人分开放置,以避免交互感染,一把牙刷最多使用3个月。

正确的刷牙方法包括每天早晚各刷一次牙,每次刷牙时间至少要3分钟,全口牙齿可分上、下、左、右后牙4个区和上、下前牙两个区,一共是6个区域。刷牙要分区域按顺序刷,先上后下、先左后右、先外后里(图18-1)。

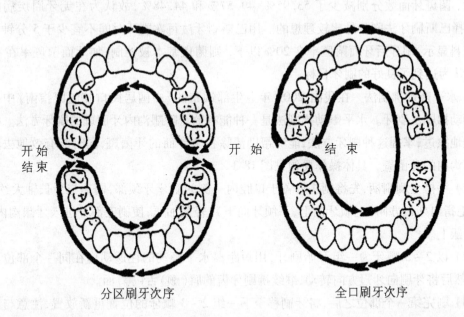

分区刷牙次序   全口刷牙次序

图18-1　刷牙顺序

目前我们常用的刷牙方法为巴斯刷牙法、旋转刷牙法及生理刷牙法。

1. 巴斯刷牙法　是目前世界口腔预防医学界推举科学刷牙方法。具有3个要点:①45°角接触牙龈;②水平震颤;③垂直扭转(图18-2)。

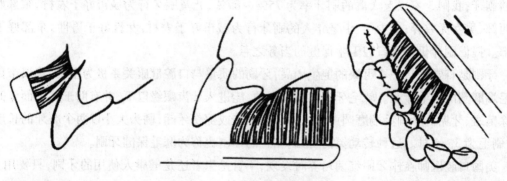

刷毛端指向龈沟，与牙　　　　　　　上颌前牙腭侧面位置　　　　　下颌后牙舌侧面位置
长轴约呈45°角

图 18-2　巴斯刷牙法

2. 旋转刷牙法　又称罗氏刷牙方法（Roll method），是指牙刷平行于牙列放置，从牙龈往牙冠方向旋转刷的刷牙方法。旋转刷牙法同样属于使用最多，且易学易会的刷牙方法。

3. 生理刷牙法　将牙刷毛与牙面接触，刷毛顶端指向冠方，然后沿牙面向牙龈轻微拂刷，类似咀嚼纤维性食物对牙面的摩擦动作。这种方法能清洁牙面和刺激牙龈组织的血液循环，增进牙周组织健康。

有学者对 3 种刷牙方法的效果进行了比较，巴斯刷牙法、旋转刷牙法和生理刷牙法刷牙 3 分钟后，菌斑牙面数分别减少了 53.95%、49.57% 和 44.48%，故认为在无牙周疾病的情况下，选择巴斯刷牙法刷牙是比较理想的。用巴斯刷牙法每次刷牙时间不宜少于 5 分钟。根据有关资料显示，刷牙后牙面菌斑率在 20% 以下，则菌斑基本被控制；如牙面菌斑率在 10% 以下，则认为达到了良好的刷牙目标。

4. 水平颤动拂刷法　在我国，2009 年卫生部颁布的《中国居民口腔健康指南》中提倡用水平颤动拂刷法刷牙。水平颤动拂刷法是一种能有效清除龈沟内牙菌斑的刷牙方法。拂刷就是轻轻地擦过，掌握这种刷牙方法，能够帮助清除各个牙面的牙菌斑，同时能有效地去除牙颈部及龈沟内的牙菌斑。具体操作要领见图 18-3。

（1）手持牙刷刷柄，先将刷头放置于口腔内一侧的后牙牙颈部，刷毛与牙长轴大约呈 45°角，刷毛指向牙根方向（上颌牙向上，下颌牙向下），轻微加压，使刷毛部分进入牙龈沟内，部分置于牙龈上。

（2）以 2～3 颗牙为一组开始刷牙，用短距离水平颤动的往返动作在同一个部位至少刷 10 次，然后将牙刷向牙冠方向转动，继续拂刷牙齿的唇（颊）舌（腭）面。

（3）刷完第一个部位之后，将牙刷移至下一组 2～3 颗牙的位置重新放置，注意与第一个部位保持有重叠的区域，继续进行下一个部位的刷牙。

（4）刷上前牙舌面时，将刷头竖放在牙面上，使前部刷毛接触龈缘，自上而下拂刷；刷下前牙舌面时，自下而上拂刷。

（5）刷咬合面时，刷毛指向咬合面，稍用力作前后短距离来回刷。刷牙的主要目的是清除牙面上的菌斑。

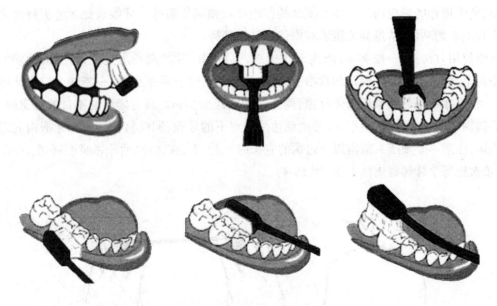

图18-3 水平颤动拂刷法

三、牙签和牙线的使用

日常饮食之后,很多人有饭后剔牙的嗜好。其实,整齐排列的健康牙齿一般不容易嵌塞食物,而经常剔牙会损伤牙齿和牙床,造成牙龈萎缩、牙根暴露、牙缝变宽。牙缝越宽,食物残渣越易嵌进去,形成了恶性循环。即俗话说的"牙齿越剔越稀"。那么用牙签剔牙到底好不好?我们认为,只要使用正确,剔牙有益无害。

1. 牙签的使用　剔牙要选用优质木质或象牙牙签,注意有足够的硬度和韧性,表面光滑,中间向两端逐渐变细。

剔牙手法:牙签最好用于牙间有空隙存在的情况下,牙签以45°角进入,尖朝向咬东西的牙面,侧缘接触于间隙的牙龈。然后用牙签的侧缘沿着牙面刮净牙面,上牙向下外侧剔拨,下牙向上外侧剔拨,再向舌侧轻轻推出食物残渣。使用牙签时,压力不可过大,以免造成牙龈损伤。牙签尖端不可垂直插进牙间隙之间,以免刺伤软组织,引起局部感染。

剔牙要选择合适的牙签,使用正确的方法。有人塞牙后急于剔除,随便拿起什么就剔,如小刀、火柴棍、大头钉、发夹等,这不仅对牙齿和牙周组织有害,还会加大牙齿间的缝隙,造成更加严重的塞牙。消毒不严、管理不善的牙签易引起疾病。任人抓取的牙签上附带的各种各样的细菌、病毒,会通过牙签进入人体内。据卫生部门化验,一根小小的牙签上竟"藏"着几万个细菌。另外,叼含牙签不慎可能危及生命。如果不小心把牙签吞进肚内,很容易把小肠穿破,生命会受到危害。

2. 牙线的使用　目前,在欧美各国广泛使用是牙线(dental floss),认为这是清洁牙齿邻面间隙的理想方法。牙线是由合成纤维制成的线或带。牙线的种类包括含蜡牙线和不含蜡牙线、聚四氟乙烯牙线、带棒牙线、矫味剂牙线(如薄荷味牙线、水果味牙线)、无味牙线、带状牙线。这些牙线都有共同点:柔软、富有弹性,使用方便;用于去除牙齿邻面及固定修复装置龈面的菌斑及(或)食物残渣,有助于对牙刷不能刷到的邻面间隙或牙龈乳头处的牙面清洁。因而,把它的作用和餐后应用的习惯与刷牙的作用和习惯同等看待。牙线有比牙签更好地去除牙间食物嵌塞的功能,从世界范围看有取代牙签的趋势。

牙线使用方法:取一根40cm丝线或涤纶线,也可用一种特制的尼龙线,将线的两端绕在两个中指上,清洁上牙时以拇指和食指引导,清洁下牙时以双示指引导,一指伸入口内牙的舌侧,另一指将牙线顶起绷紧压入牙间隙,两指间的线距为3cm。当有紧而通不过的感觉时,可做前后拉锯式动作,通过接触点,轻柔地到达接触点下的牙面;同时将牙线放到牙龈沟底以清洁龈沟区,注意不要硬压入龈沟以下过深的组织内。上、下、前、后刮动牙邻面4~6次,照此方法,可依次把每个牙邻面清洁干净(图18-4)。

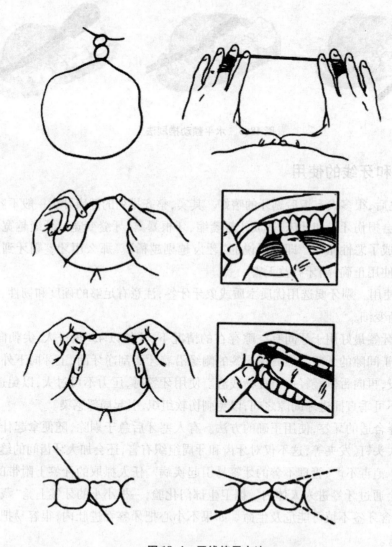

图18-4　牙线使用方法

牙线在市场上的出现堪称洁齿方式的一次新革命,成千上万的人从中受益匪浅,解除了牙科疾病的困扰,保持牙周健康,也减少了因牙科疾病而引发的其他疾病。牙线目前在发达国家的使用已经极为普遍,是人们居家旅游不可缺少的生活必需品,而饭后使用牙线对牙齿进行自我清理,就像人们饭前洗手、饭后漱口一样,成为日常生活中必不可少的一个程序。

牙线和心脏,看上去风马牛不相及,事实并非如此。据英国《每日邮报》报道,牙病对心脏的危害一点也不亚于高血脂。使用牙线可以预防口腔疾病,大大减少心脏病和脑卒中的危险。为此,美国衰老学专家迈克尔·罗伊森更指出,坚持每天使用牙线,能让你多活 6.4 年。临床上发现,经常患牙髓炎、牙周炎的人,心脏病的发病率也会增加。这是因为牙髓和牙周组织的感染可以导致细菌毒素进入血液循环,最终使你的心脏受"牵连"。

与牙签相比,由于牙签较粗,不能深入到齿缝中,清洁效果大打折扣。牙线则能有效剔除牙缝里的残留物及牙齿邻面上的菌斑。遗憾的是,中国人很少有使用牙线的习惯。

四、咀嚼

其实咀嚼(mastication)的益处远不止于摄取营养,它是一项关乎生理、认知以及心理诸多方面益处的运动。科学实验及生活经验告诉我们,咀嚼有助于保护口腔健康、缓解紧张情绪、集中注意力以及控制体重。我们可以在生活中培养咀嚼口香糖这样简便易行的小习惯,除了提升口腔健康外,还能大大裨益工作与生活。在咀嚼过程中,咬殆力通过牙齿传导到牙齿周围组织。这种咬殆力并不太大,3~4kg。它作为一种功能性的刺激,有益于牙周组织健康,使牙周膜变厚增强,牙槽骨致密。在咀嚼时,食物不断地与牙龈摩擦,这种生理性的按摩作用,增强了牙龈组织的抗病能力。咀嚼还可刺激颌骨生长发育。如果颌骨生长发育不好,就会使牙齿缺乏足够的排列空间,而造成牙齿拥挤、错位、畸形。咀嚼促进唾液分泌,随时随地保护口腔健康。

很多人以为,咀嚼无糖口香糖"黏"走了口腔中的食物残渣,实则不然,研究表明真正起到保护作用的是唾液。看似平常的唾液具有清洁、抗菌的作用,而咀嚼可以刺激唾液分泌,冲掉食物和口腔中的其他残渣,抑制细菌生长,是人体最强大的预防机制之一。在进餐或吃零食后,咀嚼无糖口香糖20分钟是日常口腔健康护理方法中简便易行的一招,随时随地都能做到,是值得推荐的爱牙好习惯。

其实,无糖口香糖的防龋功能早已得到了美国牙医学会(ADA)、世界牙科联盟(FDI)、中华口腔医学会(CSA)等国内外诸多专业机构的认证。卫生部在新近颁发的《中国居民口腔健康指南》中也特别指出,"咀嚼无糖口香糖可以刺激唾液分泌,降低口腔酸度,有助于口气清新,牙齿清洁"。作为日常简便易行的保护口腔健康的诀窍,享受甜甜美味的同时还能防止蛀牙,一举两得。

为了增强咀嚼功能,应特别强调儿童时期咀嚼泡泡糖,补偿牙周组织所缺乏的有效生理刺激。儿童在咀嚼泡泡糖的过程中,口腔内可分泌大量唾液,能起到机械冲洗作用。同时,在咀嚼泡泡糖的过程中还可把牙面上的菌斑黏除掉,有利于预防龋病与牙周病。

在日本,男女老幼都养成咀嚼口香糖的习惯。日本医学界对口腔的咀嚼运动非常重视,把咀嚼视为取得健康长寿最有效的简便方法,并通过传媒号召人们经常咀嚼口香糖。日本糖果公司还推出一种比普通口香糖硬度高2倍的硬质口香糖,以锻炼儿童习惯咀嚼较硬的东西。

五、牙龈按摩

牙龈按摩(massage)是口腔保健方法之一。通过按摩,可使牙龈上皮增厚,角化增强,并有利于牙龈上皮结缔组织的营养代谢活动,增加牙龈组织血液循环,改善营养及氧供应,促进组织的代谢,提高牙龈组织抗病能力,减少牙周疾病的发生。

咀嚼粗制食物及富含纤维的食物,用力咀嚼和食物纤维的摩擦,实际上就是一种符合口腔生理状况的咀嚼性牙龈按摩。而人为的牙龈按摩方法主要有两种:一种是在刷牙时进行,将刷毛以45°角压于牙根部的牙龈上,上牙向下旋转拂刷,下牙向上旋转刷,牙龈受刷毛压迫暂时缺血,当刷毛放松时,局部血管扩张充血,反复数次,使血液循环改善,增强局部抵抗力;另一方面是用食指作牙龈按摩,漱口后将干净的右手食指置于牙龈黏膜上,由牙根向冠部作上、下方向的揉按,也可将食指沿牙龈作水平方向的按摩。一般分区域,依次按摩上、下、左、右的内外侧牙龈约3分钟,长期坚持下去对防治牙周病有一定效果。

牙龈乳头萎缩以及牙周手术后遗留的根分叉暴露区的牙龈,最好使用牙间刷或锥形橡皮按摩尖(图18-5)。将橡皮尖以45°角插入,尖端对向面,侧缘停留在牙龈上,然后旋转橡皮尖5~6次作为按摩、加压动作,然后抽出橡皮尖。抽出时将橡皮尖贴附根面,然后向咬合面方向剔刮,这样既可同时清洁牙面,又可起到类似牙签的作用。

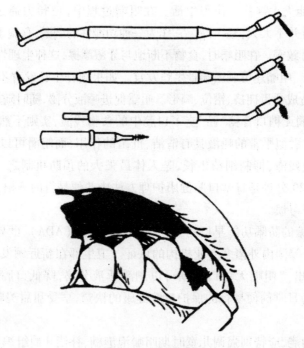

图18-5　牙间刷

六、冲牙器的使用

正如人们知道的用高压水枪能够容易地冲洗干净汽车等,适当压力的水流早已被证明能有效地清洁人们的牙齿和口腔。冲牙器的清洁作用主要是利用在一定压力下喷射出来的高速水柱的冲击力来实现的。在主要靠水流本身冲击力的基础上,下面措施可能进一步提高清洁效果:①使水流以适当的脉冲形式喷射冲击,或使水流中带入较多气泡也能有类似的振动冲击作用;②给水流中添加一些不同功能的助剂,例如加入微细的硬重砂粒以形成无数颗高速"子弹",或加入一些增加清洁功能的表面活性剂等。水柱的冲击清洁能力还与水柱大小有关系。

冲牙器所需的水压目前主要有两种来源:用自带电泵产生水压或直接利用自来水的压力。所以,冲牙器按结构可主要分为电动冲牙器和水龙头冲牙器两大类。电动冲牙器的结构主要有一个电动水泵、储水槽、喷头。水龙头冲牙器的结构主要有一个与水龙头的连接装置和喷头。

牙齿与牙龈交界处有一个约2mm深的围绕牙齿但没有附着在牙齿的沟叫牙龈沟。这是通向牙齿根基的最重要交界处但却最易藏污纳垢,是最容易引起牙齿及牙龈疾病的地方。牙龈沟和牙缝是两个最不易清洁的地方,有研究指出"有多达40%的牙齿表面无法用牙刷清洁"。虽然用牙线(或牙签)能够清除牙齿表面堆积物,但微观上看,凸凹不平的牙齿表面仍然会不清洁。细菌生长只需极薄的一层营养膜即可,残存物的有害作用也仍然部分存在。既有摧枯拉朽的强力,又能钻缝入孔的压力水流,从原理上讲是最理想的口腔清洁方式。据美国有关机构研究,压力水柱能冲进牙龈沟冲洗到50%~90%的深度。压力水柱不仅能清洁到各种缝隙孔洞和凸凹崎面,而且其效果可以达到微观的彻底"清洁",而不只是宏观的粗略"清除"。冲牙器除有清洁牙齿口腔的功能外,水流对牙龈还有按摩作用,促进牙龈的血液循环增强局部组织抗病力,同时还能消除因口腔卫生差产生的口臭。

第二节　口腔疾病预防

口腔疾病预防是口腔社会预防的基础学科之一,主要研究口腔常见病的临床与社会性预防技术措施。随着科学技术的发展,大多数口腔常见病是可以预防的,许多发达国家由于广泛开展各种临床与社会性预防技术措施,口腔疾病的患病率已经大幅度下降,我国也在一些地区推行口腔预防技术措施,取得了许多成功的经验。我们的生活水平在过去30年里不断提高,但由于饮食习惯的改变,中国人的口腔健康持续下降。据第三次全国口腔健康流行病学调查显示,高达97%的成人正在遭受口腔问题的困扰。在这其中,97%的成人患有牙结石,88%的成人患有龋病,85%的成人有牙龈问题,再加上牙齿敏感、口气问题、牙渍、牙菌斑,构成了中国人最常面临的口腔问题。针对口腔问题,口腔预防技术措施应简便易行,便于推广,经济效益和社会效益显著。下面主要介绍国内外正在推行的预防口腔疾病常用技术措施。

一、龋病的预防

龋病(dental caries)是危害人类口腔健康最普遍的疾病,国际已公认龋病是多因素引起的,预防应从多因素观点着手。

龋病发病率的高低与生活习惯及饮食密切相关,水源中含氟量高的地区患龋率低,并且随着年龄的增加,患龋率增加,龋坏程度也加重。细菌是引起龋病的主要病菌,细菌只有在形成牙菌斑后才发生致龋作用,而食物中糖类(碳水化合物)特别是蔗糖,是引起龋病的主要原因,尤其是带黏性的食物黏附在牙齿上,通过口腔细菌发酵产酸。从而使牙齿的牙釉质表层无机物溶解,牙釉质和牙本质无机物不断矿化,牙齿硬组织随之松软丧失,继而形成龋洞。龋病可以影响咀嚼功能、发音及颌面部美观,而且损害身体健康,甚至导致牙齿丧失。实践证明,龋病是可以预防的,而且成效显著。

预防龋病的原则,应针对龋病致病因素,增强宿主抗龋能力,控制菌斑形成,限制糖食摄入。但由于致龋因素复杂,要预防和减少龋病的发生,至少在现阶段,还不是某个单一防龋方法所能实现的。近年来,国内外学者已确认,预防龋病必须采取综合性防龋措施,其中饮水加氟,局部应用氟化物和对龋病好发年龄段的易患牙齿采取窝沟封闭,是极为有效的防龋措施。

（一）氟化物在预防龋病中的应用

20世纪预防口腔医学领域引人注目的重大成就之一,就是利用氟化物(fluorides)防龋。氟是人体所需的微量元素之一,适量氟对机体代谢有积极的影响。氟的防龋机制主要有降低牙釉质溶解度和促进牙釉质再矿化,通过抑制细菌的多种酶从而抑制细菌摄入葡萄糖和产酸,还可以影响牙体形态,使牙齿易于自洁、抵抗力增强从而预防龋病。

近20年来,发达国家的龋病发病率得到实质性控制,究其原因,就是在缺氟地区推广全身给氟法和局部用氟法。全身应用包括饮水氟化、食盐氟化、氟片剂等;局部应用有含氟牙膏、局部涂氟、含氟凝胶、氟化泡沫、氟水漱口等方法。

全身应用中的饮水氟化法的效果最接近社会预防医学的要求,但饮水的氟化度必须控制在$(0.5 \sim 1.0) \times 10^{-6}(0.5 \sim 1.0 ppm)$。饮水氟化是降低龋病率和严重程度的经济有效方法,尤其是对于龋病发病率较高或很少检查牙齿的人群。氟化盐,在推广饮水氟化和口服氟片有困难的区域,可采用在食盐中加氟,WHO的推荐浓度为每千克食盐含氟250mg,能明显减少龋病,是一种简便、经济、实用的防龋措施。尽管氟化食盐生产方法简单,可以大规模生产和供应;费用较低,覆盖人群广,每个家庭可自由选择,但其防龋效果与大众接受程度和范围有关。不同地区、不同人群之间食盐摄取量差异很大,各地区饮水中含氟量不一致,难以精确控制个体的耗盐量。其他全身用氟包括口服氟化物片剂(fluoridetadlets),每天$1 \sim 2mg$,连续服用$2 \sim 8$年,有较好的防龋效果。氟片制剂适用于学龄儿童,兼有全身和局部用氟的双重作用。美国、奥地利、澳大利亚、日本等国都曾采用过此方法预防龋病。

局部用氟的方法主要包括以下几个方面。

1. 含氟牙膏　使用含氟牙膏刷牙是有效预防龋病的自我口腔保健措施之一,每天2次使用加氟牙膏。例如,可向龋病易感人群推荐使用0.22%氟化钠牙膏、0.4%氟化亚锡牙膏和0.75%单氟磷酸牙膏,这些浓度的牙膏都含$1\,000 \times 10^{-6}(1\,000 ppm)$的氟离子,通过刷牙动作和3分钟的刷牙时间,使氟离子广泛接触牙齿表面,能减少龋患率15%～30%,是最易推广的防龋方法。研究表明,全世界的龋病发病率下降与含氟牙膏的广泛使用有关。该观点为全球口腔专家认同。Cochrane循证医学中心系统回顾并分析了100多项含氟牙膏的临床研究,结果表明使用含氟牙膏的防龋效果为20%～25%。

2. 牙面涂氟法　儿童牙齿萌出后使用含氟溶液涂布可增强牙齿的抗酸性,预防龋病。牙面用2%氟化钠溶液涂布,每季度一次。尽管牙面涂氟法效果较显著,剂量易掌握,但所需人力和时间较多,不适合作为公共卫生措施。我国只在一些医疗单位对个体患者使用。

3. 含氟凝胶　含氟凝胶含有氟化钠及磷酸,氟以氢氟酸(HV)的形式存在。主要的市售产品含氟浓度为1.23%,pH值为3～4。含氟凝胶可在医院和牙科诊所使用,近年来为了减少氟的暴露,一方面降低含氟凝胶中氟的浓度;另一方面则是开发新的产品如氟化泡沫。目前含氟凝胶已基本为氟化泡沫取代。

4. 氟化泡沫　氟化泡沫是一种富含氟离子的泡沫,可预防儿童、老年人以及放射治疗患者的龋病。氟化泡沫的氟浓度和 pH 值与含氟凝胶相同,但泡沫形式不但避免了凝胶恶心等副作用,还增加了儿童使用时的兴趣。氟化泡沫含氟量较高,应由口腔专业人员操作或在专业人员指导下使用。我国部分地区学校使用氟化泡沫防龋取得了较好的效果。

5. 氟水漱口 氟水漱口是一种有效的局部氟防龋方法。可用 0.01% ~ 0.02% 氟化钠溶液每周含漱一次,每次 1 ~ 2 分钟。在瑞典,几乎所有儿童都使用含氟漱口液含漱,使龋患率降低 35%。一般认为应用时间越长,效果越好。对龋活跃性较高或龋易感患者、牙齿正畸戴固定矫治器患者,一些不能实行自我口腔健康护理的残疾患者,也推荐使用氟水漱口。

(二) 窝沟封闭

窝沟封闭(pit and fissure sealant)又叫点隙沟裂封闭,是指不损伤牙体组织,将封闭材料涂布于牙冠咬合面、颊舌面的窝沟点隙,阻止致龋菌及酸性代谢产物对牙体的侵蚀,以达到预防窝沟龋的方法。窝沟封闭为不用牙钻磨除牙体组织,而是在窝沟内涂布一层有黏性树脂,保护窝沟不受细菌及其代谢产物的侵蚀,达到预防龋病发生的目的。窝沟封闭为预防牙齿面窝沟点隙龋的发生开创了新的途径,自窝沟封闭剂从 20 世纪 60 年代开始使用,至今这项技术已逾 40 年,学者们已进行大量临床研究,并对窝沟封闭剂的保留率及窝沟龋的预防效果进行评价,认为窝沟封闭是目前预防窝沟龋的最有效方法。

窝沟封闭在临床中使用可以减少龋病的发生,16 岁以下的患儿,窝沟封闭剂防治恒磨牙窝沟点隙龋损效果明显,无不良反应,儿童和青少年易于接受。窝沟封闭不仅适用于无龋牙,预防窝沟龋的发生,且可用于窝沟早期龋的修复治疗,对成人磨牙窝沟可疑龋起到预防作用。早期窝沟龋如果封闭完好,龋损可停止进展。

预防性使用窝沟封闭剂,应严格掌握适应证:深的窝沟,特别是可以插入或卡住探针的(包括可疑龋);患者其他牙齿,特别对侧同名牙患龋或有患龋倾向者适于窝沟封闭。封闭时机:在年轻恒牙刚萌出至殆平面,窝沟内无色素或者浅龋时,此时进行窝沟封闭的效果最佳。临床中往往发现,当年轻恒牙萌出至平面的过程中往往有浅龋。研究表明随着封闭时间的延后,龋病的发生率逐渐增加,如果能够早期进行窝沟封闭,龋病发生率能够降低 65%。窝沟封闭剂应及早在龋病高发人群中应用。因此,牙齿萌出后达到殆平面即可以做窝沟封闭,一般是萌出后 4 年之内。乳磨牙 3 ~ 4 岁时,第一恒磨牙 6 ~ 7 岁时,第二恒磨牙 11 ~ 13 岁时为最适封闭的时间。

常用的窝沟封闭剂是树脂型封闭剂,主要由树脂基质、稀释剂和引发剂组成,其中树脂基质是封闭剂的主要成分,为双酚 A- 甲基丙烯酸缩水甘油酯(Bis-GMA)及其改性产物。随着材料学的发展,窝沟封闭剂也不断得到改进,人们尝试使用不同类型窝沟封闭剂进行大量的临床研究。近年来开发的含氟窝沟封闭剂,封闭后可释放氟离子,因此,有较强的防龋作用。有证据表明含氟窝沟封闭剂和传统封闭剂有相似的保留率,且含氟窝沟封闭剂在口腔内可释放氟,并可减少釉质脱矿,但很多结论均来自体外研究,至今还没有长期的临床研究证实含氟封闭剂比常规的树脂封闭剂有更好的防龋作用,还需要进行更深入的研究来证实含氟窝沟封闭剂是否能长期地释放氟至唾液和釉质中,取得更好的防龋效果。

全酸蚀系统较自酸蚀系统对窝沟封闭剂有较高的保存率,在常规的酸蚀前不必对其牙面进行机械性的扩大窝沟。

窝沟封闭剂按其固化方式有光固化和自凝固化 2 种,但操作步骤是相似的(图 18-6)。一般要经过清洁牙面、酸蚀、冲洗、干燥、涂布和固化窝沟封闭剂,以及术毕检查 6 个步骤。在整个操作中,快速干燥牙面,及时涂布封闭剂,严密的隔湿措施,防止唾液污染酸蚀干燥后的牙面,是防止封闭剂日后脱落,使封闭剂在口腔内能维持 3~5 年的关键,只要封闭剂能长时间的严密封闭牙齿上的点隙裂沟,就能有效地预防窝沟龋的发生。

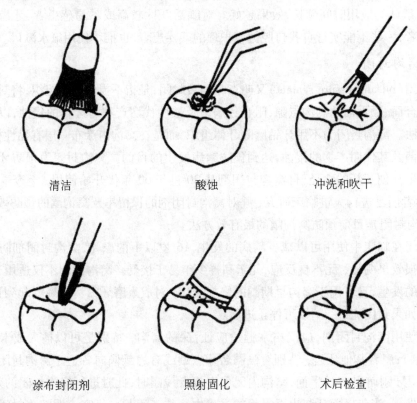

清洁　　　　　　　　酸蚀　　　　　　　　冲洗和吹干

涂布封闭剂　　　　　　照射固化　　　　　　术后检查

图 18-6　窝沟封闭操作步骤

(三) 加强营养,控制致龋饮食

钙盐、磷酸盐、维生素和蛋白质等是食物中的天然成分,也是骨骼牙齿发育、钙化不可缺少的营养成分。在儿童的生长发育时期因食物中蛋白质、钙、磷、氟化物等各种物质的改变,可影响牙齿的发育。例如,孕期妇女由于蛋白质缺乏,可致牙釉质发育不良及乳牙患龋率增高,故应及早补充蛋白质。其次,奶瓶喂养的婴儿吃的奶粉或炼乳,比例要恰当,用量要适宜,含糖量不宜过高。不宜吃着奶瓶睡觉,这样易患"奶瓶龋"。由于维生素 A、D 的缺乏使钙磷代谢失常,钙盐不能正常沉积于硬组织中,不仅引起佝偻病,而且导致牙齿发育异常、牙齿萌出时间推迟、牙齿组织矿化程度低而发生龋齿。

所谓控制致龋食品主要是控制蔗糖制品和精细加工甜食的摄入量,特别是吃黏性甜食的数量和次数应严格控制,儿童含糖睡觉或睡前吃甜食应绝对禁止。由于限制蔗糖的摄入确能降低龋病,故选择糖的代用品来加工食品,已成为一项重要的防龋措施。目前市场上常用的食糖代用品有山梨醇(sorbitol)、木糖醇(xylitol)及甜菊糖苷等,不但是糖尿病患者常用的糖代品,也是世界公认的有防龋作用的糖代品。糖和淀粉食物应按其他食物的一定比例定量供给,吃后应及时刷牙漱口，特别是纤维性食物能起到清洁和按摩牙龈的作用，而某些含丰富氟化物的食物宜经常吃。茶叶中含较高的氟化物，饭后常用茶水漱口也是保护牙齿健康，预防龋病的好方法。

（四）激光防龋

美国学者 Stern 等（1994），首先发现了激光（laser）可融化牙本质，形成一种具有抗酸性的玻璃状物质。随后的一些研究也证明牙釉质经激光照射后可提高对龋病的抵抗力，如用激光照射龋病的好发部位，能有效减少龋病的发生。激光的防龋机制主要表现在以下几方面：①改变釉质晶体结构，降低可溶性，提高抗酸性，使脱矿降低；②激光的热效应能够直接杀灭变形链球菌；③使釉质、牙本质、牙骨质表面熔融，导致窝沟、点隙、微孔或牙本质小管封闭；④促进釉质、牙本质、牙骨质对氟的吸收。我国近年来已开展 ND-YAG 激光防龋的临床应用。

（五）加强锻炼，提高机体抗病能力

机体的功能状态和牙齿本身的情况是龋病发生的内因，细菌、菌斑和滞留食物的存在是龋病发生的外因，外因必须通过内因才能致龋。

流行病调查资料表明，体质强壮，牙颌系统发育健全，牙齿对龋病的防御能力就高。反之，体质较差，生理状态不够健康，机体营养代谢障碍，常患慢性系统性疾病，就会降低牙齿的防御能力，引起龋病发生，加速龋病发展。

综上所述，加强体育锻炼，增强体质，防止和减少疾病的发生，摄取适宜营养，及时治疗慢性系统疾病，对保障机体和牙颌系统的健康，具有非常重要的意义。

二、牙周病的预防

牙周病（periodontal disease）是人类最常见的口腔疾病之一。患病早期一般无症状，常不引起人们的重视。当出现疼痛或影响咀嚼功能时，病情往往已较严重，不仅治疗难以奏效，而且很难恢复至原来的健康水平，最终只能拔除患牙。流行病学调查显示牙周炎是我国成年人丧失牙齿的首位原因。牙周炎是多因素致病的疾病，包括局部因素和全身因素。菌斑细菌及其代谢产物是牙周炎的主要病因，是引起牙周炎的始动因子。消除菌斑细菌及其引起的炎症是治疗牙周炎的主要手段。但是，创伤作为协同破坏因素，对牙周炎的发生、发展、治疗及预后起到举足轻重的作用。殆创伤是指由于牙齿的咬合关系不正常，或咬合力量不协调，导致牙齿所受的力过大或异常，超出了其耐受范围而引起的牙周支持组织损伤。

牙周病的预防主要是消除局部刺激因素和提高宿主的抵抗力。当前控制与预防牙周病唯一可行的方法，主要是注意个人口腔卫生，可用牙刷、牙线等口腔保健工具来控制牙菌斑，患者应请口腔医师用超声波洁治器去除龈上、龈下牙石和菌斑。要定期口腔检查，咨询口腔保健方法，获得口腔卫生的专门指导。只要人们能认识牙周病的病因和发病过程，认真执行各种预防保健措施，就能有效控制牙周病的发生和发展。

（一）做好口腔健康教育，提高牙周组织抗病能力

口腔健康教育是健康教育的一个分支，WHO（1970 年）指出：牙科健康教育的目的是使人认识到并能终身保持口腔健康。它是以教育的手段促使人们主动采取利于口腔健康的行为，如通过有效的口腔健康教育计划或教育活动调动人们的积极性，通过行为矫正、口腔健

咨询、信息传播等,以达到建立口腔健康行为的目的。牙周病是口腔最常见疾病之一,是由牙菌斑微生物引起的感染性疾病,是引起牙齿脱落和导致咀嚼能力下降的主要疾病之一,对口腔多种治疗产生影响。口腔医生和口腔公共卫生人员要抓住一切机会开展口腔健康教育,使大众掌握基本的口腔卫生知识,启发和鼓励大众自觉进行口腔自我保健,如掌握正确刷牙和使用牙线的方法;对牙周病高危人群,要辅导他们每天进行牙龈按摩、叩齿、鼓漱和搅海等,以期改善牙周组织的血液循环,增强牙龈和牙槽骨的抗病能力。

（二）定期进行全口洁治

牙菌斑以及局部的刺激因素引起了牙龈炎,而牙周炎是在牙龈长期存在炎症的基础上发展起来的。保持牙面清洁、消除牙龈炎症是预防牙周疾病的关键。即便每日认真刷牙,仍免不了有些部位存有菌斑和牙石。对大多数人来说,每隔6~12个月接受一次专业性洁治术,是预防牙龈炎的有效措施。对牙周病高危群体全口洁治应成为经常性的口腔卫生措施,一般3~6个月要进行一次超声波全口洁治。洁牙时,工作头与牙面成15°角,由于工作头产生每秒2.5万次的高速振动,使牙石层层剥脱。虽然超声波的洁牙效率高,但洁治后还必须用手用器械将牙齿根面刮治平整。牙齿根面的手工刮治,一般使用龈下刮治器在龈下操作(图18-7),凭借感觉和经验,应用匙形器去除龈下菌斑、牙面和感染的肉芽组织,平整根面,多数牙周病患者经过全口洁治和刮后,症状消失或显著好转。

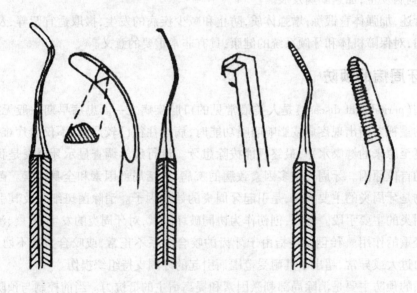

图 18-7 龈下刮治器

（三）含漱液

应用有效的漱口液来抑制菌斑的形成或杀灭菌斑中的细菌是控制菌斑的另一条途径,目前比较成熟的为氯己定溶液(又称洗必泰溶液),它是一种广谱抗菌剂。使用0.12%~0.2%的溶液,每天2次,每次10ml,含漱1分钟,可以抑制菌斑形成。氯己定溶液价格低廉,使用方便,采用局部用药方式治疗,对牙周病的疗效优于碘甘油,未见明显不良反应。目前以中药成分为主的金栀洁龈含漱液对牙龈炎有一定疗效,在使用6~12周以后患者探诊出血的比例下降。尽管含漱液能一定程度的控制菌斑,但它仍然只能作为辅助性措施,只能在机械清除菌斑和牙石的基础上,辅以含漱液。

(四)调整咬殆创伤

调殆(occlusal adjustment)就是调磨患牙的创伤性牙尖和边缘嵴,改善牙体外形,从而消除创伤性殆,建立功能性殆,恢复对牙周组织的生理性刺激,以维持牙周组织的健康。由于创伤性殆力造成牙周组织的破坏,使牙齿松动度增加。目的是通过调殆,去除早接触、殆干扰等创伤性外力影响,把殆力均匀分散到全口牙齿上,使咀嚼系统更好地发挥作用,并长期维持牙周组织的健康状态。

患牙周病的牙,在调殆前,应先控制炎症,治疗牙周袋和骨袋,因为炎症会影响牙周组织的恢复,而降低调殆效果。牙周病患牙经常出现移位,如在炎症未消除之前调殆,炎症消退后,牙的位置有改变,还必须再次调殆,否则就不能保持稳定的殆关系。如果牙齿松动和骨袋形成与创伤殆有明显的关系,应先行调殆。如果炎症和创伤殆都很明显,则消炎和调殆可同时进行。

(五)劝患者戒烟

吸烟是牙周病的重要危险因素之一。由于牙周疾病的严重程度和患者吸烟的年龄、每日吸烟的数量成正相关。特别是烟碱对牙周组织有明显的破坏作用,吸烟者牙周炎患者牙龈内胶原纤维破坏程度重于不吸烟者,新生胶原纤维少。吸烟与不吸烟牙周炎患者牙龈成纤维细胞均存在明显的变性,吸烟重于不吸烟者。吸烟可能通过对牙龈成纤维细胞和胶原纤维的损伤,降低牙周组织的修复能力。烟雾颗粒在龈沟或牙周袋沉积,可使牙周袋加深,牙龈充血、水肿,再加上吸烟者口腔卫生状况和自我保健能力差,牙齿上常有烟斑,牙面色素堆积,对牙周组织都是不良刺激,故吸烟者牙周病的患病率要大大高于不吸烟者。一项10年的随访研究发现,吸烟与探诊深度、附着丧失的逐渐加深有关,停止吸烟可以促进牙周健康。因此,口腔医师要力劝牙周病患者戒烟,并把戒烟作为牙周病综合治疗的重要组成部分来加以重视。

(六)消除影响牙周健康的全身因素

增强体质,提高机体的抗病能力是预防牙周病的另一重要措施。全身健康、功能健全可减少牙周组织对局部不良刺激的反应,减轻牙周破坏程度和提高牙周组织修复再生能力。

牙周组织也需要合理的营养来维持正常代谢和修复功能,在日常食谱中要注意各种营养物质的补充,如蛋白质、维生素C及钙磷等。

要积极治疗全身性疾病,如血液病、内分泌紊乱、青春期或妊娠期性激素失调和糖尿病等,提高机体对局部刺激的抵抗力和免疫力,在积极治疗各种慢性疾病的同时,加强个人的口腔卫生和口腔保健。

总之,牙周病的预防应做到定期口腔检查和个人家庭保健相结合。由于牙周病是随时可能发生的,不会因口腔医生的几次治疗而终止,个人掌握了维护口腔卫生的方法和技能,才是保持牙周组织健康的最可靠保证。

三、牙颌畸形预防

牙颌畸形是现代儿童好发的一种牙病,在儿童生长发育中,有许多因素都可引起牙颌畸形,如乳牙期及替牙期的局部障碍导致牙齿发育异常、口腔卫生不良习惯、全身性疾病以及遗传等因素。预防牙颌畸形(dento-facial anomalies)是指在儿童时期,牙颌畸形发生之前采用一些预防措施。这种为去除儿童发育期的咬𬌗紊乱或牙颌畸形原因所采用的一切预防措施或手段,称为咬𬌗诱导。通过咬𬌗诱导,使在牙齿发育期,引导牙齿沿咬𬌗的正常生理位置生长发育。对于那些已经形成牙颌畸形的儿童,应当早期矫治,防止牙颌畸形的进一步发展,促进牙颌系统正常发育。

临床牙颌畸形的形成因素主要是龋病。乳牙龋坏使牙弓的正常发育障碍,牙弓周长和宽度减少;乳牙的根尖病变会阻止或延迟乳牙的正常替换,可使恒牙胚位置异常;乳牙因龋早失,可使邻牙对牙错位;第一恒磨牙龋坏或因龋坏拔除会破坏正常恒牙𬌗的建立。其次是牙齿发育异常,如多生牙常使牙列拥挤错位,先天缺牙可导致深覆𬌗、深覆盖、牙齿形态异常,引起牙齿排列紊乱。其三是口腔不良习惯,如吮指咬唇引起开𬌗、反𬌗,吐舌引起深覆盖、开𬌗,口呼吸引起开唇露齿,偏侧咀嚼引起面部不对称畸形。临床牙颌畸形的资料分析表明,约有80%的病例是可以预防的,如果做好预防保健工作,可能只有少数病例需要采用较为复杂的牙齿矫治措施。因此,必须高度重视在幼儿园、小学和中学广泛开展咬𬌗诱导工作。

(一) 重视胎儿期、婴儿期的营养和保健

胎儿在子宫内正常生长发育过程中,如因各种疾病的影响或子宫大小及胎位的变化,对胎儿造成异常压力而压迫胎儿颜面部导致相应的畸形;胎儿在生长过程中,下颌突、中腭突、上颌突等融合、上下颌骨以及牙胚骨化形成中,如果出现障碍就容易发生多种发育障碍以及畸形。妊娠期母体营养不良,对胎儿生长发育影响极大,可能产生各种牙颌畸形。要注意在妊娠期避免感染风疹,病毒性感冒等疾病,避免放射线照射,要保证各种营养物质的合理摄入,使胎儿能正常生长发育。

婴儿哺乳以吮吸母乳为最佳,除了母乳有婴儿生长发育所需的各种营养素外,婴儿吮吸母乳时下颌所作的前伸运动,可使婴儿出生时下颌从远中位自动调整到正中位置。此外,婴儿吮吸母乳时需较强的吸引力,这种力量对婴儿的舌部是一种适当的运动,能使颌骨得到良好的生理刺激,有助于牙齿的生长发育。

如给出生不足6个月的婴儿采取人工哺乳,容易引起婴儿某些营养素和免疫球蛋白的缺乏。若人工喂奶奶瓶位置不正确,使上颌前伸运动不足或过分,可能引起婴儿下颌后缩或前突。因此,人工哺乳时,要注意哺乳姿势,以半坐位较适宜,奶瓶不宜压迫颌骨。奶瓶哺乳至8个月左右,应及时喂婴儿其他辅食,逐步锻炼正常咬习惯。1岁时,应完全停止使用奶瓶。切勿让婴儿吮吸空奶嘴,以免开或下颌过度前伸。

在婴儿期,要十分重视婴儿的睡眠姿势,不要让婴儿偏向一侧睡,应当经常为其翻身,改变睡眠体位,以免颌面部因长期受压而产生不对称畸形。

(二) 儿童期的预防措施

1. 要及时治疗口腔疾病 对患有口腔疾病者要及时进行治疗,尽可能保留未到交换期的乳牙、龋齿应及时充填。根部吸收未超过1/3的死髓牙,可用根管治疗保存;如发现多生牙或滞留乳牙,应当及时拔除,儿童期最重要的咬𬌗诱导措施就是保持乳牙列的完整,使牙颌系统沿着健康的轨道生长。

2. 要发挥乳牙列和混合牙列正常的咀嚼功能 儿童的膳食要有一定的硬度,可鼓励儿童吃些盐炒豆、五香豆等食品,每天必须吃一定的蔬菜和水果,只有通过正常的咀嚼运动功能刺激,才能促进牙颌系统的正常生长发育。

3. 要保持儿童的身体健康 早期预防和治疗儿童的全身性疾病,如佝偻病、肺结核、消化不良及其他感染性疾病;应及早治疗鼻咽部的慢性炎症、扁桃体肥大等,防止口呼吸习惯引起的牙颌畸形。

4. 要定期口腔检查 幼儿在 2 岁时,就应做首次预防性口腔检查,以后每半年检查一次。一旦发现有可能导致牙颌畸形的趋势,应立即采取各项预防性措施,保证儿童牙颌器官和组织得到正常生长发育。

5. 纠正口腔不良习惯 吮指习惯容易造成上腭高拱,水平开𬌗(图 18-8)。舌习惯通常发生于恒牙萌出期,由于萌牙部位牙龈的轻度炎症,导致有发痒感,因此儿童喜欢用舌头去舔。如果在萌牙长出后,仍然习惯用舌头去舔,就会形成前牙开𬌗。咬唇习惯一般以咬下唇为比较多见,会由于上前牙的舌侧面过多地受力,时间长就很容易使上牙向外倾斜生长。另外,还有偏侧咀嚼、下颌前伸、口呼吸等。对鼻道通气正常而习惯于口呼吸的幼儿,夜间可在患儿上下唇间垫 2~3 层纱布,口外用胶布交叉封贴,每晚如此,直到口呼吸消除为止。对有吮吸手指和咬唇习惯的患儿,可采用在手指上涂万金油或在唇部涂苦味奎宁的办法来矫正。对有吐舌习惯的患儿(图 18-9),可给其戴上有舌刺的矫治器。对有单侧咀嚼习惯的患儿,应查出并去除单侧咀嚼的原因,如牙齿有龋病应及时治疗;有咬𬌗创伤,则通过调𬌗去除妨碍咀嚼的因素。然后,让家长说服或督促患儿,养成双侧咀嚼的好习惯。

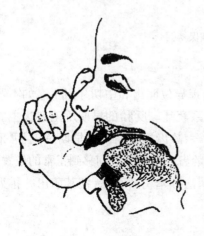

图 18-8　吮拇指习惯

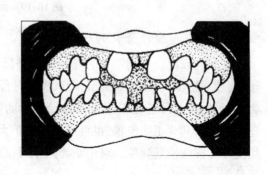

图 18-9　吐舌习惯与开𬌗

(三) 乳牙早失的缺隙保持

由于乳牙过早缺失,常引起邻牙移位,对𬌗牙伸长,既影响了牙列的完整和咬𬌗关系紊乱,又可引起恒牙错位萌出或阻生。恒牙列受影响的程度因儿童丧失乳牙时的年龄、牙列阶段、牙位与丧失牙齿的多少而不同。因此,乳牙早失后牙间隙的保持很重要,是咬𬌗诱导的主要措施之一。应用间隙保持器来保持早失牙齿的近远中和垂直的间隙,保证继承恒牙的正常萌出的方法叫间隙管理或被动咬合诱导。

缺隙保持器的制作,要求保持缺隙处的近、远中距离,不妨碍牙齿及牙槽高度的增长,不影响恒牙的萌出,不影响邻牙、对殆牙功能性运动,不损伤牙体组织和口腔软组织为原则。

临床常用的缺隙保持器主要有:①丝圈式缺隙保持器(图18-10),在缺隙一端的牙上做一带环,带环上焊着一不锈钢丝圈,丝圈的另一端则抵触于缺隙另一端牙的邻面上,防止缺隙两端牙齿的移位。②固定功能性缺隙保持器,用于个别乳磨牙早失。保持器两端为金属全冠,中间为金属横梁式殆面,梁的一端固定,另一端为插销式的活动关节。这种缺隙保持器有咀嚼功能。③可摘式功能性缺隙保持器,是用塑料制作的小局部义齿,用于左、右多个乳牙的缺失。一方面保持缺隙位置阻止对殆牙伸长,另一方面可恢复咀嚼功能。④导萌式缺隙保持器,若第二乳磨牙过早缺失,可在第一乳磨牙及乳尖牙上各戴一个铸造全冠,铸造全冠的远中端有一殆面板,板的尾部向下弯曲成一个导面,使第一恒磨牙顺此板导萌,而不致错位。

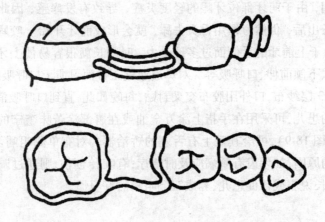

图18-10　丝圈式缺隙保持器

(四) 早期咬殆紊乱的矫治

乳牙列或混合牙列常见的咬殆紊乱是反殆、六龄齿异位萌出和中切牙阻生。如不及时矫治,会使下颌前突,颞下颌关节损伤,整个牙颌系统关系紊乱。反殆的早期矫正方法主要是乳尖牙调殆,下前牙连冠斜面导板和殆垫活动矫正器。六龄齿异位萌出的早期矫正,可采用钢丝结扎牵引其到正确位置,也可采取间隙扩大。让六龄齿有足够的空间移到正常的位置,也可用交互支抗法使其就位。对中切牙阻生可用开窗助萌法和牵引矫正法,使其萌出并排列到正常位置。

四、口腔癌的预防

口腔癌(oral cancer)是指发生于舌、口底、腭、牙龈、颊和牙槽黏膜的鳞癌,唇癌、口咽癌也可包括在口腔癌之中。口腔癌是头颈部较常见的恶性肿瘤之一,其中80%为鳞状细胞癌,包括舌癌、颊癌、牙龈癌、腭癌、唇癌、颌骨癌、口底癌、口咽癌、涎腺癌和上颌窦癌以及发生于颜面部皮肤的癌症。从世界范围看,口腔癌与咽癌的发生率较高,位居全身恶性肿瘤的第6位(排在肺,胃,乳腺,结、直肠癌,宫颈癌之后),每年新发病例35万~40万。WHO1985年报道我国口腔癌与咽癌的估计年龄标化发病率为男性8.7/10万, 女性6.0/10万。我国人口众多,口腔癌的实际病例数居世界前列,因此,预防和治疗口腔癌是摆在我们眼前的一项艰巨任务。据国内有关资料统计,口腔癌占全身恶性肿瘤的1.9%~3.5%;占头颈部恶性肿瘤的4.7%~

20.3%,仅次于鼻咽癌,居头颈部恶性肿瘤的第 2 位;在亚洲的印度与巴基斯坦等国则高达 40% ~50%。目前,口腔癌的 5 年治愈率逐步上升,其中皮肤癌、唇癌、腮腺癌以及表浅癌治疗效果较好,但舌癌、上颌窦癌、未分化癌、恶性黑色素瘤、肉瘤等治疗效果仍不够满意。原因是目前治疗癌症,大多数患者仍然是"癌后治疗",即在癌症形成一段时间之后再进行抗癌治疗。如果我们掌握有关的防癌常识,注意口腔保健,在口腔癌形成前期能及时察觉癌前病变,发现口腔内的前驱变化和早期信号,采取积极的早期诊治,就可使大部分口腔癌患者转危为安。WHO 提出控制癌症的 3 个"1/3"战略,即 1/3 的癌症可以预防,1/3 的癌症可以早期发现并治愈,1/3 的癌症患者可以运用现有的医疗措施延长生命,改善生存质量。

癌症的预防分为 3 级:第一级预防(primary prevention)即病因预防,指促进健康及减少危险因素,从引起癌症的病因入手,进行预防。其目的是使人群中发病人数降到最低,亦即减少发病率。如果付出的努力是有成效的,很明显第一级预防对公共及个人健康的改善是最好的方法。第二级预防(secondary prevention)即临床前预防,是筛检癌前病变或早期癌症病例,做到早发现、早诊断、早治疗。因为癌症在自然病程的早期阶段被发现,很容易治愈,或使其并发症发生率最低,并减少最终死亡率。第二级预防包括普查(screening),是一个复杂的学科领域,其风险及利益需仔细权衡。第三级预防(tertiary prevention)即临床预防,是指通过治疗,降低癌症复发率,并使并发症发生率降至最低。其目标是防止病情恶化,减少残疾。其任务是采取多学科综合诊断和治疗,正确选择合理甚至最佳诊疗方案,以期彻底消灭癌症,尽力恢复功能,促进康复,提高患者的生存质量,甚至重返社会。我们认为口腔癌的预防,主要包括以下 5 个方面。

（一）减少致癌因素

口腔癌的发生与吸烟、饮酒、病毒感染、营养不良、饮食习惯和局部刺激有关,其中尤以吸烟、饮酒的危险性最大,约 75% 的口腔癌与吸烟有关,饮酒与吸烟具有协同作用。要注意去除口腔内的各种慢性刺激因素,如及时处理残冠、残根、磨平尖锐的牙尖,去除不良修复体,避免口腔黏膜的经常损伤和刺激,避免可能诱发癌的各种因素。注意口腔卫生,不吃过烫和有刺激的食物,如槟榔等。避免精神过度紧张和抑郁,保持乐观主义精神,这些对预防口腔癌都有重要意义。调查发现,口腔癌患者中,半数以上口腔卫生状况欠佳,近 1/5 病例口腔中存在机械性损伤因素。因不良义齿导致的溃疡患者,发生口腔癌的危险性增加 2.3 倍。不坚持每天刷牙的患者,发生舌癌的危险性增加 2.1 倍,发生口腔其他部位肿瘤的危险性增加 2.4 倍。

（二）处理癌前病变

癌前病变(potentially precancerous lesions)是指有可能发展成癌的一种病理变化。许多口腔癌在发生前都存在着不同形式的癌前病变,最常见的有白斑、红斑、乳头状瘤、扁平苔癣、口腔黏膜下纤维变性等。因此,无论患者有什么主诉,医师都应当仔细检查患者的口腔,正确识别和处理这些癌前病变,减少或防止癌和肿瘤的形成。

1. 白斑(leukoplakia)　是发生在口腔黏膜上擦不掉的白色斑块,多见于唇颊及舌黏膜上,通常无自觉症状,或仅有局部粗糙不适感。如果白斑高出黏膜,质地较硬,表面出现皲裂或溃疡则属于癌前病变,癌变率为 3% ~5%。白斑是最常见的口腔癌前病变之一。

2. 红斑(erythroplakia)　是出现在口腔黏膜上的一种鲜红色斑块,质地柔软、边界清楚,呈圆形或不规则形,斑块的表面有时会有一小块白色斑片。红斑多发生在口底、舌腹边缘和颊黏膜等处,通常没有疼痛。红斑的癌变率很高,约85%,有些红斑本身就是早期癌肿。

3. 口腔扁平苔癣　是较常见的口腔黏膜病变,好发于颊、舌等处。若糜烂型扁平苔癣长期不愈,且有颗粒样增生,需做病理学检查确诊。口腔扁平苔癣的癌变率为1%～10%,但多数在1%以下。

4. 口腔黏膜下纤维变性　为癌前状态,初起多为复发溃疡,黏膜苍白,失去光泽,类似白斑;后期在黏膜下发现纤维性索条,可发展为鳞状细胞癌,癌变率为7.6%。

5. 慢性光化性唇炎　表现为局部唇红黏膜增厚与鳞屑形成,若出现灰白色角化斑,可疑为癌前损害,应及时就诊。

6. 乳头状瘤　是一个或多个突出于黏膜表面的乳头样肿块,一般有蒂与黏膜相连,多见于舌背及舌边缘。这种乳头状瘤若长期受到慢性刺激,会发展成癌。

口腔癌在其自然病史的早期常无症状,病变局限,表现为潜在恶性病变或状态,如黏膜白斑、红斑和黏膜下纤维变性,此时通过简单的系统口腔检查就能发现。早期发现十分重要,因为改变不良习惯、调节膳食和手术干预,可使这些病变消退或消除。对于口腔黏膜出现的任何病变,都应及早治疗,严密随访;一旦怀疑为癌前病变,应立即进行活组织检查和相应治疗。及时处理癌前病变,是避免发生口腔癌的有效措施。

（三）发现早期症状

由于口腔癌早期病变,多数在口腔浅表部位,容易被患者或医生注意到,应予以特别警觉。

因残根、残冠,不良义牙长期刺激引起的慢性溃疡,伴久治不愈的疼痛,且有日益加剧的趋势,是溃疡癌变的早期症状。

口腔颌面部如出现肿块,进行性长大,活动度差,应及时就诊。如唇面部出现不明原因的麻木感,往往提示颌骨内有恶性肿瘤,侵犯感觉神经。如面部表情肌逐渐发生瘫痪,常因腮腺区肿瘤侵犯面神经所致。对原因不明的区域性牙齿松动移位,应该考虑是否有肿瘤存在。

口腔癌如早期诊断,早期手术,一般是可以治愈的。

（四）化学预防

化学预防（chemoprevention）是应用天然或合成的化学物质,以逆转、抑制或阻止癌变过程,防止浸润癌的发生。关于口腔癌前病变的化学预防,已经进行了大量研究,但报道结果不一,而且仍然处于研究阶段,尚不能大范围推广应用。试用的药物或制剂包括维生素A与维A酸类、β-胡萝卜素、维生素E、硒、COX-2抑制剂、腺病毒含漱剂、舒林酸、姜黄素（curcurmin）等。有关的研究归纳如下。

（1）在口腔和其他上皮癌的一级预防中,通过增加水果与蔬菜摄入,可以显著降低患癌危险性。同样,在第二级与第三级预防中,补充营养的作用也非常明显。

（2）维A酸类和β-胡萝卜素能够使黏膜白斑消退,但停用后病灶又复出现。维A酸类逆转癌变的作用强于β-胡萝卜素。但其毒性较大,且有潜在的促癌变作用,需慎重使用。

（3）在已接受治疗的头颈癌患者,补充维A酸类和β-胡萝卜素并未降低局部-区域复发的危险性。

（4）补充13-顺-维A酸可以减少第二原发癌的发生,但阿维A酯（etretinate）无此作用。

（5）目前尚无充分的证据证明，维生素 E 和硒在头颈癌的化学预防中有显著作用，一些早期研究结果提倡联合应用维生素 E 和 β - 胡萝卜素。

（6）头颈癌的生物标记物繁多，但特异性低，在治疗、预后监测和预防方面尚缺乏实用价值。

（五）防癌普查

对高危人群进行疾病筛查是非常精确而严谨的科学，必须遵循已制定的原则，即筛查的疾病对健康危害大，其自然病程清楚，有公认的干预措施、诊断试验，筛查费用能够负担。对口腔癌和癌前病变进行筛选有以下优点：降低死亡率；降低浸润癌的发病率；改善预后，早期治疗，减少并发症；发现高危人群，及早给予治疗；消除筛查阴性者的顾虑；降低医疗费用。但也存在某些缺点，如发现并治疗晚期已失去治愈机会者，可增加并发症率；过度治疗潜在恶性病变患者；给假阳性者增加心理创伤；加重某些筛查阴性者的不良习惯；费用庞大。

早期口腔癌由于症状不明显，与有些牙病的症状相似而易被忽略。采取防癌普查，能使口腔癌早期发现、早期诊断，从而得到早期有效的治疗，是当前防癌工作的重要措施。很多癌症早期发展缓慢，后期才发展迅速。因此，及时确诊，早期治疗，是提高口腔癌治愈率的最有效措施，防癌普查，往往采取在高发人群中进行临床脱落细胞的普查，或对有可疑症状的患者进行活检。检查最好能定时，每年 1～2 次。防癌普查不仅能做到早期发现，及时治疗，还可为探索口腔癌的发病情况和发生原因积累资料，以期对口腔癌的预防提供更有效的措施。

第三节　口腔健康教育

口腔健康教育（oral health education）是健康教育的一个分支，目的是使人们认识到并能终生做到维护口腔健康。国外较多研究已证实口腔健康教育的实用价值 。它是以教育的手段，促使人们主动采取有利于口腔健康的行为，如通过有效的口腔健康计划或教育活动调动大众的积极性，通过行为矫正、口腔健康咨询、信息传播等，以达到建立口腔健康行为的目的。口腔健康教育以研究传播口腔保健知识与技术，影响个体和群体口腔健康行为，强化口腔健康意识的途径与方法为主要内容，有计划地引导大众改变口腔健康观念与行为，属于社会性口腔预防措施。它意味着每个人都要承担一份口腔健康责任，增加一份自我保健意识。特别在我国农村，有相当部分农村群众不了解"人人享有口腔卫生保健"总目标的内涵，缺乏口腔卫生保健常识，对于龋病、牙周病、牙龈出血的危害认识不足，认为只要牙齿不痛就是健康的，更有甚者认为"牙痛不是病"，缺乏良好的口腔卫生习惯，不能坚持饭后漱口、早晚刷牙等。由于牙病一般发展缓慢，对人体健康的损害也是渐进而长期的，所以不容易引起患者的足够重视，往往延误了尚处在病变初期牙病的诊治，导致基层群众牙病治疗不及时，预后差。

由于现代科学的发展和医学模式的转变，口腔健康教育在预防口腔医学领域中的重要性越来越受到重视，现代医学把健康教育放在十分重要的地位。如著名的《阿拉木图宣言》，把健康教育列为初级卫生保健 8 项任务的第一位；《世界卫生组织宪章》在绪论中指出："为了使人类达到最充分的健康状况，就必须向所有的人普及医学的、心理的和其他有关的知识。"

随着我国经济的飞速发展,口腔疾病越来越引起人们的重视,对口腔健康需求也发生着变化,不但要求得到高质量的医疗服务,更希望得到专业医师的健康指导,提高生活质量。口腔健康教育作为一门综合应用性学科,对提高广大基层群众正确认识牙病防治知识、正确对待牙病防治工作具有重要意义。

一、医院口腔健康教育

在医院开展健康教育,有其他场所不具备的优势。患者和家属对所患口腔疾病有关防治知识的渴求,使医院任何形式的口腔健康教育,患者都乐于接受;同时,医生的专业知识和诊疗技术,为开展口腔健康教育提供了必要的条件和权威性。医院口腔健康教育,应该贯穿于整个诊疗尤其是口腔医疗和口腔护理工作的全过程。口腔健康教育也是一种社会心理治疗方法,在某些口腔疾病的医疗过程中发挥主导作用。此外,口腔健康教育也是密切医患关系的重要纽带。

(一)基本内容

对患者进行口腔宣教时,不要指望一两次后就能使患者形成持久的良好的口腔卫生习惯,因为患者行为转变要受个性差异、传统习惯、文化素养、家庭环境的影响和干扰。所以,口腔宣传教育的内容必须符合患者的需要和估计接受的能力,主要包含以下几个方面内容。

1. 各种常见口腔疾病的防治知识 如龋病、牙周病,牙颌畸形、口腔颌面部意外伤害、口腔癌等的预防、治疗、修复的有关知识,还有患者关心的器械材料、消毒是否严密、收费价格、复诊时间、治疗结果等。

2. 口腔卫生知识 如早晚刷牙、饭后漱口、少吃甜食、睡前不吃零食等。有条件的情况下,还可对牙病患者进行刷牙个别辅导,介绍正确刷牙方法、保健牙刷、牙膏使用原理等。

3. 定期口腔检查 了解牙科诊疗特点,各种特异性口腔检查如根管检测,牙髓活力检查的方法、意义,口腔 X 线牙片检查等。要让患者明白,不要等患了牙病,才到医院找牙科医师就诊。一般有了临床症状,牙病大多已不是早期。因此,定期口腔检查的意义不仅仅限于牙病的早发现、早治疗,而更着重于针对患者的具体情况进行口腔卫生保健的具体指导,预防牙病的发生。

(二)组织形式

1. 领导重视 首先要求医院领导高度重视这项工作,明确口腔健康教育是医疗机构的一项业务工作,是贯彻落实"预防为主"方针,提高人们口腔卫生科学知识水平,保证公众口腔健康的一项重要工作。要把口腔健康教育列入医院的经常性工作,在布置、检查口腔科工作时应安排这方面的内容,同时切实解决宣教经费和必要的宣传器材。在获得医院领导的理解后,争取政策的支持和倾斜。根据自身的条件或优势,开展口腔健康讲座、指导、咨询、义诊等活动,通过不同的形式进行口腔健康宣传,形成良好的口腔保健意识,采取口头、文字、图片宣传教育的方法,有计划、有重点、全方位地开展牙病防治知识。

在健康教育中要注重以下 4 点:①科学性,将口腔疾病的主要防治知识告诉群众;②通俗性,通过通俗易懂的语言将口腔保健知识传授给群众;③实用性,结合基层的实际情况,提出切实可行的口腔卫生措施,以便推广和实施;④针对性,针对广大基层群众文化水平、从事职业、口腔状况不同，教育的时间和场所不同，确定教育内容的深度和广度，安排不同的教育方式，采取不同的方法步骤。

2. 医务人员参与　要发动全体口腔科医护人员都来做这项群众性、社会性很强的工作，推动口腔健康教育工作深入开展。患者到医院来，自然渴望得到有关的口腔卫生保健知识，医护人员应借此时机，在诊断、治疗、护理工作中，结合患者的具体情况进行口腔健康教育工作，以减轻或消除患者的顾虑和痛苦。建立接受口腔医疗的最佳心态，促进口腔医护工作质量的提高。

3. 因地制宜　从医院实际出发，因地制宜地开展多种形式的口腔健康教育活动，例如在候诊室、走廊、病房等处可办一些口腔卫生宣传栏、墙报、黑板报，有条件的医院还可在这些场所定时播放一些口腔健康教育的录像，甚至可运用多媒体触摸屏电脑查询技术，让就诊患者针对自己病情选择性地接受健康教育咨询。

4. 有针对性　要有的放矢地进行口腔健康教育。不同的患者，有不同的要求，即使是同一个患者，在不同的时间、不同情况下，其要求也会发生变化。要使口腔健康教育工作收到实效，就必须针对患者的不同要求，有的放矢地进行。如根据患者所患牙病的不同，给患者不同的健康教育处方；根据患者文化水平的不同，采取当面指导、给健康教育处方、看卫生宣教录像等不同方式。

（三）实施方法

门诊健康教育主要通过候诊教育和随诊教育，前者可通过卫生专栏、电视录像、多媒体电脑使患者既可获得口腔卫生知识，又可安定候诊情绪，减轻候诊疲劳，维护就诊秩序；后者是由牙科医师在诊疗过程中，以个别谈话宣传方式进行的一种教育方式。牙科医师应根据患者所患的疾病，抓住时机进行必要而简短的解释、说服、指导和安慰。随诊教育的另一种形式，就是针对患者的牙病，发给一种宣传资料，即口腔健康教育处方，以便让患者通过自己阅读来获得与其所患牙病有关的科学知识。

住院教育包括入院教育、在院教育和出院教育3个方面。住院治疗使医患双方相互了解，特别是对于那些住院时间较长的患者，医务人员对其病情了解更为透彻，这使口腔健康教育更能做到对症下药，切合实际，达到提高疗效的目的。入院教育应向患者及其家属说明病情，治疗方案及注意事项，以提高患者战胜疾病的信心。在院教育应根据患者的病情轻重及住院时间长短，采取个别谈话、集体讲座等方式，进行有针对性的口腔健康教育。出院教育是根据患者的病情治愈后，对患者给予科学的指导，以巩固治疗效果，促进机体的康复。

口腔健康教育是提高全民族口腔健康水平的一项战略性措施，其目的是提高人群口腔保健知识水平，改变人们口腔健康观念和行为，它所产生的社会效果有些是直接的，有些是间接的，有些是近期的，也有些是远期的。开展口腔健康教育一定要注意实效，力戒形式主义。既要抓口腔健康教育的覆盖率和口腔卫生知识普及率也要抓牙病防治知识的知晓率和口腔卫生习惯的形成率。通过口腔健康教育经常性和阶段性相结合、社区性和医院专业性相结合的方法，不断强化人们的口腔保健意识，其最终目的是不断增进并保持全民族口腔健康状态。

（徐培成　钱文昊）

参考文献

[1] 卞金友. 口腔预防医学. 第 3 版. 北京：人民卫生出版社，2002：154-189.

[2] 曹采方. 牙周病学. 第 2 版. 北京：人民卫生出版社，2003.

[3] 丰旭日. 复方氯己定含漱液治疗牙周病的疗效评价. 中国现代药物应用，2010，4 (9)：159.

[4] 郑家伟，李金忠，钟来平，等. 口腔鳞状细胞癌临床流行病学研究现状. 中国口腔颌面外 科杂志，2007，5(2)：83-90.

[5] Griffin SO, Oong E, Kohn W, et al. The effectiveness of sealants in managing carious lesions. J Dent Res,2008,87(2):169-174.

[6] Feigal RJ, Quelhas I. Clinical trial of a self-etching adhesive for sealant application：success at 24 months with Prompt L-Pop. Am J Dent,2003,16(4):249-251.

[7] Yazici AR, Kiremiti A, Celik C, et al. A two-year clinical evaluation of pit and fissure sealants placed with and without air abrasion pretreatment in teenagers. JADA, 2006, 137 (10):1401-1405.

[8] Petti S, Scully C. Oral cancer knowledge and awareness：primary and secondary effects of an information leaflet. Oral Oncol,2007,43(4):408-415.

[9] Hashibe M, Brennan P, Benhamou S, et al. Alcohol drinking in never users of tobacco, cigarette smoking in never drinkers, and the risk of head and neck cancer：pooled analysis in the International Head and Neck Cancer Epidemiology Consortium. J Natl Cancer Inst, 2007, 99(10):777-789.

[10] Wrangle JM, Khuri FR. Chemoprevention of squamous cell carcinoma of the head and neck. Curr Opin Oncol, 2007,19(3):180-187.

第十九章 伤害安全指导与预防

目前,伤害已成为我国重要的公共卫生问题,排列在我国人口死因顺次的第5位。伤害不仅造成巨大的社会经济负担,而且严重降低了居民的生活质量,给个人和家庭带来痛苦和不幸。伤害发生范围之广、影响之大、负担之重,说明加强对伤害的研究和预防控制具有十分重要的意义。我国政府十分重视伤害的研究,已将其作为重要的公共卫生问题列入规划。

本章将分析伤害发生的规律、原因及危险因素,提出有效的干预和防制措施,并讨论临床医生对减少伤害事故所起的作用。虽然,最有效的预防措施不是在医生办公室里的操作,而是来源于公众和社会的干预,如安全管理、安全基础设施的建设和其他公共政策,但临床医生对减少伤害事故仍起着很大的作用。

第一节 概 述

一、伤害的定义及其内涵与外延

人们容易把意外与伤害混为一谈。其实,意外(accident)是指一种潜在有害的、无意识的和意料之外的突发事件,如自然灾害、地震等。意外可能造成伤害,也可能不造成伤害,并且在一定程度上排除了有意伤害(如自杀、他杀和虐待)。意外与伤害不仅仅是内涵上的不同,而且意外常常被认为是偶然的、不可知和无法控制的。然而,伤害是有因可究、有源可寻,可以被认识和可以预防的。

所有的伤害都是以能量的异常转移为特征的,在某些情况下,正常的能量转移被干扰时也可能引发伤害(如溺水或冻伤等)。研究发现,伤害不仅可以造成躯体损伤和功能障碍,也可以造成精神创伤和心理障碍。因此,比较完整的伤害定义是:凡因为能量(机械能、热能、电能等)的传递或干扰超过人体的耐受性造成组织损伤和因窒息导致缺氧或刺激引起的精神创伤统称为伤害(injury)。

伤害的内涵是指其本质或特性,而外延是指其对象的范围,也就是伤害具体指哪些种类或类型。伤害的内涵决定其外延,外延则随着社会需求和学科发展不断派生和延伸,即伤害所指对象的范围可能逐渐扩展和丰富。除上述的躯体组织损伤和心理(精神)伤害以外,突发事件应急管理、残疾预防、老年人跌倒、运动伤害、休闲娱乐伤害、玩具伤害、农业伤害、乙醇(酒精)相关性伤害、校园安全和安全社区等都是伤害预防与控制的外延。

此外,在实际的伤害研究过程中,需要根据伤害的定义和研究的实际情况来制定可操作性的伤害诊断标准(或称之为操作性定义)。凡具有下列 3 种情况中任何 1 项,即可作为伤害的界定标准:①到医疗单位诊治,诊断为某一种损伤;②由家人、老师、同事或同伴对受伤者做紧急处置或看护;③因伤请假(休工、休学、休息)半日以上。

二、伤害发生的现状

(一) 全球伤害的发生现状

目前,全球伤害的发生率为 20% ~30% ,每年约有 580 万人死于伤害,占全球总死亡的 9% ,其中有 3% ~5% 后遗躯体功能损害,1% ~3% 致残。发达国家由伤害导致的死亡占全部年龄调整死亡的 7.6% ,在发展中国家约为 10.7% ,在各国的死因顺位排列中位居第 4 位或第 5 位。根据 WHO 有关报告,全球伤害的发生呈现男性高于女性、发展中国家高于发达国家的特点。伤害死亡的高发年龄为 15 ~59 岁,儿童、青少年伤害死亡呈上升趋势,主要死亡原因是交通事故、自杀、战争伤害、火灾与烧伤、暴力、职业伤害和溺水等。此外,伤害所造成的直接和间接经济损失巨大,占全球疾病负担的 12% 。在美国,1996 年伤害的医疗支出占医疗总支出 12% ,1998 年伤害损失为 2 600 亿美元,等于肿瘤和心脏病两项损失之和(1 154 亿美元和 1 449 亿美元)。

据 WHO 估计,至 2020 年人类前 3 位死亡原因将是心血管疾病、伤害和神经精神疾病,由伤害造成的死亡将会增加 65% ,达到每年 840 万,其中 80% 发生在发展中国家,半数以上在亚太地区。伤害发生率高,造成的经济损失和社会负担远远超过任何一种传染病或慢性非传染性疾病。

(二) 我国伤害的发生现状

2004 ~2005 年全国第三次死因回顾抽样调查表明,我国人群伤害平均死亡率为 61.51/10 万,其中男性 81.76/10 万,女性 40.31/10 万;城市 48.66/10 万,农村 68.01/10 万,呈现男性高于女性,农村高于城市,西部地区高于中部地区,东部地区最低的特点。人群伤害死因构成依次为自杀、机动车辆交通事故、机动车以外的运输事故、意外坠落、溺水。0 ~14 岁儿童溺水为主要死因,15 ~69 岁人群以交通事故和自杀为主,70 岁以上老年人以交通事故、意外跌落和自杀为主。0 岁儿童伤害死亡率是其他年龄组儿童伤害死亡率的数倍,伤害占总死亡的比例为 6.9% ,1 ~4 岁、5 ~9 岁和 10 ~14 岁年龄组的儿童中,伤害死亡分别占总死亡的 33.8% 、56.6% 和 45.5% 。

20 世纪 50 年代,我国伤害死亡率在死因构成中居第 9 位,70 年代居第 7 位,1990 年以来一直居第 5 位。据世界银行的调查报告估测,中国伤害死亡 2030 年将上升到 250 万人(为 1990 年的 3.7 倍)。各类伤害的发生和死亡水平也有各自特点:2000 年以前道路交通伤害的伤亡人数以每 10 年翻一番的速度上升,2000 年以来每年车祸死亡人数在 10 万上下,但死亡率经过 50 年的持续上升,2003 年开始出现下降的趋势;1991 ~2000 年中国的自杀率保持稳定;中国人口的老龄化也将使跌倒变得更为严重,2000 年大约 7% 的中国人口为年龄在 65 岁以上的老年人,预计到 2040 年中国将有超过 20% 的人口超过 65 岁,跌倒将会是伤害的一个重要危险因素。

三、伤害的疾病负担

伤害的疾病负担(disease burden of injury)是对伤害所造成损失和危害的综合评价,包括伤害带来的生理(生命)、心理和社会经济的损失。伤害的疾病负担不仅包括伤害死亡造成居民寿命损失,也包括因伤害就医的经济负担及伤害早死致残造成劳动力的损失,还包括伤害发生对家庭和社会的影响。

(一) 寿命损失

伤害导致的寿命损失一般用潜在减少寿命年数和伤残调整寿命年等指标来描述。

1. 潜在减少寿命年数(potential years of life lost, PYLL) 是指因伤害死亡者的预期寿命与实际死亡年龄之差的总和,即因伤害死亡所造成的寿命损失。考虑到60岁以前,人们基本处于工作状态,所以定义60岁前死亡所损失年限为工作损失年限(WPYLL)。表19-1示1991~2000年中国人群主要死因的PYLL。从中可以看出,伤害的PYLL为2132年/10万人,占总死亡PYLL的21.7%,伤害的WPYLL为1587年/10万人,占总死亡WPYLL的23.3%。其中,交通事故、自杀和溺水导致的潜在寿命损失分别居第一、第二和第三位,三者的总和占伤害所致寿命损失的50%以上。

表 19-1 1991~2000 年中国人群主要死因的 PYLL

死因	PYLL(/10 万)	构成比(%)	WPYLL(/10 万)	构成比(%)
全死因	9 811.65	100.0	6 819.15	100.0
慢性病	3 594.00	36.6	1 978.00	29.0
感染性疾病	1 588.80	16.2	1 290.55	18.9
母婴疾病	979.95	10.0	838.95	12.3
伤害	2 132.00	21.7	1 587.00	23.3
交通事故	436.15	4.4	309.40	4.5
自杀	403.00	4.1	277.75	4.1
溺水	293.40	3.0	245.40	3.6
其他	384.35	3.9	292.10	4.3

2. 伤残调整寿命年(disability adjusted life year, DALY) 是指从伤害到死亡所损失的全部健康寿命年,包括因早死所致的寿命损失年(years of life lost, YLL)和残疾所致的健康寿命损失年(years lost due to disability, YLD)两部分。伤害可给人类健康带来包括早死与残疾(暂时失能与永久残疾)两方面的危害,这些危害的结果均可减少人类的健康寿命。据WHO统计,2000年伤害所造成的DALY损失为2000万人年,占全球疾病负担的12%,其中男性是女性的2倍。在各种伤害中,道路交通伤害、跌落、自杀或自伤等所造成的DALY损失最多。WHO根据全球疾病流行趋势预测,到2020年道路交通伤害的死亡人数将从1990年的第9位上升到第6位,其DALY损失由1990年的第9位上升到第3位;自杀或自伤的死亡人数将从1990年的第12位上升到第10位,其DALY损失由1990年的第17位上升到第14位。

（二）经济负担

伤害造成的经济负担分为直接经济负担和间接经济负担。直接经济负担包括因伤害就诊/住院所产生的直接医疗费用和其他费用。间接经济负担是指伤害造成劳动生产力损失的货币价值和社会支持所花的费用。

表 19-2 为我国 1993 年和 2005 年伤害的经济负担及其变化情况。由表可知,伤害造成的直接经济负担 2005 年达 774.5 亿元,与 1993 年相比增加了 4.91 倍,这一上涨速度高于同期人均医疗支出的上涨幅度(4.5 倍);同年间接经济负担达 2 750.6 亿元,比 1993 年增加了 6.18 倍,增长幅度远高于同期 GDP 的增幅(5.18 倍)。其中,直接经济负担包括急诊费用、住院费用和自我医疗费用等,间接经济负担包括短期休工、长期失能、过早死亡和照料费用等。

表 19-2　1993 年和 2005 年伤害的经济负担及其变化情况

地区	直接经济负担(亿元)			间接经济负担(亿元)		
	2005 年	1993 年	增幅(%)	2005 年	1993 年	增幅(%)
全国	774.5	131.0	491	2 750.6	445.1	618
城市	341.5	55.2	519	1 159.7	178.7	649
农村	433.0	75.8	471	1 590.9	266.4	597

四、伤害的分类

伤害的分类对于伤害的监测、资料分析、流行病学研究和预防措施的制定都是不可缺少的。伤害的种类复杂,故目前国内外对伤害的分类方法繁多,尚无统一的分类标准。根据研究目的的不同,伤害的分类方法主要有以下几种。

（一）按照造成伤害的意图分类

1. 意外伤害(unintentional injury)　意外伤害是指无目的性、无意识地伤害,主要包括车祸、跌落、烧烫伤、中毒、溺水、切割伤、动物叮咬、医疗事故等。

2. 自杀与自伤(suicide and self-inflicted injury)　自杀与自伤是由受伤害人对自己的有意识伤害,包括自杀、自虐、自残等。

3. 暴力与他杀(violence and homicide injury)　暴力与他杀是由他人有意识地加害而造成的伤害,包括家庭暴力、虐待儿童、强奸、他杀、斗殴等。

使用这种分类方法时应注意对造成伤害的意图作仔细分析,有时候同一种伤害可能是由不同的意图所导致的。比如中毒,如为无意识地误服了某种毒物造成的应归为意外伤害,如为自己有意服用某毒物以结束自己的生命则应归为自杀,如为他人有意投毒则应归为他杀。此外,按照发生场所的不同,可将伤害分为道路交通伤害、劳动场所伤害、家庭伤害、公共场所伤害和旅游伤害。

（二）伤害的国际疾病分类

国际疾病分类第十次修订本 ICD-10 已于 1989 年被国际疾病分类第十次国际修定会议批准,并在第 43 届世界卫生组织大会上正式通过,自 1993 年 1 月 1 日起生效。中华人民共和国卫生部定于 2002 年开始在全国县级以上医院和死因调查点正式推广 ICD-10。根据 ICD-10

确定伤害的分类是目前国际上比较公认和客观的伤害分类方法。

在 ICD-10 中对伤害的分类有两种体系：一种是根据伤害发生的部位进行分类（S00-T97，表19-3）；另一种根据伤害发生的外部原因或性质进行分类（V01-Y98，表19-4）。一般而言，在公共卫生领域中前一种分类方法较为常用，而在临床上则更多地使用后一种分类体系。

表 19-3　ICD-10 伤害发生部位分类表

伤害发生部位	ICD-10 编码
所有部位伤害	S00-T97
头部损伤	S00-S09
颈部、喉部及气管损伤	S10-S19
胸部损伤	S20-S29
腹部、会阴、背及臀部损伤	S30-S39
肩及上肢损伤	S40-S69
下肢损伤	S70-S99
多部位损伤	T00-T07
脊柱、皮肤、血管损伤及异物进入	T08-T19
烧伤、灼伤及冻伤	T20-T35
各类中毒、药物反应及过敏反应等	T36-T65、T88
自然和环境引起的伤害	T66-T78
伤害并发症、医疗意外及并发症	T79-T87
陈旧性骨折及损伤	T90-T96
中毒后遗症	T97

（资料来源：WHO. ICD-10 Code, 1993）

表 19-4　ICD-10 损伤与中毒的外部原因分类表

损伤与中毒的外部原因分类	ICD-10 编码
损伤与中毒的全部原因	V01-Y98
交通事故	V01-V99
跌倒	W00-W19
砸伤、压伤、玻璃和刀刺割伤、机器事故	W20-W31、W77
火器伤及爆炸伤	W32-W40
异物进入眼或其他腔口、切割和穿刺器械损伤	W41-W49
体育运动中的拳击伤及敲击伤	W50-W52
动物咬伤或动、植物中毒	W53-W59、X20-X29
潜水或跳水意外、溺水	W65-W74
窒息	W75-W84
暴露于电流、辐射和极度环境气温及气压	W85-W99

损伤与中毒的外部原因分类	ICD-10 编码
火灾与烫伤	X00-X19
暴露于自然力量下(中暑、冻伤、雷击等)	X30-X39
有毒物质的意外中毒	X40-X49
过度劳累、旅行及贫困	X50-X57
暴露于其他和未特指的因素	X58-X59
自杀及自残	X60-X84
他人加害	X85-Y09
意图不确定的事件	Y10-Y34
刑罚与战争	Y35-Y36
药物反应、医疗意外、手术及医疗并发症	Y40-Y84
意外损伤后遗症及晚期效应	Y85-Y89
其他补充因素	Y90-Y98

(资料来源：WHO. ICD-10 Code，1993)

第二节　伤害发生的原因及影响因素

一、伤害的发生原因

伤害属于疾病范畴，它的发生取决于致病因子、宿主和环境三者相互作用的结果。1972年，美国原国家公路交通局负责人 Haddon 用"3 个因素、3 个阶段"的理论阐述伤害发生的原因。"3 个因素"包括致病因子、宿主和环境 3 个方面。引起伤害的致病因子是能量，能量的异常交换或在短时间内暴露于大剂量的能量都会导致伤害的发生。通常，容易引起伤害的能量有动能、热能、电能、辐射能和化学能。宿主，就是受伤害的个体，也是伤害的主要研究对象。在伤害的研究中，应从宿主的人口学特征(如年龄、性别、种族、职业等)和心理行为方式(如饮酒、安全带、心理因素等)两个方面予以关注。影响伤害发生的环境主要包括社会环境、自然环境、生产环境和生活环境。"3 个阶段"分别指伤害发生之前、发生之时和发生之后，最初这个理论仅用来分析机动车伤害，后来逐渐发展到用于分析所有伤害，通称 Haddon 模型，它采用现代流行病学多病因论的观点来解释伤害发生的原理。以车祸为例，在车祸发生前，当驾驶者饮酒、刹车失灵或环境能见度低等因素可能发生车祸；车祸发生时，如果没有系好安全带、车上的凸起、硬物或锐边、环境易燃的建筑材料等造成伤害；车祸的后果取决于创伤严重度、机动车损毁情况和急救医疗的反应(表 19-5)。

表 19-5　Haddon 模型

车祸阶段	因素		
	人	机动车	环境
发生前	(1) 饮酒	(4) 刹车失灵	(7) 能见度低
发生时	(2) 没系好安全带	(5) 车中的凸起或锐	(8) 易燃的建筑材料
发生后	(3) 创伤严重度	(6) 损毁程度	(9) 急救医疗的反应

二、影响伤害发生的因素

影响伤害发生的因素是十分复杂的。总的来说,影响伤害发生的因素分为内在的个人因素和外在的环境因素。

(一) 个人因素

个体状态的差异如年龄、性别、职业、文化水平、生理节律、神经系统成熟度、智力以及"事故倾向性"等性格与行为。如病态性格、社会心理学失衡、神经精神疾病和物质影响(毒品、乙醇、烟草、挥发性化学物质等),以及生活遭遇如疲劳、紧张、压抑、冲突、孤独、进攻性或负性生活事件等。受故意伤害者及施害者可见于各年龄阶段,但以中青年为多,特别是 20 岁左右的青年是受故意伤害者及施害者的多发年龄段。另一个显著特点是文化程度较低者伤害发生率较大,在我国,初中以下者分别占 77.6% 和 84.7%,性别上男性为高,占 86.43%(968/1 113),男女之比为 6.37:1。此外,家庭的完整性与稳定性,尤其是双亲关系和家庭凝聚力,对子女的教育、关心和虐待等也是影响伤害发生的重要因素。就自杀而言,它是农村伤害的首位死因,其死亡率是城市的 6.3 倍,死亡人数占意外伤害死亡的 40.94%,且男女死亡率均较高,分别为76.08/10 万和 84.84/10 万,与农村居民的经济条件、文化素质和社会风气有关。

(二) 环境因素

影响伤害发生的环境因素较多,主要应包括社会环境、自然环境、生产环境和生活环境。

1. 社会环境　这里主要强调的是社会支持环境,即一个国家和地区是否有相应的伤害预防的法律、法规及其执行的程度。如驾驶员开车时必须系安全带;摩托车驾驶员必须戴头盔;禁止酒后驾驶;建筑工人进入工地必须戴安全帽;儿童进入游泳场所必须有成人陪伴等。

2. 自然环境　在自然环境中,气象条件是伤害发生的重要影响因素。雨雪天是交通事故的多发时间;浓雾或雨雾天极易造成撞车事故;天气长期干燥,易发生火灾;气压低或潮湿闷热天气会使人疲乏,是工伤多发的时期等。

3. 生产环境　在生产环境中,安全防护设施、生产管理水平、劳动时间、强度及操作规范都是影响伤害发生的因素。

4. 生活环境　如居室装修时采用防滑地板可以防止跌落、室内安装煤气报警器可以降低煤气中毒的发生率等。

第三节 伤害的预防

伤害研究的最终目的是减少伤害的发生、死亡和残疾,降低伤害造成的社会负担和家庭负担。伤害是可以预防和控制的,通过有效的行为干预,改善和控制与伤害有关的个人、家庭、社会和环境危险因素,从而实现所有类型伤害的预防。与许多慢性病不同的是,伤害的因子通常是可知且可以被测量的。除了某些中毒和烧伤,伤害经常在暴露之后突然发生,很少有较长的潜伏期。因此,伤害控制的主要步骤是明确促使伤害发生的能量形式和人类的暴露机制,在伤害的自然史中详细定位干预措施,并对干预措施的效果进行评价。

一、伤害监测

(一) 伤害监测的概念

伤害监测是众多监测活动的一种,具备监测活动的基本特征。因此在介绍伤害监测之前,首先描述监测的定义及其基本特征。1963 年,Langmuir 把监测定义为:"通过系统地收集、汇总和评价发病与死亡报告以及有关资料,持续地观察疾病的变化趋势,并且定期地把资料分发给需要知道这些资料的人,特别是决策制定者"。1992 年,国际公共卫生监测大会进一步发展了监测的定义,指出监测活动不仅包括前面提到的资料收集、管理分析和解释,报告与反馈的工作环节,更重要的是从监测活动中得到的信息用于制定公共卫生活动计划,执行和评价公共卫生活动。

伤害监测是指长期不间断地收集和分析不同人群伤害的发生、死亡、伤残和经济损失等资料,以阐明伤害类型-人群-时间分布的特点和趋势,旨在提供人群中伤害发生及严重程度的资料,以便早期发现问题,及时采取干预措施,并确定对伤害问题及高危人群进行优先预防活动,便于评价预防措施的效果。伤害监测是伤害预防工作不可缺少的先行措施。监测方法有医院监测、社区监测、环境监测、特定人群监测、危险因素监测等。

(二) 伤害监测系统

伤害监测系统应具备将资料收集、分析和反馈及与公共卫生项目连接起来的功能,即指在国家统一领导下,在全国各省、市、区或县的医院,交通部门,社区,学校,厂矿以及特殊人群中建立监测点,在监测点内建立起综合收集各类基本数据的网络组织,以便进行长期连续不间断收集资料的系统。

伤害监测系统的特殊目的包括:①提供伤害的描述性流行病学资料,同时提供病因分析的资料;②伤害发生随时间和地理分布的改变呈暴发或聚集发生的趋势;③确定伤害发生最危险的人群;④提供干预成功的资料;⑤对伤害发生严重的地区和今后趋于严重的地区进行预防活动的指导。

许多国家早在 20 世纪 80 年代初就很重视伤害的研究,并开展了各种类型伤害的监测,发展至今已经形成了比较完善的监测系统,以美国、英国、澳大利亚和加拿大等较为完善,表 19-6列举了部分国家的伤害监测系统。

表 19-6　世界部分国家的伤害监测系统

国家	监测系统	英文缩写
美国	全国电伤监测系统	NEISS
	全国儿科外伤登记	NPTR
	急诊室伤害监测系统	EDBISS
	波士顿急诊室监测	BEDS
	武器伤害监测系统	WRISS
	事故致死报告系统	FARS
英国	全国个人交通调查	NPTS
	儿童医院伤害报告与预防计划	CHIRPP
	全国伤害监测系统	NISS
	家庭事故监测系统	HASS
加拿大	加拿大农业伤害监测系统	CAISP
	全国职业外伤致死数据库	NOIDDB
	儿童安全伤害监测系统	CSISS
	加拿大医院伤害报告和预防计划	CHIRPP
澳大利亚	全国伤害监测系统	NISS
	新南威尔斯(NSW)儿科死亡汇总数据库	NSWPDSDB
	澳大利亚首都区域伤害监测和预防计划	ACTISPP
新西兰	运动伤害监测系统	MISS
荷兰	家庭业余时间事故监测系统	PORS

二、预防策略

（一）三级预防

1. 第一级预防　旨在防止和减少伤害的发生,即在伤害发生之前采取措施,使伤害不发生或少发生。例如,交通安全法律、有毒物品的安全盖等都属于第一级预防措施。第一级预防包含两个方面的内涵,即全人群策略和高危人群策略。

（1）全人群策略(population strategy)：是指降低全人群暴露于伤害的危险水平(环境、因素、条件和机会)。这一策略的目的是提高全民对伤害危害的认知和预防伤害重要性的认识,进而提高每个人伤害预防意识,加强自我保护。

（2）高危人群策略(high risk strategy)：是指消除高危人群对某种伤害的特殊暴露和降低危害。例如,对驾驶员进行安全培训,对儿童开展伤害预防的健康教育和宣传工作。

2. 第二级预防　旨在降低伤害的死亡率和致残率,即伤害发生时的自救互救、院前抢救、院内抢救和治疗。伤害者第一时间紧急救护包括就地和院前抢救,是提高生存机会和减少后遗残疾的关键。每一个地区都应建立起指挥灵敏、反应快捷、高质高效的院前急救系统(急救中心和急诊室),并且要普及急救知识。珠海市将计算机系统应用于院前急救的指挥调度,使伤害院前急救达到迅速、准确;浙江省把急救医疗中心、救护站及跨地区协作抢救形成网络,发挥高速、高效作用,成为伤员生命的"绿色通道"。

3. 第三级预防　其主要任务是使受伤者恢复正常功能、早日康复,使残疾人士得到良好的照顾和医疗,提高他们的生活质量。伤害可能造成躯体功能受损(暂时性失能)和致残(永久性失能),这些人的康复、治疗和照料是社区卫生保健工作的一项经常性任务。

(二) 主动干预与被动干预

伤害预防策略依据宿主的行为可分为主动干预和被动干预。主动干预是通过信息传递和行为干预,帮助居民提高安全意识、伤害防治常识和自我保护能力,包括宣传教育、培养训练、督导强制等方式达到安全促进的效果,它要求宿主采取措施使干预奏效。认知与行为不相一致是安全促进的主要障碍,从幼儿时期开始培养安全意识和营造一个良好的社会氛围,可以使人们对自己的行为有能力做出抉择和制约。例如,安全带和摩托车头盔的应用均属于主动干预措施。

被动干预不需要宿主的行动,一般通过改善因子、媒介或环境来实现,它要求在工程和产品的设计阶段充分考虑到伤害与安全问题,社会和消费者的监督也是必不可少的。在车辆设计中改善刹车、安装安全气囊等都是被动干预的范例。在实践中,应将两种策略结合,以达到更好的伤害控制目的。

(三) Haddon 伤害预防的十大策略

Haddon 曾提出 10 项有关伤害预防和控制技术的策略如下。

(1) 预防危险因素的形成和出现。例如,禁止生产有毒、致癌杀虫剂;城区禁止销售、燃放烟花爆竹等。

(2) 减少危险因素的含量。例如,限制车速;有毒物品小包装、安全包装等。

(3) 预防已有危险因素释放或减少其释放的可能性。例如,药品安全存放以防止儿童误服;浴室、浴盆防滑等。

(4) 改变危险因素的释放率及其空间分布,减少潜在致伤能量至非致伤水平。例如,汽车安全气囊等。

(5) 将危险因素从时间和空间上与受保护者分开。例如,为了预防车祸,要求行人走人行道,自行车走慢车道,汽车走快车道。

(6) 用屏障把危险因素与受保护者隔开。例如,放射性工作人员应穿防护服等。

(7) 改变危险因素的基本性质。例如,尖锐用品改成钝角或软体等。

(8) 增强人体对危险因素的抵抗力。例如,慢性暴露于缺氧状态可逐渐适应高原缺氧环境等。

(9) 对已造成的伤害提出有针对性的预防和控制措施。例如,120 急救网络建设、提高应急反应能力等。

(10) 使受伤者保持稳定,采取有效的救治与康复措施。例如,保证提供良好的救治条件及措施,减少伤残与死亡。

三、防制措施

(一) 5 项干预措施(5E 干预理论)

1. 工程干预(engineering intervention)　是指通过干预措施影响媒介及物理环境对伤害发生的作用。例如,在设计汽车时注意安装安全气囊、配置儿童专座及伤害急救药品和器械。

2. 经济干预(economic intervention)　是指采用经济鼓励手段或罚款影响人们的行为。例如,对超载、超速车辆进行处罚来防止车祸的发生。

3. 强制干预(enforcement intervention)　是指国家用法律及法规措施来影响人们的行为。例如,我国所颁布的《道路交通管理条例》规定摩托车驾驶员必须戴安全帽、汽车驾驶员必须使用安全带。

4. 教育干预(educational intervention)　是指通过说服教育及普及安全知识,增强人们对伤害危险的认识,改变不良行为方式。例如,在学龄儿童中开展健康知识宣传讲座。

5. 即时的紧急救护(emergency care and first aid)　是指伤害发生以后在第一时间内对伤者进行救治,尽早对伤害作紧急救护是减少死亡和伤残的关键。例如,对于最常见的小面积烫伤,应在烫伤后尽快用凉水浸泡半小时。

(二) Haddon 模型

根据伤害发生的阶段,Haddon 将其分为伤害发生前、发生中和发生后 3 个阶段,并分别进行针对性的预防。表 19-7 是根据 Haddon 交通伤害预防模型中伤害发生的 3 个因素和 3 个阶段所建立的预防模型简表。

表 19-7　Haddon 交通伤害预防模型简表

发生阶段	宿主	致病因子	环境	
			自然环境	社会环境
发生前	遴选合格司机	上路前车辆安全检查,特别是车闸、轮胎、灯光	公路的状况及维护保养	限制车速的法律加大对岔路口的投资
发生中	司机的应变能力和乘车者的自我保护意识	车辆内部装备(尤其是轮胎)性能	路面状况与路边障碍物	紧急救援体系和资源保障系统
发生后	防止失血过多,妥善处理骨折	油箱质地的改善与防止漏油	车祸急救	健康保险、消防、应急系统与措施
结局	伤害严重程度制定和预防死亡	车辆损坏度评价及修复	公路整治	社会、家庭支持及开辟医疗救治的绿色通道

根据模型,Haddon 伤害预防应根据伤害发生的不同阶段,针对致病因子、宿主和环境开展目的性预防。就伤害而言,致病因子是指超过人体耐受程度的能量;宿主即为人体,人体对能量的传递表现出不同的耐受性及抵抗力;环境即为能量和宿主存在的地方。致病因子、宿主和环境之间处于平衡状态,伤害可以不发生,一旦平衡遭到破坏,即可引起伤害的发生。

四、安全社区

安全社区(safe community)是指具有针对所有人、环境和条件的积极的安全预防项目,并且具备包括政府、卫生服务机构、志愿者组织、企业和个人等共同参与的工作网络的地方社区。这一概念是在1989年9月WHO在瑞典斯德哥尔摩举行的第一届事故和伤害预防大会上正式提出的。自此,它成为WHO全人类健康战略及事故与伤害控制全球计划的一个基本方面,并引发了世界性安全社区运动,其核心理念是"有效控制和预防意外伤害,保障所有人都享有健康和安全的权利"。

目前,全球已有97个被WHO正式命名的安全社区。国内外安全社区的研究和实践表明,一定时期内安全社区建设可有效地降低伤害事故发生率。据报道,世界上第一个开展安全社区建设的瑞典,在伤害预防计划实施后不到两年半即见成效:实施该计划的社区内交通伤害减少了28%;家居伤害减少了27%;工伤事故减少了28%;学龄前儿童伤害减少了45%。而相邻未实施此计划的社区,上述伤害现象未见减少。WHO安全社区的标准为:①有一个负责安全促进的跨部门合作的组织机构;②有长期、持续、能覆盖不同的性别、年龄的人员和各种环境及状况的伤害预防计划;③有针对高风险人员、高风险环境以及提高脆弱群体的安全水平的预防项目;④有记录伤害发生频率的监测和伤害发生原因的分析系统;⑤有对伤害预防项目的实施及其效果进行测量和评价方法;⑥积极参与国家、国际安全社区工作网络的相关工作与交流活动。

2006年3月,我国在海南省三亚市召开"全国创建安全社区研讨会",研讨中国创建安全社区模式。会议上,与会者达成以下共识:①创建安全社区势在必行。通过创建安全社区活动,推动伤害预防控制工作的开展。②创建安全社区是政府行为。各级政府应充分认识到伤害的严重性与危害性,在政策上给予支持,做好车祸等非故意伤害、自杀等故意伤害和突发伤害事件的预防。③创建安全社区需要多部门协作。安全社区的创建以社区的相关机构为基础,需要卫生部门与民政、公安、教育、安全监督、妇联等有关部门密切合作,各司其职。④创建安全社区的内容是以社区为基础的伤害干预项目。社区伤害干预是WHO所支持的安全社区的中心项目,以社区为基础开展伤害干预活动,如社区伤害监测,校园安全和青少年伤害预防,老年跌倒预防,家庭暴力、社会暴力、突发伤害和灾害的应急工作等,实现对伤害的全方位干预。⑤创建安全社区的主要手段是基层社区的安全促进。普及伤害卫生知识宣传,培养居民安全观念和防范意识,并且要有计划地进行防范技能的培训及演练。⑥创建安全社区以伤害信息为基础。建立中国的安全社区网络中心,为各省、市、自治区提供创建安全社区的技术支持,合作交流,信息共享,加强国内、国外的联系与信息交流,争取国际支持与合作。

第四节　我国常见伤害类型的安全指导

一、机动车伤害

21世纪以来,每年车祸死亡人数在10万左右,受伤人数达50万。在所有类型的交通事故中,机动车驾驶员肇事占70%以上,其次是骑自行车及摩托车者和行人。机动车与自行车相撞造成的死亡人数最多,占50%左右,致死率为20%左右;其次为机动车和行人相撞事故,占20%左右,致死率为15%~20%。因此,针对机动车驾驶员、骑摩托车和自行车者、行人必须分别进行安全指导。

对于机动车驾驶员应该强调：①在行驶过程中系好安全带，使用安全带可减少50%的致命和非致命的损伤；②限速行驶，车速从每小时90km上升到105km时，致命的交通事故将增加20%～30%；③禁止酒后驾车，血液中乙醇浓度为0.15%的司机发生车祸的可能性是无乙醇者的300～600倍；④切忌疲劳开车等。

对于骑摩托车者，应该告诫他们在骑行过程中佩戴头盔。骑摩托车者每千米发生死亡危险度是汽车司机的35倍，这些死亡中85%由头部受伤所致。如果医生描述了头部损伤的致死性和致残性，以及头盔的安全功能(约可减少30%的死亡和75%的头部损伤)，就会促使患者戴上头盔。所有开放式快速行驶中都应使用头盔，骑助动车者也应如此。另外，死于交通事故的骑摩托车者中，80%是因为酒醉。因此，骑摩托车者也不能酒后驾驶。

自行车伤亡事故的主要危险来源于骑车人本身。70%～80%的骑车死亡者是由其本人肇事引起的，主要原因包括在机动车前突然转弯、思想不集中、在机动车道上行驶或逆向行驶。对于骑自行车者应强调：在骑行过程中保持思想集中，遵守交通规则，不在机动车道上行驶，转弯时注意来往车辆。儿童和老人尽可能避免在马路上骑车，以免发生危险。

行人事故70%以上发生在行人横穿马路时。其中，60岁以上老人占40%～50%，而且死亡率最高(50%左右)。儿童死亡率其次，为35%左右。因此，行人过马路时应尽可能走人行横道线，遵守交通规则，无横道线时应特别注意来往车辆，确保安全时才能通行。告诫老人或儿童过马路时最好有人搀扶。

此外，有神经系统疾病或视觉、听觉等方面障碍的人发生交通事故的危险性明显增加，临床医生应告诫他们不能驾驶车辆，甚至骑自行车。

二、跌伤

跌伤可发生在各个年龄组，在儿童和老年人中尤为多见。据有关报道，我国老人跌倒发生率男性约为6%，女性约为11%；65岁以上的老人约有1/3以上曾因跌倒致伤，导致骨折；85岁以上因跌倒而患病的男性患病率为301.7/10万，女性为404.4/10万。同样，对于0～14岁的儿童来说，跌倒也是其伤害的主要原因。栗华等对河北省伤害监测状况的分析显示，在0～4岁、5～14岁年龄组跌倒或坠落占伤害原因的构成比分别为54.3%、46.0%，均居第1位。

针对儿童，应该告知其父母导致跌伤的各种危险因素，提醒他们若孩子无人照看时，可能从桌子、床或其他物体上跌落。当一个孩子开始爬行或走路时，就有从楼梯或窗户跌落的危险。若在通向楼梯的过道上设置安全门，在窗户上安装保护装置，便可避免跌落的危险。此外，骑自行车或三轮车带儿童的父母，建议为孩子购买合适的安全头盔。对于乘坐自行车的儿童来说，除了注意交通安全以外，还应防止自行车座椅对儿童脊柱的损伤。由于儿童的头部重量相对较重，而胸背部的活动度相对较小，加上自行车座椅的靠背的上缘在其颈背交界处或稍下，在自行车运动时，其颈椎或胸椎受到的压力相当突出，特别是在急刹车或不平的路面行驶时，极易使儿童发生脊柱损伤。因此，一方面尽量不用自行车接送小孩，尤其是两周岁以下的儿童；另一方面用自行车接送儿童时速度要慢，避免急刹车或在不平的路面行驶。

年长者的跌伤预防主要包括家庭设施的改进和个体危险因素的预防。其中，家庭设施的改进包括：良好的照明设备、扶栏、防滑地板和拖鞋；调换松散的地毯、电线和其他可能使人绊倒的东西；合理摆放家具，并尽可能使用圆角家具。个体危险因素的预防包括：有视力或听力缺陷的人应进行视力校正或借助助听器；鼓励年长者进行体育锻炼，以改善步态和平衡能力，增强肌肉力量，增加骨骼致密度；对于神经系统失调、平衡能力较差的患者，应建议其使用合适的手杖或轮椅；中止患者使用增加跌伤危险的药物，或代之以更安全的药物。

三、溺水

溺水是 1~14 岁儿童最常见的死亡原因，5 岁以下的儿童发生溺水的危险是其他年龄段人群的 5 倍，溺水死亡有 50% 发生在 15 岁以下的儿童中。中、小学生溺水多发生在夏季 6、7、8 月份，主要原因是私自游泳，放学后私自到公园人工湖、沟河、池塘等游泳，误入深水区而发生意外。而成年人多因不会游泳或酒醉后落水发生意外。

对学龄前儿童，应该提醒家长勿让小孩靠近游泳池、湖、河或有水的浴缸等，在住处附近的水域周围应尽可能加上栅栏。对学龄儿童要指导他们学会游泳，但在孩子刚学会游泳不久的一段时间内，应密切关注。对参加水上作业的人员应提供有关水上安全的咨询，如学习游泳、穿救生衣等。此外，严禁酒后或使用麻醉品后游泳。许多溺水患者是可以通过心肺复苏抢救过来的，所以，应该鼓励人们学习基本的急救知识并对其进行培训指导，特别是水上作业人员。

四、自杀

据 WHO 统计，2000 年全球约有 100 万人自杀，而自杀未遂者约为自杀人数的 20 倍。在很多国家自杀是前 10 位死因之一，是伤害的第 1 位或第 2 位死因。一般而言，自杀死亡率随年龄的增加而增加。但在某些国家或地区，如日本、中国城市等，15~34 岁组存在自杀死亡率高峰。自杀的危险因素包括自杀企图、抑郁、离婚或分居、家庭纠纷以及药物的取得等。自杀者均不同程度地产生过焦虑恐惧、抑郁自怜、绝望悲观、丧失生活信心、消极等心理活动。

临床上，由抑郁引起的自杀占很大比例，因此，一些自杀行为可以通过抑郁症的早期诊断和治疗来预防。另外，自杀还经常与乙醇和其他药物的滥用有关，所以控制乙醇和其他药物的滥用也有预防作用。对于自杀的高危人群，如抑郁症患者、久病不愈者等，应进行健康教育和疏导治疗，积极开展社区精神卫生和心理咨询服务，同时减少自杀工具的可及性。

五、突发公共卫生事件

突发公共卫生事件是指突然发生，造成或者可能造成社会公众健康严重损害的重大传染病疫情、群体性不明原因疾病、重大食物和职业中毒以及其他严重影响公众健康的事件；也指突然发生、造成或者可能造成严重社会危害、需要政府立即处置的危险事件，如火灾、地震等。突发公共卫生事件是一种突发性的社会灾难，它不但给社会经济造成巨大损失，也威胁着社会公众的身体健康和生命安全。其中，灼伤和火灾是意外伤害的第 5 位死因。忽视消防措施、使用电器不当、用火不慎、生产中违反操作规程、吸烟和小孩玩火等都是火灾的常见原因。

突发公共卫生事件的预防，应针对可能出现的事件的严重程度、危害程度、涉及范围和社会反应程度，分别采取不同的控制措施和处置办法。平时的预防主要是做好对突发公共卫生事件的监测和预警；发生时的处理，主要是做好对突发公共卫生事件的就地处理和控制蔓延；由于突发公共卫生事件的突发性、复杂性、艰巨性、危险性，医院应有针对性地储备一定数量的药品和器械,以满足应急需要;按属地原则建设救治队伍,在当地各级各类医疗机构中选择具有较丰富临床经验的医务人员和有现场处置经验的疾病预防控制专业人员组成专业救治队伍,并配备必要的医疗救治和现场处置设备。

对于灼伤和火灾,应该建议房屋所有者设置并学会使用灭火设备,同时对灭火设备作定期检查。另外,房屋在建设过程中应联系安全部门帮助设计合理的安全通道。如家中有小孩或有某种缺陷的成年人(如癫痫患者、弱智者),应该告知他们,热水会造成严重灼伤。家长应该把火柴盒或打火机放在儿童不易触及的地方。对于吸烟人群,除了要劝告其戒烟外,还应警告他们不要在床上吸烟,不要醉酒后吸烟,这些都是家庭火灾的常见原因。

六、伤害的临床安全指导

尽管死于各种伤害事故的人数如此之多,但是临床医生、患者和公众常认为,预防各种伤害事故仅是立法者、工程师、制造厂商需解决的社会政策性问题,与医学关系不大,只有伤害事故造成的损伤需治疗才是医疗机构(急救中心、医院等)需解决的问题。这种观念是明显错误的,它把伤害预防和伤害治疗完全割裂开来,也忽视了临床医生预防伤害的能力。

事实表明,临床医生不应该忽视各种伤害对患者的健康所造成的影响,对于所有的患者都应给予有关预防伤害的咨询。这就需要重新定位病史的采集和体检,使其能反映患者所面临的真正危险,而不仅仅是临床医生通常感兴趣的诊治问题。例如,绝大多数医生在检查一个18岁男性时,不会忽略心肺听诊和肝脾触诊,但不会花时间去讨论这个人如何安全回家,避免交通事故。而事实上,对于小于35岁的人来说,交通事故是主要的死因,较其他原因导致死亡的可能性更大。因此,临床医生在医疗机构给予患者有关伤害的安全指导尤为重要。

根据伤害干预理论,任何伤害的发生最主要的原因是人的因素。临床医生尤其是基层医生应在伤害发生之前,针对特定伤害种类的个人危险行为与因素开展临床咨询和健康教育,提出个体化的健康“处方”,如医生可通过治疗各种相关慢性病、鼓励老年人进行平衡训练等预防跌倒发生。当提供了伤害预防的咨询后,临床医生应该在病史中做好记录。体检发现或其他提示虐待或遗弃的证据(包括照片或图解),通知保护组织的文件,都应记录在患者档案中,以便其他医生或以后对该患者的继续咨询。另外,临床医生可根据伤害在人群中的发生现状,结合实际情况,有针对性地制订伤害预防的健康教育手册,从而指导人们的行为,有效预防伤害的发生。

针对伤害发生之时,临床医生应注重培养人们的应急处理能力,即自救互救、院前急救等。对于不同的就诊者,应有针对性地告知其相关急救常识。例如,老年人容易跌倒,医生可告诉他们基本的骨折急救方法;儿童容易发生开水烫伤,则可教会儿童家长如何进行烧伤急救处理。

伤害及其随后出现的各种健康问题和伤残的治疗与康复训练均离不开临床医生。临床医生可充分利用对患者进行随访和复查的机会及时了解他们的恢复状况和生活行为,从而适时地提出建议,促进患者的康复。

作为临床医生,尤其是全科医生,在开展伤害预防工作时有其特有的优势:①服务对象是各类患者,因此与人群接触的机会多,可充分利用与患者接触的机会,对患者进行伤害的门诊咨询和健康教育,告知患者各种伤害的危险因子,提醒他们改变不良习惯;②患者一般都认为医生和有关的医务人员的劝告特别有价值,所以对医生的建议有较大的依从性;③医生可以通过随访了解患者的健康状况和行为改变情况,及时有针对性的提出建议,纠正患者的不良行为。如此一来,不仅可以减少伤害的发生,而且增加了患者对医生的信任。在促进医生诊治工作的同时,提高了临床医生作为施教者的权威性。

目前,我国还没有在临床上建立常规的关于伤害预防的咨询门诊。在美国,儿科学研究院、家庭医生协会和预防服务工作组已经要求临床医生向成年患者和病孩家长提供伤害预防措施的咨询。在这方面,我们需结合中国的实际情况,学习其他国家的经验,积极开展预防伤害的临床咨询,以减少各种伤害事故的发生。咨询应针对患者可能面临的最大危险来实施,0～14岁儿童溺水为主要死因,15～69岁人群以交通事故和自杀为主,70岁以上则以交通事故、意外跌落和自杀为主,临床医生可以根据这些信息来决定咨询重点。

(袁兆康)

参考文献

[1] 赵仲堂. 流行病学方法与研究. 北京:科学出版社,2005:123.

[2] 王声湧. 伤害及其定义的内涵和外延. 中华流行病学杂志,2010,31(10):1081-1082.

[3] 王声湧. 伤害流行病学. 北京:人民卫生出版社,2003:12-13.

[4] 谢韬. 伤害的现状及其疾病负担. 国外医学·卫生学分册,2004,31(5):309-310.

[5] 董会敏,马新颜,闫玉英,等. 伤害预防控制与安全社区. 现代预防医学,2009,36(4):683.

[6] 陈竺. 全国第三次死因回顾抽样调查报告. 第二版. 北京:中国协和医科大学出版社,2008:52-123.

[7] 杨功焕,周脉耕,黄正京,等. 中国人群1991—2000年伤害死亡的流行趋势和疾病负担. 中华流行病学杂志,2004,25(3):193-198.

[8] 王声湧. 从资料到行动:挑战中国的伤害控制工作. 中华预防医学杂志,2006,40(4):221-222.

[9] 池桂波,王声湧. 中国道路交通伤害长期趋势及其影响因素分析. 中华流行病学杂志,2007,28(2):148-153.

[10] 杨功焕,周灵妮,黄正京,等. 中国人群自杀水平的变化趋势和地理分布特点. 中华流行病学杂志,2004,25(4):280-284.

[11] 卫生部疾病预防控制局. 我国伤害预防报告. 北京:人民卫生出版社.2007.

[12] 程建鹏,饶克勤,严俊. 我国居民伤害疾病负担研究. 中国卫生经济,2010,29(8):45-46.

[13] 郭启高,李瑞雪. 228例居民故意伤害流行病学分析. 疾病控制杂志,2003,7(4):355-356.

[14] 沈敏,刘筱娴. 暴力性伤害住院患者的流行特征分析. 疾病控制杂志,2004,8(6):509-511.

[15] 王声湧,汪宁,池桂波. 伤害流行病学. 预防医学文献信息,2002,8(4):505-512.

［16］王声湧，黄庆道. 伤害的预防与控制. 广州：广东省地图出版社，2001：267-280.

［17］王冉.WHO 安全社区模型在伤害预防中的研究进展. 中国慢性病预防与控制，2007，15（6）：624-626.

［18］栗华，剧清国，刘春霞，等. 河北省 2007 年城乡 6 家医院急诊室伤害监测分析. 临床荟萃，2008，23（17）：1223-1226.

［19］Jraiw K. On the road to development：road safety in the PRC：past present and future. Asian Development Bank，Manila，Philippines：2002.

［20］Last J. Dictionary of epidemiology. 3rd ed. Oxford：Oxford University Press，1995.

［21］Haddon W Jr，Baker SP. Injury control，In：Mac Mahon B ed. Preventive and Community Medicine. New York：Little Brown Co，1981.

［22］Forjuoh SN，Li G. A review of successful transport and home injury interventions to guide developing countries. Soc Sci Med，1996，43：1551.

第四篇

特殊年龄阶段的
健康保健指导

第二十章 计划生育指导和孕产期保健

第一节 计划生育指导

计划生育大大促进了人类的生殖健康。通过计划生育,个人和夫妇能够预期和得到所期望的孩子数目,以及生育间隔和时间。计划生育可通过使用避孕方法和治疗不孕来实现。2007 年全球避孕率已达到 63%,15～49 岁已婚女性的避孕率分别为 28%(非洲)、67%(亚洲)、72%(拉丁美洲和加勒比海地区),地区间存在较大的差异。在我国,2005 年已婚育龄妇女的避孕率达到 84.6%,2009 年统计数据显示有 2 亿 4 千万人采取避孕措施,其中以宫内节育器为主(53.45%),采取避孕套避孕占 8.32%,男性结扎和女性绝育手术者占 5.46% 和 31.08%,口服避孕药及注射避孕药占 1.01%,皮下埋植占 0.32%,外用避孕药具占 0.18%,其他方法占 0.19%。

优质的计划生育服务会带给妇女、家庭和社会广泛的益处。计划生育服务可预防妊娠相关健康危险因素对妇女的不良后果,降低孕产妇死亡率。通过预防生育间隔相邻过近和不合时宜的怀孕以及降低新生儿死亡率,全球 5 岁以下儿童每年 1 300～1 500 万死亡,通过计划生育服务调节妇女生育间隔在 2 年以上,则每年将有 300～400 万儿童的生命将会得到挽救。在预防 HIV/AIDS 方面,计划生育服务通过降低 HIV/AIDS 女性患者非意愿妊娠的发生率来减少感染婴儿的出生和孤儿数。而且,避孕套的使用有效地阻断性传播疾病(STD)和 HIV 的传播。不安全流产导致的孕产妇死亡占全球孕产妇死亡的 13%,而计划生育服务可通过降低非意愿妊娠以减少不安全流产的发生。计划生育服务还是国家或地区减少人口增长对经济和环境负面影响的关键。

目前世界上大多数计划生育项目都遵循"知情选择"的原则。我国在 1995 年开始试点以知情选择为主要内容的计划生育优质服务,并在 2000 年在全国范围逐步展开。避孕方法知情选择,就是通过提供全面准确的避孕方法知识和信息,使需要采取避孕措施的育龄人群在充分知情的基础上,根据自己的年龄、生育情况、避孕现状、健康状况和性生活特征,自主、自愿地做出决定,选择适合的、安全有效的避孕方法。服务对象只有在充分知情、充分选择的基础上,才能结合自身情况自主地做出决定。而作为计划生育服务提供者,在提供计划生育服务过程中始终关注服务对象的需求,并结合其人口学和健康特点帮助服务对象选择和使用适合的避孕方法,是提供优质、有效指导的关键。

一、计划生育优质咨询服务

（一）计划生育优质咨询服务 6 条原则

1. **热情对待服务对象** 服务提供者应礼貌对待和尊重服务对象，获取服务对象的信任。唯有在信任的基础上，服务对象才愿意将真实信息（包括个人隐私信息）告知服务提供者。

2. **与服务对象交流与沟通** 服务提供者要专心倾听服务对象的述说，并对其谈话内容作出反馈。通过与服务对象的沟通，了解服务对象的生殖健康状况和需求，服务提供者能更好地提供计划生育服务。

3. **选择适合服务对象的信息** 因生殖健康状况和需求的不同，以及服务对象年龄间的差异，服务对象对避孕咨询内容的关注点存在差别。如新婚女性可能想知道短期内能帮助其推迟生育的避孕方法，而年纪大的女性则更关注女性或男性绝育方法的信息。服务提供者应针对不同服务对象，使用对象易于理解的语言传达服务对象关注的信息和知识。

4. **避免过多信息** 过多的信息容易使服务对象难以判断哪些信息是重要的，反而不利于服务对象作出知情选择。而且，提供过多的避孕信息给服务对象，会导致服务提供者把时间花在避孕信息介绍上，而没有足够的时间与服务对象谈论他（她）的关注点和需求。

5. **提供服务对象需要的方法** 服务提供者应帮助服务对象作出他们自己的知情选择，即使有些情况下服务对象反对使用计划生育方法或放弃作出决定，服务提供者也应尊重他们的选择。大多数第一次寻求咨询服务的对象其实在咨询服务前已经对想要采用哪种避孕方法有了初步的决定。好的服务提供者会在服务对象偏好的避孕方法上展开咨询服务，核查服务对象是否存在不适合采用该避孕方法的医学指征，服务对象是否了解该种避孕方法及应用，该避孕方法的优缺点、对健康的影响及副作用。服务提供者也应该提供一些类似的避孕方法，并帮助服务对象进行比较。如果没有医学禁忌，服务对象可以选择他们偏好的避孕方法。当服务对象使用了他们偏好的避孕方法，他们会更坚持和有效地使用这些方法。

6. **帮助服务对象理解和学会避孕方法** 服务提供者给服务对象提供避孕药具样品，鼓励他们操作避孕药具，并向他们演示如何正确使用。同时，服务提供者也要向服务对象展示和解释简表、宣传折页和海报，并一遍遍核查对象是否已经理解这些方法。服务提供者提供印刷材料给服务对象，有助于对象回忆起如何使用避孕方法。

（二）咨询服务内容

根据服务对象自身情况及避孕方法需求的不同，咨询服务内容往往因人而异。但大多数咨询服务内容应包括以下 6 个方面。

1. **避孕效果** 让服务对象意识到避孕效果的好坏更多地取决于他们自己而非避孕方法。"一般使用"和"持续正确地使用"避孕方法的怀孕率差别能让服务对象认识到他们是否"会"和"能"长期坚持和正确使用他们选择的避孕方法。

2. **优缺点** 服务提供者要明白服务对象对某种避孕方法的优点和缺点的认同是不一样的。一种避孕方法在某些服务对象看来是缺点的方面，可能在其他服务对象看来则是吸引其选择使用该方法的优点。

3. 副作用和并发症　服务提供者需让服务对象在作出选择使用某种避孕方法之前了解该种避孕方法的副作用和并发症。在知晓某种避孕方法的副作用和并发症后服务对象仍选择该避孕方法,常常表明他(她)更愿意长期地坚持使用该种避孕方法。

4. 使用方法　指导服务对象进行避孕方法实践操作很重要。同时,应让服务对象知道他们在错误操作避孕方法后应采取哪些措施,以及在出现一些健康问题后他(她)及服务提供者应该做些什么。

5. STDs 的预防　服务提供者要帮助服务对象了解和评估他们患 STDs 的危险性。对于可能患有 STDs 的服务对象,无论他(她)之前采用何种避孕方法,都应指导其使用避孕套作为避孕方法。服务提供者可向 STDs 患者及服务对象解释安全性行为的 ABC 准则:A 禁欲(abstinence)、B 忠贞(being mutually faithful)和 C 使用避孕套(condom use)。

6. 回访时间　回访可以让服务对象获取更多的服务。一般情况下服务提供者应告知服务对象多个可进行回访的地点,以方便服务对象回访。而对于采用了诸如宫内节育器、女性绝育术或输精管结扎术等避孕方法的服务对象,需要进行至少一次的常规回访。服务提供者应鼓励服务对象回访,以获取更多帮助信息和建议。

(三) 咨询服务6步骤

每个首次来寻求计划生育咨询服务的对象,都要经历一个了解避孕方法知识、权衡不同避孕方法优缺点、作出知情选择并最终实施某种避孕方法的过程。服务提供者对新服务对象提供咨询服务的过程多采取问候、提问、帮助、解释和随访6个步骤,简称"GATHER"框架。

1. G(greet clients)　坦诚、尊重地对待新服务对象,重视他们,并尽可能在隐秘的环境中与他们交流,让新服务对象有安全感和信任感。了解新服务对象的需求,并告知他(她)能获取什么临床帮助。

2. A(ask clients about themselves)　引导新服务对象谈论他们的避孕和生殖健康经历、关注点,目前的健康状况和家庭生活。询问服务对象在选择使用避孕方法上是否已有初步意愿。服务提供者还应关注服务对象言语和肢体表达方式,并从服务对象的角度去了解他们的避孕知识、需求和关注点,以更好地提供服务。

3. T(tell clients about choices)　根据新服务对象的需求,告知可供他(她)选择的生殖健康和避孕方法。重点介绍新服务对象感兴趣的避孕方法,同时也要简单介绍适用于新服务对象的其他避孕方法和服务。

4. H(help clients make an informed choice)　协助新服务对象寻找最适合他(她)的方法。服务提供者鼓励新服务对象提出疑问,并给予其全面的回答。对于新服务对象感兴趣的避孕方法,服务提供者需考虑其是否对新服务对象存在医学禁忌。如果允许的话,询问新服务对象性伴侣的意见,并由他们共同作出选择。

5. E(explain full how to use chosen method)　在新服务对象选择避孕方法后,如果可以的话,服务提供者应提供相应的避孕工具给他(她),并说明如何使用及具体的操作方法。鼓励新服务对象多提问题,并作全面而具体的解答。对于患 STDs 有高风险的新服务对象,鼓励他们在使用其他避孕方法的同时使用避孕套。服务提供者要核查新服务对象是否掌握避孕方法的使用。

6. R(return visit should be welcomed)　要让新服务对象感到服务提供者欢迎他(她)在任何时间进行回访,在回访过程中他(她)能够获得更多的服务。

(四)后续服务

继续来寻求咨询的服务对象与新服务对象一样重要,在咨询过程中服务提供者应重点了解他(她)的避孕经历和需求,根据不同需求,服务提供者提供的咨询服务内容应有所侧重。

(1)如果服务对象采用的避孕方法有问题,帮助其解决问题。

(2)如果服务对象有疑问,帮助其解答疑问。

(3)如果服务对象需要更多的避孕药具,尽量提供给他(她)。

(4)应确保服务对象正确使用避孕方法,如果方法使用不当要帮助其纠正。

(五)咨询环境

(1)咨询活动应能确保服务对象的隐私和保密。

(2)房间的布置设计应有利于服务对象与咨询人员之间的交流。

(3)在可能情况下,应使用视听设备以期有助于探讨问题(如活页图表、解剖或避孕招贴画,或盆腔模型等)。

二、避孕方法

(一)常用避孕方法及其有效性

避孕方法分为六大类:宫内节育器(IUD)、甾体激素(口服片剂、针剂、贴片、阴道环和埋植剂等形式)、屏障装置(避孕套、阴道隔膜和宫颈帽)、外用避孕药(杀精剂、泡腾片和片剂)、绝育手术和传统方法。

1. 宫内节育器(IUD)　IUD 是一种放置在子宫腔内的避孕器具,可由金属、塑料或硅胶制成。IUD 是目前国内外使用较为普遍的一种可逆性长效避孕方法,我国 IUD 使用者占育龄夫妇采取避孕措施者的 50% 以上。

IUD 所带的铜能够杀伤精子或者受精卵,铜离子和 IUD 的异物作用还能影响宫腔的内环境,从而影响受精卵着床。释放孕激素的 IUD 通过抑制排卵使宫颈黏液变稠及抑制子宫内膜加强 IUD 的避孕效果。

2. 甾体激素避孕方法　包括口服避孕药、避孕针和皮下埋植 3 种避孕药具。按照避孕药具中的成分,可分为雌孕激素复方类和单纯孕激素类。避孕药适用范围很广,无禁忌证,需避孕的育龄健康妇女均可使用。

3. 屏障避孕法　性生活前放置的避孕工具如避孕套、阴道隔膜、宫颈帽或阴道海绵等,机械性阻断精子进入宫腔,使精、卵不能相遇,达到避孕目的。目前我国可以获得的主要为男用避孕套和少量的女用避孕套。

(1)男用避孕套:由乳胶制成,是目前应用最广的一种屏障避孕法。正确使用避孕套是提高其避孕效果的关键。首先应选择大小合适的避孕套,检查有无过期,挤出储精囊内的气体,性生活前将卷好的避孕套放在勃起的阴茎头上,边推边套至阴茎根部。射精后务必在阴茎未完全软缩之前按住套子上口与阴茎一起拔出,以免精液外溢或滑落在阴道内。男用避孕套是一次性使用的产品,每次性生活都应坚持使用,如果发现精液泄露,应采取紧急避孕措施。

（2）女用避孕套:由聚氨酯材料制成。应在性生活前放置,用手指将内环的两对边捏拢,沿阴道后壁送入阴道深处,放入后用示指由套内伸入,上推内环达后穹隆,将环前缘推向耻骨后上方,外环平整留在阴道外面,盖住阴唇。性生活后将外环旋转后向下后方取出,以免套内液体外溢。

4. **外用避孕药**　外用避孕药的有效成分是具有很强杀精子能力的药物,与其他赋形剂一起制成各种剂型,性生活前置于阴道深部,达到避孕的目的。目前最普遍使用的杀精剂为壬苯醇醚,是一种表面活性剂,能够破坏精子细胞膜,使之失去存活或活动能力;杀精剂的载体基质消耗精子能量或在宫颈口形成泡沫或薄膜,阻挡精子进入宫腔。

5. **绝育术**　包括男性绝育术和女性绝育术。

（1）男性绝育术:是指通过手术或非手术途径阻断或堵塞输精管,阻止精子的排出,使精卵不能相遇,从而达到永久绝育的目的。最常用的男性绝育方法为直视钳穿法输精管结扎术和经皮输精管注射黏堵术。输精管夹绝育术及可复性输精管栓堵术仍在研究阶段,尚未普及推广。

（2）女性绝育术:是指通过手术或手术配合药物等方法阻断或堵塞输卵管,达到永久绝育的目的。由于输卵管绝育术的效果好,手术简便、安全,在我国已成为仅次于 IUD 的使用最广泛的避孕方法,约占采取避孕措施妇女的 35% 左右。目前常用的女性绝育术有经腹输卵管结扎术、输卵管银夹法、输卵管药物黏堵绝育术和腹腔镜绝育术。后两种方法对手术和手术器械的要求较高,在基层尚不能广泛开展。

6. **传统方式**　根据妇女月经周期身体的生理变化,判断排卵的时间,掌握易受孕和不易受孕的期限,在易受孕期禁欲,不易受孕期同房,在不使用工具、药物、手术的情况下达到避孕目的。

（1）易受孕期知晓法:又称为周期性禁欲,是利用卵子排出后只能存活 1 天,精子在女性生殖道内只能存活 3 天的规律,可借助包括日期计算法、标准日期法、基础体温测量法、宫颈黏液法、尿促黄体生成素测定法、唾液结晶观察法来判断排卵时间,在易受孕期避免同房。

（2）哺乳闭经避孕法:妇女哺乳时,婴儿吸吮乳头,可刺激垂体分泌催乳素和催产素,抑制促性腺激素释放,从而抑制排卵,起到避孕作用。产后 6 个月内,母亲完全哺乳和持续闭经是哺乳闭经避孕的 3 个基本条件,符合这 3 个条件时,避孕有效率可达 98%。

以上是目前全世界广泛使用的避孕方法。需要注意的是,不同避孕方法因为其避孕机制和操作难易的不同,以及服务对象的个体因素,使得不同避孕方法在避孕效果上也存在一定的差异。WHO 根据避孕方法使用方式的不同(一般使用和持续正确使用),对各种常用避孕方法的有效性进行了分类(表 20-1)。同时,每一种避孕方法都有各自的优点和缺点,具体体现在避孕方法的使用方便性、可靠性或不良反应方面(表 20-2)。

表 20-1　避孕方法有效性分类

分　类	避孕方法	第一年使用避孕方法怀孕数/100 妇女	
		一般使用	持续正确使用
总是非常有效	皮下埋植避孕法	0.1	0.1
	输精管结扎	0.15	0.1
	长效避孕针	0.3	0.3
	女性绝育术	0.5	0.5
	TCu-380 IUD	0.8	0.6
	单纯孕激素避孕药	1	0.5
一般使用时有效,持续正确使用时非常有效	哺乳闭经避孕法(在分娩后 6 个月内)	2	0.5
	复方口服避孕药	6~8	0.1
一般使用时效果稍差,持续正确使用时有效	男用避孕套	14	3
	含杀精剂的阴道隔膜	20	6
	自我控制生育法	20	1~9
	女用避孕套	21	5
	杀精剂	26	6
	不使用任何避孕方法	85	85

表 20-2　主要避孕方法的优缺点

避孕方法	优点	缺点
带铜宫内节育器	长效(带铜宫内节育器可使用 5~10 年),停用后生育能力恢复快,不影响哺乳,不干扰性生活	对性传播疾病无防护作用,使月经量增多可导致贫血
复方避孕药(口服和针剂)	可由妇女自行决定使用或停用,不干扰性生活,使月经周期规律、经期缩短、经量减少和缓解痛经,停用后生育能力马上恢复,有助于预防宫外孕、子宫内膜癌、卵巢癌、卵巢囊肿、盆腔炎及乳腺良性疾病	含雌激素,长期服用对心血管系统有不利影响
皮下埋植剂	长效(3~5 年),停用后生育能力恢复快,不干扰性生活,不含雌激素,不影响哺乳	对月经有一定影响
避孕套	有助于防护性传播疾病	对性生活有一定影响
杀精剂	不影响哺乳,停用后生育力恢复快	个别人可能有过敏反应
自然避孕法	无副作用	准确判断排卵时间有困难,有些观察排卵的方法太繁琐
体外排精	停用后生育能力恢复快	需有一定经验
男性绝育术	永久性避孕方法,副作用少	可逆性差
女性绝育术	永久性避孕方法,副作用少	可逆性差

（二）避孕方法的分类指导

计划生育服务提供者应根据服务对象的年龄、生理健康条件、生活方式、职业及避孕需求不同，指导其选择适合的避孕方法。

1. 青春期 青春期是下丘脑-垂体-卵巢轴逐渐发育成熟的阶段，月经出现，第二性征及生殖器也逐渐成熟。青少年易受外环境影响，有好奇感，与异性交往缺乏理性和自制能力。对于青少年应加强生殖健康和避孕知识的教育，正确认识性与生殖的关系，不要错误地用补救措施来代替避孕。

男用避孕套是青少年最理想和推荐的使用方法，除有避孕作用外还能预防性传播疾病。也可采用低剂量（女用）复方口服避孕药，但必须在指导下正确使用。

2. 新婚期 新婚阶段情况特殊，挑选避孕方法应按特定的原则。

（1）新婚期间的生理特点及避孕要求：女方阴道较紧，某些外用药具暂不宜使用，如阴道隔膜、宫颈帽放置技巧较难掌握，药膜也不易放准部位。而且双方还缺乏性生活的实践经验，心情都比较紧张，因此选用的避孕方法要求简便易行。此外，要求所用方法停用后不影响生育功能和下一代的优生。

（2）新婚避孕方法的选择原则：①如婚后要求避孕时间较长（1年以上）者，女方可先用口服甾体激素类避孕药（一般选用短效药，夫妻分居两地者可用探亲药）。但必须注意，在选择好最佳受孕时期前3～6个月，应停止服用。在此期间可换用外用工具，如阴茎套、阴道隔膜等，以防甾体激素的延续作用影响胎儿发育。②上述对象若不适应于服药或婚后要求避孕时间较短者，可先用阴茎套，待女方阴道较易扩张后，也可改用阴道隔膜等。③"自然避孕法"只适用于女方月经一贯正常，并在婚前即能熟练掌握自己的排卵规律，清楚识别"易孕"和"不易受孕"阶段者，则从新婚开始也可选用此法。但必须注意新婚期间体力上的劳累和精神上的激动常会引起排卵规律的变异，应特别谨慎观察。为防止失败，最好和其他外用药具结合使用。④如因某种原因而要求长期避孕者，可选用长效而稳定的避孕措施，如宫内节育器的放置。⑤终生不宜生育的新婚夫妇，原则上有病一方应采取绝育措施。

总之，每对夫妇最好能在性生活的实践中，逐步学习掌握几种避孕方法，以便根据不同阶段、不同情况灵活选用。在整个生育周期中，有时男用有时女用，有时外用有时内服，有利于保障身体健康，提高双方对计划生育的责任心，也有利于性生活的和谐及增进夫妻感情。

3. 产后和哺乳期 产褥期多数妇女在分娩后6周内生殖道的解剖和生理功能逐渐恢复到未孕状态，此阶段应严禁性生活，避免生殖道感染。

哺乳期妇女有生理性闭经，在未转经前容易忽视避孕问题，导致意外怀孕。此阶段选择避孕方法应注意保证避孕方法不影响乳汁的质和量，对小孩健康无不良影响。哺乳期卵巢功能低下，子宫小而软，安放宫内节育器要特别小心。

避孕套是产褥期恢复后最佳的避孕方法；长效避孕针与皮下埋植避孕剂可用于产后6周以后，使用方便，不影响乳汁质量，不良反应小。也可选用其他外用杀精剂。宫内节育器可在阴道分娩满3个月、剖宫产后6个月放置或分娩或剖宫产后即时放置。哺乳期如有闭经者应先排除早孕再放置。

4. 人工流产后 在人工流产手术结束的同时放置宫内节育器，既节省时间又减少操作。

但在带器妊娠和节育器多次脱落的妇女,应选用其他方法。人工流产后2周内,应禁止性交,然后用避孕套或阴道隔膜。也可在下次月经开始后使用避孕药,在此之前则暂用避孕套。

5. 围绝经期(更年期)妇女　妇女40岁以后卵巢功能逐渐开始衰退,生殖功能也随之减弱。妇女生殖功能变化在个体间有很大差异,取决于自身卵巢功能状态。在达到绝经期前的数年中可能有月经紊乱,排卵减少,但遇到排卵周期仍有受孕机会,因此围绝经期应坚持避孕。

围绝经期使用的避孕方法有避孕套、宫内节育器。如服务对象之前已安放宫内节育器,不必急于取出。少数妇女月经紊乱,经期长,出血多,可酌情在作诊断性刮宫术子宫内膜病理检查时取出宫内节育器。40岁以上月经不规则的妇女不宜重新放置宫内节育器,以免与绝经过渡期疾病相混淆。

6. 性传播疾病患者或高危人群　包括艾滋病、淋病、尖锐湿疣、梅毒、非淋病性尿道炎(衣原体、支原体感染)、生殖器疱疹、软下疳及性病性淋巴肉芽肿等8种疾病,主要通过性交传播。性传播疾病发生在性活跃人群中。有保护的性行为是预防疾病感染和传播的有效方法,结合避孕的要求,屏障避孕法是最佳措施,避孕套(男/女用)具有避孕和防止性传播疾病的双重优点。

对女性艾滋病毒携带者或面临艾滋病毒高风险的妇女,2012年2月15日WHO在审查了使用激素避孕药具与感染艾滋病毒之间联系的证据后,准则审查委员会认为女性艾滋病毒携带者或面临艾滋病毒高风险的妇女可以放心地继续使用激素避孕药具避孕。强烈建议那些想预防意外怀孕和感染艾滋病病毒的夫妇使用双重保护措施,既使用避孕套,又采用另一种有效的避孕方法(如激素避孕)。

7. 流动人口　目前我国流动人口比例较高,该人群多数是处于婚育年龄的青壮年,大多数来自农村,缺乏生殖保健知识。已婚与未婚的未保护性行为发生率比较高,非意愿妊娠及性传播疾病随之增加,多次终止妊娠会影响妇女的身心健康。

计划生育服务提供者应根据流动人口的生殖健康特点提供规范的避孕方法,避孕套是最佳避孕方法。同时,外用杀精剂、短效口服避孕药和长效避孕针也可在计划生育服务提供者指导下使用。

8. 两地分居者　因工作、学习需要在两地分居的育龄夫妇较常见,如暂时无生育计划,在团聚时需要采取一定的避孕措施。如无禁忌,短效口服避孕药、长效避孕药、针剂、皮下埋植剂都可选用。两地分居较长时间才能聚会者,可采用速效探亲避孕药。无防护性交或觉察避孕失败后可用紧急避孕补救措施。

（三）避孕方法的医学合格标准

因为各种避孕方法使用的特点不同(方便性、可靠性或副作用),计划生育服务提供者在提供避孕方法给服务对象选择时,要充分考虑服务对象所选避孕方法适用的医学标准,防止避孕失败或因避孕方法使用不当对服务对象的健康造成损害。WHO制定了选择新避孕方法的医学合格标准,供计划生育服务提供者判断和选择。

1. WHO对临时避孕方法的分类

（1）WHO 1:可采用的方法,且没有任何限制条件。

（2）WHO 2:能采用的方法,利大于弊。在选择避孕方法时该方法是可被考虑的,但应对选用该方法的服务对象进行随访。

（3）WHO 3：除非医生或护士判断该方法对服务对象安全可靠，否则该方法不被采用。该方法通常弊大于利，如果服务对象只能采取该避孕方法，应进行随访。

（4）WHO 4：不应采用的方法，采用该方法存在不可接受的健康危险性。

2．WHO 对选择避孕方法的简单两分类　WHO《医学合格标准》中考虑到基层医疗机构或人员可能在作出正确临床判断上存在困难，因此又提出两分类方法，将 1 级和 2 级合并为"可以采用"，将 3 级和 4 级合并为"不可采用"，提高了可操作性（表 20-3）。

表 20-3　WHO 简化的两分类

分类	临床判断	临床判断受限
1	在任何情况下都可以采用	可以采用
2	通常可采用	
3	通常不建议采用该方法，除非没有其他更合适的方法可以采用	不可采用
4	不可采用	

3．WHO 对选择绝育手术的分类　对女性结扎和男性输精管切除术两种不可逆转的避孕方法，WHO 制定了接受、谨慎、延迟和转诊 4 个分类，分别要满足以下条件。

（1）接受：在常规条件下无医疗原因限制该方法。

（2）谨慎：在常规条件下可采用该方法，但需特别的准备和预防措施。

（3）延迟：延迟使用该方法。采用该方法前必须治疗和解决一些医学疾病，提供临时避孕方法。

（4）转诊：将服务对象转诊到具备有丰富经验的外科医生和医务人员、具备全身麻醉和其他医疗设备的医疗中心去实施该方法，提供临时避孕方法。

4．WHO 关于新避孕方法选择的医学合格标准　见表 20-4。

表 20-4　WHO 新避孕方法选择的医学合格标准

	复合 OCs	单纯孕激素 OCs	DMPA NET EN	皮下埋植	女性结扎	男性结扎	避孕套	TCu-380A IUD	杀精剂	子宫帽	生育力自知避孕法	泌乳闭经法
妊娠期	NA	NA	NA	NA	延迟	—	1	4	1	1	—	—
年龄（岁）												
<18	1	1	2	1	谨慎[a]	—[a]	1	2	1	1	1[b,c]	1
18～39	1	1	1	1	接受[a]	—[a]	1	1	1	1	1	1
40～45	2	1	1	1	接受[a]	—[a]	1	1	1	1	1[b,c]	1
>45	2	1	1	1	接受[a]	—[a]	1	1	1	1	1[b,c]	1
吸烟者												
<35 岁	2	1	1	1	接受[a]	—[a]	1	1	1	1	1	1
≥35 岁												
<15 支/天	3	1	1	1	接受[a]	—[a]	1	1	1	1	1	1
≥15 支/天	4	1	1	1	接受[a]	—[a]	1	1	1	1	1	1

	复合OCs	单纯孕激素OCs	DMPANET EN	皮下埋植	女性结扎	男性结扎	避孕套	TCu-380A IUD	杀精剂	子宫帽	生育力自知避孕法	泌乳闭经法
血压（mmHg）												
收缩压 140～159 或舒张压 90～99	3	1	2	1	谨慎	—	1	1	1	1	1	1[f]
收缩压≥160 或舒张压≥100	4	2	3	2	转诊	—	1[d]	1	1[d]	1[d]	1[d]	1[f]
监测到高血压并得到充分控制	3	1	2	1	谨慎	—	1	1	1	1	1	1[f]
有高血压史但无法监测血压	3	2	2	2	谨慎	—	1	1	1	1	1	1
糖尿病												
孕期时有过血糖升高	1	1	1	1	接受	—	1	1	1	1	1	1
糖尿病无血管病变												
未用胰岛素治疗	2	2	2	2	谨慎	谨慎	1	1	1	1	1	1
用胰岛素治疗	2	2	2	2	谨慎	谨慎	1[d]	1	1[d]	1[d]	1[d]	1
糖尿病并发血管病变或糖尿病史超过20年	3/4[g]	2	3	2	转诊	谨慎	1[d]	1	1[d]	1[d]	1[d]	1f
多重心血管危险因素[h]	3/4[g]	2	3	2	转诊	—	1	1	1	1	—	—
血栓[i]												
现患	4	3	3	3	延迟	—	1	1	1	1	1	1[f,j]
有既往病史	4	3	3	3	接受	—	1	1	1	1	1	1
缺血性心脏病[k]												
现患	4	2	3	2	延迟	—	1[d]	1	1[d]	1[d]	1[d]	1[f,j]
有既往病史	4	2	3	2	谨慎	—	1[d]	1	1[d]	1[d]	1[d]	1
心脏瓣膜病												
无并发症	2	1	1	1	谨慎	—	1	1	1	1	1	1
合并并发症[l]	4	1	1	1	转诊	—	1[d]	2	1[d]	1[d]	1[d]	1[f,j]
静脉曲张	1	1	1	1	接受	—	1	1	1	1	1	1
浅表血栓性静脉炎[m]	2	1	1	1	接受	—	1	1	1	1	1	1
重大手术												

	复合OCs	单纯孕激素OCs	DMPA NET EN	皮下埋植	女性结扎	男性结扎	避孕套	TCu-380A IUD	杀精剂	子宫帽	生育力自知避孕法	泌乳闭经法
需长期卧床或腿部手术	4	1	1	1	延迟	—	1	1	1	1	1	1[f,j]
不需长期卧床	2	1	1	1	接受	—	1	1	1	1	1	1
脑卒中(既往脑血管意外)头痛	4	2	3	2	谨慎	1	1	1	1	1	1	1
非偏头痛	1	1	1	1	接受	—	1	1	1	1	1	1
无局灶性神经症状的偏头痛[n]		1	2	2	接受	—	1	1	1	1	1	1[f]
＜35 岁	2	1	2	2	接受	—	1	1	1	1	1	1[f]
≥35 岁	3	1	2	2	接受	—	1	1	1	1	1	1[f]
局灶性神经症状偏头痛[n,o]	4	2	2	2	接受	—	1	1	1	1	1	1[f]
阴道出血												
不规则少量出血	1	2	2	2	接受	—	1	1	1	1	1[p]	—
不规则大量或长期出血	1	2	2	2	接受	—	1	2[q]	1	1	1[p]	
不明原因的异常阴道出血	2	3	3	4	接受	—	1	4	1	1	1[p]	—
乳腺癌												
现患	4	4	4	4	谨慎	—	1[d]	1	1[d]	1[d]	1[d]	1[f,j]
既往患者,近5年无疾病症状	3	3	3	3	接受	—	1	1	1	1	1	1
乳房肿块(未确诊)	2	2	2	2	接受	—	1	1	1	1	1	1
良性乳房疾病	1	1	1	1	接受	—	1	1	1	1	1	1
有乳腺癌家族史	1	1	1	1	接受	—	1	1	1	1	1	1
宫颈癌(待治疗)	2	1	2	2	延迟	—	1[d]	4	2[d]	1[d,r]	1[b,d]	1[f]
非癌性宫颈病变(宫颈上皮肉瘤样病变)	2	1	2	2	接受	—	1	1	1	1[r]	1[b]	
子宫内膜癌	1	1	1	1	延迟	—	1[d]	4	1[d]	1[d]	1[d]	1[f]
卵巢癌	1	1	1	1	延迟	—	1	3	1	1	1	1
良性卵巢肿瘤(包括囊肿)	1	1	1	1	接受	—	1	1	1	1	1	1
盆腔炎(PID)												
既往患有 PID,目前无已知 STDs 危险因素患 PID 后怀孕	1	1	1	1	接受	—	1	1	1	1	1	1

	复合OCs	单纯孕激素OCs	DMPA NET EN	皮下埋植	女性结扎	男性结扎	避孕套	TCu-380A IUD	杀精剂	子宫帽	生育力自知避孕法	泌乳闭经法
患PID后未怀孕	1	1	1	1	谨慎	—	1	2	1	1	1	1
现患或过去3个月内患PID	1	1	1	1	延迟	—	1	4	1	1	1[b,t]	1
STDs[u]												
现患STDs(包括化脓性宫颈炎)[v]	1	1	1	1	延迟	延迟	1	4	1	1	1[b]	1
过去3个月患STDs(治疗后无持续症状)	1	1	1	1	接受	—	1	4	1[s]	1	1[b,t]	1
阴道炎无化脓性宫颈炎[v,w]	1	1	1	1	接受	—	1	2[w]	1	1	1	1
增加的STDs风险[x]	1	1	1	1	接受	—	1	3	1	1	1	1
尿路感染	—	—	—	—	—	—	—	—	1[y]	1[y]	1	—
HIV感染/AIDS												
HIV感染	1	1	1	1	接受	接受	1[d]	3[z]	1[d]	1[d]	1[d]	1[aa]
HIV感染高危险性[x]	1	1	1	1	接受	接受	1	3	2[ab]	1	1	1[aa]
AIDS	1	1	1	1	转诊	转诊	1[d]	3[z]	1[d]	1[d]	1[d]	1[aa]
胆囊疾病												
现患	3	2	2	2	延迟	—	1	1	1	1	1	1
药物治疗过	3	2	2	2	接受	—	1	1	1	1	1	1
无症状或手术治疗	2	2	2	2	接受	—	1	1	1	1	1	1
既往胆汁淤积(黄疸)												
与怀孕相关	2	1	1	1	接受	—	1	1	1	1	1	1
与过去服用复合OCs有关	3	2	2	2	接受	—	1	1	1	1	1	1
病毒性肝炎												
活跃性	4	3	3	3	延迟	—	1	1	1	1	1	1[f]
携带者	1	1	1	1	接受	—	1	1	1	1	1	1
肝硬化												
中度(代偿期)	3	2	2	2	谨慎	—	1	1	1	1	1	1
重度(失代偿)	4	3	3	3	转诊	—	1[d]	1	1[d]	1[d]	1[b,d,t]	1[f,j]

	复合 OCs	单纯孕激素 OCs	DMPA NET EN	皮下埋植	女性结扎	男性结扎	避孕套	TCu-380A IUD	杀精剂	子宫帽	生育力自知避孕法	泌乳闭经法
肝肿瘤												
良性	4	3	3	3	谨慎	—	1	1	1	1	1[b,t]	1
恶性	4	3	3	3	谨慎	—	1[d]	1	1[d]	1[d]	1[b,d,t]	1[f,i]
子宫肌瘤	1	1	1	1	谨慎	—	1	2[ac]	1	1	1	1
既往异位妊娠	1	2	1	1	接受	—	1	1	1	1	1	1
肥胖(BMI>30)	2	1	2	2	谨慎	—	1	1	1	1[ad]	1	1
甲状腺												
单纯甲状腺肿	1	1	1	1	接受	—	1	1	1	1	1	1
甲亢	1	1	1	1	转诊	—	1	1	1	1	1[b,t]	1
甲减	1	1	1	1	谨慎	—	1	1	1	1	1[b,t]	1[f]
地中海贫血(遗传性贫血)	1	1	1	1	谨慎	—	1	2	1	1	1	1
滋养细胞疾病												
良性	1	1	1	1	接受	—	1	3	1	1	1	1
恶性	1	1	1	1	延迟	—	1[d]	4	1[d]	1[d]	1[d]	1[f]
镰状细胞疾病	2	1	1	1	谨慎	接受	1[d]	2	1[d]	1[d]	1[d]	1
凝血功能障碍	—	—	—	—	—	转诊	转诊	—	—	—	—	—
缺铁性贫血												
血红蛋白70~100 g/l	1	1	1	1	谨慎	—	1	2	1	1	1	1
血红蛋白<70 g/l	1	1	1	1	延迟	—	1	2	1	1	1	1
癫痫	1	1	1	1	谨慎	—	1	1	1	1	1	1[f]
血吸虫病												
无并发症	1	1	1	1	接受	—	1	1	1	1	1	1
并发肝纤维化	1	1	1	1	谨慎	—	1[d]	1	1[d]	1[d]	1[b,d,t]	1[f]
并发严重肝纤维化	4	3	3	3	转诊	—	1[d]	1	1[d]	1[d]	1[b,d,t]	1[f]
疟疾	1	1	1	1	接受	—	1	1	1	1	1	1
药物相互作用												
服用利福平或灰黄霉素	3	3	2	3	谨慎	—	1	1	1	1	1	—

	复合OCs	单纯孕激素OCs	DMPA NET EN	皮下埋植	女性结扎	男性结扎	避孕套	TCu-380A IUD	杀精剂	子宫帽	生育力自知避孕法	泌乳闭经法
服用其他抗菌药[ae]	1	1	1	1	接受	—	1	1	1	1	1	—
服用除丙戊酸外的抗癫痫药物[af]	3	3	2	3	谨慎	—	1	1	1	1	1	—
乳胶过敏	—	—	—	—	—	—	3[ag]	—	1	3	—	—
其他药物使用情况												
调节情绪药物,锂剂,三环类抗抑郁药或抗焦虑治疗	—	—	—	—	—	—	—	—	—	—	1[b,t]	4[ah]
产次												
未产妇(没有孩子)	1	1	1	1	接受[a,j]	接受[a,j]	1	2	1	1	1	—
经产妇(有孩子)	1	1	1	1	接受	接受	1	1	1	2	1	1
严重痛经(经期痛)	1	1	1	1	接受	—	1	2	1	1	1	—[aj]
结核												
非盆腔结核	1	1	1	1	接受	—	1[d]	1	1[d]	1[d]	1[d]	1[ak]
盆腔结核	1	1	1	1	转诊	—	1[d]	4	1[d]	1[d]	1[d]	1[ak]
子宫内膜异位症	1	1	1	1	转诊	—	1	2	1	1	1	1
解剖结构异常												
子宫腔扭曲	—	—	—	—	—	—	—	4[al]	—	—[am]	—	—
其他异常,无子宫腔扭曲,且不会干扰IUD植入[an]	—	—	—	—	—	—	—	2	—	—	—	—
既往中毒性休克综合征	—	—	—	—	—	—	1	—	1	3	—	—
哺乳												
产后6周内	4	3	3	3	接受	—	1	1	1	—[ao]	1[b]	1
产后6周至产后6个月	3	1	1	1	接受	—	1	1	1	1	1[b]	1
产后6个月后	2	1	1	1	接受	—	1	1	1	1	1[b]	
产后(非母乳喂养)												
产后21天内	3	1	1	1	*	**	1	†	1	—	1[b]	
产后21天后	1	1	1	1	*	**	1	†	1	—[ao]	1[b]	

	复合OCs	单纯孕激素OCs	DMPA NET EN	皮下埋植	女性结扎	男性结扎	避孕套	TCu-380A IUD	杀精剂	子宫帽	生育力自知避孕法	泌乳闭经法
流产后												
流产后3个月内	1	1	1	1	—	—	1	1	1	1	1[b]	—
流产后3~6个月内	1	1	1	1	—	—	1	2	1	1[aq]	1[b]	—
流产感染后[aq]	1	1	1	1	—	—	1	4	1	1	1[b]	—

注:

a. 绝育适合各个年龄阶段的男性和女性,但只有明确他们将来不再生育情况下方可适用。

b. 该条件可能影响卵巢功能和(或)改变生育迹象和体征和(或)使避孕方法难以掌握和使用。

c. 初潮期(首次月经年龄)后短时间内和绝经临近时,月经周期可能会不规则。

d. 这种方法较高的典型失败率会使使用者处于不可接受的非意愿妊娠的危险中。

e. 伴有或不伴有心血管疾病。

f. 在使用药物处理该情况时可能不建议哺乳(WHO 没有列出使用这种方法的条件,不影响方法应用的适宜性)。

g. 分类 3 和 4 取决于疾病的严重性。

h. 动脉疾病的危险因素,如年龄、吸烟、糖尿病和高血压。

i. 血液凝结导致的循环系统疾病。

j. LAM 不作用于该条件下,但母乳喂养应排除。

k. 动脉阻塞引起的心脏病。

l. 肺动脉高压、动脉纤维化的危险、亚急性细菌性心内膜炎病史或服用抗凝药。

m. 皮下静脉炎。

n. 局灶性神经症状 = 视野模糊,暂时性失明,可看到闪烁和锯齿状灯光,或有语言或移动障碍。

o. 不考虑年龄。

p. 该情况下很难或者无法有效地使用日历法。

q. 如果服务对象贫血则应为分类 3。而且异常严重的出血也表明可能有严重的基础性疾病(WHO 没有列出使用这种方法的条件,不影响方法应用的适宜性)。

r. 不推荐使用宫颈帽。

s. 包括分娩后或流产后出现的子宫内膜炎(子宫内壁感染)。

t. 不影响阴道出血的情况,日历法可以使用。

u. 屏障法,特别是避孕套总是被推荐用以预防包括 HIV/ADIS 在内的 STDs。

v. 化脓性宫颈炎是指从子宫颈开口处流脓(WHO 没有列出使用这种方法的条件,不影响方法应用的适宜性)。

w. 在 STDs 高发区域,阴道炎可能提示 STDs。

x. 例如,现在已有或将来会有多名性伴。

y. 用隔膜法或者杀精剂可能会增加患泌尿系统感染的风险。

z. 使用 IUDs,HIV 感染或其他疾病,或药物可能会降低机体抗感染的能力。

aa. 在传染性疾病是婴儿主要死因的地区,应建议 HIV 感染的妇女进行母乳喂养;而在有母乳替代品提供的地区,不建议 HIV 感染妇女进行母乳喂养。

ab. 高剂量 nonoxynol-9 杀精剂可能导致阴道擦伤,这会增加 HIV 感染的风险。

ac. 是指子宫肌瘤扭曲的子宫腔,否则为分类 1。

ad. 严重肥胖可能会导致阴道膜(帽)放置困难(WHO 没有列出使用这种方法的条件,不影响方法应用的适宜性)。

ae. 不包括利福平和灰黄霉素在内的抗生素。

af. 巴比妥类,如苯妥英钠、卡马西平、扑米酮。

ag. 塑料避孕套对乳胶过敏者可用。

ah. 为保证婴儿健康,不建议母乳喂养。

ai. 为确保做到知情选择,需要特殊保健咨询。

aj. 月经提示需要采用其他避孕方法。

ak. 是否母乳喂养取决于对婴儿健康的利弊权衡。

al. 任何可导致合适 IUD 不可植入的异常子宫腔扭曲。

am. 在特定的子宫脱垂病例中不可采用隔膜法,患有严重宫颈扭曲者不能采用阴道帽。

an. 包括子宫肌瘤、宫颈狭窄或宫颈裂伤(WHO 没有列出使用这种方法的条件,不影响方法应用的适宜性)。

ao. 可产后 6 周开始使用隔膜法。

ap. 可在孕中期引产后 6 周使用隔膜法。

aq. 流产后立即出现生殖道感染(WHO 没有列出使用这种方法的条件,不影响方法应用的适宜性)。

＊．女性绝育术的附加条件。

（1）需要延迟的情况：腹部皮肤感染、急性支气管炎或肺炎、紧急手术、感染性疾病的手术、全身感染或严重胃肠炎。

（2）需要转诊的情况：慢性哮喘、支气管炎、肺气肿或肺部感染、手术或感染造成的子宫固定、腹壁疝或脐疝。

（3）需要谨慎的情况：膈疝、肾病、非急需外科手术、严重营养不良。

（4）无特别要求的情况：剖宫产。

（5）产后行绝育手术需要延迟的情况：产后 7~42 天、重度的先兆子痫或子痫、延迟破膜（24 小时及更久）、严重出血、分娩时或产后发热、败血症、严重产道创伤（分娩时宫颈或阴道撕裂）。

（6）产后行绝育手术需要转诊的情况：子宫固定或穿孔。

（7）产后行绝育手术无特别要求的情况：产后 7 天内、产后 42 天后、轻度先兆子痫。

（8）流产后行绝育手术需要延迟的情况：重度败血症或发热、严重出血、严重生殖道创伤、急性子宫积血（子宫内过量的血）。

（9）流产后行绝育手术需要转诊的情况：子宫穿孔。

＊＊．输精管结扎的附加条件

（1）输精管结扎术需要延迟的情况：阴囊皮肤感染、急性 STD、龟头炎、附睾炎或睾丸炎、全身感染或严重胃肠炎、丝虫病或象皮病、阴囊肿块。

（2）输精管结扎术需要转诊的情况：腹股沟疝。

（3）输精管结扎术需要谨慎的情况：腹股沟手术或创伤史、大精索静脉曲张、大鞘膜积液、隐睾（某些情况下隐睾需要转诊）。

†．产后（哺乳或不哺乳）植入 TCu-380IUD 的附加条件

（1）代表了不可接受的健康危险情况（WHO 4）：产褥期败血症（产后 42 天内生殖道感染）。

（2）需要医生或护士作出服务对象是否能安全植入 TCu-380IUD 临床判断的情况（WHO 3）：产后 48 小时至产后 4 周。

（3）使用 IUD 利大于弊的情况（WHO 2）：产后 48 小时内。

（4）使用 IUD 无限制条件的情况：产后 4 周后。

††．泌乳闭经法的附加条件

（1）代表对婴儿健康存在不可接受的健康危险情况：使用利舍平、麦角胺、抗代谢药、环孢霉素、可的松、溴隐亭、放射性药品、锂或抗凝血剂。

（2）对泌乳闭经法没有影响，但可能影响母乳喂养的情况：乳头疼痛，乳腺炎（乳房感染），婴儿先天性嘴、颌或腭畸形，小样婴儿，早产，新生儿重症监护，过去乳腺癌手术，某些婴儿代谢紊乱。

第二节　孕产期保健

妇女在怀孕、分娩、产褥和哺乳过程中，如不注重卫生保健，接触外界不良环境因素，或受自身遗传因素作用，或在环境与遗传因素共同作用下，身体容易出现病理变化，如不及时治疗进而可能危及妇女、胚胎或新生儿的健康和生命。据统计全球每年有近 60 万孕妇死于妊娠和分娩并发症，其中绝大多数发生在发展中国家。缺少必要的孕产期保健、孕期并发症的不当处理以及孕期卫生条件差是孕产妇和新生儿死亡率高的根本原因，而通过提供系统的孕产期保健服务则可有效地降低孕产妇和新生儿的死亡。

近年来，我国在"千年发展目标"（MDGs5A）的推动下积极开展围生期保健工作，在提高母婴健康、降低孕产妇和新生儿死亡率方面取得较大进展：孕产妇死亡率从 1990 年 88.9/10 万活产儿下降到 2009 年的 31.9/10 万活产儿，新生儿死亡率从 1991 年的 3.31% 下降到 2009 年的 0.90%。城市和农村间的孕产妇死亡率差距也正逐渐较少，2010 年我国城市和农村孕产妇死亡率分别为 30.1/10 万活产儿和 29.7/10 万活产儿。2011 年中国卫生部根据《中华人民共和国母婴保健法》、《中华人民共和国母婴保健法实施办法》和《孕产期保健工作管理办法》等相关法律法规和规范性文件，制定了《孕产期保健工作规范》。

孕产期保健是指各级各类医疗保健机构为准备妊娠至产后 42 天的妇女及胎婴儿提供全程系列的医疗保健服务。

一、孕前保健

孕前保健是指为准备妊娠的夫妇提供以健康教育与咨询、孕前医学检查、健康状况评估和健康指导为主要内容的系列保健服务。

二、孕期保健

孕期保健是指从确定妊娠之日开始至临产前，为孕妇及胎儿提供的系列保健服务。对妊娠应当做到早诊断、早检查、早保健；尽早发现妊娠合并症及并发症，及早干预；开展出生缺陷产前筛检和产前诊断。

（一）孕期保健内容

孕期保健内容包括健康教育与咨询指导、全身体格检查、产科检查及辅助检查。其中辅助检查包括基本检查项目和建议检查项目。基本检查项目为保证母婴安全基本的、必要的检查项目，建议检查项目根据当地疾病流行状况及医疗保健服务水平等实际情况确定，根据各孕期保健要点提供其他特殊辅助检查项目。

（二）孕期检查次数

孕期应当至少检查 5 次。其中孕早期至少进行 1 次，孕中期至少 2 次（建议分别在孕16～20 周、孕 21～24 周各进行 1 次），孕晚期至少 2 次（其中至少在孕 36 周后进行 1 次），发现异常者应当酌情增加检查次数。

（三）初诊和复诊内容

依据孕妇到医疗保健机构接受孕期检查的时机，孕期保健分为初诊和复诊。

1. 初诊

（1）确定妊娠和孕周，为每位孕妇建立孕产期保健卡（册），将孕妇纳入孕产期保健系统管理。

（2）详细询问孕妇基本情况、现病史、既往史、月经史、生育史、避孕史、个人史、夫妇双方家族史和遗传病史等。

（3）测量身高、体重及血压，进行全身体格检查。

（4）孕早期进行盆腔检查。孕中期或孕晚期初诊者，应当进行阴道检查，同时进行产科检查。

（5）辅助检查

1）基本检查项目：血常规、血型、尿常规、阴道分泌物、肝功能、肾功能、乙型肝炎表面抗原、梅毒血清学检测、艾滋病病毒抗体检测。

2）建议检查项目：血糖测定、宫颈脱落细胞学检查、沙眼衣原体及淋球菌检测、心电图等。根据病情需要适当增加辅助检查项目。

2. 复诊

（1）询问孕期健康状况，查阅孕期检查记录及辅助检查结果。

（2）进行体格检查、产科检查（体重、血压、宫高、胎心、胎位等）。

（3）每次复诊要进行血常规、尿常规检查，根据病情需要适当增加辅助检查项目。

（4）进行相应时期的孕期保健。

（四）确定保健重点

根据妊娠不同时期可能发生的危险因素、合并症、并发症及胎儿发育等情况,确定孕期各阶段保健重点。

1. 孕早期 （妊娠 12^{+6} 周前）

（1）按照初诊要求进行问诊和检查。

（2）进行保健指导,包括讲解孕期检查的内容和意义,给予营养、心理、卫生（包括口腔卫生等）和避免致畸因素的指导,提供疾病预防知识,告知出生缺陷产前筛检及产前诊断的意义和最佳时间等。

（3）筛检孕期危险因素,发现高危孕妇,并进行专案管理。对有合并症、并发症的孕妇及时诊治或转诊,必要时请专科医生会诊,评估是否适于继续妊娠。

2. 孕中期 （妊娠 $13 \sim 27^{+6}$ 周）

（1）按照初诊或复诊要求进行相应检查。

（2）了解胎动出现时间,绘制妊娠图。

（3）筛查胎儿畸形,对需要做产前诊断的孕妇应当及时转到具有产前诊断资质的医疗保健机构进行检查。

（4）特殊辅助检查

1）基本检查项目:妊娠 16 ~ 24 周超声筛检胎儿畸形。

2）建议检查项目:妊娠 16 ~ 20 周知情选择进行唐氏综合征筛检,妊娠 24 ~ 28 周进行妊娠期糖尿病筛检。

（5）进行保健指导,包括提供营养、心理及卫生指导,告知产前筛检及产前诊断的重要性等。提倡适量运动,预防及纠正贫血。有口腔疾病的孕妇,建议到口腔科治疗。

（6）筛检危险因素,对发现的高危孕妇及高危胎儿应当专案管理,进行监测、治疗妊娠合并症及并发症,必要时转诊。

3. 孕晚期 （妊娠 28 周及以后）

（1）按照初诊或复诊要求进行相应检查。

（2）继续绘制妊娠图。妊娠 36 周前后估计胎儿体重,进行骨盆测量,预测分娩方式,指导其选择分娩医疗保健机构。

（3）特殊辅助检查

1）基本检查项目:进行一次肝功能、肾功能复查。

2）建议检查项目:妊娠 36 周后进行胎心电子监护及超声检查等。

（4）进行保健指导,包括孕妇自我监测胎动,纠正贫血,提供营养、分娩前心理准备、临产先兆症状、提倡住院分娩和自然分娩、婴儿喂养及新生儿护理等方面的指导。

（5）筛查危险因素,发现高危孕妇应当专案管理,进行监测、治疗妊娠合并症及并发症,必要时转诊。

三、分娩期保健

分娩期应当对孕产妇的健康状况进行全面了解和动态评估,加强对孕产妇与胎儿的全产程监护,积极预防和处理分娩期并发症,及时诊治妊娠合并症。

（一）全面了解孕产妇情况

（1）接诊时详细询问孕期情况、既往史和生育史,进行全面体格检查。

（2）进行胎位、胎先露、胎心率、骨盆检查,了解宫缩、宫口开大及胎先露下降情况。

（3）辅助检查:全面了解孕期各项辅助检查结果。

1）基本检查项目:血常规、尿常规、凝血功能。孕期未进行血型、肝肾功能、乙型肝炎表面抗原、梅毒血清学检测者,应进行相应检查。

2）建议检查项目:孕期未进行艾滋病病毒检测者,入院后应进行检测,并根据病情需要适当增加其他检查项目。

（4）快速评估孕妇健康、胎儿生长发育及宫内安危情况;筛检有无妊娠合并症与并发症,以及胎儿有无宫内窘迫;综合判断是否存在影响阴道分娩的因素;接诊的医疗保健机构根据职责及服务能力,判断能否承担相应处理与抢救,及时决定是否转诊。

（5）及早识别和诊治妊娠合并症及并发症,加强对高危产妇的监护,密切监护产妇生命体征,及时诊治妊娠合并症,必要时转诊或会诊。

（二）进行保健指导

（1）产程中应当以产妇及胎儿为中心,提供全程生理及心理支持、陪伴分娩等人性化服务。

（2）鼓励阴道分娩,减少不必要的人为干预。

（三）对孕产妇和胎婴儿进行全产程监护

1. 及时识别和处理难产

（1）严密观察产程进展,正确绘制和应用产程图,尽早发现产程异常并及时处理。无处理难产条件的医疗保健机构应当及时予以转诊。

（2）在胎儿娩出前严格掌握催产素应用指征,并正确使用。

（3）正确掌握剖宫产医学指征,严格限制非医学指征的剖宫产术。

2. 积极预防产后出血

（1）对有产后出血危险因素的孕产妇,应当做好防治产后出血的准备,必要时及早转诊。

（2）胎儿娩出后应当立即使用催产素,并准确测量出血量。

（3）正确、积极处理胎盘娩出,仔细检查胎盘、胎膜、产道,严密观察子宫收缩情况。

（4）产妇需在分娩室内观察2小时,由专人监测生命体征、宫缩及阴道出血情况。

（5）发生产后出血时,应当及时查找原因并进行处理,严格执行产后出血的抢救常规及流程。若无处理能力,应当及时会诊或转诊。

3. 积极预防产褥感染

（1）助产过程中须严格无菌操作,进行产包、产妇外阴、接生者手和手臂、新生儿脐带的消毒。

（2）对有可能发生产褥感染的产妇要合理应用抗生素,做好产褥期卫生指导。

4. 积极预防新生儿窒息

（1）产程中密切监护胎儿,及时发现胎儿窘迫,并及时处理。

（2）胎头娩出后及时清理呼吸道。

（3）及早发现新生儿窒息，并及时复苏。

（4）所有助产人员及新生儿科医生均应当熟练掌握新生儿窒息复苏技术，每次助产均须有 1 名经过新生儿窒息复苏培训的人员在场。

（5）新生儿窒息复苏器械应当完备，并处于功能状态。

5. 积极预防产道裂伤和新生儿产伤

（1）正确掌握手术助产的指征，规范实施助产技术。

（2）认真检查软产道，及早发现损伤，及时修补。

（3）对新生儿认真查体，及早发现产伤，及时处理。

6. 转诊　在不具备住院分娩条件的地区，家庭接生应当由医疗保健机构派出具有执业资质的医务人员或依法取得家庭接生员技术合格证书的接生员实施。家庭接生人员应当严格执行助产技术规范，实施消毒接生，对分娩后的产妇应当观察 2 ~ 4 小时，发现异常情况及时与当地医疗保健机构联系并进行转诊。

四、产褥期保健

（一）住院期间保健

1. 产妇保健

（1）正常分娩的产妇至少住院观察 24 小时，及时发现产后出血。

（2）加强对孕产期合并症和并发症的产后病情监测。

（3）创造良好的休养环境，加强营养、心理及卫生指导，注意产妇心理健康。

（4）做好婴儿喂养及营养指导，提供母乳喂养的条件，进行母乳喂养知识和技能、产褥期保健、新生儿保健及产后避孕指导。

（5）产妇出院时，进行全面健康评估，对有合并症及并发症者，应当转交产妇住地的医疗保健机构继续实施高危管理。

2. 新生儿保健

（1）新生儿出生后 1 小时内实行早接触、早吸吮、早开奶。

（2）对新生儿进行全面体检和胎龄、生长发育评估，及时发现异常，及时处理。做好出生缺陷的诊断与报告。

（3）加强对高危新生儿的监护，必要时应当转入有条件的医疗保健机构进行监护及治疗。

（4）进行新生儿疾病筛查及预防接种。

（5）出院时对新生儿进行全面健康评估。对有高危因素者，应当转交当地医疗保健机构实施高危新生儿管理。

（二）产后访视

产后 3 ~ 7 天、28 天分别进行家庭访视 1 次，出现母婴异常情况应当适当增加访视次数或指导及时就医。

1. 产妇访视

（1）了解产妇分娩情况、孕产期有无异常以及诊治过程。

（2）询问一般情况，观察精神状态、面色和恶露情况。

（3）监测体温、血压、脉搏，检查子宫复旧、伤口愈合及乳房有无异常。

（4）提供喂养、营养、心理、卫生及避孕方法等指导，关注产后抑郁等心理问题，督促产后42天进行母婴健康检查。

2. 新生儿访视

（1）了解新生儿出生、喂养等情况。

（2）观察精神状态、吸吮、哭声、肤色、脐部、臀部及四肢活动等。

（3）听心肺，测量体温、体重和身长。

（4）提供新生儿喂养、护理及预防接种等保健指导。

（三）产后42天健康检查

1. 产妇

（1）了解产褥期基本情况。

（2）测量体重、血压，进行盆腔检查，了解子宫复旧及伤口愈合情况。

（3）对孕产期有合并症和并发症者应当进行相关检查，提出诊疗意见。

（4）提供喂养、营养、心理、卫生及避孕方法等指导。

2. 婴儿

（1）了解婴儿基本情况。

（2）测量体重和身长，进行全面体格检查，如发现出生缺陷，应当做好登记、报告与管理。

（3）对有高危因素的婴儿，进行相应的检查和处理。

（4）提供婴儿喂养和儿童早期发展及口腔保健等方面的指导。

五、高危妊娠管理

（1）在妊娠各期均应当对孕产妇进行危险因素筛检，发现高危孕产妇及时纳入高危孕产妇管理系统。

（2）对每一例高危孕产妇均要进行专册登记和管理、随访。

（3）对本级不能处理的高危孕产妇，应当转至上级医疗保健机构作进一步检查、确诊。对转回的孕产妇应当按照上级医疗保健机构的处理意见进行观察、治疗与随访。

（4）危重孕产妇转诊前，转诊医疗机构应当与接诊医疗保健机构联系，同时进行转诊前的初步处理，指派具备急救能力的医师护送孕产妇，并携带相关的病情资料。

（5）县（市、区）级以上医疗保健机构应当开设高危门诊，指派具有较丰富临床经验的医生承担会诊、转诊，并做好记录。及时将转诊评价及治疗结果反馈至转诊单位。成立多学科专家组成的抢救组，承担危重孕产妇的抢救工作。

（6）各级妇幼保健机构应当全面掌握辖区内高危孕产妇诊治及抢救情况，对高危孕产妇的追踪、转诊工作进行监督管理，按照要求逐级上报。

（王　波）

参考文献

［1］中国人口与发展研究所.人口和计划生育常用数据手册(2010).北京:中国人口出版社,2011.

［2］赵炳礼.计划生育/生殖保健培训教程.北京:中国人口出版社,2003.

［3］国家人口计生委人事司.生殖健康咨询师国家职业资格培训教程(试行).北京:中国人口出版社,2008.

［4］卫生部.孕产期保健工作规范.http://www.gov.cn/gzdt/2011-07/08/content_1902348.htm,2011.

［5］Hatcher RA, Rinehart W, Blackburn R, et al. The Essentials of Contraceptive Technology. Baltimore: Johns Hopkins Bloomberg School of Public Health, 2005.

［6］Report on Women and Children's health development in China(2011). wenku. baidu. com/link？url＝xRBzcWyfSggsyRyc … 2011-9-21.

第二十一章 婴幼儿保健

儿童生长发育是儿童生命中最基本的特征,儿童体格发育和神经心理发育规律是儿童保健中核心知识,临床医生掌握这些知识,能及时发现儿童生长发育偏离或异常并给予必要的干预处理。

第一节 婴幼儿生长发育

生长发育是儿童期特有的生理现象,是指从受精卵到成人的整个成熟过程,是儿童生命过程中最基本的特征。生长是细胞增殖分化而使各器官、系统以及身体的长大,为"量"的变化。发育为细胞、组织、器官的功能成熟,为"质"的变化,包括情感-心理的发育成熟过程。生长和发育共同表示机体变化过程。

一、生长发育的生物学特性

1. 生长发育具有非线性的动态变化 在儿童时期,生长是连续,是不匀速的,具有阶段性和循序渐进的过程。

2. 生长发育具有自组织和自适应的特征 各器官的发育先后、快慢不一,是不平衡的发育过程。如神经系统发育较早,生长速度较快。淋巴系统先快后回缩,生殖系统发育最晚。

3. 生长发育具有从简单到复杂的整体特征 儿童任何一个特征的产生,均是从小到大,从量变到质变,从不成熟到成熟。运动发育一般遵循头尾规律、自上而下、有近至远、由粗到细、由简单到复杂、由低级到高级的有序变化过程。

4. 生长发育具有分化和统一的过程 在生长发育的过程中,每个儿童都以大致相同的里程碑,经历相同的主要发育时期,即沿着人类发展的标准里程碑发展,然而由于每个儿童的基因构成和发展史不同,又呈现出自己的独一无二的个体发展模式,或生长轨迹。

5. 生长发育具有多维的综合的发展过程 儿童在生长同时,机体的各系统虽然以某种独特的方式做好发育的准备,但需要经历来引发。发育具有方向性、互为交织性、功能的不对称性和自我调节的波动性。新知识的学习只有在"最接近的发育区"及符合发育特点的环境中才能取得最好成绩。

6. 生长发育具有同化和顺应的过程 在人的本能、现实环境和社会道德之间,个体发展的各个不同阶段中,每一个阶段都是将外部世界和自我进行新的组建,凭借整合的原理接受外界的信息,进行加工,较好地适应周围的环境。

二、影响生长发育的因素

(一) 遗传因素

遗传是影响体格发育的重要因素,决定儿童正常生长发育的特征、潜力及趋向。性别是影响体格生长的因素之一。如女童的平均身高和体重较同龄男孩低。

(二) 环境因素

1. 营养 儿童的生长发育,包括宫内胎儿生长发育,需充足的营养素供给。当营养素供给比例恰当,加之适宜的生活环境,可使生长潜力得到最好的发挥。宫内营养不良的胎儿,不仅体格生长落后,严重时还会影响脑的发育。生后营养不良,特别是生后第 1~2 年内如果严重营养不良,可影响体重、身高及智能的发育,使精神-免疫-内分泌网络功能低下。

2. 疾病 任何引起生理功能紊乱的急、慢性疾病均可直接影响儿童的体格生长。主要是遗传代谢性疾病、营养性疾病和感染性疾病。急性感染性疾病常使体重减轻,长期慢性疾病影响体重和身高的增长。内分泌疾病常引起骨骼生长或(和)神经系统发育迟缓,先天性疾病如先天性心脏病可引起生长迟缓。自身的体质基础、疾病的种类和严重程度、疾病发生和作用的时间以及治疗效果和转归都应综合考虑。

3. 孕母健康 胎儿在宫内生长发育受孕母的生活环境、营养、情绪、疾病等各种因素的影响。孕期母亲不良的生理、心理状态和外界不良刺激将影响胎儿赖以生存的宫内环境,改变胎儿的部分基因,影响其组织和器官的发育,并导致其成人期发生某些疾病。

4. 环境 主要是家庭环境、自然环境和社会环境。家庭养育环境涉及家庭生活方式、亲子关系、父母的育儿观念、婚姻质量、行为模式等方面,直接影响婴幼儿养育质量和早期发展水平。良好的自然生态环境,如充足的阳光、新鲜空气、清洁水源、植被丰富的自然环境有益于儿童健康成长。社会环境主要是国家或地区经济发展水平有关,包括医疗、教育等,完善的医疗保健服务、良好的教育体制等对于促进儿童生长发育有积极作用。

三、体格生长规律

体格生长的指标常常选择有人群代表性、易于测量的指标,测量数值可进行统计分析处理。常用的指标有体重、身长(高)、头围、胸围等。

(一) 体重

体重是身体各组织器官及体液重量的总和,是反映近期营养状况和评价生长发育的重要指标。新生儿出生体重与胎次、胎龄、性别及宫内营养状况有关,正常足月男婴出生体重为 (3.4 ± 0.4) kg,女婴为 (3.2 ± 0.4) kg。新生儿出生后可有生理性体重下降,大多出现在生后 3~4 天,降至最低点,以后回升,至 7~10 天回复到出生时体重。下降的体重一般不超过出生体重的 7%~8%,早产儿恢复较慢。在正常情况下,婴儿期前 3 个月体重增长速度最快,3 个月末可达出生时 2 倍(6 kg),与后 9 个月的增加值几乎相等;1 岁末已增至出生时 3 倍(9 kg),为生后第一个高峰;2 岁时增至出生时 4 倍(12 kg)。2 岁至青春期前体重比较稳定。计算儿童用药量和体液用量时,可参照下列公式:

$$3 \sim 12 \text{ 个月体重}(kg) = (\text{月龄} + 9)/2$$
$$1 \sim 6 \text{ 岁体重}(kg) = \text{年龄}(\text{岁}) \times 2 + 8$$
$$7 \sim 12 \text{ 岁体重}(kg) = [\text{年龄}(\text{岁}) \times 7 - 5]/2$$

儿童体重的增长为非匀速的,存在个体差异。评价时应以测量自身体重的增长变化为依据。

(二) 身长、身高

即头顶至足底的垂直距离,包括头、脊椎、下肢的长度总和。多数 1 ~ 2 岁儿童因站立不稳测量不易准确,故应卧位测量身长。3 岁后儿童应立位测量身高。卧位测量值与立位测量值相差约 0.7 ~ 1 cm。身长增长规律与体重相似,婴儿期与青春期出现 2 个生长高峰。足月新生儿身长平均 50 cm(46 ~ 53 cm);生后第一年增长最快约 25 cm,前 3 个月增长 11 ~ 12 cm,大约等于后 9 个月的总增长值;第二年增长 10 cm;2 岁后身长(高)的增长比较稳定,每年平均 5 ~ 7 cm。若 2 岁以后,每年身高增长低于 5 cm,为生长缓慢。因此,2 ~ 10 岁儿童的身高可按公式推算:

$$\text{身高}(cm) = \text{年龄}(\text{岁}) \times 7(cm) + 70(cm)$$

同龄儿童身长(cm)波动范围可达 30% 以内,不同年龄阶段,头、脊椎和下肢增长速度及所占身高的比例也不同。婴儿期头部发育最快,脊椎次之;青春期,下肢增长最快。儿童身长的增长为非匀速的,存在个体差异。评价时应以测量自身身高的增长变化为依据。

身高反映长期营养状况和骨骼发育最合适的指标,不易受暂时营养失调的影响。长期的严重营养问题可影响幼儿的身高增长。年长儿身高增长主要受到种族、遗传、内分泌、营养、环境等因素影响。身高的增长较体重稳定,以身高评价儿童体格发育更为准确。

(三) 头围

头围即头的最大围径(眉弓上缘至枕骨粗隆),反映脑和颅骨的发育。胎儿期神经系统发育优先,故新生儿出生时头围较大,平均为 34 ~ 35 cm,与身长、体重增长规律相似;婴儿 3 月龄头围较出生时增长 6 ~ 7 cm,约等于后 9 个月增长总和;1 岁时头围为 45 ~ 47 cm,第二年增长约 2 cm;2 岁头围为 47 ~ 49 cm,5 岁时为 50 ~ 51 cm;15 岁为 53 ~ 54 cm,与成人大致相近。监测 2 岁以内儿童头围增长有较大临床价值。

前囟是由额骨和顶骨的骨缝构成出生时的斜径,约 2.5 cm,在生后 12 ~ 18 个月时闭合。

(四) 胸围

胸围为平乳头下缘经肩胛骨角下绕胸一周的长度,反映胸廓、胸背部肌肉、皮下脂肪和肺的发育。出生时胸围较头围小 1 ~ 2 cm,平均为 32 cm。出生后第一年胸围长最快,1 岁时胸围等于头围约 46 cm,出现头、胸围生长曲线交叉;1 岁以后胸围发育开始超过头围;在婴儿期胸廓呈圆桶状,前后径与左右径相等;随着身体直立,肋骨下降使胸廓伸长、横径增大,前后径与左右径比例逐渐达成人 1:1.4。

四、体格发育评价

（一）体格评价目的

体格评价的内容包括生长水平、生长速度、生长趋势和匀称程度。通过对儿童个体的体格发育评估，能够了解个体儿童近期营养状况，并推断今后可能生长趋势。对儿童群体的体格评估，可了解该地区儿童的近期营养状况，还可间接反映地区的经济、文化、医疗水平等发展水平。

（二）评价标准和界值点

为了对儿童体格发育作出评价，需要有人群标准值作为参数。人群标准值有现状标准和理想标准。

1. 现状标准　是剔除患有各种明显可能影响生长发育的急慢疾病和畸形后的健康儿童作为标准值的采样对象而得出的标准值。这个标准值代表一个地区一般的儿童体格发育水平，而不是生长发育最好的儿童水平。目前临床上应用现状标准是 2009 年中国卫生部制定的国家标准——《中国儿童的生长标准》，城乡儿童均按此标准进行评估。

2. 理想标准　是选择在良好的环境中生活，并得到较好卫生服务的群体作为标准值的采样对象而制定的。WHO 推荐 2005 年 WHO 国际生长标准或 2000 年美国 CDC 生长标准。

3. 界值点的选择　选择标准的正常范围，在统计学上常用 $P_3 \sim P_{97}$ 或 $\bar{\chi} \pm 2SD$ 的范围，即界值点。

（三）体格评价方法

常用体格生长评价方法有均值离差法（标准差法）、百分位法（中位数百分位法）、曲线法、指数法和相关法，可根据内容进行采用。

1. 均值离差法　适用于常态分布状况，按年龄的体重、按年龄的身高标准差法评估，简便易操作。均值离差法以均值（$\bar{\chi}$）为基础值，以标准差（SD）为离散值，根据离差范围的不同进行等级区分，一般分为五等级法（表 21-1）。

表 21-1　体格生长五等级法

$\bar{\chi} - 2SD$	$\bar{\chi} - (1SD - 2SD)$	$\bar{\chi} \pm 1SD$	$\bar{\chi} + (1SD - 2SD)$	$\bar{\chi} + 2SD$
下（异常）	中下	中	中上	上（异常）

2. 百分位法　适用于正态分布和非正态分布状态指标的评价，从 $P_3 \sim P_{97}$ 包括全部样本 95% 的范围，P_{50} 为中位数，与均值离差法的均值相当。

3. 曲线图法　是评价儿童生长速度最简便直观的方法，能对儿童某项指标的生长速度进行连续动态的追踪观察。将定期、连续测量的被检儿童的身高或体重值描记在儿童体格曲线图上，链接各点即为该儿童的生长曲线图。

4. 标准差的离差法（SDS 或 Z 积分）　可用于不同人群之间的比较。SDS 或 Z 值 =（X − $\bar{\chi}$）/SD，为平均值，SD 为标准差，X 为实测值。Z 值在 ±2SD 以内为正常范围。当个体值大于均数值时，Z 值反之为负。

（四）评价结果的解释

评价儿童体格生长发育与年龄、性别、遗传等因素有关,其关键点为:①定期、连续测量比一次数据更重要。②正常儿童各种测量值的百分位在同一参数上应大致相似,如体重、身长、头围。③均值或 $P50^{th}$ 不是儿童生长的目标,儿童体重和身长(身高)的发育应稳定地沿着自己的轨道进行,即多次测量值应位于同一百分位线,允许一定的波动。体重或身长百分位线低于均值或 $P50^{th}$ 的儿童,2～3 岁时可出现"回归"现象,即向均值或 $P50^{th}$ 上抬。④儿童生长曲线从原稳定的生长轨道偏离 2 个主百分位线,提示生长紊乱。⑤评价纯人乳喂养的婴儿生长应考虑与配方乳喂养的婴儿不同,避免不必要的检查或用配方乳补充、过早引进固体食物等。

第二节　婴幼儿营养与喂养指导

一、儿童消化系统功能发育与营养关系

（一）消化酶的成熟

1. 蛋白质消化、吸收　蛋白质主要以氨基酸形式在小肠吸收,胃蛋白酶可凝结乳类。胎儿 34 周时胃主细胞开始分泌胃蛋白酶,出生时活性低,3 月龄时活性增加,18 月龄时达成人水平。婴幼儿胰腺含有足够量的酶原粒(内含大量消化酶)。因此,婴儿可消化和吸收摄入蛋白质的 80%。婴儿肠道屏障功能发育不成熟,小肠上皮细胞渗透性高,肠道对大分子蛋白质的吸收能力较成人强,有利母乳中免疫球蛋白的吸收,但同时也增加异体蛋白(如牛奶蛋白、鸡蛋蛋白)毒素、微生物以及未完全分解代谢产物的吸收,导致过敏或肠道感染,是婴儿湿疹高发原因之一。因此,对婴儿特别是新生儿,食物的蛋白质应有一定限制。

2. 脂肪消化、吸收　胎儿 2～3 个月开始分泌胆汁,但出生时胆汁缺乏、胃酸低。新生儿胃脂肪酶发育较好;胰脂酶分泌极少,2 岁后达成人水平。母乳中脂肪酶可补偿胰脂酶的不足,故新生儿消化脂肪较好。婴儿吸收脂肪的能力随着年龄增加而提高,如 33～34 周的早产儿脂肪吸收率为 65%～75%,足月儿为 90%,6 月龄婴儿为 95% 以上。

3. 糖类(碳水化合物)消化、吸收　6 月龄内婴儿食物中的糖类主要是乳糖,其次是蔗糖和少量淀粉。肠双糖酶发育良好,能很好地消化乳糖。早产儿也能接受乳制品喂养。足月时肠乳糖酶活性达峰,生后能维持较高活性,断乳后活性逐渐下降。有部分人在 4 岁后乳糖酶活性消失,这是乳糖酶基因表达选择性关闭的结果。

（二）进食技能发育

1. 觅食反射　胎儿 28 周出现觅食反射,是婴儿出生已具备的一种最基本的进食动作,是婴儿为获得食物出现的求生需求。当 3～4 个月后,已学会用哭等行为表达需求,因此觅食反射逐渐消失。

2. 吸吮与吞咽　胎儿 11 周时就能吞咽,15 周开始出现吸吮动作,28 周时出现口腔吸-吞反射使少量羊水摄入,34～36 周胎儿出现稳定的吸吮和吞咽动作,36 周后吸吮与呼吸逐渐协调。婴儿口腔小,舌短而宽,无牙,颊脂肪垫、颊肌与唇肌发育良好均有利婴儿吸吮。新生儿具

备吸吮与吞咽功能主要靠吞咽反射完成。2月龄婴儿吸吮动作成熟;4月龄吸、吞的动作可分开,可随意吸、吞;4~6月龄舌体下降,舌的前部逐渐开始运动,可判别进食部位,食物放在舌上可咬和吸,食物到舌后部可吞咽。出现有意识咬的动作。当吸吮发育成熟,出现舌体前部至后部的运动,为有效吞咽。在获取食物的过程中,婴儿舌头形态逐渐发生变化。婴儿进食固体食物时,舌体顶着上腭,挤压食物到咽部,食物团块到咽后壁时,声门关闭,产生吞咽反射,食物进入食管、胃。婴儿进固体食物提示主动吞咽行为发育成熟。6月龄时可有意识张嘴接受用勺喂食,用吸吮动作从杯中饮奶,但此时将食物运到咽部的能力还很不成熟。食物的口腔刺激、味觉、乳头感觉、饥饿感均可刺激吸吮的发育。

3. 咀嚼　咀嚼是有节奏的咬、滚动、磨的口腔运动,代表婴儿消化功能成熟,是婴儿食物转换的必需技能。5月龄婴儿出现上下咬的动作,表明婴儿咀嚼动作开始发育(与乳牙萌出无关),7~9月龄出现有节奏的咀嚼运动,协调的咀嚼大约在1周岁时建立,并在幼儿期渐完善。咀嚼发育有赖于后天的学习和训练,出生6月龄是训练婴儿学习咀嚼和吞咽的关键期。及时添加泥状食品是促进咀嚼功能发育的适宜刺激,有意训练7月龄婴儿咬嚼指状食物,9月开始学习用勺喂食,1岁学用杯喝奶,均有利儿童口腔功能发育成熟。不宜以乳牙萌出时间作为婴儿进食固体食物的依据。

（三）肠道菌群与消化功能发育

婴儿出生时肠道是无菌的,出生几小时后细菌经口吞入或由肛门进入,在结肠栖息、繁殖、排出,形成一个复杂的生态系统。每克肠内容物中活性菌数约为10^{12}个集落形成单位,其中双歧杆菌、拟杆菌属等专性厌氧菌占90%~99%,肠杆菌科、肠球菌属等兼性厌氧菌占1%~10%。双歧杆菌属于乳酸菌,是肠道中最重要的益生菌。在新生儿肠道中,生后2小时出现双歧杆菌,4~7天达峰,是新生儿的优势菌。婴儿肠道中优势菌为双歧杆菌、乳酸杆菌、肠杆菌。双歧杆菌等益生菌主要参与体内多种维生素的合成,如叶酸、烟酸、维生素 B_1、维生素 B_2、维生素 B_6、维生素 B_{12}等;分泌溶菌酶、酪蛋白磷酸酶和多糖水解酶等,促进人体肠道微生物对蛋白质的消化、吸收。在特殊情况下,还有固氮作用;在肠道发酵后产生乳酸和醋酸,降低肠道的 pH 值,有利钙、铁及维生素 D 的吸收,调节肠道正常蠕动;激活肠道免疫系统,有免疫佐剂作用。

肠道菌群受食物成分影响,单纯母乳喂养儿以双歧杆菌占绝对优势,而替代喂养和混合喂养儿中,肠内的大肠杆菌、嗜酸杆菌、双歧杆菌及肠球菌所占比例几乎相等。

二、婴幼儿喂养指导

（一）人乳喂养

人乳喂养是人类进化以来就存在的一种天然喂养方式,具有经济、方便、温度适宜、增进母子感情、有利于婴儿心理健康、促进乳母产后子宫复原等优点。《婴幼儿喂养全球策略》中推荐最佳的婴儿喂养措施是纯母乳喂养到6个月。纯母乳喂养指除母乳外,不给婴儿吃其他任何液体或固体食物,或给婴儿补充维生素、水、果汁,但每天不超过1~2次,每次不超过2口。

1. 人乳特点

（1）营养丰富

1) 蛋白质:人乳中蛋白质质量高,必需氨基酸比例适宜,乳清蛋白与酪蛋白比例为70:30(牛乳18:82),在胃内凝块较小,易被消化和胃排空。

2) 脂肪:人乳中含不饱和脂肪酸较多,初乳中更高。其中富含花生四烯酸和二十二碳六烯酸,比牛乳高4倍,有利于婴儿脑发育和体格发育。人乳中脂肪酶使脂肪颗粒易于吸收。

3) 糖类:人乳中乙型乳糖含量丰富,有利于婴儿脑发育;促进肠道非致病菌如双歧杆菌、乳酸杆菌的生长,产生B族维生素;促进肠蠕动,软化大便;乳糖在小肠远端与钙形成螯合物,降低钠在钙吸收时的抑制作用,避免钙在肠腔内沉淀;同时乳酸使肠腔内pH值下降,有利小肠钙的吸收。

4) 矿物质:低电解质浓度较适合婴儿不成熟的肾发育水平。人乳中矿物质易被婴儿肠道吸收。如人乳中钙磷比例适当(2:1),含乳糖多,钙吸收好。人乳中铁、锌及铜的含量很低,但人乳中含低分子量的锌结合因子-配体,易吸收,锌利用率高。锌铜含量基本满足婴儿营养需要。人乳中铁的含量与牛乳相似,但人乳中铁的吸收率(49%)远高于牛乳(4%)。母乳喂养6个月后铁的含量就不能满足婴儿需要,要及时补充铁剂。

5) 维生素:母体维生素状态影响维生素的含量,膳食补充可使乳汁维生素含量增高。人乳中维生素D含量较低,要鼓励家长让婴儿出生后尽早进行户外活动,并适当补充维生素D。人乳中维生素K含量也较低,给新生儿补充维生素K制剂,预防维生素K缺乏。

6) 水:母乳含水量达88%,能足够满足6个月内婴儿的能量和营养需求,不需补充其他食物和液体。

(2) 生物作用及其他

1) 缓冲力小:人乳pH值为3.6,接近胃液酸度,有利于酶发挥作用。

2) 免疫成分:母乳中含有不可替代的免疫成分(营养性被动免疫),在胃肠道、呼吸道、泌尿道的黏膜表面发挥广泛作用。人乳中乳清蛋白含有一些特殊因子,如SIgA、溶菌酶和乳铁蛋白等。初乳含有丰富SIgA,早产儿母亲乳汁SIgA高于足月儿。人乳中SIgA在胃中稳定,不易被消化,SIgA黏附肠黏膜上皮细胞,阻止病原体侵害肠道,抑制病菌繁殖。人乳中含有丰富乳铁蛋白,在初乳中含量更丰富(可达1 741 mg/L),是人乳中重要的非特异性防御因子。人乳乳铁蛋白对铁有强大螯合能力,能夺走大肠杆菌、大多数需氧菌和白色念珠菌赖以生长的铁,抑制细菌生长,具有杀菌、抗病毒、抗炎症和调理细胞因子作用。人乳中溶菌酶能水解革兰阳性细菌胞壁中的乙酰基多糖,溶解细胞壁。低聚糖和结合糖蛋白是人乳特有的,有利于乳酸杆菌、双歧杆菌的生长。低聚糖与肠黏膜上皮细胞的细胞黏附抗体的结构相似,可防止病原菌对黏膜表层的侵害。脂质水解产物,如游离脂肪酸和单核甘油酸酯,可防止病毒和原虫的侵害及感染。人乳中含有大量免疫活性细胞,初乳更多,其中90%是中性粒细胞和巨噬细胞,10%为淋巴细胞,免疫活性细胞释放多种细胞因子而发挥免疫调节作用。人乳补体及双歧因子含量多于牛乳,双歧因子促进乳酸杆菌生长,使肠道pH值达4~5,抑制大肠杆菌、痢疾杆菌、酵母菌等生长。

3) 生长调节因子:为一组对细胞增殖、发育有重要作用的因子,如牛磺酸、激素样蛋白(上皮生长因子、神经生长因子),以及一些酶和干扰素。

2. 人乳的成分变化 人乳组成成分是动态变化,并受母体膳食和健康状况影响,如脂肪、水溶性维生素、维生素A、铁等营养素与乳母饮食有关,但维生素D、维生素E不易由血进入乳汁,故与乳母饮食关系不大。

(1)各期人乳成分:人初乳为孕后期与分娩4～5日以内乳汁,5～14天为过渡乳,14天以后为成熟乳,10个月以后为晚乳。初乳量少,每天15～45 ml,含蛋白质高、脂肪较少,富含各种抗体、许多白细胞,含有丰富维生素A、牛磺酸和矿物质,可保护婴儿防止、抵抗感染和过敏,对新生儿的生长发育和抗感染能力十分重要。随着哺乳时间延长,蛋白质与矿物质含量逐渐减少。各期乳汁中乳糖含量较恒定。

(2)哺乳过程的成分变化:每次哺乳过程人乳汁的成分亦随着时间而变化。如将哺乳过程分为三部分:第一部分分泌的乳汁脂肪低而蛋白质高,第二部分乳汁脂肪含量逐渐增加而蛋白质含量逐渐降低,第三部分乳汁中脂肪含量很高,可能是婴儿停止哺乳的一个"安全信号"。

(3)乳量:正常乳母产后6个月内平均每天泌乳量随着时间而逐渐增加,成熟乳量可达700～1 000 ml。决定母乳摄入量的是婴儿摄入需要,而不是乳母乳汁分泌能力。一般产后6个月乳母泌乳量与乳汁营养成分逐渐下降。判断奶量是否充足,要根据婴儿体重增长情况、尿量与睡眠等综合状况进行判断。

3. 建立良好的母乳喂养　成功的母乳喂养应当是母子双方都积极参与并感到满足,建立良好母乳喂养是乳母能分泌充足的乳汁,哺乳时出现有效的射乳反射和婴儿有效吸允。

(1)产前准备:要使乳母明白,大多数健康孕妇都具有哺乳能力,哺乳期不要求非常明显的膳食交换,母体能分泌足够量优质的乳汁以满足婴儿生长发育需求。

(2)乳头保健:孕母在妊娠后期每日用清水擦洗乳头;用两手指从不同的角度按捺乳头两侧并向周围牵拉,防止乳头内陷。

(3)刺激催乳素及乳房分泌:哺乳是维持泌乳关键,吸吮是主要条件刺激,应尽早开始第一次吸吮(产后15分钟至2小时),2月龄内婴儿每日多次、按需哺乳。两侧乳房先后交替进行哺乳,每次哺乳应让乳汁排空。

(4)正确的哺乳技巧和乳母保持愉快心情:正确的母、儿喂哺姿势可刺激婴儿口腔动力,有利吸吮。而保证乳母的身心愉快,避免精神紧张,可促进泌乳。

(5)社会和家人的支持:丈夫与家人应给予乳母鼓励和帮助,保护母婴免受亲戚朋友过多干扰,为乳母提供三餐和生活必需品,帮助母亲一起照顾婴儿。

4. 不宜哺乳的情况　凡母亲感染HIV、未治疗的淋病、乳头乳晕或乳房其他部位疱疹病变,患有严重疾病如活动性结核病、慢性肾炎、糖尿病、恶性肿瘤、精神病、心功能不全等停止哺乳。患急性传染病时,可将乳汁挤出,经消毒后哺乳。乳母患有结核病,接受治疗后可恢复母乳喂养。患有半乳糖血症的婴儿不能母乳喂养,患有糖尿病或苯丙酮尿症的婴儿应在密切观察下可部分母乳喂养。

(二) 部分母乳喂养

同时采用人乳与配方乳或兽乳喂养婴儿称为部分母乳喂养。当人乳不足,母乳喂养婴儿体重增长不满意时,采用配方乳或兽乳补充母乳喂养为补授法,适宜6月龄内婴儿。用配方乳或兽乳替代一次至数次人乳喂养为代授法。

(三) 替代喂养

4个月以内婴儿由于各种原因不能进行母乳喂养时,完全采用配方乳或其他兽乳等喂养婴儿称为替代喂养。由于种类差异,兽乳所含的营养素不适合人类的婴儿,所以,一般替代喂养和婴儿断离母乳时,首选配方乳。

1. 替代喂养的基本要求

(1) 可接受性:在母乳不能满足婴儿生长发育需求时,选择替代喂养的方法要得到母亲认可。

(2) 可行性:母亲和家庭成员有充足的时间、知识、能力准备食物和喂养婴儿,并得到家庭、社区和社会支持。

(3) 可负担性:母亲和家庭能负担替代喂养的一切费用。

(4) 可持续性:母亲进行安全喂养所需物品能持续供给。

(5) 安全性:正确和卫生地储存替代食物和清洁地使用替代喂养用具。

2. 奶量的计算 一般市售配方乳 100 g 能供 2 092 kJ(500 kcal),婴儿能量每天需要为 397.5~418.4 kJ/kg(95~100 kcal/kg),故每天婴儿配方奶 20 g/kg 可满足需要。在奶粉调配时,要按规范的奶粉调配方法,这是保证婴儿营养摄入至关重要。正确调配奶粉与水的比例,按比重为 1:7;按容积比为 1:4。奶液即冲即食,水温适宜。

3. 替代喂养方法 可用杯子或奶瓶喂养,选用适宜的奶瓶和奶嘴,奶嘴孔的大小以使奶汁能缓慢连续滴出为宜,杯子、奶瓶、奶嘴用后要清洗、煮沸消毒。

(四) 食物转换

婴儿期随着生长发育的逐渐成熟,需要经历由出生时的纯乳类向成人固体食物转化的过渡时期。人乳喂养婴儿的食物转换是帮助逐渐用配方乳完全代替人乳,同时引入其他食物;配方乳喂养婴儿食物转换是逐渐引入其他食物。婴儿 6 月龄后需要增加母乳以外的食物称为辅食。

1. 辅食添加重要性

(1) 补充母乳不足:单纯母乳或配方乳不能满足 6 月龄后婴儿生长发育对营养的需求,故要逐渐添加非乳类辅食如蛋、肉类、脂类、蔬果类,满足婴儿的生长发育对营养的需求。

(2) 咀嚼功能发育的需要:咀嚼功能的发育完善有助于语言能力(构音、单词、短句)和认知功能的发育。学吃泥状食物的关键期在生后 4~6 个月,学习咀嚼的关键期为生后 7~9 个月。适时添加辅食,使婴儿能逐渐适应不同食物,促进味觉发育,锻炼咀嚼、吞咽、消化功能。食物添加过程也是胃肠功能发育逐渐成熟的关键期。

(3) 婴儿心理发育的需要:学吃泥状食物是婴儿减少对母亲依赖,进行精神断奶的开始。从食物添加到完全断离母乳,是儿童心理逐渐成熟、迈向独立的重要转折期。所以,学吃进程是促进儿童心理成熟的重要过程。

(4) 刺激感知发展需要:添加新的食物可刺激婴儿各种感知发展,如视觉、听觉、嗅觉、味觉、触觉等,从而促进智力发育。看到大人吃食物时,孩子会盯着食物,张开小嘴,等着大人来喂,甚至会有咀嚼动作。一旦新的食物入口中,舌头即开始体验食物的性状、软硬和颗粒大小,鼻子闻食物香气,味蕾品尝食物味道。随后,这些感觉将传递到中枢神经系统形成丰富的神经通路,促进大脑发育。婴幼儿握勺学吃饭或手抓食物过程,是手眼协调、精细动作的练习过程,有利于婴幼儿情感、认知、语言和交流能力发育。

（5）为断乳做准备：断乳的过程是补充食物的过程，多样化的食物，美味食物让孩子享受到吃的快乐，要培养儿童良好的饮食习惯，为断乳做好准备。

2. 辅食添加原则　在指导母亲给孩子添加辅食时，一般要遵循及时、足够、安全、适当喂养等四大指导原则。及时：即当纯母乳喂养不能满足婴儿对能量和营养需求时，应及时添加辅食。足够：应提供充足的能量、蛋白质和微量元素，以满足婴儿生长发育的营养需求。安全：应清洁地储存和制作辅食，用勺喂养。适当喂养：依据婴幼儿食欲和吃饱的信号提供食物，进餐的次数和喂养方法应符合儿童年龄的特点。做到：①从少量到多量、食品从稀到稠、食品从细到粗；②增加食品种类要习惯一样再添加一样，不能在 1 天内增加 2～3 种食品；③用勺进食可以训练吞咽和咀嚼功能，用杯进食可帮助口腔动作协调，学习吞咽；④孩子患病时不要添加新品种辅食。

3. 辅食添加顺序　一般婴儿在 4～6 月龄开始添加辅食。4～6 月龄添加泥糊状食品，如强化铁的营养米粉，引入的食物是根茎块蔬菜、水果，补充维生素、矿物质。7～8 月龄后可逐渐添加末状动物性食物，如鱼、蛋、肉类和豆制品（表 21-2）。

表 21-2　辅食添加顺序及内容

月龄	性状	种类	主餐	辅餐	技能
4～6	泥状	米糊、果泥菜泥	6 次奶（断夜奶）	逐渐增加至 1 次	用勺喂
7～9	末状	稀饭、烂面、菜泥、肉（鱼）末、鸡蛋、豆制品、少许盐、植物油	4～5 次奶	1～2 餐饭、1 次水果	用勺喂、学用杯
10～12	碎状	软饭、碎菜、碎肉（鱼禽）豆制品、少许盐、植物油	2～3 次奶	2 餐饭、1 次水果	抓食、断奶瓶、自用勺

开始添加辅食，婴儿会用舌头推出，甚至出现恶心，表明还不能有效吞咽半固体食物，需经过 10～15 次反复尝试才能被接受。

4. 辅食的安全制备和储存　要选择经过安全处理的食品；彻底煮熟食品；辅食即做即吃；如有剩余，要妥善储存；再次食用剩余辅食要彻底加热；避免生食与熟食接触；经常洗手，保持辅食制作间的清洁、干净；避免昆虫、鼠类及其他动物接触食品；使用符合卫生要求的水。

（五）幼儿饮食

1. 幼儿进食特点　在幼儿期，幼儿生长发育逐渐平稳，进食相对稳定。进食食品为半固体、固体，食物品种多样，烹调也逐渐向成人过渡。但幼儿咀嚼消化、吸收功能较弱，此时食物应选蒸煮，如汤面、烩饭、饺子、包子等。

幼儿期，幼儿神经心理发育迅速，进食时也表现出强烈自我进食欲望。要满足幼儿自我进食的欲望，允许幼儿参与进食，鼓励但不强迫进食，有利于培养独立进食能力。

幼儿有自行调节进食能力，餐间摄入差别可达 40%，但一日能量摄入比较恒定，只有 10% 的变化。幼儿进食技能与婴儿期训练有关，错过训练吞咽、咀嚼的关键期，长期食物过细，幼儿会表现不愿吃固体食物，或含在口中不吞咽。

2. 幼儿膳食安排　幼儿膳食中各种营养素和能量的摄入需满足该年龄段儿童的生理需

要,蛋白质每日 40g 左右,其中优质蛋白应占总蛋白的 1/3 ~ 1/2,蛋白质、脂肪、碳水化合物产能之比为 10% ~ 15% : 25% ~ 30% : 50% ~ 60%。进食次数安排需合理,1 ~ 2 岁每日可进食 5 ~ 6 次,即 3 餐加上、下午点心各一次,临睡前吃一次奶,每日奶量 500 ml。2 ~ 3 岁逐渐减为 3 餐加下午点心,每日奶量 250 ~ 500 ml,每次间隔 4 小时。频繁进食、夜间进食、过多饮水均会影响小儿食欲。

第三节　儿童营养性疾病

一、蛋白质-热能营养不良

由于蛋白质-热能摄入不足而造成营养缺乏症称为蛋白质-热能营养不良,简称营养不良,多见 3 岁以下儿童

（一）病因

1. 长期喂养不当造成热量摄入不足　婴儿出生母乳不足,又未及时合理采用人工喂养,或乳汁配制过稀、摄入量不足、偏食、挑食等致使供给的热量及营养物质长期不能满足婴儿生理需要,会引起营养不良。

2. 反复感染或患其他疾病　儿童易患呼吸道感染和腹泻。患病后食欲差,体内消耗多。在腹泻时,除水分丢失,还影响各种营养素的吸收。此外,肠道寄生虫、急慢性传染病、唇腭裂及幽门狭窄,也是引起营养不良的常见原因。

3. 相关社会环境因素　较多研究表明,儿童营养不良与其家庭的社会经济状况、父母的文化程度、饮食习惯、家庭子女的数量、居住环境、安全饮用水等有非常密切的关系。在中国调查,农村母亲学历高的儿童营养不良发生率低于学历低的。

（二）临床表现

体重不增,体重下降,皮下脂肪逐渐减少,皮肤松弛起皱、光薄,毛发干枯发黄,精神焦虑或萎靡,反应迟钝,生长发育落后,易并发各种感染。

实验室检查:血浆白蛋白低于 25 g/L。血清前白蛋白,100 ~ 150 mg/L 为轻度营养不良;中度为 50 ~ 100 mg/L;重度为 50 mg/L 以下。

（三）临床分型

1. 轻度营养不良　按年龄测体重数值 < P10 或 < P3 范围,并且按身高测体重数值 < P10 或 < P3 范围,(两项指标可同时 < P10,但不同时 < P3)。

2. 中、重度营养不良　按年龄测体重数值 < P3 范围,并且按身高测体重数值 < P3 范围(两项指标要同时 < P3)。

（四）干预原则

1. 祛除病因,积极治疗原发病。

2. 调整饮食

（1）轻度营养不良：在患儿原摄食量基础上，可从每日 251.04 ~ 334.72 kJ（60 ~ 80 kcal）/kg 开始逐步增加。建议选用含优质蛋白、高能量密度、足量微量营养素、易消化的食物，如动物类食物和豆类食品。

（2）中、重度营养不良：首先以补充热量为主，保证主食。在食欲调整不理想情况下，可适当增加一定植物油或含脂肪较多的食物，1 岁以上儿童脂肪供能占总热能 30% ~ 35%；热能的提供由少到多，可参考原来饮食情况，从每日 167.36 ~ 230.12 kJ（40 ~ 55 kcal）/kg 开始，逐渐少量增加。若消化吸收能力较好，可逐渐增加至每日 502.8 ~ 711.38 kJ（120 ~ 170 kcal）/kg。在体重正常后，应降到正常水平，即占推荐摄入量的 90% ~ 100%。同时注意补充优质蛋白质，由少到多，1 ~ 3 岁儿童从每日 1.5 ~ 2.0 g/kg 开始，逐渐增至每日 3.0 ~ 4.5 g/kg。体重正常后，蛋白质仍应达到推荐摄入量的 90% 以上。

（3）食物品种选择：以营养丰富且容易消化的牛奶、蛋类、瘦肉、鱼、豆制品等为主，以及新鲜水果和蔬菜。为保证进食量，注意食品搭配多样化，烹调符合儿童年龄，色、香、味、形俱佳。

3. 促进消化，改善食欲

（1）西药：补充消化酶，促进消化。

（2）中药：健脾益气，消食化积。

（3）中医：针灸、推拿、抚触及捏脊，调整机体肠胃功能。

4. 补充其他营养素　含锌、钙、铁及多种维生素的营养制剂，促进康复。

5. 适当户外活动，保证充足睡眠，注意日常生活中的护理。

6. 心理行为指导　进食环境安静，儿童情绪愉快，抚育人或教育者态度温和，循循善诱，家人或同伴有良好饮食行为等，都对儿童起到正面的影响，促进食欲。

（五）预防

1. 重点对象

（1）低出生体重的 18 个月内婴幼儿。

（2）生长速度不正常的婴儿，主要为 0 ~ 3 月龄婴儿每月体重增长 <500 g，或 3 ~ 6 月龄婴儿每月体重增长 <250 g 者，或 7 月龄以上婴幼儿体重增长停滞者。

2. 主要原则及重点

（1）加强孕期保健，减少低体重儿的发生，及时治疗原发病。

（2）提倡母乳喂养，4 ~ 6 月龄逐步添加辅食，纠正不良饮食习惯如偏食、挑食、零食等。

（3）根据儿童年龄特点，合理安排膳食，通过米面搭配等方式，在保证主食的基础上，增加蛋白质含量丰富食品的摄入。

（4）合理安排生活作息制度。坚持户外活动，每天 1 ~ 2 小时。保证充足睡眠，纠正不良卫生习惯。

（5）定期进行健康检查，画好生长曲线图，及时掌握儿童的生长趋势，进行适时干预。

（6）辅助性用药如补充锌，健脾开胃、促进消化等。

二、营养性维生素 D 缺乏性佝偻病

营养性维生素 D 缺乏性佝偻病是体内维生素 D 不足，导致钙磷代谢紊乱，产生的一种以

骨骼病变为特征的全身慢性营养性疾病,典型的表现是长骨干骺端异常和骨组织矿化不全。本病主要见于婴幼儿,特别是小于6月的小婴儿。

（一）高危因素

1. 围生期维生素D储备不足　母孕期,尤其是孕后期缺乏维生素D,以及早产儿或双胎儿均可使婴儿体内维生素D储备不足。

2. 日光照射不足　因日光中紫外线不能通过一般玻璃窗,婴幼儿长期过多在室内活动;其次,大气污染、尘埃等均可减少紫外线照射,使内源性维生素D生成不足。

3. 维生素D摄入不足　天然食品及母乳中含维生素D少,易患佝偻病。

4. 生长速度过快,需要增加　早产儿及双胎婴儿出生后生长发育快,婴儿早期生长速度也较快,也易发生佝偻病。

5. 疾病影响　胃肠道或肝、肾疾病可影响维生素D的吸收。

6. 药物影响　长期服用抗癫痫药物或糖皮质激素等均可使维生素D在体内代谢加快,需要量增加,易导致佝偻病。

（二）临床表现

1. 初期（早期）　多见于6月龄内,特别是3月龄内婴儿。主要为神经兴奋性增高的表现,如易激惹、烦闹、多汗、枕脱。这些是非特异症状,仅作为临床早期诊断佝偻病的参考依据。此期常无骨骼变化,骨骼X线可正常或钙化带稍模糊;血清25-(OH)D$_3$下降,PTH升高,血钙下降,血磷降低,碱性磷酸酶正常或稍高。

2. 激期（活动期）　早期维生素D缺乏的婴儿未经治疗,继续加重,出现PTH功能亢进、钙磷代谢失常的典型骨骼改变。小于6月龄的婴儿可见颅骨软化体征,前囟边软、乒乓头。7月龄后颅骨软化消失,若病情仍在发展,骨样组织堆积可形成临床上的方颅、肋串珠、鸡胸、郝氏沟、手足镯、O形或X形腿（膝间距或踝关节距 < 3 cm 为轻度, > 3 cm 为重度）。

此外活动性佝偻病也可有肢体疼痛、骨盆畸形、易骨折等表现。婴儿会坐与站立后,因韧带松弛可致脊柱后弯或侧弯。严重低血磷使肌肉糖代谢障碍,使全身肌肉张力降低和肌力减弱,腹肌张力低下,腹部可膨隆呈蛙腹。重症者可伴营养不良、贫血及肝脾肿大。

此期特征性血液生化改变为血磷、25-(OH)D$_3$下降,碱性磷酸酶、PTH增高,血清钙稍低或正常低限。X线检查显示长骨干骺端临时钙化带模糊或消失,呈毛刷样、杯口状改变;骨骺软骨盘增宽（ >2 mm）;骨质稀疏,骨皮质变薄;可有骨干弯曲畸形或骨折。

3. 恢复期　早期或激期儿童经日光照射或治疗后,临床症状和体征逐渐减轻或消失。血液生化改变,25-(OH)D$_3$、血钙磷、PTH逐渐恢复正常,碱性磷酸酶需1~2个月降至正常水平。骨骼X线表现:2~3周后有所好转,长骨干骺端临时钙化带重现、增宽、密度增加,骨骺软骨盘增宽 <2 mm。

4. 后遗症期　多见2岁以上儿童。因婴幼儿严重佝偻病,残留不同程度的骨骼畸形。无任何临床症状,血生化正常,X线检查骨骼干骺端病变消失。

（三）诊断

根据维生素D缺乏的高危因素、临床表现,结合血液生化及骨骼X线检查可作出正确诊断。应注意早期的神经兴奋性增高症状无特异性,如多汗、烦躁、夜惊等,因此仅依据临床表现诊断的准确率较低。以血清 25-(OH)D₃ 水平测定是最可靠的诊断标准,血清 25-(OH)D₃ 在早期明显降低。血液生化与骨骼 X 线的检查是诊断的"金标准"。

（四）治疗、干预原则

1. 维生素 D 制剂治疗　治疗原则以口服为主,剂量 2 000 ~ 4 000 U/d,1 个月后改为 400 U/d。儿童轻度维生素 D 缺乏及不足时,可给予双倍预防剂量的维生素 D 补充剂,即 800 U/d,持续治疗 3 ~ 4 个月后恢复 400 U/d 的常规补充剂量。口服困难或腹泻等影响吸收时,可肌内注射维生素 D₃ 制剂每次 15 万 ~ 30 万 U,并停用其他维生素 D 制剂,用药 1 个月后应随访。肌肉干预用药一般只使用一次。如症状、体征均无改善时应考虑其他疾病引起的佝偻病,需做进一步检查或转诊。如治疗有效,1 个月后需再以口服维生素 D 制剂 400 U/d 维持。肌内注射不宜用于新生儿和小婴儿,因其没有足够的脂肪储存维生素 D,注射于局部后,由于吸收差,可导致局肌纤维损伤出血。注意不能反复使用大剂量维生素 D 制剂。伴有腹泻时暂缓口服维生素 D 制剂,至腹泻治愈再予使用。

2. 钙剂治疗　早产儿、巨大儿、户外活动少以及生长过快的儿童在使用维生素 D₃ 制剂治疗的同时,根据膳食钙摄入情况酌情补充钙剂。乳类是婴幼儿钙营养的优质来源,摄入乳类 100 ml,相当于摄入元素钙 100 mg 左右,一般佝偻病的治疗可不必另外补钙。

3. 微量营养素的摄入　应注意其他多种维生素的摄入。

4. 增加户外活动与阳光照射　增加皮肤维生素 D 的合成。

5. 膳食补充　注意膳食结构的平衡,适当添加和补充含钙丰富的食物,例如牛奶及奶制品、豆制品、虾皮、紫菜、海带、海产品和蔬菜等或加钙饼干等钙强化食品。

（五）预防指导

1. 重点对象　1 周岁内的婴儿,尤其要关注其中的早产儿、多胎儿、低出生体重儿、体弱多病儿。

2. 主要原则及重点

（1）建议尽早带婴儿户外活动,逐步达到每天 1 ~ 2 小时,以散射光为好,裸露皮肤,并无玻璃阻挡;6 个月以下的婴儿应避免在阳光下直晒;儿童户外活动时要注意防晒,以防皮肤损伤。

（2）指导儿童多进食含钙丰富的食品,如乳类、奶制品、豆制品、海产品等。每日钙适宜摄入量:0 ~ 6 个月为 300 mg,7 ~ 12 个月为 400 mg,1 ~ 3 岁为 600 mg,3 ~ 6 岁为 800 mg。

（3）预防性补充维生素 D 制剂的时间与剂量

1）早产儿:自出生 2 周开始,早产儿口服维生素 D 制剂 800 U/d,3 个月后改用口服维生素 D 制剂 400 U/d。

2）其他婴儿(包括纯母乳喂养儿):自出生 2 周开始,每日口服维生素 D 制剂 400 U 至 2 岁,2 ~ 3 岁儿童可采用冬春季每日服用维生素 D 制剂 400 U ,夏秋季充分利用日照及户外活动。

（六）补充说明

佝偻病后遗症:出生后有维生素 D 缺乏性佝偻病病史,在 3 岁后仍然存在鸡胸、漏斗胸、O 形腿和 X 形腿等,但没有血液生化和骨骼 X 线的改变,为佝偻病后遗症。一般不予维生素 D

制剂和钙剂治疗。骨骼畸形严重者,可到胸外科或骨科进行矫治。

三、营养性缺铁性贫血

儿童缺铁性贫血是儿童时期常见病,原因是食物中铁摄入不足,体内铁储存缺乏,造成机体缺铁,导致血红蛋白减少而引起贫血,具有小细胞低色素特点。

（一）病因

1. 胎内储铁不足　胎儿自母体(主要在妊娠最后3个月)获得铁储存在体内,以备出生后应用,故新生儿体内的储存铁多少与母亲孕期铁营养、胎龄及出生体重成正比。母孕期患有中、重度贫血,可使胎儿获得铁量减少;早产儿、低出生体重儿、双胎儿储铁相对不足,出生后易发生缺铁性贫血。

2. 食物中摄入铁量不足　这是发生缺铁性贫血最主要原因。人乳含铁量低,但人乳铁吸收率高。如果6月龄后仍纯母乳喂养易发生缺铁性贫血。婴幼儿未摄入强化铁的食物、年长儿不良进食习惯致食物单调均可使铁摄入不足。

3. 生长发育因素　儿童生长发育迅速铁需要量相对成人多。婴儿期和青春期处于生长的两个高峰期,如不注意提供富含铁食物,则易发生缺铁性贫血。

4. 疾病引起铁消耗或丢失过多　儿童因消化道疾病(如慢性腹泻)或反复感染及某些慢性疾病影响铁吸收和铁吸收利用率下降。如果有肠道寄生虫感染,可致肠道长期少量失血。

（二）临床表现

本病多见6月龄至3岁儿童,但任何年龄均可发病。起病表现与病情发展程度和速度有关

1. 一般表现　皮肤黏膜逐渐苍白,以口唇、指(趾)甲床口腔黏膜苍白最明显;体力差、易疲劳、不爱动、食欲减退、精神萎靡、头晕、耳鸣、生长迟缓。

2. 造血系统　由于贫血引起骨髓外造血增加,肝、脾、淋巴结增大,贫血时间越长程度越重,肝脾肿大越明显,但一般不超过中度增大。

3. 非造血系统

(1)消化系统:常出现厌食、舌乳头萎缩、胃酸减少、胃肠功能弱,严重时可有吸收不良综合征。可出现异癖,喜食泥土、粉笔、墙壁灰等,婴幼儿少见。

(2)神经系统:在贫血尚不明显而机体缺铁时就可发生烦躁不安、多动、注意力不集中、反应迟钝、记忆力差、智力减退等表现,补充铁剂后上述情况可消失。

(3)心血管系统:重度贫血时,血红蛋白低于70 g/L,可出现心率增快、气急、心脏扩大,伴有收缩期杂音,如同时并发呼吸道感染,易发生心力衰竭。

4. 免疫系统　缺铁性贫血常使细胞免疫力下降,不仅T淋巴细胞功能减弱,粒细胞杀菌及吞噬细胞功能均差。病儿常易发生各种感染,迁延不愈,反复感染。补充铁剂后免疫力可恢复。

（三）实验室检查

(1)血红蛋白降低:符合WHO儿童贫血诊断标准,新生儿生后10天以内血红蛋白<140 g/L,6个月~6岁<110 g/L,6~14岁<120 g/L。

（2）外周血红细胞呈小细胞低色素性改变：血细胞比容平均容积（MCV）<80 fl，红细胞平均血红蛋白含量（MCH）<27 pg，红细胞平均血红蛋白浓度（MCHC）<31% 或 310 g/L，白细胞总数正常[（4.0~10.0）×10^9/L]，血小板总数正常[（100~300）×10^9/L]。

（3）有引起缺铁性贫血的原因。

（4）铁剂治疗有效：铁剂治疗 4 周后血红蛋白应上升 20 g/L。

（四）临床分度

（1）轻度贫血：血红蛋白 <90~109 g/L。

（2）中度贫血：血红蛋白 <60~89 g/L。

（3）重度贫血：血红蛋白 <30~59 g/L。

（4）极重度贫血：血红蛋白 <30 g/L。

（五）治疗

尽量给予口服铁剂为主。

1. 口服铁剂治疗　除食物补充外，应采用亚铁制剂口服补铁，利于铁的吸收。应按元素铁计算补铁，即每日补充元素铁 1~2 mg/kg，每日分 2~3 次口服；或每次补充元素铁 2 mg/kg（1 mg 元素铁相当于硫酸亚铁 5 mg、葡萄糖酸亚铁 8 mg、乳酸亚铁 5 mg、柠檬酸亚铁 5 mg，或富马酸亚铁 3 mg），每周服 2 次。应餐间服用，减少对胃黏膜的刺激，又利于吸收；在血红蛋白正常后继续补铁 2 个月，恢复机体储存铁水平；应避免与大量牛奶同时服用，因牛奶含磷较高，可影响铁的吸收。

2. 补充维生素 C　每日口服维生素 C 制剂 100 mg，以促进铁的吸收。

3. 补充多种维生素　如维生素 A、维生素 B_2、维生素 B_{12}、叶酸等，有益于贫血的恢复。

4. 饮食指导　改善膳食，增加血红素铁、维生素 C 的摄入，提高膳食铁的摄入量和生物利用率。纠正偏食、挑食的不良饮食行为。

（六）预防

1. 宣传与健康教育　大力宣传和提倡母乳喂养，若乳母罹患贫血应予铁剂治疗，并注意摄食含铁丰富的食物。

2. 补充铁营养和平衡膳食

（1）早产儿和低体重儿：提倡母乳喂养。纯母乳喂养者应从 4 周龄开始补铁，剂量每日 1~2 mg/kg 元素铁，直至 1 周岁。人工喂养者应采用铁强化配方乳，一般无需额外补铁。

（2）足月儿：应尽量母乳喂养，应不晚于 6 个月添加富含铁的固体食物如米粉，必要时按每日剂量 1 mg/kg 元素铁补铁。混合喂养或人工喂养婴儿，应采用铁强化配方乳，并及时添加富含铁的食物。1 岁以内应避免单纯牛乳喂养。

（3）不可过早增加谷类食物而减少乳量，以免影响铁的摄入：4~6 个月的婴儿引入的第一个半固体食物应是强化铁的谷类；引入其他食物不可减少婴儿的基本摄乳量；婴儿 7 个月后逐渐引入富含铁的动物性食物如动物肝脏和血，每周至少 1 次；同时注意补充维生素 C 含量丰富的食物，如各类新鲜水果和蔬菜。

3. 加强体育锻炼和户外活动　每天 1~2 小时，增强体质。

4. 预防性补铁　以食物补充为主，不主张铁剂的使用。纠正家长在食物补铁认识上的误区。

5. 定期进行血红蛋白检测 1 岁以内检验两次(6 月龄、12 月龄),1 岁后每年 1 次,以便尽早发现、及时治疗。

四、单纯性肥胖

肥胖是一种热量代谢失衡,导致全身脂肪组织过度增生及体重超常的一种慢性疾病。

(一) 高危因素

1. **遗传因素** 遗传在肥胖发生中的作用受到越来越多的重视。据国外调查显示,肥胖呈家族聚集性,肥胖父母所生的子女中肥胖发生率高达 70% ~ 80%;双亲之一肥胖,其子代有 40% ~ 50% 肥胖;双亲均不肥胖子女只有 10% ~ 14% 肥胖。绝大多数肥胖并非单基因表型,是多基因以及基因-环境的相互作用。

2. **生活环境** 包括饮食因素、体力活动、家庭环境、喂养方式、环境污染物等 5 个方面。

(1) 饮食因素:大量调查表明,摄食过多以及不良饮食行为与儿童肥胖密切相关。

(2) 体力活动:体育活动少,运动量少,以车代步、看电视、玩游戏等静坐为主生活方式增多,都是儿童肥胖发生的危险因素。

(3) 家庭环境:特定的家庭生活行为方式和习惯、运动类型决定儿童行为与取向。如父母肥胖的家庭,在把肥胖体质遗传给儿童的同时,也把不良的生活习惯传给下一代,在这种氛围下的子女发生肥胖的机会也大大增加。

(4) 喂养方式:有研究表明,婴儿期母乳喂养可降低儿童期的超重和肥胖的发生率。

(5) 环境污染物:大量实验室研究和临床调查发现烯雌酚、双酚、邻苯二甲酸盐等化学物质与人类肥胖有关,证实这些化学物质能通过促进前脂肪细胞分化、加强葡萄糖摄取、激活脂肪生成相关受体而导致肥胖。

3. **社会环境**

(1) 教育程度:教育水平和肥胖有某种程度的天然联系。在发达国家,受教育程度低的人群肥胖发生率高于受教育程度高的人群。但在发展中国家,母亲文化程度越高,学龄前儿童肥胖率也越高。儿童肥胖率随着经济收入、文化程度而升高的原因,可能与这部分人群易接受"现代生活方式"、膳食和体力活动模式改变、饮食热量增多而热量消耗减少有关。

(2) 经济地位:调查显示,发达国家社会经济状况与肥胖发病率呈反比,而发展中国家肥胖病的发病率随着社会经济状况的改善而增加。这与发展中国家经济富裕地区,虽然人们收入增加,但仍以原来贫困时的传统营养、生活、文化价值在指导自己的热量摄入与支出有关。

(3) 城市化和地理位置:社会经济的发展和城市化是肥胖社会的特征,是 20 世纪肥胖不再与社会特权阶层相联系的原因之一。我国学龄前儿童肥胖率在 1996 年出现北部、南部高,中部低。

(4) 心理因素:有研究表明,父母由于缺乏经验,在婴儿轻微哭闹、大小便、不适烦躁时,常常不加区别给婴儿喂食,久之则形成条件反射,使婴儿在发育时潜意识中无法学到对饥饿和其他痛苦的辨别能力。于是,食物成了矛盾冲突、内心焦虑、恐惧痛苦等心理行为障碍的最好解决方法。由于这种反射持续终身,在儿童出现感情创伤、精神紧张和心理障碍时,往往以不断进食填补心理不安,导致儿童进食过量的习惯。

4. **出生体重** 近年来,国内外学者经过大量临床观察和动物实验证实,孕期营养、出生体重等生命早期发育状况与成人血压、血脂、血糖、胰岛素敏感性,以及肥胖、骨质疏松肿瘤等疾病发生率密切相关。低出生体重者成人后高血压、糖尿病的风险明显增高。从肥胖程度来看,低出生体重以轻度肥胖为主,高出生体重以中、重度肥胖为主。

(二) 临床表现

任何年龄都可以肥胖,但以婴儿期、学龄期及青春期为发病高峰。

患儿食欲亢进,进食量大,喜食甘肥,懒于活动。外表呈肥胖高大,不仅体重超过同龄儿,而且身高、骨龄在同龄儿的高限,甚至超过。皮下脂肪分布均匀,以面颊、肩部、胸乳部及腹壁脂肪积聚为显著,四肢以大腿、上臂粗壮而肢端较细。男孩可因会阴部脂肪堆积,阴茎被埋入,而被误认为外生殖器发育不良。患儿性发育大多正常,智能良好。严重肥胖者可出现肺泡抵换气综合征。

儿童时期肥胖持续到成年的可能性随着年龄的增加而增加,7 岁肥胖者有40%、青春期肥胖者有70% ~80%将持续至成年。

(三) 实验室检查

部分肥胖儿童可伴有高脂血症和糖耐量下降,表现为高胰岛素血症或高血糖,血浆总脂量、胆固醇、三酰甘油及游离脂肪酸增加,低密度脂蛋白、极低密度脂蛋白增加,而高密度脂蛋白则减少。肝脏 B 超显示有脂肪肝。

(四) 诊断和分度

(1) 身高(长)别体重:参考世界卫生组织(WHO)制定的标准,按身高(长)别体重测定值等于或超过同性别身高(长)别体重标准20%。

(2) 肥胖分度

$$\text{肥胖度} = \frac{\text{按 WHO 同性别身高体重} \times \text{对应的身高体重值}}{\text{P50 对应的身高体重(WHO)}} \times 100\%$$

超重:10% ~19.9%。

轻度肥胖:20% ~29.9%。

中度肥胖:30% ~49.9%。

重度肥胖:50% 以上。

儿童腰围≥同年龄同性别第90百分位,可诊断为中心性肥胖。

(五) 干预原则

1. **体重、身高控制原则** 在精神状态良好、活动正常情况下,保证身高增长,控制体重增加,不主张负增加。身高每增加5 cm,在原有体重基础上,体重增长应<2 kg。

2. **饮食管理**

(1) 控制高热量食物摄入:推荐低脂肪、低糖类和足量蛋白质的食谱,同时保证摄入优质蛋白质,达到每日 1 ~2 g/kg。鼓励肥胖儿童多吃体积大而热能低的蔬菜类食品,通过增加膳食纤维等以产生饱腹感,也可减少糖类的吸收。婴儿期肥胖处理以少吃谷类、不过度喂养为主。

(2) 树立健康的饮食理念:通过营养教育,使肥胖儿童及其家长能科学选择食物。

(3) 培养良好的饮食习惯:如避免晚餐过饱、不吃夜宵、少吃零食、减慢进餐速度、细嚼慢咽等。

3. 行为指导

(1) 推荐咀嚼疗法:咀嚼疗法的目的是使儿童放慢进食速度,使每餐时间不至于过短。一般进食15分钟后,机体就会产生饱腹感,避免过度摄食。选择高纤维蔬菜及带骨、带壳的食物,也有助于咀嚼及减慢进食速度。

(2) 记体重日记:准备健康秤一台,定期称体重,记录在体重日记表中,使儿童了解体重的变化,有助于自我监督。

4. 运动指导

(1) 运动项目:选择快走、慢跑、骑脚踏车、跳绳、游泳等能坚持并有趣味性的项目。

(2) 运动强度:运动要循序渐进,不要操之过急,活动量以运动后轻松愉快、不感到疲劳为原则,心率 <160 次/分。如果运动后疲惫不堪、心慌气促及食欲增大,均提示活动过度。

(3) 运动时间:每天坚持运动至少30分钟。

5. 药物治疗　不主张使用。

6. 心理指导

(1) 不可以过分严格地限制某些食物:如小儿特别喜爱的糖果、冰淇淋等,可在控制总热量的基础上,如减少其他食物摄入后适当给予。若过分限制,将导致儿童对该食品过于渴望,易导致暴饮暴食。

(2) 全家共同参与:全家共同改变饮食、生活和运动习惯,而不仅仅针对肥胖儿童一个人。要切合实际,持之以恒,培养良好生活习惯才是最终目的。

(六) 预防

1. 重点对象

(1) 出生体重≥4 000 g 的婴儿,足月小样儿或 3 月龄前每月增重超过 1 000 g 的婴儿。

(2) 食欲旺盛,有过食、快食或夜食等不良饮食习惯,而运动较少的学龄前期儿童。

(3) 按身高测体质数值在 P50 对应值 10% ~20% 的儿童。

2. 主要原则及重点

(1) 饮食管理

1) 提倡母乳喂养,忌过早添加辅食,以 4~6 个月开始为宜。人工喂养时根据婴儿的实际需要适度喂养,家长不要把食物作为奖励或惩罚幼儿行为的手段,不要过度喂养。1 岁以内每日配方奶饮用量 <1 000 ml,1 岁后每日配方奶饮用量保持在 400 ml。

2) 食物品种多样化,可以适当选用粗粮制品,每周 1~2 次,避免以肉类代替主食或因饥饿进食过多零食。

3) 托幼机构采取计划膳食,执行平衡膳食标准,每月进行膳食调查分析,及时调整。

4) 独立进餐,不开展进餐竞赛活动。对食欲旺盛儿童,主要调整进餐顺序,先喝汤,增加饱腹感,补加蔬菜或粗粮,避免为完成进班膳食量而鼓励某些儿童过量进食。

（2）运动指导

1）运动项目：选择快走、慢跑、骑脚踏车、跳绳、游泳、体操等能坚持并有趣味性的项目。

2）运动强度：宜中等强度，微出汗。

3）运动时间：20～30分钟/次，每周2～3次。

［举例］

6月龄的婴儿选用婴儿保健操第一套；

7～12月龄的婴儿选用婴儿保健操第二套；

1岁半左右小儿做竹竿操；

2岁以上小儿做模仿操和花色操；

3岁以上小儿开展体能训练活动。

（3）定期监测及评估

1）每3个月进行一次体重、身高检查，并画好生长发育监测图。

2）按身高测体重数值在P10以上范围的儿童均为适中，不必追求到达或超过P50标准。向家长说明本评价标准是以正常人群为基础制定的，仅50%的儿童可以超过P50标准。

3）托幼机构大面积定期健康检查后，如果60%的儿童按身高测体重数值超过P50以上范围，要警惕超重人数的增加。

4）要从超重开始着手儿童期肥胖的预防，预防重于治疗。

（姚国英）

参考文献

［1］刘湘云，陈荣华.儿童保健学.第四版.南京：江苏科学技术出版社，2011.

［2］黎海芪，毛萌.儿童保健学.第二版.北京：人民卫生出版社，2009.

［3］古桂雄，戴耀华.儿童保健学.北京：清华大学出版社，2011.

［4］劳拉·E贝克著.吴颖等译.儿童发展.第五版.南京：江苏教育出版社，2007.

［5］胡亚梅，江载芳，褚福棠实用儿科学.第七版.北京：人民卫生出版社，2002.

［6］葛可佑.中国营养科学全书.北京：人民卫生出版社，2004.

［7］陈绍红，黎海芪.婴幼儿喂养与食物转换.国外医学·儿科分册，2005，32（5）：302-304.

第二十二章　青少年健康指导

第一节　青少年的健康问题和青春期的发育特征

一、青少年的健康问题

世界各国都统一采用世界卫生组织的定义,把 10~20 岁的人群称为青春期少年。青少年处于人生中身体、心理和社会性发生重要变化的时期。同时,青春期被普遍认为是相对健康的时期,也是许多在青春期和以后的成人期对健康产生不利影响的行为的形成时期。青少年正经历青春期发育,除了体格的迅速发育,心理和思维也日益成熟,性成熟是青春期主要的特征,在发育的过程中有的青少年可能会出现发育过早、过迟的问题,也有心理适应不良导致的情绪障碍问题。除了行为、发育和心理问题,一些常见病如单纯性肥胖、牙病、缺铁性贫血、营养不良、肠道蠕虫感染等对青少年的健康和生活质量有着不同程度的影响。

有研究表明,青少年时期的健康问题与成年期的疾病和生活质量有很大的关联。因此,立足于贯穿人的一生的全程健康促进的理念,青少年有很多卫生保健的工作内容和任务需要基层卫生机构来提供。本章的内容是帮助基层卫生保健人员在了解青春期的发育特点的基础上,如何在临床上为青少年提供预防服务,以帮助健康问题的解决和塑造良好的身心状态。

二、青春期的身心发育特征

(一)青春期的身体发育

进入青春期,生长激素、甲状腺素和性激素的释放使得青少年的体格发育得到了迅速发展,体现在形态上身高、胸围、坐高、四肢增长,体重增加和体成分的变化。整个青春期身高平均增长约 25 cm,而体重会增加 1 倍。女孩的生长高峰比男生早出现两年。青春期的身高增长主要来自躯干长度的增加,而不是四肢长度的增长。体重的增长主要是肌肉和骨骼的增长。男生和女生的体成分在青春期出现较大的差异,男生的肌肉与脂肪比大约是 3∶1,而女生大约是 5∶4。

(二)青春期的心理发育

青春期的认知能力得到飞速发展,记忆力、注意力得到改善和提高,抽象思维、推理能力得到较大提高,学习能力进一步加强。自我意识逐步成熟,自我同一性逐步成熟。在当前青少年身体发育有提前趋势的前提下,相对于生理的发展,心理的发展相对滞后,因此在青少年时期心理-行为有诸多矛盾的体现:①生理变化对心理活动的冲击。身体的发育和外形的变化,青少年产生了成人感,希望获得全新的评价,但是心理的不成熟又使得他们的愿望不能实现。性的成熟产生了性冲动,但是又无法得到满足,只能压抑欲望。②成人感和幼稚性的矛盾。青少年的自我独立意识的发展,常常与家长和老师发生冲突,但是其生活和心理还需要依赖成年人。一方面不愿意与家长和老师交流,另一方面又难以忍受孤独、寂寞,希望得到理解和关心。这些心理矛盾和学业压力是青少年心理压力的主要来源。

（三）青春期的性发育

性发育是青春期最重要特征,包括内、外生殖器官的形态变化、生殖功能成熟和第二性征发育等。青春期开始,女孩最初出现的身体变化是典型的乳房轻度发育,接着有阴毛出现、月经来潮,其后是骨盆增宽。这些变化确切的发生时间有很大差异。男孩相继出现睾丸增大、阴茎和阴囊的发育,阴毛大约在 11～12 岁出现。此外,男孩在青春期喉结逐渐增大,声带加宽,声调变粗,发音低沉,并且有乳房硬结出现,胡须、腋毛也逐渐长出。

三、青少年健康危险行为及危害

（一）健康危险行为

凡是给青少年健康乃至成年期健康和生活质量造成直接或间接损害的行为,通称健康危险行为(health risk behavior)。可分以下 7 类。

（1）导致各种非故意伤害的行为,如车祸、溺水、跌坠、砸伤等。

（2）导致各种故意伤害的行为,如校园暴力行为、精神抑郁、孤独、自杀、自伤、自残等。

（3）物质性成瘾行为,如吸烟、饮酒、滥用药物等。

（4）精神性成瘾行为,如电子游戏机成瘾、网络成瘾等。

（5）导致各种性传播性疾病(包括艾滋病)和非意愿妊娠的性行为。

（6）各种不良饮食行为。

（7）缺乏体力活动行为。

（二）健康危险行为的危害

青少年健康危险行为可造成以下的危害。

（1）导致青少年患病、受伤或死亡:美国 20 世纪末的调查表明,10～24 岁青少年死因主要可归咎于以下 4 类:车祸、其他非故意伤害、暴力、自杀。饮酒、吸毒也与青少年死亡和患病密切相关,并成为导致车祸、暴力、性乱和自杀的主要影响因素。伤害是我国青少年的主要死因,其中交通事故是首要死因。

（2）容易导致成年期疾病:心脏病、癌症、脑卒中是导致成人的主要死因。这些疾病的发生与吸烟、过量摄入热量(脂肪)、缺乏体育锻炼等健康危险行为间存在密切的相互关系。青少年期形成这些行为者,发生成年期疾病的比例较成年后才形成者显著要高。WHO 专家指出:青少年期建立的吸烟习惯,将导致他们将来每年有 150 万人死于烟草相关疾病。

（3）造成疾病和社会问题:青少年性行为有三大特点,即无计划性、无保护性和不安全性。其危险集中于以下 3 个方面:①性伴侣多、性行为无保护措施,感染性病或艾滋病的危险显著增加。②少女怀孕,全球每年出生婴儿的10%(约1 500万)由15~19岁青少年所生。青少年发育不成熟,非意愿性妊娠带来不幸,也使他(她)们失去教育机会,加剧性别不平等,产生诸多社会问题。③生殖健康疾病。怀孕少女面对更多的流产、早产、死胎、滞产等损伤和死亡;常又因在非正规渠道下接受人工流产而引发大出血、生殖道感染,继发不孕等并发症。

第二节　青少年的健康筛检

一、我国中小学健康体检的要求

目前我国中小学生健康体检工作主要按照2008年卫生部下发的《中小学生健康体检管理办法》(卫医发[2008]37号)执行,文件中规定中小学生每人每年应接受一次健康体检。体检的项目包括:①内科常规检查,心、肺、肝、脾;②眼科检查:视力、沙眼、结膜炎;③口腔科检查,牙齿、牙周;④外科检查,头部、颈部、胸部、脊柱、四肢、皮肤、淋巴结;⑤形体指标检查,身高、体重;⑥生理功能指标检查,血压;⑦实验室检查:结核菌素试验、肝功能(谷丙转氨酶、胆红素)其他项目应根据国家相关法律、法规规定所要求开展的检查项目或根据地方具体情况进行适当增补,涉及实验室和影像学检查必须在医疗机构内完成。

二、学生常见病筛检

除了健康体检,根据地区防病的需要,卫生专业机构应根据当地学生人群的特点开展学生肥胖、营养不良、口腔病、缺铁性贫血、肠道蠕虫病等常见疾病的筛检。

三、学生不良生活方式的筛检

不论是出于疾病预防的需要,还是提供更加完善的保健服务,基层卫生机构应对学生不良的生活方式进行询问,对发现的问题及时给予指导。目前学生当中常见的不良生活方式的行为包括以下几个方面。

(一)不合理膳食行为

儿童青少年各个系统和器官的发育离不开营养的支持。膳食为生长发育提供了热能、蛋白质、脂肪、维生素、矿物质和微量元素,营养不仅促进体格的发育,还可促进智力的发育。城市的青少年不合理膳食行为主要体现在:①三餐的能量摄入不均衡;②摄入营养结构不合理;③过度进食;④过度节食。

(二)不健康的控制体重和减肥行为的危害

禁食、节食不能保证人体最基本的营养摄取,还会使基本新陈代谢的次数减少,也会容易出现体重反弹的现象。钙、镁和维生素D等营养素摄入不足,这会有骨质疏松症出现的危险。由于营养不良的饮食习惯和过度减肥等造成的营养失衡,会导致卵巢功能减退,这带来的结果是女性体内所控制的女性激素的分泌量降低,容易出现月经不调,不来月经、无排卵等一系列的妇科病症,甚至还会成为将来不孕的原因。

（三）缺乏体育锻炼

体育锻炼是促进儿童少年身心发育和增强体质的最重要因素之一。体育锻炼对健康的促进作用主要体现在促进体格的发育及增强生理和内分泌功能是增强免疫力和抗病能力的有效手段。经常参加锻炼的少年,体内新陈代谢显著增强,在合理营养的保证下机体合成作用也得到增强。正常生长的机体、体内各种营养物质的积累超过消耗是促进生长发育的重要动力因素。在体育锻炼中,跑、跳等动作对骨骼的骨化能起一种机械刺激作用,能改善血液循环,促进骨的生长发育。体育锻炼增强了血液循环,从而也就增加了对中枢神经系统的血液供应,使中枢神经系统获得更多的养料,能更好地促进神经系统的生长发育,改善和提高神经系统的功能,也改善和提高整个有机体各器官系统的功能。体育锻炼不足就丧失了上述体育锻炼所带来的好处。

（四）吸烟

国内外的大量研究表明,吸烟对健康的危害是多个方面多个系统的,主要包括如下几个方面。

（1）焦油含有多种致癌物质,吸烟者患肺癌、口腔癌、食管癌、唇癌、舌癌、膀胱癌者远比不吸烟者多。

（2）尼古丁和烟雾对呼吸系统的损害严重;吸烟可以直接影响儿童青少年的肺功能,降低肺活量。烟雾刺激可以引发气管黏膜功能紊乱,使其纤毛脱落、支气管痉挛、气道阻力加大,并破坏肺泡内的吞噬细胞,导致咽喉炎、气管炎、肺气肿等。

（3）吸烟引发心血管疾患,使血管痉挛、血液黏稠度增加,血流变缓,血压上升,脉压变小,心跳加快,出现心律失常、心排出量减少。

（4）吸烟损害神经系统:吸烟可以使神经系统先暂时兴奋,随后产生持久的麻痹作用。打乱脑皮质兴奋-抑郁过程的动力平衡,引发自主神经系统功能紊乱。长期吸烟者出现记忆力减退、注意力分散、精神恍惚、失眠多梦等神经症状。

（5）吸烟还会损害消化功能,造成消化道黏膜发炎、消化液分泌减少。

（6）吸烟不但损伤身体,对青少年心理行为也有不良影响:①吸烟青少年通常社会成熟性差,情绪不稳定,易冲动,喜寻刺激,易对社会产生对抗情绪。②由于绝大多数成年人都反对青少年吸烟,青少年容易养成说谎的习惯。③青少年吸烟者常常疏于学业、精神空虚。④青少年吸烟易助长追求享乐的生活态度。

（五）不良心理行为问题

儿童青少年的心理卫生问题常以各种行为方式表现出来,如睡眠障碍、注意缺陷障碍伴多动、孤独症。青春期主要的心理行为问题主要有焦虑症、抑郁症、强迫症、神经性厌食症、神经症、睡眠障碍。

全国青少年心理健康水平调查结果显示,有心理和行为问题的小学生约为13%,初中生约为15%,高中生约为19%,有随年级升高呈递增趋势。上海市的调查也发现49.0%的学生有时、经常或总是感到孤独,女生要高于男生,高中生和中等职业技术学校学生的发生率明显高于初中生。63.0%的学生有时、经常或总是由于学习压力或成绩不好而感到不愉快,女生高于男生,高中生明显高于初中生和职校生。61.3%的学生曾经由于担心某事而失眠,女生高于男生;11.4%的学生有抑郁倾向(曾经连续两周或更长时间感到非常伤心或绝望而停止平常的活动)。

(六)过度使用电子屏幕行为对健康的影响

不论是电视还是网络都可以为青少年提供健康知识和技能,青少年上网更容易分享一些私密的问题,比如和性发育有关的信息、心理问题。但是,过度使用电子屏幕则会对健康产生不利的影响,体现在注意力下降、思维能力降低、静坐时间过长、视疲劳,甚至会导致网络或游戏成瘾。

(七)睡眠障碍

儿童睡眠障碍主要是因发育不成熟引起的,常见的睡眠障碍有夜醒、夜惊、梦魇和夜游。青春期常见的睡眠障碍有过度睡眠、睡眠不安、失眠等。足够的睡眠、良好的睡眠习惯,对青少年身心健康有重要影响。睡眠不足的学生中有学习效率低、记忆力不良的比例比其他同龄者多2.5倍,并发神经官能症、焦虑、抑郁症状者也相当普遍。有研究发现睡眠不足会降低大脑的创造性思维,降低生长激素的分泌,影响皮肤健康和对疾病易感。最新研究也发现睡眠不足也是导致儿童肥胖的原因之一。

第三节 青少年的个性化健康指导

卫生工作者的重要任务就是要帮助青少年健康地度过青春期。虽然青少年是人的一生中最健康的时期,但是在基层医疗卫生机构中还是有很多机会碰到青少年的患者,在诊疗中如果能够为青少年提供信息、建议、咨询、筛查等临床预防服务,帮助他们采取健康安全的行为,并对其进行健康管理,这对于促进青少年健康将会是非常有利的。社区卫生服务中心的专业人员、学校的卫生保健人员的另一个重要任务是改变社区和学校的观念,协助社区领导和学校领导了解青少年的健康需要,发动社区和学校共同开展工作来促进青少年健康。

一、青少年健康信息的收集

(一)与来就诊的青少年建立良好的关系

青少年到基层卫生机构或学校医院、卫生室、保健室就诊,有时候是一个人单独主动就诊,有时候是父母、朋友、同学或老师陪同就诊。有时青少年就诊时候的态度是主动、真诚和友好的,有时也有可能不够友好。就诊者有可能存在焦虑、害怕的情绪。当有他人陪同前来的时候,青少年有可能不愿意透露敏感信息。卫生专业人员应认识到青少年的心理特点及其所面临的压力,做到与其建立良好的关系,这是收集其完整、准确的健康信息的基础。卫生专业人员应做到以下几点:①真诚、职业的态度;②向青少年患者说明将尽可能帮助他(她),承诺保守个人信息和就诊记录,没有青少年本人的同意不会告知任何人。③在就诊中是否需要成年人陪伴或参与需征得青少年的同意。如果陪同青少年就诊的有父母或教师等成人,应向他们解释有可能需要与青少年单独交谈一段时间。④如果在学校开展青少年健康管理应征得监护人同意,在实施管理的过程中避免使青少年感受到歧视或不公平。

（二）采集现病史应该注意的问题

1. 采用恰当的沟通技巧与青少年就诊者沟通　受生活经验和知识等方面的限制，青少年在就诊时有可能说的是其主要的或者是其最关心的主诉，特别是青少年常常在面临性健康的问题时非常在意他人的看法，甚至会担心卫生专业人员的讥笑，所以可能会掩饰真实的情况。卫生专业人员要收集到准确的信息，需要有良好的沟通技巧，了解青少年的心理。应运用灵活的、轻松的对话风格，采用迂回的询问方式来获得信息。

2. 青少年就诊者的健康信息的收集不仅局限于主诉　青少年的健康问题不仅仅局限其主诉，有可能他们自己没有意识到或者是不愿说明。卫生专业人员应认识到这个特点，对就诊者可以考虑收集其在家庭、教育、饮食、活动、用药、性、安全、自杀等方面可能存在的因素。如果时间不允许收集全部的信息，也可以根据青少年的具体情况选择需要优先评估的部分来进行询问。

3. 体检　根据青少年就诊者的问题需要进行一些必要的体检。体检一般包括以下项目：体温、脉率、营养状况、淋巴结、黄疸、肺部听诊、腹部触诊、牙齿与牙龈、皮肤等，有时候需要做一些辅助检查，如血红蛋白测定、阴道分泌物的检查等。

卫生专业人员应告诉青少年需要做的检查，获得青少年的同意。如果青少年在 18 岁以下，需要获得监护人的知情同意。如果在学校的卫生室或保健室，没有足够的条件开展体检和辅助检查，卫生保健人员应该给出转诊的建议，以帮助青少年及时获得需要的医疗服务。

二、青少年的健康评估与指导

青少年生长发育的评价内容广泛，包括人体的形态、功能、生理、生化和内分泌及心理的变化。生长发育的评价有以下几种方法。

1. 指数法　指数法是根据人体各个部分的比例关系，借助数学公式制成指数，用以评价发育水平。指数一般分为 3 类：第一类是体型指数，主要由体重、身高、坐高、胸围等指标构成；第二类是营养指标，如体质指数等；第三类是功能指数，如肺活量/体重、握力/体重等。用指数法来评价发育水平，就是运用测量和计算结果，根据现行的标准来判定青少年的发育处于人群中的水平。

2. 离差法　主要有等级评价法和曲线图法。等级评价法是用标准差与均值相离的位置远近划分等级。用离差法评价时将个体该项指标的实测值与相应的标准比较，确定其所在的等级，得到评价的结果。曲线图法就是将不同性别和年龄的发育指标标准的均值、均值上下一个标准差、均值上下两个标准差的数值画在坐标上，绘制成发育标准曲线图。将评价对象的指标测量值也点在坐标上，观察在发育标准曲线图的位置，评价其发育在人群中所处的水平。

3. 百分位数法　该方法适用于偏态分布的数据，用发育指标的第 50 百分位数为基准值，一般用第 3、25、75 和 97 百分位数表示离散度。

4. 生长速度评价法　生长速度的测量方法有年增加值和年增加率两种。年增加值就是一年内某个指标增加的数值。年增加率为年增加值除以年开始测量值所获得的数值，它可以消除个体基数对生长速度评价的影响。

5. 发育年龄评价法　由于青少年发育的启动和过程存在有较大的个体差异性，在相同年龄的同性别青少年中有可能处在不同的发育阶段。发育年龄是身体的某些形态、功能、性征发育指标的发育平均水平,制成标准年龄,来评价个体青少年的发育水平。常见的发育年龄评价法有形态年龄、第二性征年龄、牙齿年龄、骨骼年龄。

6. 营养状况评价　主要观察的项目包括身高、体重、皮脂厚度等,常用的指标包括按年龄体重、身高标准体重、皮脂厚度、按年龄身高等。

7. 性发育评价　常用方法有 3 种:一是第二性征单项评价,如男孩的阴毛、腋毛,女孩的乳房、阴毛和腋毛等,目前应用最多的是 Tanner 制定的五期法;二是睾丸的测量与评价,可以用卡尺直接测量睾丸纵径,也可以采用模型比拟法,通过与不同体积的模型比对后找到与测量对象最相似的模型以此来估计实际睾丸的大小;三是性发育指标综合评价,将第二性征和其他性发育现象结合起来,制订性发育综合分期标准来全面反映性发育状况,适用于整体判断性发育的成熟程度。

8. 行为评估　行为评估是对人的行为表现进行全面、客观的测量与观察,将测量和观察结果进行量化后进行比较、鉴别和评估。在青少年的心理卫生工作中,最常用的行为评估方法是心理测量。

9. 青少年健康相关行为的评估　卫生工作者通过询问了解青少年的主要健康问题的同时需要了解其他相关的行为。对我国城市青少年应关注其饮食、体力活动、吸烟、交通安全和情绪等问题。如果涉及性的健康,还需要了解其性行为的情况。根据青少年的膳食推荐量、体力活动的建议值判断其生活方式中是否存在不利于健康的因素。了解其在交通、人际关系、心理健康、性健康中存在的隐患,以便于给予有针对性的指导。

三、疾病的诊断

具有临床执业医师资质的卫生专业人员根据收集到的信息对青少年的健康问题进行诊断,如果是属于需要临床干预的疾患,则按照诊疗规范执行。基层卫生工作者,如社区全科医生和校医,根据就诊青少年的情况进行评价和判断是否属需要专科医生的帮助才能完成诊疗工作。

四、个性化的健康指导

青少年个性化的健康指导是青少年卫生保健服务的内容之一。个性化的健康指导是健康管理的一部分。健康管理可以以健康问题为中心,也可以以青少年个体为中心来开展,这是根据青少年卫生保健的需要,在建立健康档案的基础上,为青少年设计健康筛查、行为干预、临床干预、健康教育为一体的预防保健系列的过程。青少年和家庭与卫生保健者保持紧密的联系,卫生保健者在青少年的成长过程中是其健康的引导者,也是卫生服务的提供者。随着电子化的学生健康档案的建立和青少年健康服务信息平台的建设,使得青少年个性化健康管理工作的开展成为可能。青少年健康服务信息平台可以通过读取健康体检、疾病筛查和健康专题监测、调查的信息,对青少年的健康问题进行汇总和评价,根据既定的规范进行分类和个案管理,卫生保健人员可以通过访视、网络和电话的方式来进行健康指导。

个性化健康咨询是健康指导中常用的工作方式,可以帮助青少年解决现存的问题,它可以一次性地开展,也可以根据健康问题的情况连续性地开展。当青少年因某个健康问题或困惑来寻求卫生专业人员帮助的时候,是进行健康教育的好时机,因为他们在此时更容易接受健康的信息和建议。卫生专业人员应利用一切机会向青少年、他们的父母、他们的同伴提供健康咨询,解答他们的问题和存在的疑惑。向青少年的父母解释孩子生长发育的特点,以及如何通过改善家庭环境、社区环境来帮助孩子塑造健康的生活方式,维持健康的心理状态。

(罗春燕)

参考文献

[1] 季成叶. 中国青少年健康相关/危险行为. 北京:北京大学出版社,2007.
[2] 世界卫生组织. 谭晖,钱序,陶芳标,主译. 青少年工作指南——基层卫生工作者参考手册. 上海:复旦大学出版社,2012 年.
[3] 季成叶. 儿童少年卫生学. 北京:人民卫生出版社,2006.
[4] 季成叶. 儿童少年卫生学. 北京:北京大学医学出版社,2006.

第二十三章　职业卫生服务与职业人群健康管理

职业人群约占一个国家总人口的 50% ~ 60% 。他们的劳动创造出社会的全部物质财富，维持了社会活动，保证了国家的社会和经济发展。对个人而言，一生中绝大部分的黄金时间是在工作场所度过的，工作不仅是人们谋生的手段，给其带来成就感与满足感，并对人们身心健康有着重大影响。工作阶段的职业人群暴露于多种对健康不利的因素，同时工作还影响着人们的行为与生活方式，在工作场所中做好职业卫生服务和职业人群健康管理，可以有效控制对健康不利的因素，预防职业病及其工作有关疾病，并可预防与延缓各种慢性病的发生。研究证明，对健康相关的投入，不只是为员工提供的福利，而是对保证优质人力资源的投资。员工的健康水平提升，有助于提升员工劳动生产效率，这有助于员工与用人单位达成双赢的局面。

第一节　职业卫生服务

一、职业性有害因素及职业性病伤

（一）职业性有害因素

职业性有害因素（occupational hazards）是指生产工作过程及其环境中产生和（或）存在的，对职业人群的健康、安全和作业能力可能造成不良影响的一切要素或条件的总称。

职业性有害因素种类众多，随科学技术、社会经济的发展和生产工艺技术的更新而改变。根据其性质，大体上分为 4 类：①物理性有害因素（physical hazards），包括异常气象条件、噪声、振动（noise and vibration）、非电离辐射（nonionising radiation）、电离辐射（ionising radiation）；②化学性有害因素（chemical hazards），包括毒物（poison）和粉尘（dust）；③生物性有害因素（biological hazards），包括生物源性变应原、细菌、病毒等；④不良生理、心理性因素（physical and psychological hazards），包括人体工效学（ergonomics）问题、工作中个别系统与器官的过度紧张、工作压力大所致的职业紧张与抑郁等心理健康问题等。

在实际生产劳动场所中，往往同一工作场所同时存在多种职业性有害因素，不同的工作场所存在同一种职业性有害因素。在识别、评价、预测和控制不良职业环境中有害因素对职业人群健康的影响应加以关注。

（二）职业性病伤

职业性病伤（occupational disease and injury）是指由职业性有害因素引起或与职业性有害

因素有关的疾病及健康伤害,包括职业病、工作有关疾病和工伤。

1. 职业病(occupational diseases) 广义上讲,是指与工作有关并直接与职业性有害因素有因果关系的疾病。即当职业性有害因素作用于人体的强度与时间超过机体所能代偿的限度时,其所造成的功能性或器质性病理改变,并出现相应的临床征象,影响劳动能力,这类疾病通称职业病。由于社会制度、经济条件和科技水平以及诊断、医疗技术水平的不同,各国都规定了各自的职业病名单,并用法令的形式所确定,即立法意义上的"法定职业病"。《中华人民共和国职业病防治法》将职业病定义为:职业病是指企业、事业单位和个体经济组织的劳动者在职业活动中,因接触粉尘、放射性物质和其他有毒、有害物质等因素而引起的疾病。目前法定职业病是指 2002 年 4 月 18 日,由我国卫生部、劳动保障部印发的《关于印发〈职业病目录〉的通知》中规定,我国的职业病分为 10 大类 115 个病种,包括:①肺尘埃沉着病(尘肺)13 种;②职业性放射性疾病 11 种;③职业中毒 56 种;④物理因素所致职业病 5 种;⑤生物因素所致职业病 3 种;⑥职业性皮肤病 8 种;⑦职业性眼病 3 种;⑧职业性耳鼻喉口腔疾病 3 种;⑨职业性肿瘤 8 种;⑩其他职业病 5 种,其中包括化学灼伤等工伤事故。目前职业病名录正在修订中,估计不久将有新的法定职业病目录公布。

2. 工作有关疾病(work-related diseases) 是指疾病的发生和发展与职业性有害因素有关,但职业性有害因素不是该病的唯一的直接因素,而是诸多相关因素之一;由于职业性有害因素影响了健康,促使潜在的疾病显露或加重已有疾病的病情,通过控制有关职业性有害因素,改善生产劳动环境,可使所患疾病得到控制或缓解的一类疾病。它又被称为职业或工作多发病。常见的工作有关疾病有:矿工的消化性溃疡;监狱警察与司机的高血压;行政主管的冠心病;与职业紧张有关的抑郁症、焦虑症等。工作有关疾病应与职业病相区别。

3. 工伤(occupational injury) 是在工作时间和工作场所内,因工作原因发生意外事故而造成职业从事者的健康伤害。属于工作中发生的意外事故,常在临床急诊范围内,较难预测。但事故的发生常与劳动组织、机器构成和防护是否完善以及个人心理状态、生活方式等因素有关,需安全生产监督部门和卫生部门的共同努力,加强安全风险评估,消除潜在的危险因素,积极预防。

二、职业卫生服务

(一) 职业卫生服务的概念及实施的原则

1. 概念 国际劳工组织(ILO)于 1959 年第一次对职业卫生服务(occupational health service,OHS)下了定义,指出:OHS 是一种在工作场所或其附近提供的全面保护工人健康的服务,内容是预防性的,目的是使工作符合工人健康要求。1978 年,WHO 在阿拉木图召开国际初级卫生保健会议,提出初级卫生保健服务应推广到一切工作场所,服务对象应该包括所有受职业危害的人群。于是,OHS 扩大为保护和促进一切职业(包括工业、农业、服务行业、文化教育、科学研究和行政管理等各行各业)人群的健康,特别需要关注是危害大而缺少卫生服务的人群。随着预防观念逐渐加强和对精神健康重要性认识的深入,1985 年,ILO 重新定义 OHS:OHS 基本上是预防性服务,要求雇主、职工及其代表,建立和维持能保证工人安全和健康的工作环境,使工作适合于保持工人体格和精神健康。在 ILO 提出的 OHS 公约及补充建议中,将初级卫生保健和治疗工作列入 OHS 内容。

随着经济全球化的迅速发展,工人流动性增加,对 OHS 的组织、内容和方法也提出来新的要求。ILO/WHO 职业卫生联合委员会于 2003 年在日内瓦发布了基本职业卫生服务(basic occupational health service,BOHS)的文件。"基本"是指实施职业卫生服务活动时所应达到的最低程度,基本职业卫生服务包含了职业卫生服务的核心内容和活动,是职业卫生服务进一步发展的起点。BOHS 结合了 WHO 初级卫生保健的概念,强调通过初级卫生保健,利用科学合理的可接受的职业卫生和职业医学方法,为所有工作场所及每一个职业从事者提供基本服务,保护人们工作中的健康、促进健康、幸福和工作能力,同时,预防疾病和事故。基本职业卫生服务战略的目标是为全世界所有工作场所和每个工人提供服务。

职业卫生服务是以保护和促进劳动者的安全与健康为目的,以职业人群和工作环境为对象的一种特殊形式的卫生服务,是整个卫生服务体系的重要组成部分。职业卫生服务是 WHO "人人享有卫生保健"全球卫生战略在职业人群中的具体体现。

2. 实施职业卫生服务的原则

(1) 保护和预防原则:保护职工健康,预防工作中的危害。

(2) 适应原则:使工作和环境适应于人的能力。

(3) 健康促进原则:增进职工的躯体和心理健康以及社会适应能力。

(4) 治疗与康复原则:使职业危害、事故损伤、职业病和工作有关疾病的影响减少到最低程度。

(5) 全面的初级卫生保健原则:为职工和家属提供全面的卫生保健服务。

(二) 职业卫生服务的内容与任务

随着职业卫生服务范围的扩展,职业卫生服务除了对职业卫生与安全有害因素的预防和控制,而且也包括工作环境与劳动组织改善以及对职工承担社会和经济责任。但是,职业卫生服务的核心内容和任务是紧紧围绕有效和针对性地解决工作所致的职业人群健康问题而开展的。

1. 工作场所的健康需求评估　①生产工艺分析,了解各生产部门、工种或岗位存在的职业危害;②收集生产过程中涉及的化学物质及相关资料;③根据已有的工作场所职业卫生检测、生物监测数据以及相关资料等,回顾企业的职业卫生状况;④了解生产系统的改变计划,如新设备、新仪器和新装置等;⑤总结企业的劳动力特征(如年龄、性别、种族、家庭关系、职业分类、职业史及相关的健康资料);⑥收集企业领导和劳动者职业卫生知识的认识程度;⑦指导、监督合理选择、使用和评价个人防护用品;⑧改进或指导、监督改进工作场所的健康安全措施,包括工程技术控制和健康安全操作规程;⑨估测和评价因职业病和工伤造成的人力和经济损失,为调配劳动力资源提供依据;⑩编制职业健康与安全所需经费预算,并向有关管理部门提供。

2. 职业人群健康监护(health surveillance)　是以预防为目的,通过对职业人群健康状况的各种检查以及系统、定期地收集、整理、分析和评价有关健康资料,掌握职业人群健康状况,及时发现健康损害征象,并连续性地监控职业病、工作有关疾病等的分布和发展趋势,以便适时地采取相应的预防措施,防止有害因素所致疾患的发生和发展。职业健康监护的目的在于检查和发现职业危害易感人群;及时发现健康损害,掌握健康危害的程度;评价健康变化与职业病有害因素的关系,鉴定新的职业危害、职业性有害因素;及时发现、诊断职业病,以利及时治疗或安置职业病患者;监视职业病及工作有关疾病的发病率和患病率在不同工业及不同地区之间的分布及其随时间的变化;评价暴露防护和控制以及其他干预措施效果;为职业病危害评价和职业病危害治理效果评价,为制订、修订卫生标准、职业危害防治对策和卫生策略以及行政执法提供科学依据,达到第一级预防的目的。职业健康监护内容应包括接触控制(职业性有害因素的环境监测、接触评定)、医学监护和信息管理。

3. 健康危险度评估 将工作场所环境监测资料与医学监护资料及其他资料相结合,对职业环境中健康危险度进行评估。

4. 危害告知、健康教育和健康促进 职业卫生服务机构应当以适当的方式将工作环境监测结果提供给雇主、工人及其代表或企业安全与健康组织;用人单位有义务告知工作场所和工作岗位中存在的危害因素,并有责任对工人进行安全与健康操作的培训;工人有权知道并持续关注与自己工作相关的危害因素信息。应针对作业场所存在的职业危害因素可能造成的健康损害,对工人进行有关预防和控制职业危害因素、预防职业病和事故、保持身体健康的培训与教育,让他们养成"安全作业操作"(safe working practice)的行为习惯,并融入整个用人单位(企业)的"良好作业管理"(good work management)之中。而且,还要把企业、雇主、工人、工会等的积极性全部调动起来,主动投身到预防和控制职业有害因素造成的健康损害、保护工人身心的健康促进活动中来。

5. 职业病和工伤的诊断、治疗和康复服务。

6. 实施与作业者健康有关的其他初级卫生保健服务及基本职业卫生服务概念 实质上是将 WHO 提出的初级卫生保健概念和职业卫生服务概念相结合,因此在进行职业卫生服务时,应结合其他初级卫生保健服务如预防接种、常见病的诊断和治疗、与慢性病有关的不良生活方式的干预等。这样,可以更加全面地将"人人享有职业卫生"和"人人享有卫生保健"有机结合起来,实现保护、促进人们的健康、幸福和工作能力的目标。

7. 职业场所突发公共卫生事件的应急救援。

(三)职业病管理

职业病管理是依据有关职业卫生法规的授权,对公民、法人和其他组织遵守职业卫生法规的情况进行督促检查,对违反职业卫生法规、危害职业人群健康的行为追究法律责任。《中华人民共和国职业病防治法》是职业病管理国家法律,其他在用的职业卫生法规均为行政法规和地方法规,主要有 3 类:①国务院颁布的有关法规,还有防尘防毒、尘肺病防治、女工劳动保护条例等规定;②国务院卫生行政部门或有关部门联合颁布的规章,如劳动卫生标准、职业病诊断标准、健康监护规定、职业病管理办法等;③省级政府或省人大颁布的法规或规章。

职业病的管理主要涉及职业病诊断管理、职业病报告管理及职业病患者的治疗与康复、处理办法等内容。《职业病防治法》规定,职业病诊断应由省、自治区、直辖市人民政府卫生行政部门批准的医疗卫生机构承担,这就是实行必要的准入制度;该法对职业病诊断的依据和标准、职业病鉴定的组织与鉴定行为、用人单位在职业病诊断与鉴定期间的法律义务、职业病的报告以及职业病病人的劳保待遇等都作出了详细规定。

1. 职业病诊断管理　职业病诊断与一般疾病的诊断有很大的区别。职业病诊断政策性很强、技术要求高,是一项严肃的工作,须由省、自治区、直辖市人民政府卫生行政部门批准的医疗卫生机构进行,采取(诊断小组)集体讨论、诊断的方式。进行诊断时,劳动者本人或用人单位必须提供详细的职业接触史和现场劳动卫生学资料,诊断小组应遵循职业病诊断原则进行诊断。

2. 职业病报告管理　用人单位和医疗卫生机构(包括没有取得职业病诊断资质的综合医院)发现职业病患者或者疑似职业病病人时,应当及时向所在地卫生行政部门和负责工作场所职业卫生监督管理的部门报告;确诊为职业病的,用人单位还应当向所在地人力资源社会保障部门报告。卫生行政部门、工作场所职业卫生监督管理部门和人力资源社会保障部门接到报告后,应当依法作出处理。职业病报告工作是卫生行政主管部门、工作场所职业卫生监督管理主管部门和人力资源社会保障主管部门掌握职业病发病动态,制定有针对性防治措施和保障职业病患者权益的重要前提,是国家统计工作的一部分;各级负责职业病报告工作的单位和人员,必须树立法制观念,不得虚报、漏报、拒报、迟报、伪造和篡改。依据《中华人民共和国职业病防治法》、卫生部颁布的《职业病报告办法》和《职业病诊断鉴定管理办法》的规定,做好以下工作。

(1) 急性职业病的报告:任何医疗卫生机构接诊的急性职业病均应在 12~24 小时之内向患者所在地卫生监督机构报告。凡有死亡或同时发生 3 名以上急性职业中毒以及发生 1 名职业性炭疽,初诊医疗机构应当立即电话报告卫生行政主管部门或卫生监督机构。有关用人单位也应当按照规定的时限和程序进行报告。

(2) 非急性职业病的报告:任何医疗卫生机构和用人单位在发现或怀疑为非急性职业病或急性职业病紧急救治后的患者时,及时转诊到取得职业病诊断资质的医疗卫生机构明确诊断,并按规定向卫生监督机构报告。对确诊的非急性职业病患者如肺尘埃沉着病(尘肺病)、慢性职业中毒和其他慢性职业病,应在 15 日内报告,分别填报《肺尘埃沉着病(尘肺病)报告卡》和《职业病报告卡》,按照卫生行政主管部门规定的程序逐级上报。

3. 职业病患者治疗、处理管理

(1) 职业病治疗原则

1) 力求病因治疗:职业病是一种病因明确、诊断清楚的疾病,治疗上应及早去除病因,并予以病因治疗,从根本上治疗疾病。

2) 重视对症,支持治疗:目前多种职业病尚缺乏特异性病因治疗措施,对症、支持治疗往往是唯一的选择。

3) 早期和预见性治疗:职业病早期的病理生理变化往往是可逆的,故早期治疗效果好。而且职业病病情演变规律性较强,在治疗过程中,可根据患者现时情况评价和预见可能的变化,并针对即将发生的病变、并发症和后遗症等采取有效措施,防止或延援其发生或者减轻其严重程度。

4) 以整体观指导治疗:支持治疗在职业病治疗中有时往往是唯一的选择,但须用整体观原则,选择最优化的治疗方案,以提高整体抗病水平。

5) 贯彻个体化治疗原则:根据患者的个体差异、病情变化及疗效适时调整。

(2) 职业病患者待遇:职业病患者享受国家规定的职业病待遇。职业病患者的诊疗、康复费用,伤残以及丧失劳动能力的职业病患者的社会保障,依法享有工伤社会保险和获得民事赔偿的权利。

4. 职业性病伤的劳动能力鉴定管理 劳动能力鉴定是指劳动能力鉴定机构对劳动者在职业活动中因工负伤或患职业病后,根据国家工伤保险法规规定,在评定伤残等级时通过医学检查对劳动功能障碍程度(伤残程度)和生活自理障碍程度作出的判定结论。职业性病伤患者的劳动能力鉴定是为了保障劳动者在工作中遭受事故伤害和罹患职业病后获得医疗救治、经济补偿和康复的权利,其结果是企业实施职工工伤保险补偿的医学依据。

5. 职业病预防管理 职业病是一类人为的疾病,应遵循三级预防原则。第一级预防是从根本上阻止职业性有害因素对人体的损害作用,包括通过生产工艺改革和生产设备改进,合理利用防护设施及个人防护用品,使劳动者尽可能不接触职业性有害因素,或控制作业场所有害因素水平在卫生标准允许限度内,以及对高危个体,进行职业禁忌证检查。凡有该职业禁忌证者,不应参加相关工作。第二级预防是对作业人群实施职业健康监护、早期发现职业损害,及时合理处理、有效治疗、防止病情进一步发展。第三级预防是对已患职业病的患者应调离原有工作岗位,并予以积极合理的治疗,促进康复,预防并发症。

第二节 工作场所健康促进与健康管理

职业人群除了接触常见的职业性有害因素外,他们也是许多不良生活习惯与行为方式的养成和高流行率的人群。根据我国调查的结果,我国男性吸烟率最高的年龄组是 35~60 岁的青壮年,达 60% 以上;18~45 岁的人群不参加体育锻炼的占 82.8%;18 岁以上人群的高血压患病率为 18.8%,高血脂患病率为 18.6%,超重率为 22.8%,肥胖率为 7.1%,成为将来心脑血管疾病和糖尿病以及一些主要肿瘤高发的后备军。HIV 感染率和艾滋病发病主要是劳动人群;结核病的高危人群多为农民工;医务人员为乙型肝炎的高危人群;而许多公共卫生的突发事件往往就发生在职业场所。本节在前面章节描述有关一些成年人健康问题临床预防服务的基础上,介绍以健康工作场所为载体,如何在工作场所对整个职业人群开展健康促进与健康管理工作。

一、健康工作场所的概念

(一)健康工作场所的定义

世界卫生组织将健康工作场所定义为:健康工作场所是指劳动者和管理层采取共同合作及持续改善流程,保护与促进全体劳动者的健康、安全与幸福,以及工作场所持久经营的环境。工作场所健康促进是实现健康工作场所的重要手段。在实施工作场所健康促进时应该考虑以下要素:①传统的职业健康和安全范畴的物质环境;②包含健康、安全和幸福范畴在内的社会心理环境,包括工作组织、工作压力与职场文化;③职场中的个人健康资源(来自雇主的有关健康生活方式的支持和鼓励);④企业参与到社区中改善劳动者及其家人与社区其他成员健康的方法。

（二）实施工作场所健康促进的要点

为实现健康的工作场所，在实施工作场所健康促进时，需要考虑如下要点。

1. 管理层承诺和参与　动员和获得主要利益相关者（如决策层领导、工会领导）的承诺，将健康工作场所纳入企业的经营目标和价值观中；获得必要的承诺、资源和支持；通过制定和采取一套完整的政策，为这些承诺提供重要的证据，这些政策必须由企业最高权力层签署，并且明确地表明倡导健康工作场所是本组织经营战略的一部分。

2. 劳动者及其代表参与　劳动者及其代表不应该仅仅是简单地"被咨询"或"被通知"，而应该主动地让他们参与到计划和评估过程中的每一环节，并认真地考虑他们的意见和想法；鉴于劳动者和管理者两者的内在动态关系，至关重要的一点是劳动者必须有一些集体表达意见的途径，因为集体表达要比个人意见的表达要更为有力。参与工会或通过地方性劳动者代表代理，可以帮助这种声音的建立。

3. 商业伦理与合法性　一条被广泛接受的伦理原则之一是对他人"无害"，并确保员工的健康和安全；坚持把劳动者的社会和伦理规范作为他们在更广泛社区角色中的一部分；强化职业卫生法律法规的执行；对劳动者及其家庭和大众负责，避免不当的风险和人类的灾难。

4. 使用系统综合流程以确保有效和持续的改进　对健康工作场所要有战略性的承诺；整合所需的资源；评估现状和预期目标；确定优先项目；通过向他人学习，制定一项全面的总体计划和具体项目行动计划（例如，咨询当地大学的专家，或询问有经验的工会领导人、参观其他企业，或通过网络向世界各地征询意见）；执行计划；验收和评估计划的有效性；及时地对计划流程进行改进。

5. 可持续发展和整合一体化　获得高层的承诺，在做任何决定时要将健康、安全和福祉作为"过滤器"；将倡导健康工作场所这一目标整合到企业的总体战略经营计划中；使用跨职能团队或交叉沟通的形式来减少工作团队的隔阂，建立健康和安全委员会和工作场所健康委员会；评估和不断地改进；不仅评估财务业绩，还评估客户知识、内部经营流程、员工学习和成长情况，使企业获得长远的成功；对工作场所健康和安全保持一种全面综合的看法，审查所有方面以找出更多有效的解决办法；考虑外部影响，例如社区中缺乏基层医疗保健资源；通过设定行为准则和产出目标的绩效管理系统，强化所需要的行动。

（三）工作场所健康促进的内容

工作场所健康促进近年来正向综合健康管理演变。从控制传统的职业有害因素预防法定职业病，转化为控制各种疾病的危险因素，增进员工健康水平降低各种疾病风险，以提高员工生产效率。这使得工作场所的健康促进内容得到了不断扩展，主要内容包括：①工作环境中职业有害因素的控制与个体防护；②行为危险因素的控制，如吸烟、饮酒、超重与肥胖、体力活动不足等；③工作相关因素的缓解，如工作压力与职业紧张、心理健康与员工援助计划、体检与疾病管理、旅行健康安全预防等。

二、工作场所健康促进的实施

系统的健康促进项目规划是健康促进项目成功的关键，在项目实施前需要为项目设定其长期目标与短期指标，同时需要系统全面的开展相关数据资料的收集与管理。为保证项目的可持续发展,项目实施框架归纳如下:①单位内健康促进领导小组的建立与政策调整;②识别员工的健康问题,即主要健康问题的确定;③评估,资料收集与调查;④计划,确定优先解决的问题,确定行动计划;⑤执行,优先解决问题行动计划的实施;⑥评估,方案实施效果评定,确定需要进一步解决的问题。

项目选定是根据各单位特定的职业人群特点与存在的健康危险因素而定。由于单位规模和工作特点差异较大,在条件许可的情况下,需要首先进行相关的员工健康状况及健康风险评估。下面就从需求评估开始,简要介绍工作场所健康促进的具体内容。

（一）需求评估

通过定量问卷调查与定性访谈以及员工评估是项目开展的良好开端。评估不仅可以弄清员工的真实需求,还可以了解员工的理念、文化、管理制度、内部政策、社会和机构等特征。这种评估活动给员工在项目开展之初提供发言的机会,这可以增强员工的兴趣与参与度。定性研究的焦点组讨论可以帮助区分不同项目的优势与不足,帮助突显项目可能遇到的障碍和便利。在焦点组讨论中,涌现出来的非官方领袖在动员员工参与方面的作用是非常重要的,他可以作为员工委员会委员。管理层访谈是收集意见的另一个视角。弄清企业本身的需求和管理者考虑的主题是至关重要的。对"我在此项目中的角色是什么"的关注也不容忽视。任何不能达到员工与管理者双赢的项目肯定是失败的。

单位内医疗花费的数据(包括住院、门诊、药物)、因病因伤假缺勤的数据(短期失能和员工补偿),以及人口特征的数据,将用于确定引发医疗支出的主要疾病分类、员工类别。例如,一家企业发现其最主要的花费是肌肉骨骼疼痛,那么对于肌肉骨骼疼痛的干预就是其未来开展的目标项目。对药物花费信息的归纳,处方药中突出的花费是抗抑郁和抗过敏的药,那么开展健康促进的项目就应该关注抑郁与过敏的干预。

评估中不仅要关注疾病患病情况,更要关注员工中存在的健康危险因素,这不仅包括传统的职业性有害因素,如生产性毒物、粉尘等,而且要包括慢性病及其危险因素,如不良的生活方式,吸烟、饮酒、体力活动不足、超重与肥胖、高血压、颈椎病、脂肪肝等,同时需要关心对员工劳动生产力造成影响的工作压力、职业倦怠、抑郁与焦虑等心理健康问题。

（二）健康促进项目的范围

项目范围包括从健康相关知识的知晓率推进,到教育专题研讨、生物指标的检测、多系列的行为转变课程。所有这些项目(途径)的特征是提升由工作环境支持的员工积极的健康行为。无论感兴趣的主题或目标是什么,目的都是为了促进支持员工健康行为的形成和维持这种积极的健康行为。这些项目的目标是为员工及其家庭在适宜的自我保健利用、做明智的医疗保健消费者、为避免疾病加重和出现并发症、开展更有效的慢性病管理方面提供支持。

项目在第一级预防方面,无论是关注单一健康主题,还是针对多种健康危险因素或行为,以及对生命全程实施的一、二、三级预防项目,选择特定干预的最佳原则是以数据为基础的决策。对特定病种与伤害类别的医疗花费与缺勤的分类、主要存在的健康危险因素、员工的兴趣及人口学特征都是需要考虑的因素。

工作场所健康促进常规开展的项目有:预防性体检、控烟、合理营养、体重控制、血压控制、工作压力、要求管理、疾病管理、环境与组织干预等。由于控烟、合理营养、体重控制、血压控制内容在其他章节已有介绍,下面只介绍未涉及的部分。

1. 预防性体检(preventive examinations)　简称体检或筛检。其核心是通过检查来早期发现疾病以起到预防作用。这些发现可为健康风险评估提供真实可测量的指标,提升员工对特定疾病的知晓率,促进员工采取行动,并对项目评价提供了重要指标。

在工作场所提供的预防性体检有两种:其一是由用人单位提供的,在工作场所开展的;其二是由健康教育项目倡导的,鼓励员工个人自己去。此两种方式各有特点,前者的优势是方便、容易被员工接受。但如果有些阳性发现,医生的咨询是不可能充分的。而后者的优势是可与自己签约或熟悉的医生进行充分交流,不足的是很可能其完全没有找医生接受相应的服务。

肿瘤筛检与相关教育项目是工作场所提供中最常见的,因为仅美国每年就有 50 万人死于各类癌症,即每天死亡大约 1 500 人。在美国每年大约有 100 万新诊断的肿瘤患者,在中国这个数字超过 300 万。研究表明,采取行动减少危险因素,可以预防所有肿瘤的 50%。所有肿瘤中乳腺、前列腺、肺癌与结肠癌 4 种占疾病负担 50% 以上,这突显了开展肿瘤筛检与健康教育的重要。再者,筛检与教育机会窗的存在也为筛检提供了可能。同时需要综合考虑年龄、性别、风险和特定的暴露史为员工提供相应的肿瘤筛检项目。最新出版的美国《临床预防指南》中指出,筛检服务需要将宝贵的资源用于特定的适宜的目标人群。这方面已经有一些成功的案例,值得关注。

将乳腺 X 线摄影检查用于乳腺癌的发现和诊断,每 9 个月提供一次检查,可以使乳腺癌的转移率下降 66%;而每 6 个月提供一次检查,其转移率下降 78%。工作场所健康教育项目有助于提高员工接受此检查的参与率,在科学上证明是有效的。

为汽车制造厂的高危员工提供肠癌筛检,共有 28 处工作场所的 5 042 名员工。将工作场所随机分为干预与对照:在对照场所的员工仅参加筛检,而在干预场所的员工除参加筛检外,还提供营养教育与电话热线咨询为手段的健康教育。经过为期 2 年的研究发现,干预组企业的员工在接受推荐肠癌筛检规程的依从性和合理营养方面得到很大的改善。

近年来骨质疏松症筛检受到了广泛关注,这是由于现在已有了可治疗又可利用的筛检仪器,开展方便。这也是依据对骨质疏松症研究的成果:50 岁以上人群中女性有一半、男性有1/3 的人会发展为骨质疏松症。美国骨质疏松症基金会(NOF)发起了一项运动受到广泛关注,即负重锻炼对骨质健康的重要性。这让公众在接受筛检的同时接受了一项重要的教育信息,即负重锻炼有利于减少骨质疏松症。NOF 寻求合作伙伴来传播这一信息,它的健康教育材料有着出色的资源,并开发了风险筛检问卷。需要进一步开展研究的是:谁将是需要筛检的人群? 最佳的筛检方法? 最适宜的筛检频度?

2. 高血压筛检　事实上,与以社区为基础的其他项目相比,在提高医疗保健的依从性与降低费用方面,工作场所医疗和教育项目是更有效的。特别是专项研究发现,工作场所对于高血压管理、筛检、随访,以达到更好的血压管理是更有用的场所。结构化的健康教育是完成任何高血压发现与治疗项目的必要条件。高血压筛检时常缺乏强有力的教育与随访,参与筛检者不能获得必要的诊断和治疗,以达到控制血压的目标。高血压的控制需要足够与适宜的随访,包括行为调整和支持小组的随访服务,可以在 70% ~80% 患者中提高依从性。

运用可靠的标准与方案,工作场所可以为高血压患者方便提供日常治疗,同时可以保证初级保健(基层)医生与患者的关系持续维持。对职业卫生专业人员的定期访问,为准确监测其是否按医嘱进行膳食、运动、体重控制、压力管理提供了机会。

3. 工作压力管理　健康风险评估和其他的压力评估工具可以用于量化员工的压力。健康风险评估将员工压力分为高、中、低 3 个水平。员工承受更大压力的来源是工作、家庭，还是社会交往；员工是否有适宜的应对技能，员工是否出现了相关的生理与心理症状等，依据这些信息，有关压力和压力管理的项目就可以进行针对性计划。

工作压力管理项目可以整合进任何健康促进项目中，这也是员工和管理者所迫切需要的干预。更为重要的是，处理压力的意义在于压力是与多种疾病和更高的健康花费有关。压力在心脑血管疾病、哮喘、皮肤病等疾病中起着潜在的作用，有工作压力的高危人群的健康花费要比低危人群高出 46%。有效的压力管理技能可改善个体应对压力的能力，提升他们的幸福感，减少紧张相关的症状与体征。

4. 医疗保健要求管理　医疗保健要求管理的首要目标是通过增进员工对其自身健康的责任感，让员工来控制医疗保健的花费。这不同于常规健康促进项目，其首要目标是提升健康水平。在要求管理的情境下，健康改善是第二位的受益。

特别强调的是，要求管理干预支持员工在健康全程的特定节点，如员工在面对疾病的症状、诊断和治疗时的需求。努力做到：减少非必要的卫生保健利用，鼓励适宜的治疗决定，推荐寻求适宜的医疗保健，减轻症状的严重和不适程度。

管理目前最通行的形式是作为工作场所健康管理的一部分，提供免费的咨询热线、自我保健课程、产前保健、外科手术前咨询、产生高额医疗费用的特定疾病的病例管理和健康消费者教育。这些干预在节省医疗费用方面短期有很大的潜力，嫁接在一个混合项目中对于长期花费的节省也可产生效益。有研究显示，可能减少 10% ~ 20% 的就诊花费和急诊利用。

5. 疾病管理　如同要求管理一样，在过去 10 年中工作场所健康促进项目是非常流行的。如果目标人群选择适宜，措施得当，疾病管理同样在短期有降低医疗费用的潜力。目前 70% 的医疗保健费用是由可预防的疾病产生的，因此为慢性病管理提供帮助，对节省医疗保健花费有巨大潜力。疾病管理的目标是预防疾病恶化和出现并发症，帮助人们维持乐观的生命质量。

针对员工实施多年的背部保健系列课程的"背部学校"，是一个背部保健健康教育项目的典型案例。背部疼痛在导致工作缺勤所有原因中列居第二位，在美国，每年工作相关的花费达 110 亿美元，占所有职业损伤所致的直接与间接花费的 34%。早期干预项目策略在成本-效果比与持续行为转变方面不太确定，但 8 次 1 小时培训课程的运动干预在改善由于背部疼痛引起的失能（自报）的效果是明确的。因此，实施包括教育、运动、疼痛管理和支持策略为主体的综合干预，对于帮助个体管理和应对习惯性慢性背部疼痛方面的效果是毫无疑问的。

糖尿病干预也是个好例子。糖尿病影响 10% 左右的成年人，其医疗保健费用的支出是巨大的。在美国，糖尿病患者每年的医疗花费是 11 157 美元，而无糖尿病者的平均花费是 2 600 美元。研究认为，整合个体咨询、运动、体重控制的系统干预，是非常重要的。

（1）咨询：在芝加哥第一银行的研究显示，相对于对照组，每月接受一次健康教育（即咨询）的员工，3 个月后血糖、糖化血红蛋白水平显著降低。

（2）运动：对 1 200 例 2 型糖尿病患者为期 12 年的随访结果表明，低运动量组的男性其死亡风险是高运动量组的 2 倍。

（3）体重控制：对 618 例 30 ~ 50 岁的成人进行为期 16 年的随访。结果发现，那些体重降低 3.6~6.8 kg(8~15 磅)的男性患糖尿病的风险降低了 33% ,而体重降低 6.8 kg(15 磅)以上的患糖尿病的风险降低了 51% 。研究建议:只要每年体重降低 0.5~0.9 kg(1~2 磅),可以避免患糖尿病风险增加。

哮喘、抑郁与冠心病也是受欢迎的疾病管理项目,只要疾病在工作场所的员工中流行,花费大,导致医疗的过度利用,就值得考虑。

6. 环境与组织干预　以前强调的项目都是以个体为中心的,而在控烟、健康膳食、运动干预中强调环境干预的重要。

有关健康的自我责任与社会责任的问题,一些人认为现在健康促进范畴是持续强化个体责任和改善社会及环境氛围的结合;同时存在一种趋势,坚持健康是个体的责任,因为个体健康相关行为在事故、疾病、过早死亡等情况下起作用,社会情境也不容忽视。也有人认为,鼓励个体转变的影响是有限的,因为维持这种积极的转变是困难的,而疾病的趋势曲线也是变化的。因此,鼓励在项目实施中应包括更广泛的社会与环境干预。

鉴于环境与组织干预的重要性,倡导健康的企业文化,营造健康的环境,是健康工作场所一项重要的任务。其中管理层的支持是关键,这是工作场所健康文化的基础。强有力、持久的管理层支持,有利于提高员工参与率,这对影响员工健康行为的社会心理工作环境有积极的帮助。在这种工作环境中,员工感受到自身的价值,有种工作掌控感,对自身工作过程满意和对管理的预期,这些对健康有积极意义。

下面有 3 个例子,希望对未来设计组织干预项目有帮助。

(1) 某建筑公司开展的健康促进项目,其目的是减少缺勤、工作拖延与健康费用。结果发现,组织奉献对员工的健康和心理满足是有积极影响,而在缺勤和拖延方面的影响不明显。但当对工作自身、工作压力、监管、工作安全性和工作环境、机构组织的奉献等有积极预期时,对缺勤、拖延有明显的影响。研究建议,改进工作系统的管理作为工作场所健康促进的内容是重要的。

(2) 某地 20 家公司参与的一项准试验,公司被分为试验组与对照组,试验组进行干预。干预以人力资源部门管理者为目标人群,干预专门设计了培训系列课程,目标是增加对员工心脏健康项目的组织支持。结果显示,试验组在提供组织支持方面是对照组的 4 倍。

(3) 某研究显示,健康促进项目对工作满意度的影响不明显,工作设计和工作环境的社会心理方面对工作满意度是有影响的。研究同样建议,通过专门的工作设计和对工作中社会心理因素的改进,作为改进工作系统的管理是重要的。

很明显,组织层面的调整对于工作场所健康促进专业人员是一重大挑战。需要更多的涉及和研究,需要健康促进专业人员、管理专家和学术机构的通力合作。环境和组织干预的融入是不容易的,但在大量的针对个体的干预设计中是不应该缺少的。

(三) 健康促进项目的实施

健康促进的实施中需要明确什么是需要做的,而什么是不需要做的。在考虑好项目流程和实施框架后,就要确定项目实施的选择。目标人群是计划讨论的中心,需要检查可利用的资源,并有效地运用于目标人群,同时需要细化实施程序与流程。

1. 目标人群　多年来,公司董事、管理者、白领与蓝领工人是健康促进的主要目标人群。

如今有大量文献报道了以特定人群为研究对象的项目,例如以离岸石油工作和市政工人为目标人群,或以警察和学校职工为目标人群;高血压控制项目以少数民族与低技能的工人为对象,特定的项目提供给石油提炼的工人。更不用说,没有两个完全一致的项目在设计阶段是针对完全相同的对象的。

实施团队应该保证特定的需求和目标人群的兴趣相一致。不幸的是现有文献分析发现仅有25%的项目是符合员工的兴趣与特定需求的。这要求事先应调查与评估员工的真实需要,这对于促进员工参与和利用是有益的。

员工参与项目所花费的时间和付出要有补偿。这需要有培训和一个系统来监测活动及其影响,最终的结果是值得投资这是毫无疑问的。

再者,根据行业与产业特点,计划制定者要弄清不同的工人需求,包括在边远地点的工人、轮班作业的工人和远程通信者。另外,员工的家庭和退休的员工需求也应该被考虑,因为他们对医疗费用有着重要贡献。家庭可以为员工的行为转变提供支持,而退休人员关注焦点是能影响他们的生活方式和健康风险,与之相对应的是他们对卫生保健系统提出的更高要求。

选定的目标人群主体并满足其需求,还需要关注其动机准备,即变化阶段。根据行为转变的阶段变化理论,将行为转变可分为5个不同阶段,即无打算-打算-准备-行动-维持。在这个不同阶段中,其动机、自觉效能、认知过程、与行为是不相同的,在设计干预方案时需要加以关注。

2. 项目的资源　项目的人员配置如何?项目的经费提供如何?用不用激励措施?在与公司的健康保健规划一齐实施中有什么受益?这些都是以项目可利用的资源为基础的。

3. 人员配置　选择适宜的人员要以其真实拥有的技能为依据,而不要仅依据证书和推荐信来假定其能力。而是要依据特定的标准来筛选,保证其经验和知识是足够的,能够具备有效的人际交流、写作、汇报和管理技能。依据详细说明的要求和方案所来选定的候选人,选定后需要通过合同(文本)来仔细描述,并有可测量的工作职责。

4. 经费　要使得项目成功,足够的资源是需要的。一个无法很好实施的小额项目是完全不同于一个成本-效果好的项目的。如果预算的分配将包括干预的质量,要仔细考虑项目支持与反对开展的各相关方的权重。坚实的成功案例在当今商业环境中是有普遍要求的,要增加合理预算分配。参与项目的各利益相关方,在项目开始计划并确定开展活动时应提供经费预算,当到项目实施时就比较乐观。

(1)单位支持所有的花费:此做法的本质是基于用人单位支持员工健康这一事实,从卫生保健费用节省和人力资源方面用人单位获得收益。

(2)员工支付所有花费:员工可从提升的健康水平和满意度方面获得收益。

(3)单位与员工共担费用:在这种安排下,所有各方提供财政支持,共享收益,做到员工与单位的双赢。

5. 激励　动员参与和健康行为转变是激励提供的目标。确定的干预对象和主动行为转变的付出,将导致最终采用健康的生活方式。任何物件从小的钥匙扣、水杯等,到休假或现金奖励都可以作为项目激励措施。虽然这种激励从短期指标看是有效的,但其长期有效程度存在争议。有研究指出,外部刺激是无效的,可能存在潜在的负面效果。认为外部支持削弱了内在动机,而内在动机是最终支撑行为转变的基础。鉴于此争论,在这方面需要更多研究。同时,需要小心保证"没有伤害",在提供激励物品时尤其需要警示。重要的是所有在不同水平的参与者能够在项目中获益,沟通与交流是公开与直接的,有一个简便而有效的追溯流程。最要当心的是避免任何激励物可能被员工视为对负面的、有贿赂性的激励。如果被视为贿赂性的激励,将破坏项目的可信度。虽然激励可提高项目的参与程度,达到短期的目标,但其代价是巨大的。

6. 管理式保健的作用　以拥有健康为基本计划宗旨的管理式保健计划,最近出现在工作场所的健康促进中。首先是基于管理式保健的事实,管理式保健覆盖了3/4的美国人,平均用于预防的支出占总支出的4%~5%,而且在有些情况下可以低到1%。管理式保健用在健康促进上的费用平均每人每年2~6美元,而且其中3/4的方案做的是最小化的健康促进。然而,越来越多的雇主得出这样的结论,健康促进是管理式医疗保健计划的一项服务,并且内部资源的奉献是一项重复的付出。针对这一情况,职业卫生的专业人员需要理解现在计划服务的范围和效力。

健康维护组织(HMO)最新的一份调查表明:63%的健康促进服务提供课程;77%的健康促进服务使用简讯;73%的健康促进服务提供小册子;没有针对那些最需要健康促进服务人群的专项计划;心血管疾病风险是最普遍的主题。

研究人员的结论是:以管理式医疗健康促进服务的现状来看,它还不足以达到在预防方面的承诺。此外,他们建议在保健服务合同中加入更多的健康促进条款,将预防和健康促进的具体绩效目标写入管理式保健的合同中。

7. 项目流程

(1)日程安排:根据行业的需要和性质来选择时间进行讲座、上课、筛选、特定活动及安排咨询会议经常是困难的,应该寻找行业的需要与员工的便利之间的平衡点。系列讲座和指定的时间应依据参与对象的特点设定,无论是休息时间、午饭时间、工作之前、工作之后,必须确保参与对象最方便出席。然而,最佳的时间可能是在工作时间里,因为组织的支持和承诺在这时候可以发出强大的信号。另外,非传统的时间框架也应该被考虑,比如星期六早上在棒球场或者星期天下午的公司野餐会。

(2)地点:如果项目针对的是远程办公或者办公室里的员工,可以通过印刷品、网站、视听材料等到达他们家中,这样可能效果更好。这些方法对于退休人员也同样有效,比如可以采取老年俱乐部的干预计划。地点的选择不再只局限于工作场所的教室和诊所,工作场所、职工餐厅的入口、员工休息室、工会活动室或职工之家都是加强健康相关学习、讨论以及检测的好位置。在考虑地点时要坚持的首要原则是:"他们在哪里,就在哪里见他们"。

(四)项目评价

项目评价的广度和分析的层次,因环境和可利用的资源而异,在兼顾所有利益相关者权益的前提下,评价内容与指标应该在项目一开始即应确定。这需要仔细权衡一些关键问题,包括数据收集和存储、时间间隔、评估的合作伙伴,比如一个学术协会、供应商,或者一个管理保健计划。没有评估方案,一个健康促进项目的效果就无法系统评估的,也难以判断项目是否要继续下去。另外,评价的数据可作为质量改进工作的持续反馈。

现今学术界盛行的要求是评估需要更严格,研究至少需要应用一个准试验的设计和尽量多采用随机对照试验的研究设计。越大规模的研究,越需要提供反映健康促进价值的有说服力的证据。

项目和评价两者的目标与目的都必须清晰阐述。管理层可能感兴趣的是如何降低成本和减少旷工率与缺勤;而职业卫生专业人员相对更关心的是怎么减少危险因素,以及对发病率和死亡率影响。因此,评价方案应该反映这样的共识,那就是要明确采用使利益相关的团体都能满意的指标。评价可以聚焦于过程、影响因素和结果的度量。

1. 过程评价 测量的是项目参与者的感觉,一个项目成功的常用指标是参与者的数量和百分比。除了这些数据,过程评价提供信息中,什么是有帮助,而什么不是;什么是需要改变的,又该怎么改变,还有什么是可以被改善的。但是,我们要承认,积极的观察和健康风险的改变之间关联很小。例如,尽管参与高血压监测项目的人可能发现这些信息是有价值的,也会经常参与其中,并且高度评价这些指导人员,但是很可能直到项目结束,他们的血压值也没有降低。然而,这些估量还是很有用,它们可能是项目反馈最易得到的来源,可以轻松地为管理建立一个框架。

2. 影响评价 它是测量干预的程度,对生物学指标和危险因素有着调节(中间)效应。这些测量比起过程评价的指标更加客观,因为它们能真实地观察和检测。影响评价采用一系列的测量指标,如血压、胆固醇、体重、体内脂肪和健康风险评估的危险因素等,这让影响评价实施起来更加困难和昂贵。影响风险分析的自我报告某种行为也可以作为影响的测量,采用时需要特别谨慎。所以,尽管行为是影响的测定指标,但是更可信的评价影响的方式是直接观察,这需要大量的人力和资源。

3. 结果评价 决定施加干预的单位和员工群体作为一个整体所能达到的效果。它要依据由生理和心理方面变化所带来的生命质量和经济收益的改变来测量后续后果。用发病率和死亡率变化来衡量健康状况的改善,并用生命质量的提高来衡量社会效益,这都是结果评价。降低医疗保健的花费、减少缺勤和工作事故、提高员工士气都是必不可少的指标。结果评价设计要谨慎的是其有益影响,它可能需要用好多年时间才被发现。

考虑到评价的模板,美国 CDC 最近制定并公布了一份题为"项目评价框架"的指导文件。这个框架的开发为公共卫生专业人员提供了实用资源,作为一个潜在工具,为效果评价带来一致性。这个框架包括 6 个步骤和 4 项标准,如表 23-1 所示。

表 23-1　工作场所健康促进评估的步骤和标准

步　骤	标　准
1) 利益相关者分析	1) 效用:评价用户满意度
2) 项目描述	2) 可行性:评价是可行的
3) 以评价设计为中心	3) 适当:评价符合伦理要求
4) 收集可靠信息	4) 准确性:评价是正确的
5) 证明结论	
6) 确保经验教训的共享	

CDC 希望可以推广这个框架,实现达到最优化评估的目标,这意味着任何评价活动都需

要包含这些步骤和标准。

　　应该注意的是时刻关注研究中的混杂因素,它可能影响到效果的测量。例如,医疗福利计划的修改、劳动力人群的转变、产业订单的波动,这些都可能作为混杂因素影响效果。当地社区的变化和国家事件也可影响员工的健康,而员工的健康也可影响实施效果的评价。媒体与国家教育运动的影响需要注意识别,特别是有可测量的影响,而这种影响是在单位干预的范围无法解释的。

(戴俊明)

参考文献

[1] 傅华. 预防医学. 第五版. 北京:人民卫生出版社,2008.

[2] 金泰廙. 职业卫生与职业医学. 第六版. 北京:人民卫生出版社, 2007.

[3] 常春主译. 工作场所健康促进. 北京:化学工业出版社,2009.

[4] Rantanen J. Basic occupational health service. Helsinki, 2005. http://www.ttl.fi/en/publications/Electronic_publications/Documents/BOHS3Edition28Sept2007_3_.pdf

[5] WHO. Workers' health: global plan of action. http://www.who.int/occupational_health/WHO_health_assembly_en_web.p

[6] WHO. Healthy workplaces: a WHO global model for action. http://www.who.int/occupational_health/healthy_workplaces/en/

[7] McCauley JM, Mc Cunney JR. Health promotion. In: McCunney JR. A practical approach to occupational and environmental medicine. Philadelphia: Lippincott Williams & Wilkins,2003: 153-176.

第二十四章 妇女保健

妇女保健(women's health care)强调在公共卫生和医疗临床相结合的范畴内,根据妇女各个时期的生理特点,运用先进的医学技术采取直接和相关的防治措施、管理方法保障妇女的生命安全与健康的一种保健工作。它以维护和促进妇女健康为目的,是我国卫生保健事业的一个重要组成部分。妇女保健的对象包括个人和群体两方面,保健工作既要重视面向群体,又要注意落实个人健康。妇女保健通过积极的预防普查、监护和保健措施,做好妇女各期保健,以降低疾病患病率,消灭和控制某些疾病和遗传病的发生,阻止性传播疾病的传播,降低孕产妇和新生儿死亡率,从而促进妇女身心健康。

第一节 妇女保健工作的重要性

妇女不仅在数量上占总人口的一半,还承担着孕育和繁衍后代的责任,妇女的健康水平直接影响到整个人群当前的和未来的健康水平,一个社会的发展和进步程度集中反映在妇女儿童的生存和健康状况上。所以,保护妇女健康具有特殊的需要和重要意义。

一、妇女解剖、生理、体质方面的特点

妇女的体质及生理与男性不同,体格不如男性健壮。妇女参加劳动生产会受到一定限制,劳动生产的职业危害因素对妇女的生殖功能会产生特殊的不良影响,因此必须重视女工劳动保护。妇女的生殖器官如不注意卫生,特别是经期和产时的卫生,极容易发生上行性感染,引起生殖道炎症,严重者引起盆腔炎、腹膜炎甚至败血症。孕期感染还可引起流产、早产、胎死宫内,甚至垂直传播给下一代。产时盆底组织易受损伤,易发生女性特有的损伤性疾病。女性的生殖系统,尤其是子宫发生变化的频率和幅度是体内其他脏器不能相比的,所以,必须做好妇女保健工作,否则易导致妇科疾病的发生,甚至会影响妇女一生的健康。

二、妇女的健康直接关系到子代的健康

进入 21 世纪,世界卫生组织(WHO)已将生命准备、生命过程的保护和提高晚年生活质量列为促进健康的三大主题。健康的母亲是孕育健康生命的基础,保护母亲受孕前和受孕后的健康关系到子代的健康、家庭的幸福和民族的素质。

三、妇女是社会的基本资源

妇女不仅是家庭健康的监护者,也是社会的劳动者。妇女的健康不仅直接影响到全家的健康和卫生,还关系整个社会的卫生水平和人群健康水平。

第二节 妇女各期的生理特点及其保健要点

妇女的生命周期一般分为胎儿期、新生儿期、儿童期、青春期、性成熟期(包括围婚期、生育期、孕期、产时、产褥期、哺乳期)、围绝经期和老年期。妇女在不同时期有着不同的生理、心理和社会特点,故保健也随之不同。

一、胎儿期

胎儿期(fetal period)是指卵子受精至胎儿出生。胎儿完全依靠母亲而生存,其营养供给和代谢产物排出,均需经胎盘脐血管由母体完成,胎儿期贯穿整个妊娠过程,完成身体各个器官逐渐分化形成及发育。

女性一生的保健需从胎儿期开始,胎儿期应加强对母亲的产前检查保健,旨在预防宫内胎儿窘迫、胎儿畸形及遗传病的发生。避免孕期滥用药物、接触有毒有害物质、吸烟、酗酒和心理创伤等不利因素,注意围孕期营养,这些都将有助于胎儿在宫内的健康生长和发育。

二、新生儿期

出生后 4 周内称新生儿期(neonatal period)。女性胎儿在母体内受到母体性腺及胎盘所产生的女性激素影响,其外阴较丰满,子宫、卵巢及乳房等均有一定程度的发育,出生后与母体分离,血液中女性激素量迅速下降直到消失。所以,有些新生儿在出生时乳房肿大或分泌少量乳汁,个别新生儿出生数日后可出现少量阴道流血,这些都是正常的生理现象,短期内可自然消失。

新生儿脱离母体后需经历一系列重要的调整和复杂变化,才能适应新环境,维持其生存和健康发展,由于新生儿各器官和组织发育不成熟,调节功能差,死亡率较高。新生儿死亡最常见的疾病为新生儿窒息、先天畸形、早产、出血和感染,新生儿保健还应和围生期保健紧密结合起来。新生儿保健应包括:①母乳喂养;②注意保暖;③预防疾病;④注意新生儿安全,防治意外;⑤注重新生儿与母亲间的情感交流。

三、儿童期

从出生 4 周到 12 岁称为儿童期(childhood)。该期女孩体格快速增长发育,但生殖器发育缓慢。此期生殖器仍为幼稚型,阴道上皮薄、无皱襞,细胞内缺乏糖原,阴道酸度低,抗感染力弱,容易发生炎症;子宫小,宫颈较长,约占子宫全长的 2/3,子宫肌层亦很薄;输卵管弯曲且很细;卵巢长而窄,卵泡虽能启动生长,但发育到一定程度即萎缩、退化。子宫、输卵管及卵巢均位于腹腔内,接近骨盆入口。约自 10 岁起,卵巢中开始有少量卵泡发育,但仍不到成熟阶段。

卵巢形态逐步变为扁卵圆形。女性特征开始呈现,皮下脂肪在胸、髋、肩部及耻骨前面积储,子宫、输卵管及卵巢逐渐向骨盆腔内下降,乳房开始发育。

在儿童期由于女童的解剖和生理上的特点,需要关注女童生殖器官炎症、损伤、肿瘤、发育异常、畸形及性早熟等生殖健康问题。在保健方面还要注意防止病从阴道入,重视心理卫生,进行适时、适度性教育等。同时还应在一套完整的服务体系下,做好女童的定期体检、免疫接种等工作。

四、青春期

由儿童发育到成人的一段快速发展时期称为青春期(adolescence or puberty)。WHO 确定青春期(adolescence)的年龄范围为 10～19 岁,青少年(young people)的年龄范围为 10～14 岁,青年(youth)的年龄范围为 15～24 岁。这一时期受神经内分泌变化的影响,其生理、心理和行为等方面发生着巨大的变化,尤其是生殖器官和第二性征最为明显。至青春期结束时,躯体基本不再生长,性腺发育基本成熟,具有生殖能力。如女童从 10～12 岁开始体格发育,出现身高生长突增,突增高峰一般在 12～13 岁。一般女童每年增长 5～7 cm,在整个青春期平均增加 25 cm。青春期神经内分泌系统的发育是启动青春期的前提,随着神经内分泌系统的逐步发育成熟,各种激素直接或间接地对生长发育发挥作用,首先内、外生殖器即第一性征发生变化,外生殖器从幼稚型变为成人型;卵巢增大,皮质内有不同发育阶段的卵泡,致使卵巢表面稍呈凹凸不平。其次是第二性征的出现,音调变高,乳房丰满而隆起,出现阴毛及腋毛,骨盆横径的发育大于前后径,胸、肩部的皮下脂肪增多,显现女性特有的体态。青春期开始的一个重要标志就是月经来潮,由于卵巢功能尚不健全,故初潮后月经周期也多无一定规律,须经逐步调整才能接近正常。青春期又是人类一生中心理成长的关键时期,又是智力发展、世界观形成和信念确立的重要时期。

青春期的预防保健分为 3 级:第一级预防是青春期保健的重点,包括合理的营养,即注意营养成分搭配,不要挑食、偏食,保持足够热量;不要暴饮暴食,避免诱发胃肠疾病或体重过重;不要为了减肥而过度节食,造成营养不良;培养良好的个人生活习惯,适当的体格锻炼和劳动,保持适量的运动负荷,月经期应避免剧烈运动以及水中运动,注意经期卫生,加强经期营养,少吃刺激性食物,注意保暖、防止受寒,保持心情放松、愉快;注意乳房的发育和卫生保健。青春期由于自我意识增强,好奇心、模仿心强,容易沾染不良嗜好。这段时间,老师和家长应理解青春期的心理行为特点,通过心理卫生课程和心理咨询服务给予正确引导,同时开展性知识教育,正确引导青春期少女了解性基本知识,认识性成熟过程中的生理及心理现象,并学会正确对待和处理性发育过程中的各种问题。第二级预防包括早期发现疾病和不良行为,减少危险因素,定期对青少年进行体格检查,及早筛查出健康和行为问题。第三级预防包括对青春期女性疾病的治疗与康复。

五、性成熟期

卵巢功能成熟并有性激素分泌及周期性排卵的时期称为性成熟期(sexual maturity)。一般自 18 岁左右开始逐渐成熟,持续约 30 年。在此期内,妇女要经历结婚、妊娠、分娩、哺育后代、生育调节等特殊阶段。在性成熟期,生殖器各部和乳房也都有不同程度的周期性改变。此期妇女生育活动最旺盛,故也称生育期。此期的保健主要包括围婚期保健、孕前保健、孕期保健、产时保健、产褥期保健和哺乳期保健。

（1）围婚期保健:是围绕婚姻前后,为保证婚配双方和子代的健康而开展的一系列保健措施。

（2）孕前保健:是指在夫妇双方计划妊娠到妊娠阶段,为准备妊娠的夫妇提供的以危险因素评估、健康促进与咨询以及生物医学、社会学、心理和行为等一系列干预措施为主要内容的公共卫生保健服务。

（3）孕期保健:为减少孕产期并发症、降低孕产妇及围生儿死亡率、保证母儿健康而开展的系列保健措施,包括定期产前检查、孕期卫生指导、高危妊娠筛查、及时发现高危因素、进行积极的治疗和监护等。

（4）产时保健:为保障母儿平安应做好防滞产、防感染、防产伤、防产后出血、防新生儿窒息,加强对高危妊娠的产时监护和产程处理。

（5）产褥期保健:应做好产褥期检查、产褥期健康教育、产褥期心理保健指导、产褥期母乳喂养指导。

（6）哺乳期保健:首先从提倡母乳喂养开始,24小时内随时可哺乳,哺乳期妇女应摄入营养丰富、高蛋白、高维生素、富含水分的饮食,注意哺乳期合理用药。

六、围绝经期

围绝经期(perimenopausal period)是指从卵巢功能开始衰退至绝经后 1 年内的时期,是介于生育期和老年期之间的一段时期,也是妇女从有生育能力到无生育能力的过渡阶段。可始于 40 岁,历时短至 1~2 年,长至 10 余年。此期卵巢功能逐渐衰退,雌激素水平波动或降低,可出现月经不规律,至月经永久性停止;可出现血管舒缩障碍和精神神经症状;钙磷代谢失调,出现骨质疏松、关节肌肉疼痛等症状;部分妇女可出现潮热、出汗、失眠、抑郁或烦躁等围绝经期症状。由于内分泌的紊乱,使原有的生理和心理平衡受到影响,是生殖器官肿瘤的好发阶段,三大肿瘤(包括卵巢癌、子宫内膜癌、宫颈癌)的发病率明显升高。可出现性功能降低,老年性阴道炎及泌尿系统的疾病,如膀胱、尿道黏膜出现萎缩,常出现尿频、尿急甚至尿失禁的症状。由于雌激素水平不断下降、各器官逐渐衰老退化、自主神经系统紊乱及家庭和社会因素等影响,围绝经期妇女会发生心理疲劳,终日或间歇地无缘无故焦急紧张、心神不宁,抑郁悲观、情绪沮丧,个性改变表现为敏感、多疑、自私、唠叨,许多妇女还对性生活产生了消极心理。

妇女生命的 1/3 时间将在绝经后度过。因此,必须重视和做好围绝经期的预防保健措施。围绝经期保健包括生理基础教育及健康教育,使其了解围绝经期的相关知识;合理安排生活及饮食,养成良好的生活习惯,积极进行体育锻炼,增强体质,合理安排饮食,增加含钙食物,减少饱和脂肪酸和盐的摄入,重视蛋白质、维生素、微量元素的摄入;加强心理保健,保持心情舒畅和乐观的情绪,建立和睦的家庭;定期参加妇女病普查,注意预防感染,对妇科肿瘤真正做到早发现、早诊断、早治疗;合理适度的安排性生活;避孕应延续至停经后 1 年以上;防止绝经期综合征、心血管疾病;补充钙剂和维生素 D,防治骨质疏松;体内支持组织和韧带松弛时,容易发生子宫脱垂及张力性尿失禁,应行肛提肌锻炼,用力作收缩肛门括约肌的运动,每天 3 次,每次 15 分钟,必要时选择药物治疗;出现严重的围绝经期综合征时,在排除了明显禁忌证前提下,仍以激素治疗为最佳方案。

七、老年期

国际老年学会规定 60~65 岁为老年前期,65 岁以上为老年期(senility)。老年期由于生理改变明显,心理和生活上也发生了巨大变化,因此,处于老年期的妇女易患各种疾病,如老年性阴道炎、妇科恶性肿瘤、子宫脱垂、骨质疏松、脂代谢紊乱等。

老年期妇女应进行定期体格检查,加强身体锻炼,防治老年期常见病多发病,提高生命质量,使之健康长寿。

总之,妇女保健应该加强重视,增加投入,完善妇女保健基本设施,建立服务网络,优化服务流程,建立服务指南,形成保障体系,确保预防保健计划落实。建立评估指标,评估研究成果。广泛宣传妇女保健知识和生理卫生知识,加强自我防范,促进提高妇女的自我预防能力以及保健意识,定期体格检查,加强体育锻炼,提高生命质量。此外,帮助妇女养成良好的个人卫生习惯,积极预防生殖器感染和肿瘤。加快妇女保健专业学科的发展,提高社区卫生服务水平。

第三节　妇女常见病防治原则

一、生殖道炎症的防治原则

生殖道炎症包括外阴、阴道、宫颈及盆腔炎,盆腔炎又包括子宫内膜炎、输卵管炎、输卵管卵巢炎、盆腔腹膜炎及盆腔结缔组织炎。其临床表现:外阴、阴道及下腹部的疼痛,异常的阴道分泌物,局部红肿伴有触痛。妇科双合诊及三合诊对盆腔炎的诊断极为重要,急性期还可出现全身发热。

防治原则:①保护女性生殖道的自然防御功能,避免生殖道的外伤包括不必要的手术,避免盲目冲洗生殖道或滥用抗生素引起阴道菌群失调等;②认真开展社区健康妇女的普查、普治工作;③不断改善卫生设施,防止交叉感染,加强个人卫生教育,培养卫生习惯,坚持合理、规范和有效的治疗。

二、月经失调的防治原则

月经失调是女性在青春期、性成熟期及围绝经期最常见的疾病之一。其主要的临床表现:月经周期紊乱,经期长短不一,经量改变增多或减少,甚至闭经等。治疗前需排除病理原因导致的异常子宫出血,如异常妊娠或妊娠并发症、生殖器官肿瘤、生殖道感染、生殖道损伤、宫内节育器放置不当或异物等引起不规则阴道流血等。

防治原则:①首先要普及经期保健知识,让妇女了解月经和心理状态、精神压力、睡眠及全身健康状态有关,必须保持良好的心理素质、充足的睡眠、合理的营养;②实行月经期劳动保护;③采取综合措施,积极治疗月经失调,若合并贫血还应积极补铁纠正贫血。

三、妇科恶性肿瘤的防治原则

妇科恶性肿瘤以子宫颈癌、子宫内膜癌和卵巢癌最为常见。肿瘤的诊断标准依然是以病理诊断为依据。

1. 子宫颈癌　子宫颈癌是一个病因明确、可预防、可根治的妇女常见的恶性肿瘤。人乳头状瘤病毒(human papilloma virus, HPV)是宫颈癌发生的必备条件,尤其是高危型的 HPV 持续感染可形成宫颈上皮内瘤样变(cervical intraepithelial neoplasia CIN)。CIN 有两种不同的结局:一是病变自然消退;二是具有癌变潜能,经过 10～15 年不等的时间可能发展为浸润性癌。

对宫颈癌的防治重在预防:①及时普及防癌知识,重视高危因素及高危人群,有异常症状者及时就医,积极治疗性传播疾病;②开展宫颈癌普查普治,做好早期发现、早期诊断、早期治疗;③积极做好 HPV 疫苗接种前的各项准备工作,使其更好地造福于广大妇女,尽早实现根治子宫颈癌。

2. 子宫内膜癌　子宫内膜癌的防治应注意:①普及防癌知识,定期体检;②重视围绝经期妇女月经紊乱及绝经后妇女阴道流血的诊断和治疗;③正确掌握雌激素应用指征及方法,加强雌激素应用患者的定期随访,防治子宫内膜癌的发生。对有高危因素的人群应进行密切随访或监测。

3. 卵巢癌　卵巢癌的防治应注意:①加强卫生教育,注意高蛋白、富含维生素 A 的饮食;②高危人群的筛检,有遗传性卵巢癌综合征家族史的女性为卵巢癌的高危人群;③定期开展妇女病普查,至少包括 B 超及 CA125 等肿瘤标记的检查;④对不能明确良、恶性及符合手术指征的卵巢囊肿或肿瘤及时手术切除,送病理检查;⑤对有乳腺癌及胃肠道癌症的女性患者应加强随访,包括妇科检查、B 超等,防治卵巢转移癌的发生。

第四节　女性常见恶性肿瘤的筛检

一、乳腺癌筛查

近年来我国乳腺癌发病率呈明显增长趋势,已成为女性常见的恶性肿瘤之一,发病率位居女性恶性肿瘤的首位,严重危害妇女的身心健康。目前由于缺乏针对乳腺癌病因学的第一级预防方法,因此,早发现、早诊断、早治疗的肿瘤第二级预防显得尤为重要。乳腺癌筛检就是通过合理、有效的方法达到早期发现乳腺癌这一目的,以提高治愈率,增加"保乳"机会,减少辅助治疗,降低医疗费用。乳腺癌为体表肿瘤,筛检方法丰富有效,已被公认是恶性肿瘤中最能有效地提高患者生存率和降低死亡率的群防措施,是 WHO 列入应开展人群筛检的癌症类别之一。

(一)乳腺癌筛检的常用方法

1. 临床乳腺检查(clinical breast examination,CBE)　临床乳腺检查简便易行,可重复性强,但敏感度低,多辅助影像学检查。

2. 乳腺钼靶检查(mammography，MAM)　乳腺钼靶检查是乳腺癌筛检首选的影像学检查方法，能够清晰显示钙化灶、肿块、乳腺结构扭曲等征象，早期发现乳腺癌病灶。

3. 乳腺超声检查(breast ultrasonography，BUS)　乳腺超声检查具有操作方便、安全、可重复性强等优点，对囊性肿块诊断准确，但对微小钙化、导管原位癌和小浸润性癌的敏感性差，同时诊断准确性依赖于操作者水平。

4. 乳腺磁共振成像(breast MRI)　乳腺磁共振成像具有很好的软组织分辨力，较 MAM 有更高的敏感性。但设备要求高，费用昂贵，操作复杂，不推荐用于群体筛检，主要用于其他检查方法无法定性的病例。

5. 其他检查方法　目前的证据不支持近红外线扫描、核素扫描、导管灌洗等检查作为乳腺癌筛检方法。

（二）乳腺癌筛检方案

乳腺癌筛检分为机会性筛检(opportunistic screening)和群体筛检(mass screening)两种。机会性筛检是妇女个体主动或自愿到提供乳腺筛检的医疗机构进行相关检查；群体筛检是社区或单位实体有组织地为适龄妇女提供乳腺筛检。

1. 妇女参加乳腺癌筛检的起始年龄

（1）机会性筛检：一般建议 40 周岁开始，但对于一些乳腺癌高危人群可将筛检起始年龄提前到 20 周岁。

（2）群体筛检：推荐年龄为 50～69 周岁。

2. 一般人群妇女乳腺癌筛检指南

（1）20～39 周岁：不推荐对非高危人群进行乳腺筛检。

（2）40～49 周岁：适合机会性筛检。每年做 1 次乳腺 X 线检查，并与临床体检联合，对致密型乳腺推荐与 B 超检查联合。

（3）50～69 周岁：适合机会性筛检和群体筛检。每 1～2 年做 1 次乳腺 X 线检查，并与临床体检联合，对致密型乳腺推荐与 B 超检查联合。

（4）70 周岁或以上：适合机会性筛检。每 2 年做 1 次乳腺 X 线检查，并与临床体检联合，对致密型乳腺推荐与 B 超检查联合。

3. 乳腺癌高危人群妇女筛检指南

（1）乳腺癌高危人群的定义：明显的乳腺癌遗传倾向者、既往有乳腺导管或小叶中重度非典型增生或小叶原位癌患者、既往行胸部放疗的淋巴瘤患者。

（2）筛检意见：建议 40 岁前进行筛检，筛检间期推荐每半年 1 次，筛检手段除了应用一般人群常用的临床体检、B 超、乳房 X 线检查之外，可以应用 MRI 等影像学手段。

（三）乳腺癌筛检流程

乳腺癌筛检流程见图 24-1。

基于钼靶检查的筛检模式是目前唯一被证实能有效降低乳腺癌病死率的临床筛检模式，在西方国家普遍应用。由于亚洲妇女乳腺组织较致密，发病年龄较轻，钼靶检查对腺体致密型患者敏感性较低，超声检查成为重要的补充检查手段。研究表明超声检查对腺体致密的亚洲妇女可进一步检出钼靶检查漏诊的乳腺癌，两者可联合应用或交替应用于乳腺筛查。乳腺

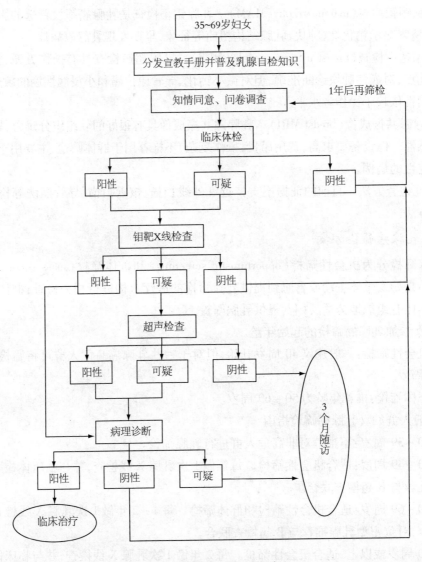

图 24-1　筛检流程图（常规版）

自我检查和临床检查对发现早期乳腺癌敏感性较低,虽存在争议,但达到提高妇女保健意识目的,仍受到推荐。

我国人口众多,各区域经济发展水平差别大,卫生资源有限,因此需要研究适合中国妇女的乳腺癌筛检方案,以较低的成本,达到较好的乳腺癌筛检效果。

二、子宫颈癌筛查

子宫颈癌的发病率在世界范围内居女性恶性肿瘤的第二位,其中80%发生在发展中国家,据 WHO 统计,每年大约有50万的新发病例,我国每年新增子宫颈癌病例13.5万,并且发病年龄呈现年轻化的趋势,严重威胁着妇女的身心健康,并可带来相应的家庭和社会问题。目前的流行病学和生物学资料已经证明,子宫颈癌是目前唯一病因明确且可以预防的癌症。高危型 HPV 感染是子宫颈癌发生的必备条件。由于高危型 HPV 的持续感染才有可能发展为

CIN,从 CIN 发展为浸润性癌需 10～15 年,但约有 25% 的 CIN 患者在 5 年内发展为浸润性癌。美国杜克大学所做的一项效价比研究显示:如果不做筛检,美国将有 3 014/10 万妇女发展为子宫颈癌;如果所有妇女每 3 年做 1 次子宫颈常规巴氏涂片筛检,子宫颈癌发病率下降 83%,为 506/10 万。可见子宫颈癌的筛检是预防子宫颈癌的有效措施,是实现子宫颈癌的早期发现、早期诊断和早期治疗的有效保障。

（一）子宫颈癌的筛检方法

1. 肉眼观察试验

（1）醋酸试验肉眼直接观察（visual inspection with acetic acid,VIA）:用 5% 醋酸试剂涂在子宫颈表面持续 30 秒后,用肉眼直接观察宫颈上皮对醋酸的反应。它的优点是成本低廉、易于培训、操作简单、结果有效。但该方法主观性强,可重复性差,且对绝经后妇女的筛检有局限性。

（2）碘试验肉眼直接观察（visual inspection with Logu's iodine ,VILI）:用 5% 碘液涂抹子宫颈,然后直接观察子宫颈上皮对碘的染色情况。与 VIA 比较碘试验无时间限定,试验更简便,敏感度高,但假阳性率高,同样对绝经后妇女的筛检有局限性。

2. 细胞学检查

（1）传统子宫颈巴氏涂片（conventional Papanicolaou test,CPT）:CPT 法是用木制的刮板在宫颈糜烂面上轻轻地刮取脱落的上皮细胞和少许黏液,涂在玻璃片上,经处理后在显微镜下观察。根据细胞形态的改变,来诊断子宫颈炎症、癌前病变和癌症。这是目前最常用的方法,它具有简单易行、费用低廉等优点,对发现子宫颈癌和降低其死亡率发挥了重要作用。但由于它还受到取材方式、标本制作、涂片质量及涂片中有没有能诊断的细胞,或上皮细胞过度重叠使不正常细胞被遮盖等原因,使其准确性受到影响。同时读片技术人员的技术水平也直接影响到对子宫颈癌的检出率。

（2）薄层液基细胞学试验（liquid-based cytology test,LCT）:液基细胞学试验是 20 世纪末诞生的又一细胞学检测方法,与传统巴氏涂片相比,其特制毛刷具有同时取得子宫颈表面及子宫颈管内细胞的优点,取材全面、满意。LCT 使细胞均匀地分布于玻片上,特别是能清楚看见用一般刮片难以看见的柱状细胞,提高了发现鳞状上皮和柱状上皮病变的灵敏度。由于标本绝大部分是收集在保存液中,故可反复制片,且细胞分布更均匀、集中,不易重叠,观察省时省力,不易漏诊。但液基细胞学技术的设备和耗材成本较高,价格昂贵,在一定程度上影响其在基层的推广和普及。

3. HPV-DNA 检测　杂交捕获试验（HC-2）可同时检测 13 种高危型 HPV-DNA。此方法对提高细胞学筛检的灵敏度,扩大子宫颈癌普查范围,较准确地对临界及非典型鳞状上皮增生涂片的评价和预后判断、跟踪监测、了解 HPV 感染的转归等,都有非常重要的意义。用 HPV 检测法筛检子宫颈癌前病变和癌症,其灵敏度高于传统细胞学检查。但目前由于成本较高,价格昂贵,仍在很大程度上限制了其在子宫颈癌筛检上的广泛运用。

4. 阴道镜检查　阴道镜是一种介于肉眼和显微镜之间特制的放大窥镜,是临床医师细致观察子宫颈表面上皮和血管变化的一种重要工具,检查时无创伤性、患者无明显痛苦,医生又可实时动态全面观察病变部位。尤其对一些临床上较难辨别的病变部位,可以在阴道镜下定位活检,提高子宫颈病变的阳性检出率。阴道镜检查仍是一种临床检查手段,故不适合于对人群的大规模筛检,但对筛检中发现的异常情况可通过阴道镜作进一步的检查,或在阴道镜下活检,及时发现子宫颈病变。

（二）子宫颈癌的筛检方案

1. 筛检对象及年龄　一般对于有3年以上性生活或21岁以上的已婚女性均应列为筛检对象。WHO建议年龄25～65岁的发生过性生活的女性都应该接受宫颈癌的筛检。在我国筛检年龄定在25～30岁(在经济欠发达地区可在35～40岁)。

2. 筛检频率　一般人群每年进行一次细胞学筛检,连续2次细胞学正常可以延长为每3年筛检一次;若连续2次HPV检测和细胞学检查均正常可延至5～8年后复查。对于高危人群即有多个性伴侣、初次性交年龄低、HIV/HPV感染者、免疫功能低下者、卫生条件差或性保健知识缺乏者最好每年筛检一次。

3. 筛查方案

（1）采用HPV检查和液基细胞学检查(LCT)组合(图24-2):该筛检方案漏诊率较低,是最好的筛检方案。筛检中若HPV阴性,细胞学检查正常或意义不明的非典型鳞状细胞(atypical squamous cells of undetermined signifcance,ASC-US)的对象筛检间隔3～5年1次;若HPV阳性,细胞学检查正常的对象筛检应1年1次;若HPV阳性同时细胞学异常(包括ASC-US),以及HPV阴性,细胞学在ASC-US以上的对象均应做阴道镜检出,并在阴道镜下活检以明确诊断。

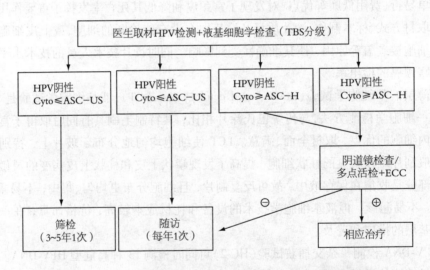

图24-2　HPV检查和液基细胞学检查组合的最佳筛检方案流程图

（2）采用传统巴氏涂片(CPT)和人乳头状瘤病毒(HPV)检测技术组合(图24-3):采用本筛检方案,比用单一的传统巴氏涂片法的宫颈癌筛检漏诊率明显降低。筛检出不同的结果及其处理流程同前方案。

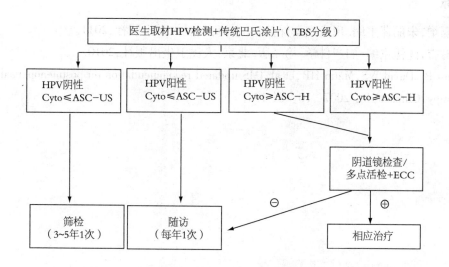

图 24-3　传统巴氏涂片和人乳头状瘤病毒检测技术组合的一般筛检方案流程

（3）用肉眼观察（VIA/VILI）来进行筛检（图 24-4）：由于这种方法成本低廉、易于培训、操作简单、结果有效，故适宜于对经济欠发达、卫生资源相对匮乏的地区作人群的筛检。若有条件，对筛检的异常结果也要求通过活检或阴道镜下活检来明确诊断，避免过度治疗。

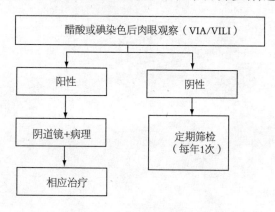

图 24-4　用肉眼观察来进行初级筛检方案流程图

（三）子宫颈癌的防治愿景

由于子宫颈癌的发病原因明确，HPV 导致子宫颈病变的进展缓慢，往往需要长达 10～15 年或更长的时间，故有充分的时间进行第二级预防。加之目前子宫颈癌的筛检及早诊早治技术的不断完善，及时有效地发现和治疗癌前病变，减少子宫颈癌的发病率和死亡率。随着 HPV 疫苗的运用推广，子宫颈癌将有望成为第一个被消灭的恶性肿瘤。

（徐爱娣　彭　炜）

参考文献

[1] 华嘉增,朱丽萍主编. 现代妇女保健学. 上海:复旦大学出版社,2011.

[2] 丰有吉,沈铿主编. 妇产科学. 第二版. 北京:人民卫生出版社,2010.

[3] Amos P, David WS, Matin HB, et al. IMS updated recommendation on postmenopausal hormone therapy. Climacteric, 2007, 10:181-194.

第二十五章　老年保健与慢性病自我管理

第一节　概　　述

随着社会经济和医疗保健的进步和发展,使得人均期望寿命不断增加;加之出生率的降低,使得老年人在总人口的比例不断增加。按照联合国公布的年龄构成标准,当65岁以上老年人口占总人口的比例上升到7%以上,或60岁以上人口占人口总数10%以上称为老年型人口,达到这个标准的社会称之为老龄化社会。老年人在生理和心理上与其他年龄群体有很大差异,这种差异不但对老年人及其家庭成员的健康产生重要影响,而且对经济、政治、社会发展,特别是医疗卫生系统产生重大的影响。

一、我国人口老龄化的现状及特点

2010年,全球年龄≥65岁的老年人为5.24亿,占总人口的8%;到2050年,这一人群将翻3番达到15亿,占总人口的16%。尽管老年人口所占比例发达国家大于发展中国家,但是发展中国家发展速度更快。从2010年到2050年,发展中国家老年人口增加250%,而发达国家

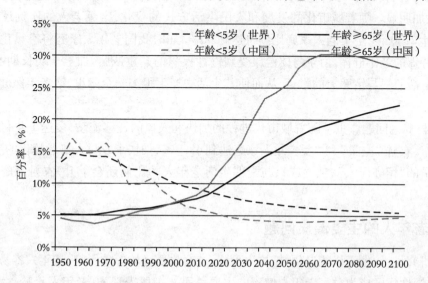

图 25-1　5 岁以下及 65 岁以上人口占总人口百分比的变化趋势

（数据来源:United Nations. World Population Prospects: The 2010 Revision. Available at: http://esa. un. org/unpd/wpp. ）

增加71%。例如,法国老年人口从7%增加到14%,大约经历了100年的时间,而我国仅需要20多年的时间。到2050年,我国现在有老年人口1.1亿,到2050将增加3.3亿,其中有1亿的老年人年龄超过80岁。从图25-1不难看出,2005年我国老年人口所占比例低于世界水平,此后迅速上升,而且上升速度高于世界水平;而5岁以下儿童所占比例从1980年开始便低于世界水平。由此可见,我国老龄化程度起步较晚,但发展速度较快,是世界上老龄化最快的国家。由于发展迅速,我国的老龄化与其他国家相比较形成以下独有的特点。

1. 发展速度快,人口绝对数大　1982～1997年,我国总人口年平均增长率为1.3%,而老年人口平均增长率高达3.9%。据预测,从1950～2025年跨世纪的75年中,世界老年人口以平均2.4%的速度递增,而我国老年人口从1990年后以平均3.2%的速度增长。例如,法国老年人口从7%增加到14%,大约经历了100年的时间,而我国仅需要20多年的时间。我国老年人口绝对值为世界之冠,占世界老年人口总数的1/4。

2. 高龄化趋势显著　随着我国经济持续发展和人民生活水平的提高,我国人均预期寿命大大延长,我国人口老龄化已经表现出明显的高龄化趋势。1990～2010年,我国80岁以上的高龄老人年平均增长速度将达到4.1%,高于世界平均水平3.0%和发达国家的2.0%。目前,80岁以上高龄老人为800多万,到2050年将达到1亿。老年人口高龄化将对社会经济的可持续发展形成巨大的压力。

3. “未富先老”　发达国家人口老龄化是伴随工业化,城市化自然发展的,发达国家65岁以上的老年人口达到7%时,人均国民生产总值基本上在5 000～10 000美元,目前平均达到20 000美元左右。发达国家的人口老龄化与经济呈同步发展,由于经济发达为解决人口老龄化问题奠定了比较雄厚的物质基础。而我国在进人老龄化社会时,人均国民生产总值尚不足1 000美元。这种状况表明,我国所面临的老龄化问题比其他国家和地区更为突出。

4. “空巢”老人迅速增加　全国老龄办在大中城市进行的老年人居住情况调查结果显示,“三代同堂”式的传统家庭越来越少,“四二一”的人口结构(一对夫妇同时赡养4个老人和1个小孩)愈加明显。随着城市化的发展和人民生活方式的变化,空巢老人的比例还将进一步增加。预计2030年,空巢老人家庭比例将达到90%,届时我国老年人家庭将空巢化。空巢老人是一个特殊的老年群体,由于身体健康受到慢性疾病的严重威胁,加上子女长期不在身边,缺乏日常生活照料与情感上的慰藉,从而使其生活中产生很多安全隐患,给老年保健带来更大的挑战。

5. 农村养老问题严重　随着城市化进程的加快和人口的迁移流动,多达1.4亿的年轻农民涌向城市,农村“空巢”和“类空巢”家庭达到48.9%,加快了农村人口老龄化的步伐,农村出现了大量的“留守老人”,独立或只与配偶生活老年人的比例还会上升,农村家庭的养老功能将日益弱化。

二、老年人的主要健康问题

现代研究显示,由于机能退化、抵抗力下降、社会物质环境等的影响,老年人容易罹患各种疾病,但是慢性病已成为危害老年人健康的主要杀手。一般表现为,老年人年龄越大,患病率越高,两者也成正相关。因此,老年人口的增加必然伴随着各种疾病患病率的急剧上升。例如,到2030年,65岁老年的疾病负担中,有87%是由于慢性病引起。而且老年人患病具有多种病共存的基本特征,涉及体内多个系统、多个脏器。有调查显示,82%的老人患有2种以上疾病,最多者同时患有8种慢性病。

2008年4月12日中国保监会发布《中国老龄化社会医疗健康风险管理报告》,指出老年人群体中慢性病患病率为60%~70%,其患病率是全人群的3.2倍。2002年,影响美国65以上老年人健康的主要疾病是:心脏病、恶性肿瘤、脑血管疾病、慢性下呼吸道疾病、流行型感冒和急性肺炎、老年痴呆症、糖尿病、肾炎和肾病综合征、意外伤害、败血症。

世界卫生组织分析结果显示,2006年,在越南和埃塞尔比亚由于心脏病、脑卒中和糖尿病导致的经济损失为2 000万-3 000万美元;在中国和印度,则高达10亿美元。2009年,全球新发肿瘤1 300万,共花费2 860亿美元,预计到2020年,每年新发1 700万,2030年,每年新发2 700万。目前全球有老年痴呆患者2 700万~3 600万,2010年用于老年痴呆的医疗费用高达6 000亿美元;预计到2050年,老年痴呆患者将达到1.15亿。

除了上述各种慢性病的影响之外,跌倒(意外伤害的一种)被认为是老年人特有的健康问题。全世界每年估计有42.4万人因跌倒而死亡,其中80%以上发生在低收入和中等收入国家。在致命的跌倒中,65岁以上成年人所占比例最大。在芬兰和澳大利亚,对于每一例65岁以上的老年人跌倒,卫生系统的平均支出费用分别为3 611美元和1 049美元。

2003年第三次国家卫生服务调查结果显示,脑血管疾病、恶性肿瘤、心脏病、糖尿病、高血压、呼吸系统疾病6种疾病是危害65岁以上老年人健康的主要问题。这6种慢性病在65岁以上老年人群中造成的直接经济负担约为340亿元人民币(表25-1),约占2002年我国卫生总费用的6%(2002年卫生总费用为5 684.6亿元)。2005年我国城乡每10万人口因糖尿病的寿命损失年分别为154.82/10万和87.96/10万,全国平均为105.75/10万。2005年全国因糖尿病的寿命损失年为139.95,间接经济负担为80.68亿元。另外,有研究显示,居住在敬老院的老年期痴呆患者每月缴费1 091元,但是超过77%的痴呆患者每月收入低于1 000元。最后,跌倒也是我国老年人常见的严重的意外伤害。每年有2 000万老年人至少发生2 500万次跌倒,直接医疗费用高达50亿人民币。每年约有7%的75岁以上老年人因跌倒而就医,其中10%的跌倒合并严重的损伤,如骨折、关节脱位等。

表25-1　6种常见慢性病对65岁以上老年人的影响

疾病名称	患病率(%)	死亡率(1/10万)	死因构成(%)	寿命损失(年)	直接经济负担(万元)
呼吸系统疾病	6.64	1 228.54	23.80	2.46	229 189
脑血管疾病	3.75	1 100.93	21.33	2.01	470 520
恶性肿瘤	0.51	857.14	16.61	1.42	397 805
心脏病	7.24	856.46	16.59	1.56	581 995
高血压	12.38	189.78	3.68	0.11	137 088
糖尿病	2.68	70.75	1.37	0.3	179 804

［数据来源:王建生,姜垣,金水高. 老年人6种常见慢性病的疾病负担. 中国慢性病预防与控制,2005,13(4):148-151］

三、影响老年人健康状况的主要因素

1. 人口学特征

（1）年龄：在人的一生中，机体功能要经历一个先不断增加，而后不断下降的过程。随着年龄的增长，老年人的机体功能也随之减弱（图25-2）。功能减弱是老年护理中一个很严重的问题，它是致病的高危因素之一，与多种因素有关。如认知力下降、对负性刺激的耐受程度减弱、逆境中的反应不佳、抑郁、压力负荷加重、应对能力下降。因此，老年人患病率具有年龄分布特点，按年龄分为60岁、70岁、80岁组，患病率分别为66.9%、87.1%、80.8%。患病高峰年龄为70～74岁，70岁以前随年龄增加患病率呈上升趋势，而75岁以后患病率呈下降趋势，这与"选择性生存"有一定关系。70～74岁是老年人健康最脆弱阶段，也是健康状况最易发生变化的阶段。

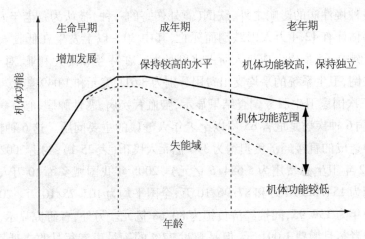

图 25-2　生命全程的机体功能变化趋势

（资料来源：Kalache and Kickbusch，1997）

（2）性别：女性患病率高于男性，各功能丧失率高于男性，主要是因为女性就业率低、经济不独立、生活状况相对较差及女性社会参与意识差等。美国老年男性的年平均收入为17 768美元，老年女性则为10 062美元。此外，女性期望寿命普遍比男性高。例如，1997年美国有850万老年女性为丧偶者，占老年女性的46%，而老年丧偶对老年女性健康的影响甚至比生理上功能减退（如视力、听觉、活动度）更为严重。

2. 社会经济地位

（1）职业：从事脑力劳动者患病率较高，为71.4%，而体力劳动者患病率只有48.8%。既往职业是干部的老人综合健康以优良为主，而其他职业及无职业者综合健康较差，工人的综合健康介于两者之间。职业对综合健康的影响主要是不理想的职业、经济状况差、有病无力诊治。美国65岁以上的老年人中约有37%的年收入少于1万美元，仅有21%超过2.5万美元，大约有10.5%的老年人处于贫困水平以下。

（2）文化程度：中学以上文化程度的老人综合健康以优良和一般为主，而小学及文盲者以一般和较差为主。这可能是低层次文化素质导致了低就业率，经济状况差，致使自我保健意识差和健康行为能力降低。

（3）经济收入：经济收入是影响老年人健康最主要的因素。经济收入低，难以做到无病早防、有病早治。

（4）城乡差别：城市老年人高血压、冠心病、脑卒中、糖尿病均高于乡村老人，乏力、便秘、腹胀等症状明显多于乡村老人，而生活自理能力、生活满意度明显低于乡村老人。

3. 行为生活方式

（1）家庭生活：家庭和睦、子女关心的老年人健康状况较好，离婚、丧偶的老年人综合健康较差，社区中独居的老年人及其死亡率近年来呈上升趋势。由于代沟与分居使一些家庭只剩下老年夫妇，加之子女不孝，家庭不和，老人得不到应有的照顾和精神慰藉，加深了老人的孤独、悲观情绪，严重影响老人健康。

（2）吸烟饮酒：吸烟与过度饮酒对老年人心身健康影响很大。研究表明，各年龄组男性吸烟率均高于女性。吸烟者罹患各种疾病的风险远远高于不吸烟者，其中呼吸系统疾病的患病率最高，心血管疾病也明显高于不吸烟者。美国老年人中饮酒及乙醇成瘾者呈上升趋势，他们借助酒精缓解失落、焦虑、抑郁、烦闷及慢性疼痛。老年女性中孤独和独居者更易滥用、误用乙醇或药物。有研究表明，不良的饮酒习惯可引起老年人多方面的改变，如肝损害、老年痴呆、精神障碍、周围神经炎、失眠、迟发癫痫、营养缺乏、排便失禁、腹泻、抑郁、骨折及用药后的不良反应。

（3）营养状况：营养是生命的物质基础，营养状况直接关系到老年人的健康、抗病能力、寿命及生活质量。老年人由于身体器官功能与生理的改变，以及家庭、经济与社会环境等因素的综合影响，可出现各种营养问题，其中营养不足和营养过剩是比较常见的问题。营养过剩不仅导致肥胖，而且脂肪细胞分泌一系列细胞炎性因子，影响健康或加重原有的疾病，如心血管疾病、肾脏疾病及糖尿病等。营养不足也是一个需要重视的问题。研究发现，住院老年人营养不良发生率高达50%～60%。主要原因是进食不足（如偏食、厌食或素食）、食欲下降、消化道结构改变或消化道激素分泌降低，活动减少，精神抑郁，独居，合并糖尿病、慢性支气管炎、肺气肿、肺源性心脏病、高血压、冠心病等慢性疾病使心肺代偿功能减退。老年外科患者手术创伤后机体的糖类、脂肪和蛋白质代谢均发生一系列改变，机体分解代谢增强、合成下降。老年人年龄越大，衰竭脏器越多，病死率越高。随着年龄增大，脏器老化程度显著，功能减退明显，其基础疾病使某些脏器功能处于功能不全或衰竭的边缘。一旦发生严重感染，各脏器负担明显加重，加之氧供不足、毛细血管功能障碍及多种介质的介导，极易出现多脏器功能损害甚至衰竭，使得老年人病死率明显增加。

（4）体力活动：顺利过渡到老年人的一个重要因素是维护高水平的体力活动。因为它可以帮助老年人无论从自尊感、精神状态和生活满意度等方面都维持良好的状态。此外，适当的体力活动还能延缓机体功能的衰退，因为运动可以促进血液循环，有利于促进食欲，改善神经系统功能，减少紧张和忧虑，还可以接受紫外线照射，有利于体内维生素 D 的合成，预防或推迟骨质疏松症的发生。但是，老年人在骨骼、肌肉、关节等方面的改变使他们活动减少。美国只有30%的老年人经常参加活动，而多数老年人并没有认识到活动可以改善心脑血管系统及身体状况，提高自身活动度。我国 2002 年居民营养与健康状况调查结果显示，我国城市居民经常参加锻炼的老年人为40%，不锻炼者高达54%。

（5）心理因素：根据 WHO 对健康的定义，心理健康既是整体健康不可缺少的维度之一，也是躯体健康、社会功能的直接影响因素。我国65岁以上城镇老年人中抑郁症的患病率为7.9%,有4%~7%的患者需要进行干预治疗,20%~25%的患者需要家庭护理。不良心理健康状态是其他躯体疾病的主要危险因素,甚至威胁老年人的生命。有研究显示,焦虑紧张是高血压的独立危险因素,例如"白大衣高血压"。此外,抑郁症是自杀的首位原因,老年抑郁症患者的自杀率高达30%以上。由于身体状况、社会角色和生活环境的变化,人到老年应付复杂变化的应激能力、承受心理负担和压力的能力都有所降低,当生活中遇到各种事件和挫折时所产生的生理、情绪反应及对身心健康的影响更为明显。例如,癌症患者的焦虑和抑郁的情况比普通内科门诊或住院患者的严重。老年人的心理健康问题主要来自3个方面。

1)身体健康状况的影响:由于老年人机体老化,各种疾病明显增加,尤其是各种慢性疾病的患病率上升,由于慢性病而影响活动能力的比例随着年龄的增长而增加,导致许多老年人有消极情绪,心理健康水平低。另外,有些疾病直接影响到心理健康,如高血压、脑供血不足等各类心脑血管疾病和神经系统疾病都可能导致记忆力减退、焦虑、烦躁、抑郁情绪,严重者引起精神症状。

2)退休后的生活方式影响:老年人退休后,脱离了原来的工作岗位,开始会感到冷落、无所事事,有些人就出现了所谓的"退休综合征"。

3)生活负性事件的影响:退休后家庭成了老年人活动的主要场所,家庭结构、家庭成员之间的关系、老年人在家庭中的地位是否受到尊重,对老年人的心理健康影响也很大。丧偶、丧子、"空巢"等生活负性事件对老年人的精神状态带来严重的影响。

第二节　老年保健措施

一、老年保健的概念

(一) WHO 的定义

老年保健即在平等享用卫生资源的基础上,充分利用现有人力、物力,以促进和维持老年人的健康为目的,发展老年保健事业,使老年人得到基本的医疗、护理、康复和保健等服务。老年保健事业是以维持和促进老年人健康为目的,为老年人提供疾病的预防、治疗、功能锻炼等综合性服务,同时促进老年保健和老年福利发展的事业。例如,建立健康手册、健康教育、健康咨询、健康体检、功能训练等保健活动,都属于老年保健范畴。

(二) 老年保健的主要任务

老年疾病的早期发现、早期诊断、早期治疗;患病或是残疾老人的康复,以恢复其正常的生理功能或器官功能,提高其生命质量;老年人的自我保健;营养、体力活动、生活习惯等与健康的关系等。

(三) 老年保健的原则

1. 全面性原则　老年人健康包括身体、心理和社会3个方面的健康,故老年保健也应该是多维度、多层次的。全面性原则包括:①老年人的躯体、心理及社会适应能力和生活质量等方面的问题;②疾病和功能障碍的治疗、预防、康复及健康促进。因此,建立一个统一的、全面的老年保健计划是非常有益的。许多国家已经把保健服务和计划纳入不同的保健组织机构,例如身体的、心理的和环境的组织机构中,为了使这些机构能与各种社会服务一起更好地适应老年人具体的健康需求,需要寻找一个更为统一协调的办法。

近20年来各发达国家更加重视以支持家庭护理为特色的家庭保健计划。这一计划中的医护人员或其他服务人员可以为居家的老年人提供从医疗咨询、诊疗服务、功能锻炼、心理咨询一直到社会服务的一系列支持性服务,受到老年人的欢迎。

2. 区域化原则　为了使老年人能方便、快捷地获得保健服务,服务提供者能更有效地组织保健服务,所提供的以一定区域为单位的保健,也就是以社区为基础提供的老年保健。社区老年保健的工作重点是针对老年人独特的需要,确保在要求的时间、地点,为真正需要服务的老年人提供社会援助。为此,受过专门训练的人员是非常重要的。疾病的早期预防、早期发现和早期治疗,营养、意外事故、安全和环境问题及精神障碍的识别,全部依赖于医生、护士、社会工作者、健康教育工作者、保健计划设计者所受到的老年学和老年医学方面的训练。另外,还需要有老年病学和精神病学专家在制定必要的老年人保健计划和服务方面给予全面指导。

3. 费用分担原则　由于日益增长的老年保健需求和紧缺的财政支持,老年保健的费用应采取多渠道筹集社会保障基金的办法,即政府承担一部分、保险公司的保险金补偿一部分、老年人自付一部分。这种"风险共担"的原则越来越为大多数人所接受。

4. 功能分化原则　老年保健的功能分化是随着老年保健的需求增加,在对老年保健的多层次性有充分认识的基础上,对老年保健的各个层面有足够的重视,在老年保健的计划、组织和实施及评价方面有所体现。例如,由于老年人的疾病有其特征和特殊的发展规律,老年护理院和老年医院的建立就成了功能的最初分化。再如,老年人可能会存在特殊的生理、心理和社会问题。因此,不仅要有从事老年医学研究的医护人员,还应当有精神病学家、心理学家和社会工作者参与老年保健,在老年保健的人力配备上也显示明确的功能分化。

二、老年保健的内容

我国老年人口的现状与特点,要求在老年保健方面应该采取适应我国国情的模式。我国目前为老年人提供健康照顾的模式有福利院和敬老院、老年康复医院和临终关怀医院、老年公寓和托老所、社区卫生服务、家庭保健等。由于本书的读者主要是针对临床医务人员,所以,以下就临床医务工作者如何在常规工作中为老年人提供健康保健服务进行讨论。其服务内容主要包括健康咨询(health counseling)、健康筛检(health screening)和预防性治疗(preventive therapies)。

(一) 健康咨询

通过收集就医者的健康危险因素,与就医者共同制订改变不健康行为的计划,督促就医者执行计划等,促使他们自觉采纳有益于健康的行为和生活方式,消除或减轻影响健康的危险因素,预防疾病、促进健康、提高生活质量。虽然,影响老年人健康的危险因素众多,但是行为生活方式是影响老年人健康的主要原因。所以,建议开展的健康咨询内容主要包括劝阻吸烟、合理营养、增加体力活动、控制体重、预防跌倒等。其他主要健康危险因素的具体临床干预措施可参见第三篇。可采取多种方法对老年人实施健康咨询。首先,由于老年的慢性病患病率较高,与临床医生接触的机会较多,临床医生可以就老年的主要健康问题以及本人所关心的问题给予适当的解答和指导,比如治疗的依存性、合理营养等。其次,多数慢性病患者都在基层医疗卫生服务机构接受管理,因此在慢性病管理随访的过程中,基层卫生服务人员也可以对老年人进行健康咨询和指导。最后,自我管理作为一种有效的慢性病管理模式,不但可以促进行为的改变、改善患者的健康状况,而且可以缓解卫生服务人员的工作压力。所以,基层卫生服务机构也可以利用慢性病自我管理为老年人提供健康咨询。

跌倒是老年人特有的健康问题,为此 WHO 和美国老年协会制定了专门的防治指南,具体内容如下。

(1)调整药物治疗:药物治疗,特别是精神类药物(抗焦虑药、抗抑郁药等)是老年跌倒的重要危险因素。因此,减少或停止精神类药物的使用,可有效减少跌倒的可能性。

(2)体育锻炼:推荐所有老年人均应采取力量、平衡和步态训练,如太极。灵活性锻炼和能力锻炼可作为补充。

(3)视力评估:尽管视力障碍与跌倒的关系证据不是很充分,但是对于有视力障碍的老年人需进行必要的检查和治疗,特别是白内障的治疗。另外,建议老年人在走路时不要戴墨镜。

(4)心脑血管疾病的治疗:如心律失常。

(5)补充维生素 D:缺乏维生素 D 可影响老年人肌肉力量和肌肉神经功能,从而引起跌倒。因此,老年人需每天补充 800 U 维生素 D。

(6)脚和鞋子的管理:脚趾囊肿、畸形、趾甲畸形、溃疡也是跌倒的重要原因,因此需要确定和治疗。鞋子不合适也可引起跌倒,老年人最好穿平底鞋。

(7)家庭环境的改善:老年人家里灯光不好、没有扶手、东西凌乱是引起跌倒的重要环境因素。因此,临床医生需对老年人家庭环境进行评估,并给出改善建议。

(二)健康筛检

健康筛检是指运用快速、简便的体格检查或实验室检查以及危险因素监测与评估等手段,在健康人群中发现未被识别的患者或有健康缺陷的人。详细的筛检方法和原则等可参见第二篇。

是否采取筛检,需要考虑并发症、功能状态和期望寿命,而且功能状态、并发症的数目和严重程度是期望寿命的有效预测因子。临床医生需要和老年人共同讨论筛检的益处及危害,以便确定是否进行健康筛检。功能状态可通过自保日常生活活动(self-reported activities of daily living)或者日常生活能力量表(instrumental activities of daily living)进行评价。而糖尿病、肿瘤、心力衰竭、晚期肾脏疾病等都会降低老年人的期望寿命。尽管准确判断一个人的期望寿命非常难,但是,Walter 和 Covinsky 建立基于功能状态和并发症的期望寿命评估框架,可供临床医生在实际工作中作为参考。该框架按照老年的功能状态及并发症的情况,将各年龄组的老年人分为上 25% 分位、下 25% 分位和中间 50%,并估计各组人群的期望寿命(图 25-3),在此基础上参考美国老年协会的建议,决定一个老年人是否合适进行相关疾病的筛检。身体功能状态良好,没有并发症的老年人其期望寿命在上 25% 组;而身体功能状态受损,且有并发症的老年人其期望寿命在下 25% 组。例如,一个 80 岁的老年女,身体功能状态良好,而且没有合并症,则其期望寿命在 80 组老年的上 25% 分位组(为 13 岁),作为乳腺癌的筛检对象;而另一个 80 岁的老年女性,身体功能受损,而且有并发症,则其期望寿命在 80 组老年的下 25% 分位组(为 4.5 岁),不适合进行乳腺癌筛检。

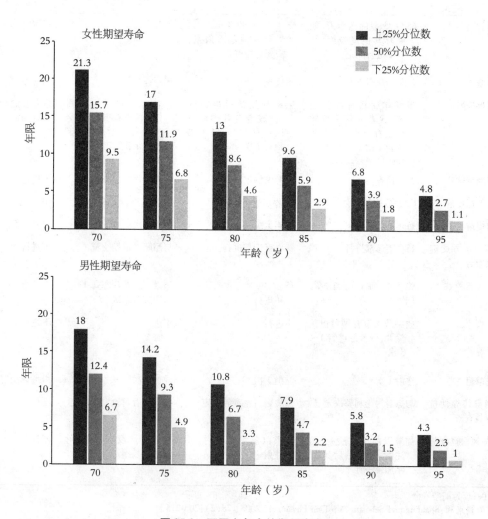

图 25-3　不同老年人的期望寿命

(资料来源: Walter and Covinsky. JAMA, 2001, 285(21):2750-2756)

除表 25-2 所列各项健康筛检项目外,以下项目也是有效发现早期疾病或健康缺陷的有效措施:①视敏度筛检,早期治疗白内障和黄斑部退化,可减少其危害。因此,建议 65 岁老年人应通过视力表进行视敏度检测。②听力测试,听力损害是危害老年健康的重要原因之一。建议定期询问和监测老年人的听力,以早期发现听力损害。③骨质疏松筛检,老年人好发骨质疏松,而且是骨折和跌倒的危险因素。为此,美国预防服务工作组建议 65 岁老年人应进行骨质疏松筛检,特别是使用类固醇药物和 45 岁以前绝经的老年人。④早期检出老年痴呆症疑似患者,对该病的防治工作具有重要意义。为此,美国预防服务工作组建议采用简易智能状态检查量(mini-mental status examination)对老年人的认知情况进行定期评价,以便及早发现疑似患者。

表 25-2　基于身体功能状态和期望寿命的健康筛检

筛检项目	LE ≥5 岁，身体功能状态良好	LE <5 岁，身体功能受损	2 岁≤LE <10 岁	LE <2 岁
胆固醇测定	65 ~75 岁的老年人，如果有其他危险因素，需要进行测定	65 ~75 岁的老年人，如果有其他危险因素，需要进行测定	不测定	不测定
结肠镜检查	每 5 ~10 检查 1 次	不检查	不检查	不检查
空腹血糖测定	患者有症状时进行测定，或者有其他危险因素存在时，每 3 年检查 1 次	患者有症状时进行测定，或者有其他危险因素存在时，每 3 年检查 1 次	患者有症状时进行测定，或者有其他危险因素存在时，每 3 年检查 1 次	患者有症状时进行测定
粪便隐血试验	每年检查	可考虑每年检查	可考虑每年检查	不检查
带状疱疹疫苗	60 岁后进行 1 次	60 岁后进行 1 次	60 岁后进行 1 次	60 岁后进行 1 次
流感疫苗	每年 1 次	每年 1 次	每年 1 次	每年 1 次
行为生活方式健康教育	每次就诊都进行	每次就诊都进行	与照顾者定期交流	不进行
乳房 X 线检查	80 岁前，每 1 ~2 年进行 1 次	75 岁前，可考虑每 1 ~2 年进行 1 次	70 岁前，可考虑每 1 ~2 年进行 1 次	不检查
巴氏涂片	如果从来没有做过巴氏涂片，可考虑进行 1 ~3 次	不进行	不进行	不进行
肺炎球菌疫苗	注射 1 次	注射 1 次	注射 1 次	可考虑注射 1 次
前列腺特异性抗原检查	与患者讨论利弊决定	与患者讨论利弊决定	与照顾者讨论利弊决定	不检查
破伤/风白喉疫苗	如果以前没有注射，可注射一组，然后每 10 年加强一针	如果以前没有注射，可注射一组	如果以前没有注射，可注射一组	不注射

注：LE 为期望寿命。
［资料来源：Spalding and Sebesta. Am Fam Physician, 2008, 78(2):206-215］

（三）预防性治疗

预防性治疗是指对无症状者使用药物、营养素（包括矿物质）、生物制剂或其他天然物质作为第一级预防措施，提高人群抵抗疾病的能力，预防某些疾病的发生。已出现症状的患者以及有既往病史的人使用上述物质治疗不属于预防性治疗。除了改变行为生活方式外，老年也可从预防性治疗中获得益处。

1. 预防性阿司匹林治疗　服用阿司匹林可以降低高危冠心病患者的病亡率，特别是 70 ~ 84 岁的老年冠心病患者，死亡率降低得最多。为此，美国预防服务工作组建议：年龄 >40 岁的男性、绝经后的女性、绝经前吸烟的女性，以及患有高血压、高脂血症的女性，可采取预防性阿司匹林治疗，以降低冠心病的死亡风险。但是，有颅内出血或胃肠道出血史的老年人，要慎重使用阿司匹林。

2. 预防性他汀类药物治疗　美国胆固醇教育项目建议血脂水平较高的心血管疾病患者、

冠心病高危人群、70 岁以上老年人进行预防性他汀类药物治疗。

3. 其他　绝经后的女性服用雌激素可预防骨质疏松和心脏病。

第三节　慢性病自我管理

慢性病是影响老年人健康的主要原因,而且其患病率呈逐年上升的趋势。因此,单纯依靠卫生服务人员很难满足患者的需求。2008 年统计分析结果显示,每名卫生技术人员需要管理54 名慢性病患者,其中每人需要管理 15 名高血压患者。在这种情况下,临床医生不可能有时间在一次就诊过程中解决患者的所有问题。即使有时间,临床医生也不可能解决所有的问题,例如,服药依从性、调理饮食、体育锻炼等,这些都需要患者自身在日常管理过程中来完成。为此,临床医生需要将一些慢性病管理的技能在日常接诊过程中教授给老年慢性病患者。

一、慢性病自我管理的概念

"自我管理"一词最早出现在 Thomas Creer 20 世纪 70 年代中期所写的《哮喘的自我保健》中。意思为"患者是治疗过程中一个积极的参与者"。之后,"自我管理"一词便广泛地用于针对慢性病的患者教育项目中。"慢性病自我管理"是指在卫生保健专业人员的协助下,个人承担一些预防性或治疗性的卫生保健活动。已有研究证明,慢性病自我管理不但可以帮助慢性病患者养成良好的行为生活方式、增加社会支持、改善心理状况,而且可以降低卫生费用,减少就医频次。因此,在当前我国医疗资源相对不足的情况下,慢性病自我管理可以作为老年保健的选择之一。

慢性病自我管理的理论基础是自我效能。自我效能(self-efficacy)是指个体对自己执行某一特定行为的能力大小的主观判断,即个体对自己有能力执行某一特定行为并达到预期结果的自信心。自我效能是决定人们能否产生行为动机和行为的一个重要原因。一个人的自信心(自我效能)可通过以下 4 个方面来影响个体行为改变的:①对行为的选择及对可以避免或有利于执行行为的情境的选择,如是选择继续吸烟还是选择戒烟,选择多到禁止吸烟的场所还是选择无禁止吸烟的场所。②改变执行行为的努力程度,人们往往对感觉会成功的活动投入更多精力。③坚持某一行为的持续时间,如果某人自信某行为能做到,且能给自己带来预期的好处,即使遇到再大的困难,也会坚持。④克服不良情绪,当一个人充满自信时,可以克服那些面临失败威胁时经常出现的不良情绪如焦虑、情绪低落等。

人们产生和提高自我效能主要有以下 4 个途径和方法:①过去的成功经验,自己过去成功地完成过某行为;②间接经验的示范,观察其他人执行某行为,而提高自己执行相同行为的自信心;③口头劝说,是健康教育、健康咨询常见措施;④消除不良情绪,焦虑和情绪低落等不良情感因素是一个人是否有能力执行某一特定行为的标志。

二、慢性病自我管理的内容

(一) 慢性病管理的任务

慢性病虽然不能治愈,但是完全可以控制。通过自身努力,慢性病患者完全可以过上和正常人一样的生活。为此,慢性病患者必须在日常生活中完成以下自我管理的3项任务。

1. 照顾疾病 多数慢性病得不到有效控制的原因是患者的治疗依存性不好。为此慢性病患者在日常生活中必须按医嘱完成各种治疗措施,例如,按医嘱服药、体育锻炼、戒烟、调理饮食。

2. 正常的日常活动 患了慢性病并不表明老年人的生活从此结束了。老年人每天仍然要尽量做家务,仍然要保持与朋友的正常交往,继续工作,以及继续与每位家庭成员的亲密关系。

3. 管理情绪 人们在患病后难免会发生一些情绪变化,例如,生气、愤怒、沮丧、情绪低落等,但是长期的负性情绪不但影响慢性病的治疗效果,甚至会使病情进一步恶化。因此,慢性病患者必须掌握一些技能来克服这些负性情绪。

(二) 慢性病自我管理的一般技能

为了完成上述慢性病自我管理任务,慢性患者必须掌握一些必要的自我管理技能和方法,这些技能适用于所有的慢性病自我管理,具体如下。

1. 解决问题的技巧 慢性病给患者日常生活中带来的影响和问题,不像我们过去在学习和工作过程中所经历的那样,存在一个唯一正确的解决办法和答案。慢性病所致问题因为日常生活中各种因素的不断变化,不存在唯一正确的解决方法和答案,只有解决得好、更好、最好之分。这对于慢性病患者来说,有两点启示:①慢性病所致问题的解决,不可能一下就解决掉,而必须分阶段地以短期能实现的任务为目标一步步地解决,逐渐达到最好;②慢性病患者为了解决日常生活中因患病所致的各种问题,就必须超越过去解决问题的思维方式,学习新的解决问题的技巧。

下面介绍一种解决问题的基本步骤,而不是解决某一特定问题的具体方法,这种解决问题的基本步骤几乎适用于日常生活中遇到的所有问题:①找出问题(最困难和最重要的步骤);②列出解决问题的所有办法;③选择一种方法尝试;④评价尝试的结果;⑤用另一种方法代替第一个无效的方法,继续尝试;⑥利用其他可以利用的资源(如果您的解决方法无效,应请求朋友、家人、卫生专业人员的帮助);⑦接受现实,此问题可能无法立即解决。

解决问题的第一步,也是最重要的一步就是找出问题的所在。这通常也是最困难的一步。比如说,某人血压一直控制不好,认为可能降压药用量不够,而实际上真正的问题是缺乏体育锻炼、身体过胖影响了他(她)的血压水平。

一旦找出了问题,下一步是列出可以解决该问题的所有办法。患者自己可能会许多好办法,但通常从别人那里也可以获得很多的帮助。这些人可以是亲戚朋友、家人、卫生专业人员或社区的其他人。例如,增加体育锻炼,可以自己制定一个锻炼计划,也可以参加到社区的各种锻炼小组,如太极拳、练功十八法、广播操、跳舞等进行集体锻炼,也可以和家人或朋友一起锻炼。

当有了一系列的方法之后,选择其中的一种方法进行尝试。在尝试某种新事物时请记住,一般来说,要掌握任何新方法、新活动一开始总是较为困难的。这种新方法的效果也很难在短时间内就显现出来。因此,在决定某种方法是否有效之前,一定要给这种可能很有潜力的解决问题的方法一个公平的机会,坚持尝试1~2周时间后进行评价,看需要解决的问题是否得到解决。

若问题仍然没有得到解决,则从所列的方法中找出另一种方法代替,再做尝试。如果所列的方法都没能解决所列问题,就应该利用其他资源(家人、朋友、医生)寻找更多的办法。若以上都无效,患者可能不得不接受这个事实:患者的问题暂时不能得到解决。这一点应该正确对待,因为一个问题不能立即解决并不意味着它以后都不能解决,也不能表明该方法不能成功解决其他的问题。

2. 目标设定和制定行动计划　最重要的自我管理技能之一就是"目标设定"。所谓目标是我们在未来 3~6 个月中想要完成的事情。如将血压控制在 140/90 mmHg 以下;学会打太极拳;养成每天喝 6~8 杯水的习惯。人生的每一个阶段都有一定的目标,如中学生的目标是考入理想的大学。可以说,没有目标,人生便失去了方向。因此,对于慢性病患者来说,在管理疾病的过程中也应该用目标来指引我们进行有计划的行动。该方法的基本过程如下:①决定自己想要做的事情及拟达到的目标;②分解目标、寻找可行的方法和途径;③着手制定一个短期行动计划,并与自己签订合约或协议;④执行自己的行动计划;⑤检验行动计划执行的结果;⑥必要时做些行动改变;⑦给自己一些奖励。

实现目标的关键是针对某一行动制订一个成功行动计划。行动计划的基本要求:一定是患者自己想要做的事情,不是别人认为患者应该做的;合理性,1 周内预计可以完成的事情;改变特定行为,如降低体重不是一个行为,散步是一个行为;需回答做什么? 做多少? 什么时候做(详细到每周的哪一天、什么时间等)、1 周做几次? 自信心 7 分或 7 分以上(是患者将完成整个合约的自信心有多高)。

3. 如何寻找社区资源　作为一名慢性病患者的主要任务之一就是知道自己什么时候需要帮助和如何得到帮助。需要别人的帮助来完成日常事务、协助做家务或完成生活中的其他事情,并不意味着自己已经是疾病的牺牲者。相反,知道在生活的哪些方面需要特定的帮助,可使对自己的身体状况和能力更加了解。作为一名慢性病病患者,随着对自己所患疾病症状的了解,患者应该知道什么事情是自己力所能及的,什么事情是需要别人的帮助才能做到的,而且应该知道从那里可以得到自己所需要的帮助。

首先可获得帮助的资源是家人,其次是亲戚朋友。对于大多数人来说,家庭和亲戚朋友是获得帮助的主要来源。此外,社区中也有许多患者可以利用的资源(表 25-3)。

表 25-3　寻找社区资源的侦探工具

"消息灵通人士"	志愿者组织
电话号码簿(电话黄页)	老年活动中心
免费咨询、服务电话	社区卫生服务中心
中介与咨询服务	医院、卫生保健组织
居委会	图书馆或图书室
老年谈心室、老年茶室	报纸、杂志
社区拳操辅导班	老年文化活动室
社区卫生知识讲座	上网查询

4. 如何与人交流　与人交流沟通是我们每个人生活中不可或缺的重要内容之一,良好的

沟通交际能力是一个人获得成功的有利帮手。人与人之间的交流,其目的是彼此增进了解,那么慢性病患者如何与人交流,特别是如何跟卫生保健人员交流,让他们真正"了解"自己,从而获得家人、朋友的理解和帮助,就显得更为重要了。因此,作为一名慢性病患者,学习和掌握必要的交流技巧来帮助自己与人更有效地交流,是必不可少的技能之一。下面几种方法可以改善与人交流、沟通过程:用语言表达自己,"我"语句;在需要帮助时,应该努力试着直截了当地提出自己的请求,而不是含含糊糊地、笼统地提出要求;学会拒绝别人的过分请求;学会倾听;与医生交流,要遵循准备→询问→重复→行动的原则。

但是,需要提醒慢性病患者必须记住:交流是相互的。若慢性病患者在表达自己的感觉或请求帮助时感到不舒服,和自己一样,别人也会有这样的感觉。因此,每次与人交谈时,患者需要以理解对方,真诚相待作为交流的基础。所谓"理解万岁"是真诚交流的基石,反映的就是这个道理。

5. 紧张和疲劳的管理　紧张和疲劳不但是各种慢性病的常见症状,而且长期的过度紧张和疲劳也可引起慢性病,例如,"白大衣高血压"便是由过度紧张引起的。除此外,紧张和疲劳还可能加重慢性病的症状,影响治疗效果。紧张是我们生活中不可避免地部分,是每个人都会经历的常见问题。因此,慢性病患者因该学习一些紧张和疲劳的管理技巧,以便在日常生活中遇到紧张事件时进行自我调节。

由于紧张是一种非常个体化的因素。某件事情对部分人来说可能不算什么,但对于其他人来说可能是一件十分棘手的事情。它取决于我们如何看待和理解发生在我们周围的事情。只有依靠我们自己通过学习有关技巧来改变我们对事情的看法和想法,达到控制自己的紧张及其相关的疲劳、失眠等问题。

消除紧张和疲劳的办法有"锻炼"、"合理营养"、"深呼吸"、"放松"、"积极的自我谈话"及"引导性想象"等。下面着重介绍深呼吸等应用大脑的思维活动来消除紧张、疲劳等问题的技巧。这些技巧因为都是通过大脑的思维活动来实现的,所以也称之为"认知性症状管理技巧"。

(1) 深呼吸:有助于缓解压力、紧张和疲劳。

(2) 肌肉放松:是用于症状管理的最常用的认知性放松技巧之一。放松训练是基于下述理论假设:即认为一个人对外界事物的反应包含"情绪"和"躯体(生理)"两部分。假如能改变"躯体"的反应,"情绪"也会随着改变。至于躯体的反应,部分受随意神经系统控制的"随意肌"反应,它可由人的意念来操纵。也就是说,通过人的意识可以控制"随意肌"的活动,再间接地把"情绪"松弛下来,建立轻松的心情状态。常用的方法如下。

1) 渐进性肌肉放松法:是对抗焦虑的一种常用方法,和系统脱敏疗法相结合,可治疗各种焦虑性神经症、恐惧症,且对各系统的身心疾病都有较好的疗效。

2) 放松功:祖国医学的气功锻炼是一种极好的自我放松疗法。它能排除病人不良情绪的干扰,身心得到松弛,使人体生理过程处于最佳状态,从而有利于人的健康。

(3) 引导性想象:可帮助处于紧张和困难时期的人,减轻紧张获得平和、宁静、放松感觉的一种方法。它是利用"大脑的能力"通过视、触、嗅、听等感觉器官的内在作用,帮助人体修复、维持健康并达到放松状态,维持心理、身体、精神的平衡。"引导性想象"是一种历史悠久的放松技巧,作为一种有力的消除紧张和压力的管理工具,目前在越来越多地应用到个人自我保健和专业性治疗领域。

（4）自我交谈："我知道我行"，"自我交谈"也就是我们通常对自己所说的话，是反应我们如何看待自己的一种方式。我们几乎每时每刻都在进行自我交谈。例如，早上起来，我们会想"我实在不想起床。我今天太累了，不想去早锻炼。"或者在一个愉快的夜晚结束之前，我们会想"嘻，这有意思。我应该经常像今天这样出去会会朋友。"我们所想的或对自己所说的就叫做"自我交谈"。它可以多种方式出现，多半情况是消极的。消极的自我交谈通常以这种词语出现，如"我正好不会做……"、"要是我能够或者不曾……"、"我没劲去……"这种消极的自我交谈通常代表了对自己的困惑、担心和不信任，特别是对我们自己应付疾病和症状能力的担心。消极的自我交谈还会使紧张、疼痛、情绪低落、疲乏等症状变得更糟糕，使患病后的生活道路变得慢是障碍。因此，学会将自我交谈从消极的变为积极的，是管理患高血压之后的紧张、疲劳等症状的重要工具。

（5）分散注意力：由于我们的大脑很难在同一时间将注意力集中于两件事情上，因此我们可以通过训练，将注意力集中于我们身体不适（疼痛）之外的事情上，以此来减轻疼痛等身体不适的强度。这种技巧称为分散注意力。分散注意力对于那些自觉症状很严重的人，或身体一有异常感觉便怀疑可能是一种新的症状、新的健康问题或更严重的症状的人特别有用。这里要特别强调的是，分散注意力并不是要你忽略这些症状，而是暂时不要将注意力集中于它们之上。

虽然，慢性病自我管理不能解决老年保健的所有问题。但是，目前已有较肯定的证据表明，精心设计的慢性病自我管理方案对慢性病患者的生理和心理结局产生有益的影响。所以，在医疗保健领域开展有关老年人群慢性病自我管理干预项目，可以充分挖掘患者、家庭的潜力与卫生服务人员共同管理所患慢性病，提高老年人晚年生活质量，减轻家庭和社会的负担，缓解老年保健经费、人员不足的压力，从而促进老年保健事业健康持续的发展。

（高俊岭）

参考文献

［1］傅华主编.预防医学.第五版.北京：人民卫生出版社，2008.

［2］傅华，傅东波主编.慢性病患者如何过上健康幸福的生活.上海：复旦大学出版社，2002.

［3］National Institute on Aging, National Institutes of Health, World Health Organization. Global Health and Aging. NIH Publication, http://www. who. int/ageing/publications/global health/en/ 2011.

［4］United Nations. World Population Ageing 2009. New York, http:www. un. org/en/development/desa/population/publications/index. shtml 2009.

［5］Spalding MC, Sebesta SC. Geriatric Screening and Preventive Care. Am Fam Physician, 2008, 78(2):206-215.

第二十六章 预防接种

预防接种是预防、控制乃至消灭传染病的有效手段。我国早在 10 世纪的唐宋时期就采用接种人痘预防天花,是最早使用人工免疫方法预防传染病的国家。新中国成立后,预防接种工作得到迅速发展,经历了计划免疫前期(1950～1977 年)、计划免疫期(1978～2000 年)和免疫规划时期(2001 年～至今),取得了辉煌成就。如 1951 年全国报告天花病人 6.1 万例,自 20 世纪 50 年代初我国推行全民种痘,天花病例急剧下降,最后 1 例天花患者是 60 年代初发生在云南省西盟县。1979 年,经 WHO 检查证实我国已消灭了天花。再如始于 1978 年的儿童计划免疫实施 20 多年,减少麻疹、百日咳、白喉、脊髓灰质炎、结核、破伤风 6 种传染病的发病 3 亿多人次,减少死亡 400 多万人,减少住院费用 400 多亿元。

第一节 概 述

一、相关概念

(一) 疫苗

1. 概念　疫苗(vaccine)是指为了预防、控制传染病的发生、流行,用于人体预防接种的疫苗类预防性生物制品。

2. 分类

(1) 第一类疫苗:是指政府免费向公民提供,公民应当依照政府规定受种的疫苗,包括国家免疫规划确定的疫苗,省、自治区、直辖市人民政府在执行国家免疫规划时增加的疫苗,以及县级以上人民政府或者其卫生主管部门组织的应急接种或者群体性预防接种所使用的疫苗。

全国范围内纳入国家免疫规划的疫苗有:乙肝疫苗、卡介苗、脊灰疫苗、百白破疫苗、麻疹疫苗、白破疫苗、甲肝疫苗、流脑疫苗、乙脑疫苗、麻腮风疫苗,用于预防乙型肝炎、结核病、脊髓灰质炎、百日咳、白喉、破伤风、麻疹、甲型肝炎、流行性脑脊髓膜炎、流行性乙型脑炎、风疹、流行性腮腺炎 12 种传染病。

(2) 第二类疫苗:是指由公民自费并且自愿受种的其他疫苗。

目前常用的第二类疫苗有流感疫苗、水痘疫苗、b 型流感嗜血杆菌疫苗、口服轮状病毒疫苗、肺炎疫苗(23 价多糖疫苗、7 价结合疫苗)、狂犬疫苗、流脑 A + C 群结合疫苗、流脑 A + C

+ Y + W135 群多糖疫苗、脊灰灭活疫苗、百白破-Hib 联合疫苗、伤寒副伤寒疫苗、霍乱疫苗等，分别可以预防流感、水痘、b 型流感嗜血杆菌和肺炎链球菌侵袭性疾病(肺炎、脑膜炎等)、婴儿腹泻、伤寒、副伤寒、霍乱等疾病。

（二）预防接种

1. 概念　预防接种(vaccination)是指根据疾病预防控制规划,利用疫苗,按照国家规定的免疫程序,由合格的接种技术人员,给适宜的接种对象进行接种。提高人群免疫水平,以达到预防和控制相应传染病发生和流行的目的。

2. 分类

（1）人工自动免疫(artificial active immunization):是指通过人工免疫方法,使宿主免疫系统产生对于相关传染病的保护作用,其作用的大小取决于宿主所产生的免疫反应强度。

（2）人工被动免疫(artificial passive immunization):将含有抗体的血清或细胞因子等制剂注入机体,使机体立即获得抗体而受到保护。

（3）被动自动免疫(passive and active immunization):是指将含有抗体的血清或其制剂接种人体的同时,将免疫原物质亦接种人体,是人体迅速获得特异性抗体的同时,产生持久的免疫力。例如,HBsAg 和 HBeAg 双阳性产妇所生的新生儿,在出生时同时注射乙型免疫球蛋白和乙型肝炎疫苗以阻断乙肝病毒的母婴传播。

（三）计划免疫

1. 概念　计划免疫(planned immunization)是指根据疫情监测和人群免疫状况分析,按照规定的免疫程序,有计划、有组织地利用疫苗进行预防接种,以提高人群免疫水平,达到控制乃至最终消灭相应传染病的目的。

2. 主要内容　我国计划免疫工作的主要内容是为 7 周岁以下儿童开展"四苗"(即卡介苗、脊灰三价糖丸疫苗、百白破混合制剂和麻疹疫苗)的基础免疫和以后适时的加强免疫,使儿童对结核、脊髓灰质炎、百日咳、白喉、麻疹和破伤风产生免疫力。1992 年,国家又将乙肝疫苗纳入计划免疫范畴。2007 年 12 月,卫生部发布《扩大国家免疫规划实施方案》,规定在现有国家免疫规划疫苗基础上,将甲肝疫苗、流脑疫苗、乙脑疫苗、麻腮风疫苗纳入国家免疫规划,对适龄儿童进行常规接种。

（四）免疫程序

免疫程序是指需要接种疫苗的种类及接种的先后顺序与要求,主要包括儿童基础免疫和成人或特殊职业人群、特殊地区需要接种疫苗的程序。免疫程序是根据有关传染病的流行病学特征、疫苗的生物学特性和免疫效果、人群免疫应答能力和实施免疫预防的具体条件来确定。

（五）免疫规划

1. 概念　国家免疫规划是指按照国家或省自治区直辖市确定的疫苗品种、免疫程序或接种方案,在人群中有计划地进行预防接种,以预防和控制相应传染病的发生和流行。

2. 主要内容　卫生部于 2007 年 12 月 29 日发布了《扩大国家免疫规划实施方案》,其中扩大国家免疫规划的主要内容如下。

（1）在现行全国范围内使用的乙肝疫苗、卡介苗、脊灰疫苗、百白破疫苗、麻疹疫苗、白破疫苗6种国家免疫规划疫苗基础上，以无细胞百白破疫苗替代百白破疫苗，将甲肝疫苗、流脑疫苗、乙脑疫苗、麻腮风疫苗纳入国家免疫规划，对适龄儿童进行常规接种。

（2）在重点地区对重点人群进行出血热疫苗接种；发生炭疽、钩端螺旋体病疫情或发生洪涝灾害可能导致钩端螺旋体病发流行时，对重点人群进行炭疽疫苗和钩体疫苗应急接种。

通过接种上述疫苗，预防乙型肝炎、结核病、脊髓灰质炎、百日咳、白喉、破伤风、麻疹、甲型肝炎、流行性脑脊髓膜炎、流行性乙型脑炎、风疹、流行性腮腺炎、流行性出血热、炭疽和钩端螺旋体病15种传染病。

我国《扩大国家免疫规划实施方案》规定的免疫程序见表26-1。

表26-1 扩大国家免疫规划常规接种疫苗免疫程序

疫苗	接种对象	接种剂次	接种部位	接种途径	接种剂量/剂次	备注
乙肝疫苗	0、1、6月龄	3	上臂三角肌	肌内注射	酵母苗5μg/0.5ml，CHO苗10μg/1ml、20μg/1ml	出生后24小时内接种第1剂次，第1、2剂次间隔≥28天
卡介苗	出生时	1	上臂三角肌中部略下处	皮内注射	0.1ml	
脊灰疫苗	2、3、4月龄，4周岁	4		口服	1粒	第1、2剂次，第2、3剂次间隔均≥28天
百白破疫苗	3、4、5月龄，18~24月龄	4	上臂外侧三角肌	肌内注射	0.5ml	第1、2剂次，第2、3剂次间隔均≥28天
白破疫苗	6周岁	1	上臂三角肌	肌内注射	0.5ml	
麻风疫苗（麻疹疫苗）	8月龄	1	上臂外侧三角肌下缘附着处	皮下注射	0.5ml	
麻腮风疫苗（麻腮疫苗、麻疹疫苗）	18~24月龄	1	上臂外侧三角肌下缘附着处	皮下注射	0.5ml	
乙脑减毒活疫苗	8月龄，2周岁	2	上臂外侧三角肌下缘附着处	皮下注射	0.5ml	
A群流脑疫苗	6~18月龄	2	上臂外侧三角肌附着处	皮下注射	30μg/0.5ml	第1、2剂次间隔3个月
A+C流脑疫苗	3周岁，6周岁	2	上臂外侧三角肌附着处	皮下注射	100μg/0.5ml	2剂次间隔≥3年；第1剂次与A群流脑疫苗第2剂次间隔≥12个月
甲肝减毒活疫苗	18月龄	1	上臂外侧三角肌附着处	皮下注射	1ml	
乙脑灭活疫苗	8月龄（2剂次），2周岁，6周岁	4	上臂外侧三角肌下缘附着处	皮下注射	0.5ml	第1、2剂次间隔7~10天

疫苗	接种对象	接种剂次	接种部位	接种途径	接种剂量/剂次	备注
甲肝灭活疫苗	18月龄,24～30月龄	2	上臂三角肌附着处	肌内注射	0.5 ml	2剂次间隔≥6个月
出血热疫苗（双价）	16～60周岁	3	上臂外侧三角肌	肌内注射	1 ml	接种第1剂次后14天接种第2剂次,第3剂次在第1剂次接种后6个月接种
炭疽疫苗	炭疽疫情发生时,病例或病畜间接接触者及疫点周围高危人群	1	上臂外侧三角肌附着处	皮上划痕	0.05 ml(2滴)	病例或病畜的直接接触者不能接种
钩体疫苗	流行地区可能接触疫水的7～60岁高危人群	2	上臂外侧三角肌附着处	皮下注射	成人第1剂0.5 ml,第2剂1.0 ml;7～13岁剂量减半,必要时7岁以下儿童依据年龄、体重酌量注射,不超过成人剂量1/4	接种第1剂次后7～10天接种第2剂次

注：①CHO疫苗用于新生儿母婴阻断的剂量为20 μg/ml；②未收入药典的疫苗,其接种部位、途径和剂量参见疫苗使用说明书。

二、预防接种的组织形式

（一）常规接种

常规接种是指接种单位按照国家免疫规划、传染病流行规律和当地预防接种工作计划,为预防与控制疫苗针对的传染病,按照国家免疫规划规定的各种疫苗、免疫程序、疫苗使用说明书,定期为适龄人群提供的预防接种服务。

（二）群体性预防接种

1. 群体性预防接种　是指在一定范围和时间,对某种或某些传染病的易感人群,有组织地集中实施接种疫苗的活动。

2. 分类

（1）强化免疫：是指根据传染病流行特征、人群免疫状况和传染病控制目标的要求,在短时间内对一定范围的目标人群开展的群体性接种。强化免疫时不考虑既往免疫史,其目的是迅速提高接种率,建立有效的免疫屏障,保护易感人群。强化免疫不能代替常规预防接种。目前主要的强化免疫是脊灰疫苗强化免疫和麻疹疫苗强化免疫。

（2）应急接种：是指在传染病流行开始或有流行趋势时,为控制疫情蔓延,对易感人群开展的预防接种活动。

（3）突击接种：是指在海岛、高原地区、牧区等交通不便的边远地区，采取巡回入户方式每年为目标儿童提供1次、2次或3次常规预防接种。

三、预防接种工作的基本要求

1980年卫生部颁发的《全国计划免疫工作条例》第四章明确规定如下。

（1）凡参加预防接种的工作人员均需经过培训，明确目的，具有高度的责任心，严格的科学态度，掌握免疫程序、制品性质、接种方法、途径和禁忌证以及接种后反应的观察、处理方法，以确保工作质量。

（2）预防接种前，要详细询问被接种者的病史，尤其是过敏史，必要时进行体格检查。凡有制品说明书规定的禁忌证者，一律不予接种。

（3）接种对象、部位、方法、剂量、次数、间隔时间等应严格按所用制品说明书或上级防疫部门的规定执行。

（4）接种时要严格执行无菌操作，实行一人一针一管。卡介苗接种器材必须专用。

（5）生物制品的运输和保存应按制品说明书要求进行。凡过期、变色、发霉、有摇不散的凝块或异物、无标签或标签不清，安瓿有裂纹的，一律不得使用。制品安瓿开启后，活菌（疫）苗限1小时用完。

（6）做好登记、统计、总结工作。参加接种工作的基层单位和人员，接种时要正确填写接种卡（簿），每种制品接种工作完成后，应统计汇总报卫生防疫部门。

（7）各级卫生行政部门，每年应组织本地区计划免疫工作的检查评比。

四、预防接种的技术操作要点

各种疫苗的接种方法不同，稍有疏忽，即可影响效果，甚至造成接种事故。因此，实施前应仔细阅读说明书，注意接种途径。

（一）皮内接种法

（1）适用疫苗：卡介苗。

（2）注射部位：上臂三角肌外下缘皮内。

（3）操作方法

1）家长抱紧儿童，露出儿童胳膊。

2）用1 ml一次性注射器或一次性蓝芯注射器配4.5号针头吸取1人份疫苗，皮肤常规消毒。待乙醇干后，左手绷紧注射部位皮肤，右手持注射器，食指固定针管，针头斜面向上，与皮肤呈10°~15°角刺入皮内。再用左手拇指固定针管，但不要接触针头部分，然后注入疫苗，使注射部位形成一个圆形皮丘，针管顺时针方向旋转180°后拔出针头。勿按摩注射部位。

（二）皮下接种法

（1）适用疫苗：麻疹疫苗、乙脑疫苗、流脑疫苗、风疹疫苗。

（2）接种部位：上臂外侧三角肌下缘附着处皮肤。

（3）操作方法

1）如在儿童左上臂接种，家长取坐位，儿童应坐于家长腿上，家长左臂抱紧儿童，使儿童头部靠在家长左肩部,将儿童右臂置于家长身后。家长用右臂固定儿童双腿,右手握住儿童左手,防止在接种过程中乱动。

2)接种人员用 1 ml 注射器配上 5.5 号针头,吸取 1 人份疫苗后,皮肤常规消毒。绷紧皮肤,右手持注射器,食指固定针柄,针头斜面向上,与皮肤成30°~40°角快速刺入针头长度的1/3~2/3,放松皮肤,左手固定针管,回抽无血,注入疫苗,快速拔出针头,用消毒干棉球稍加按压针眼部位。若有回血,应更换注射部位,重新注射。

（三）肌内接种法

（1）适用疫苗:百白破疫苗、白破疫苗、乙肝疫苗。

（2）接种部位:上臂外侧三角肌中部。

（3）操作方法

1)家长取坐位,儿童应坐于家长腿上,家长左臂抱紧儿童,使儿童头部靠在家长左肩部,将儿童右臂置于家长身后。家长用右臂固定儿童双腿,右手握住儿童左手,防止在接种过程中乱动。大年龄儿童可取坐位或立位,注射侧的手叉腰。

2)用适当规格的注射器吸取 1 人份疫苗,皮肤常规消毒,左手将三角肌绷紧,右手持注射器(以执毛笔式),与皮肤呈90°角快速刺入针头长度的2/3,固定针管,放松皮肤,回抽无血,注入疫苗后快速拔出针头,用消毒干棉球稍加按压针眼部位。

（四）口服法

（1）适用疫苗:口服脊髓灰质炎疫苗。

（2）操作方法:用消毒的药匙将脊灰疫苗送入儿童口中(液体疫苗可直接滴入),用凉开水送服咽下。

1)月龄小的儿童,喂服脊灰疫苗时可将糖丸疫苗碾碎放入药匙内,加少许凉开水溶解成糊状服用,或将糖丸疫苗溶于 5 ml 凉开水中,使其完全溶化后口服咽下。

2)口服疫苗时要看服下肚,如儿童服苗后吐出应先饮少量凉开水,休息片刻后再服。

第二节　常　规　接　种

常规接种分为基础免疫(初种)和加强免疫(复种)。要实现常规接种的目标,基础免疫和加强免疫缺一不可。

一、接种要求

（一）接种时间

（1）乙肝疫苗:接种 3 剂次,儿童出生时、1 月龄、6 月龄各接种 1 剂次。第 1 剂于出生后 24 小时内尽早接种。

（2）卡介苗:接种 1 剂次,儿童出生时接种。

（3）脊灰疫苗:接种 4 剂次,儿童 2 月龄、3 月龄、4 月龄和 4 周岁各接种 1 剂次。

（4）百白破疫苗:接种 4 剂次,儿童 3 月龄、4 月龄、5 月龄和 18~24 月龄各接种 1 剂次。

无细胞百白破疫苗免疫程序与百白破疫苗程序相同。无细胞百白破疫苗供应不足阶段,按照第4剂次至第1剂次的顺序,用无细胞百白破疫苗替代百白破疫苗;不足部分继续使用百白破疫苗。

（5）白破疫苗:接种1剂次,儿童6周岁时接种。

（6）麻腮风疫苗(麻风、麻腮、麻疹疫苗):目前,麻腮风疫苗处于供应不足阶段,使用含麻疹成分疫苗的过渡期免疫程序。8月龄接种1剂次麻风疫苗,麻风疫苗不足部分继续使用麻疹疫苗。18~24月龄接种1剂次麻腮风疫苗,麻腮风疫苗不足部分使用麻腮疫苗替代,麻腮疫苗不足部分继续使用麻疹疫苗。

（7）流脑疫苗:接种4剂次,儿童6~18月龄接种2剂次A群流脑疫苗,3周岁、6周岁各接种1剂次A+C群流脑疫苗。

（8）乙脑疫苗:乙脑减毒活疫苗接种2剂次,儿童8月龄和2周岁各接种1剂次。乙脑灭活疫苗接种4剂次,儿童8月龄接种2剂次,2周岁和6周岁各接种1剂次。

（9）甲肝疫苗:甲肝减毒活疫苗接种1剂次,儿童18月龄接种。甲肝灭活疫苗接种2剂次,儿童18月龄和24~30月龄各接种1剂次。

（二）接种对象

（1）现行的国家免疫规划疫苗按照免疫程序,所有达到应种月(年)龄的适龄儿童,均为接种对象。

（2）新纳入国家免疫规划的疫苗,其接种对象为规定实施时间起达到免疫程序规定各剂次月(年)龄的儿童。

（3）强化免疫的接种对象按照强化免疫实施方案确定。

（三）接种部位、途径和剂量

疫苗的接种部位、途径和剂量参见国家药典的规定,对未收入药典的疫苗,参见疫苗使用说明书。目前常用疫苗的接种部位、途径和剂量见表26-2。

表26-2　常用疫苗的接种部位、途径和剂量

疫苗	接种部位	接种途径	接种剂量/剂次
乙肝疫苗	上臂外侧三角肌中部	肌内注射	酵母苗 16 岁以下 5 μg/0.5 ml,CHO 苗 10 μg/1 ml、20 μg/1 ml*
卡介苗	上臂外侧三角肌中部附着处	皮内注射	0.1 ml
脊灰疫苗		口服	1 粒
百白破疫苗	上臂外侧三角肌附着处或臀部	肌内注射	0.5 ml
白破疫苗	上臂外侧三角肌附着处	肌内注射	0.5 ml
麻疹疫苗	上臂外侧三角肌下缘附着处	皮下注射	0.5 ml
乙脑疫苗	上臂外侧三角肌下缘附着处	皮下注射	0.5 ml
A 群流脑疫苗	上臂外侧三角肌下缘附着处	皮下注射	30 μg/0.5 ml
A + C 流脑疫苗	上臂外侧三角肌下缘附着处	皮下注射	100 μg/0.5 ml
风疹疫苗	上臂外侧三角肌下缘附着处	皮下注射	0.5 ml

* 母婴阻断的新生儿使用 CHO 疫苗为 20 μg/ml。

二、实施范围

（1）乙肝、卡介苗、脊灰、百白破、流脑、白破等疫苗在全国范围实施。

（2）乙脑疫苗除西藏、青海、新疆及新疆生产建设兵团外，在其他省、自治区、直辖市全面实施。西藏、青海、新疆及新疆生产建设兵团是否开展乙脑疫苗接种工作，由上述地区卫生厅（局）确定后报卫生部。

（3）甲肝疫苗、麻腮风、无细胞百白破等疫苗因暂不能满足全部适龄儿童接种，省级卫生行政部门（含新疆生产建设兵团卫生局，下同）根据年度中央专项资金安排计划、疾病流行情况以及实施的可行性等，选择实施地区和实施对象。随着疫苗供应量的增加，逐步扩大实施范围。

（4）脊灰疫苗和麻疹疫苗强化免疫的实施范围按照强化免疫实施方案确定。

第三节 应急预防接种

一、急接种的基本要求

（1）根据《疫苗流通和预防接种管理条例》规定，传染病暴发、流行时，县级以上地方人民政府或者其卫生行政部门需要采取应急接种措施的，依照《中华人民共和国传染病防治法》和《突发公共卫生事件应急条例》的规定执行。

（2）实施应急接种时，由疾病预防控制机构制定应急接种实施方案，选择适当的接种服务形式尽快开展接种工作。

（3）一般要求在传染病流行的早期，易感人群感染前，或在传染病潜伏期的最初几天实施应急接种。应急接种应在 2～3 天内完成，最长不能超过 1 周。

（4）科学合理地确定应急接种的范围和目标人群，目标人群要达到较高的接种率。范围太小起不到控制传染病流行的作用；范围太大，针对性不强，浪费人力物力，影响应急接种的效果，亦不利于传染病的控制。

二、适于应急接种的疫苗

接种疫苗后产生抗体的时间短于某种传染病的常见潜伏期，该疫苗就可以用于应急接种。

（一）脊髓灰质炎

发生脊髓灰质炎野病毒病例或脊灰疫苗衍生病毒病例循环（cVDPVs）后，为迅速提高已知病例周围易感儿童的免疫力，阻断脊髓灰质炎野病毒或脊灰疫苗衍生病毒的传播，减少续发病例，在短时间内采取脊灰疫苗的应急接种是最为有效的暴发控制措施。

（1）接种范围：在疫苗供应充足的情况下，应尽可能扩大应急免疫的范围，因为尽管局部仅发生了 1 例麻痹性脊髓灰质炎病例，但实际上野病毒已波及很大区域。

（2）接种时间：服苗越早，越有利于阻止野病毒的播散。

（3）接种策略：出现脊髓灰质炎疫情后，一般采用"扫荡"式免疫策略开展应急接种，免疫的地区仅局限于有脊髓灰质炎疫点的高危地区。高危地区可以是1个国家、1个省或1个地区。进行"扫荡"式免疫强调要挨门逐户进行接种，以尽可能提高接种率。

（二）麻疹

（1）主动免疫：麻疹自然感染的潜伏期以10~11天最为常见。在麻疹潜伏期早期或感染后3天内接种麻疹疫苗能控制发病，即使对已感染者接种也不会导致病情加重。麻疹疫苗应急接种的关键是要早、要快，只要掌握好时机，半个月内可控制流行。开展应急接种的时间较晚则没有效果。

（2）球蛋白被动免疫：接种时间最好在初次接触麻疹患者后5~6天内，越早越好。接触后7天进行接种，效果较差，如已出现临床症状则无效。接种免疫球蛋白的剂量，以0.2~0.3 ml/kg为宜。

（三）白喉

一般使用0.1ml白喉疫苗间隔1~2天给易感人群皮内应急接种2次，可获得满意的效果，常可控制白喉的流行。此外，还可以选用含白喉疫苗成分的其他疫苗：6岁及以下儿童可以使用无细胞百白破疫苗；6个月至12周岁儿童可使用白破疫苗；12岁以上人群用成人型白破疫苗。

（四）破伤风

（1）发生创伤后应急接种：发生创伤后为预防破伤风，除了采取破伤风抗毒素、破伤风免疫球蛋白被动免疫措施外，应根据破伤风疫苗免疫史决定是否应急接种破伤风疫苗。一般认为经过全程免疫的人群（包括曾接种过百白破疫苗者），在免疫后18个月内可不必应急接种；超过18个月可进行应急注射破伤风疫苗1次，从而产生免疫记忆反应，使抗体水平迅速上升。经过全程免疫并加强免疫的人群，自最后1次免疫后≤3年受伤时，不需要应急接种；若>3年，应该应急接种破伤风疫苗1次剂。严重污染的创伤或受伤前未经全程免疫者，除应急接种1剂破伤风疫苗外，可酌情在另一部位注射破伤风抗毒素。

（2）孕妇的应急接种：孕妇接种破伤风疫苗应尽早开始，至少要完成2次注射，2次间隔时间应适当延长，方可使新生儿获得较高的抗体水平，第2针与临产间隔最好有60~90天。在应急的情况下可以给孕妇应急接种破伤风疫苗，一般需要接种2剂，2针间隔至少要4周，第2针与临产前间隔最少要3周。

（五）流脑

接种A群流脑疫苗后抗体产生快，当流脑出现局部暴发流行时，可以进行应急接种。开展应急接种时，应适当扩大接种的年龄组范围，以控制局部疫情的蔓延扩大。WHO认为某地流脑发病率超过15/10万时，是流行开始的信号，需大规模应急接种。C群流脑局部暴发或流行时，也可以采用A+C群流脑疫苗开展应急接种。

（六）甲型肝炎

（1）被动免疫：暴露前或暴露后2周内接种人免疫球蛋白可以防止临床症状发生，有效率达80%~90%。暴露2周后接种，虽可以减轻症状，但不能防止临床症状发生。接种时免疫球蛋白使用剂量0.02～0.04 mg/kg,免疫保护期限为2～3个月;使用0.05～0.06 mg/kg剂量,可提供4～6个月的保护。使用免疫球蛋白预防甲型肝炎,应用愈早效果愈好;体弱多病的易感者应尽早注射大剂量的免疫球蛋白,可维持长达3～6个月的保护期。对健康易感人群,免疫球蛋白使用量不宜过大。

（2）主动免疫

1）灭活疫苗:接种甲型肝炎灭活疫苗后2周抗-HAV增高到保护水平,甲型肝炎潜伏期一般为2～6周,进行应急接种后可收到减轻症状、缩短病程的作用。应急接种时,若期望获得应急保护和被动免疫的双重效果,可以考虑免疫球蛋白与甲肝灭活疫苗联合使用,此时免疫球蛋白的用量宜小(0.02 ml/kg)。

2）减毒活疫苗:据对3种国产甲肝减毒活疫苗的免疫学效果观察表明,免疫后21天,抗-HAV阳转率可达到62%～80%。因此,甲肝减毒活疫苗可以用于甲型肝炎暴发后的应急接种,可防止或减弱甲型肝炎的传播。

（七）流行性腮腺炎

流行性腮腺炎潜伏期一般为16～18天,当集体中出现病例后,应急接种疫苗能终止流行或出现续发病例。对处于潜伏期的被感染对象,也能减轻病情。

（八）狂犬病

人被疯动物咬伤等暴露后的处理,包括疫苗应急接种、抗狂犬病血清或免疫球蛋白的应用、局部伤口处理等。

（1）主动-被动免疫:当发生Ⅲ级暴露时,即一处或多处皮肤出血性咬伤或被抓伤出血,被可疑或确诊的疯动物唾液污染黏膜,应按暴露后程序立即接种狂犬疫苗和抗血清或免疫球蛋白。抗狂犬病血清按40 IU/kg给予,或狂犬患者免疫球蛋白按20 IU/kg给予,将尽可能多的抗狂犬病血清或狂犬病患者免疫球蛋白做咬伤局部浸润注射,剩余部分肌内注射。

（2）主动免疫:一般被咬伤者于0天(第1天,当天)、3天(第4天,以下类推)、7天、14天、28天各注射狂犬疫苗1剂,共5针。

对有下列情形之一的,建议首剂狂犬疫苗剂量加倍给予:①注射疫苗前1个月注射过免疫球蛋白或抗血清者;②先天性或获得性免疫缺陷患者;③接受免疫抑制剂(包括抗疟疾药物)治疗的患者;④老年人及患慢性病者;⑤于暴露后48小时或更长时间后才注射狂犬疫苗的人员。

对曾经接种过狂犬疫苗的一般患者再次暴露后的疫苗接种建议:①1年内进行过全程免疫,被可疑疯动物咬伤者,应于0天和3天各接种1剂疫苗;②1年前进行过全程免疫,被可疑疯动物咬伤者,则应全程接种疫苗;③3年内进行过全程免疫,并且进行过加强免疫,被可疑疯动物咬伤者,于0天和3天各接种1剂疫苗;④进行过全程免疫,并且进行过加强免疫但超过3年,被可疑疯动物咬伤者,则应全程接种疫苗。

（九）乙型脑炎

没有乙脑疫苗免疫史的人需接种2剂乙脑灭活疫苗,其产生抗体的时间较慢,第2剂接种后1个月抗体才能达到高峰。接种减毒活疫苗只需1剂,并且在接种疫苗后2周左右就可产生较高水平抗体。因此,无免疫史或免疫史不清的对象宜应急接种减毒活疫苗。

接种对象:减毒活疫苗为 1 岁以上儿童,灭活疫苗接种为 6 月龄以上儿童;接种对象的年龄上限根据当地发病年龄免疫水平确定,一般为 10 岁。非乙脑流行区进入流行区的成人也可接种乙脑疫苗。

目前尚无接种乙脑减毒疫苗后发生乙型脑炎的证据,但在疫区接种时,处于乙型脑炎潜伏期的患者接种后发病,可能与疫苗接种难以鉴别,对疫点周围直径 2 km 范围内的人群可以考虑接种灭活疫苗。

(十) 风疹

风疹疫苗可以应用于风疹暴发后的应急接种。在风疹暴发流行初期,采取了风疹疫苗应急接种措施,可以明显缩短流行持续时间,有效控制疫情蔓延。

(十一) 水痘

在水痘局部暴发或流行时对高危人群应急接种水痘疫苗可以有效防止水痘发生,在接触水痘患者后 3 天内接种水痘疫苗能阻止临床水痘,稍晚接种可以减轻症状。

第四节　成人预防接种

近年来,一些传染病出现明显的年龄高移现象,在成人中发病率逐年升高,如麻疹、结核等。同时,随着许多安全有效的疫苗不断诞生,许多成人常见的传染病已经可以通过免疫接种来预防。

一、常用疫苗及其主要对象

(一) 普通人群

普通成年人,在不存在接种禁忌证、疫苗副作用很少和不考虑成本效益的情况下,只要有必要均可接种。

(二) 高危人群

若针对高危人群进行预防接种,则可以取得较高的收效。常见的高危人群如下:①慢性疾病患者、免疫功能不全者;②医疗卫生从业人员及其家人;③托幼机构工作人员;④各类老人养护机构的住民和工作人员;⑤兽医、动物驯养者及其家人;⑥某些野外工作者;⑦出国旅游者;⑧酒瘾与药瘾者(尤其是静脉药瘾者)、流动人口。

(三) 常用疫苗及其主要对象

根据我国《扩大国家免疫规划实施方案》及美国和我国台湾省的成人预防接种经验,成人预防接种常用疫苗及其接种对象见表26-3。

表 26-3　成人预防接种常用疫苗及其接种对象

疫苗	接种对象
乙肝疫苗	所有成人,特别是具有接触乙型肝炎病毒高度危险的人:① 从事特定职业者如医护、检验人员;②接受血液透析者;③凝血因子浓缩剂的定期使用者,如血友病患者;④乙型肝炎病毒携带者的性伴侣和家庭接触者;⑤静脉吸毒者;⑥性活动频繁的同性恋和异性恋男性;⑦有多位性伴侣或最近有过性病的异性恋男女;⑧经常接触血液和分泌物以及钱币等的人员;⑨监狱的长期犯人
麻腮风(MMR)疫苗	①在 1957 年前或以后出生的成年人必须注射 1 剂以上的 MMR,除非此人有医学禁忌证、已接种过不止 1 次麻疹疫苗或有其他证据证明其对麻疹已有免疫力;②卫生保健机构工作者,大、中专学生等高危人群;③对风疹免疫史不清且没有实验室诊断证明其具有免疫力的妇女;④未怀孕的育龄妇女,已怀孕又对风疹易感的孕妇,应在产后尽早接种风疹疫苗;⑤艾滋病病毒(HIV)感染者
白破(Td)疫苗	所有成人皆应考虑接种。对无明确全程初次免疫接种破伤风和白喉类毒素的成人,都应该全程接种 Td 疫苗;如果已完成了初免全程接种,并且最后 1 针的接种时间在 10 年前,则只需加强 1 针
肺炎双球菌疫苗	①65 岁以上的老年人皆应考虑接种;②有慢性心肺疾病(包括哮喘)者;③有脾功能不全或无脾、霍奇金淋巴瘤(Hodgkin lymphoma)、多发性骨髓瘤、慢性肝病、肝硬化、糖尿病、肾衰竭、其他免疫抑制者、艾滋病感染者,以及酗酒和长期吸烟者等
甲肝疫苗	没有甲型肝炎保护抗体的人,皆可以考虑接种。但感染机会较高或感染后的结果较严重的高危人群最好能够接种,包括:①将到疫区旅行或工作的人;②同性恋者;③静脉吸毒者;④慢性肝病者、血凝因子紊乱的患者;⑤工作中有接触甲型肝炎病毒机会者,如实验室工作者;⑥前往甲型肝炎流行区的人员
流感疫苗	①65 岁以上的老年人,每年应例行注射 1 次流感疫苗;②18 ~ 64 岁的人,如果患有慢性心肺疾病、慢性肾功能不全、糖尿病患及免疫功能低下者,均建议每年接种 1 剂流感疫苗。对于 49 岁以下的健康、非孕高危人群可以通过鼻内吸入流感减毒活疫苗进行免疫接种;对于 5 ~ 49 岁非高危人群,既可以接种灭活疫苗,也可以通过鼻部吸入接种
水痘疫苗	所有易感成人和青少年均须接种。幼儿园老师、过集体生活的人、未怀孕的妇女、与免疫功能不全者有家庭密切接触的人员应特别注意接种
带状疱疹疫苗	①60 岁以上的老年人皆应考虑接种;②心脏病、慢性阻塞性肺部疾病、慢性酒精中毒、无脾(包括选择性无脾及永久性补体缺陷)、慢性肝脏疾病、糖尿病、肾衰竭、肾脏疾病末期及接受血液透析的病人;③医疗护理机构工作人员;④男-男同性恋
流脑疫苗	在集体宿舍居住的大学新生、患有某些功能缺陷者、前往流脑流行区的人员、在工作中接触脑膜炎双球菌的工作者等
人乳头状瘤病毒疫苗	11 ~26 岁的女性;11 ~21 岁的男性,对于存在男-男性行为的男性,HPV 疫苗常规接种被推荐延迟至 26 岁
伤寒疫苗	饮食、交通运输业等行业的从业人员
霍乱疫苗	饮食、交通运输业等行业的从业人员
狂犬疫苗	高危险群如兽医、洞穴探险者及其他常须与动物接触的人
出血热疫苗	16 ~60 周岁;疫区的林业工人等

疫苗	接种对象
炭疽疫苗	①皮毛加工、屠宰、畜牧兽医人员;②炭疽疫情发生时,病例或病畜间接接触者及疫点周围高危人群;③从事炭疽杆菌检验工作的相关人员
森林脑炎疫苗	林业工人或进入林区的人员
钩体疫苗	流行地区可能接触疫水的 7~60 岁高危人群
鼠疫疫苗	从事炭疽杆菌等检验工作的相关人员

二、成人预防接种的免疫程序

为保证免疫接种的效果,系统的接种十分必要。在制定成人免疫程序前,应慎重考虑接种对象的易感性、暴露机会、发病的危险性和接种的效益等因素,并根据每个人的具体情况区别对待。目前,我国除了《扩大国家免疫规划实施方案》规定的出血热疫苗(双价)和钩体疫苗的免疫程序外,尚未制定有关成人免疫接种的法律法规,多数情况下是成人根据自身情况按照疫苗说明书进行接种。美国免疫实施顾问委员会建议的成人免疫接种程序见表 26-4 和表 26-5,国内可参照进行接种。

表 26-4　美国 2012 年推荐的不同年龄组成人免疫程序

疫苗	年龄(岁)					
	19~21	22~26	27~49	50~59	60~64	≥65
流感疫苗	每年 1 剂					
白破、百白破疫苗(Td/Tdap)	使用 1 剂 Tdap 代替 Td 加强免疫,之后每 10 年使用 Td 加强免疫 1 次。					Td/Tdap
水痘疫苗	2 剂					
乳头状瘤病毒疫苗(女性)	3 剂					
乳头状瘤病毒疫苗(男性)	3 剂					
带状疱疹疫苗					1 剂	
麻腮风(MMR)疫苗	1 或 2 剂			1 剂		
肺炎双球菌(多糖)疫苗			1 或 2 剂			1 剂
脑膜炎球菌疫苗	1 或 2 剂					
甲肝疫苗	2 剂					
乙肝疫苗	3 剂					

注: 符合年龄范围,且无免疫力证据(如,缺乏疫苗接种证明或无以前感染的证据)的所有人群。
有危险因素(如,健康、职业、生活方式或其他指征)的人群。
年龄≥65 岁且接触<12 个月的婴儿者推荐使用 Tdap,未接触婴儿者既可用 Td 也可用 Tdap。
无建议。

表 26-5　美国 2012 年推荐的特殊人群和患有慢性病的成人免疫程序

疫苗	怀孕	免疫功能低下(除HIV感染者)	HIV 感染 CD4+T 淋巴细胞计数		男-男同性恋	心脏病、慢性肺疾病、慢性酒精中毒	无脾(包括选择无脾及永久性补体缺陷)	慢性肝脏疾病	糖尿病、肾衰竭、肾脏疾病末期、接受血液透析	医疗护理机构工作人员
			<200个/μl	≥200个/μl						
流感疫苗	每年 1 剂 TIV				每年 1 剂 TIV 或 LAIV	每年 1 剂 TIV				每年 1 剂 TIV 或 LAIV
白破、百白破(Td/Tdap)疫苗	使用 1 剂 Tdap 代替 Td 加强免疫,之后每 10 年使用 Td 加强免疫 1 次。									
水痘疫苗	禁忌				2 剂					
人类乳头状瘤病毒疫苗(女性)	26 岁前接种 3 剂				26 岁前接种 3 剂		26 岁前接种 3 剂			
人类乳头状瘤病毒疫苗(男性)	26 岁前接种 3 剂				21 岁前接种 3 剂					
带状疱疹疫苗	禁忌				1 剂					
麻腮风疹(MMR)疫苗	禁忌				1 或 2 剂					
肺炎球菌(多糖)疫苗	1 或 2 剂									
脑膜炎球菌疫苗	1 或 2 剂									
甲肝疫苗	1 或 2 剂									
乙肝疫苗	3 剂									

注:　▨ 符合年龄范围,且无免疫力证据(如缺乏疫苗接种证明或无以前感染的证据)的所有人群。

　　 ▨ 有危险因素(如健康、职业、生活方式或其他指征)的人群。

　　 ▨ 禁忌。

　　 ▨ 无建议。

三、成人预防接种的副作用与禁忌证

（一）成人预防接种的副作用

一般而言,接种疫苗的副作用少见,常只是轻微且暂时性的局部红、肿、痛、硬节而已,偶尔会有轻度的发热,可以局部冰敷、热敷处理或服用少量镇痛退热药即可;全身性或厉害的不良反应相当少,可能会有发热或肌肉酸痛等症状的出现。

（二）成人预防接种禁忌证

（1）发热、特别是高热的人不适合各种疫苗接种。

（2）急性传染病的潜伏期、前驱期、发病期及恢复期,重症慢性疾病,较重的心脏病,高血压,肝、肾疾病,活动性结核,血液系统疾患,活动性风湿症,哮喘,荨麻疹等患者,及经期的妇女等,不能进行接种,或待症状缓解、恢复健康后方可接种。

（3）对过敏性体质者、患神经系统疾病者、精神病患者以及有严重营养不良者,接种疫苗时应特别慎重。

（4）对疫苗成分曾经有严重过敏反应者,如对鸡蛋或疫苗中其他成分过敏者不能接种流感疫苗。

（5）对孕妇、免疫不全者(已知有先天或后天免疫缺损疾病者、正在接受抗癌药物或类固醇治疗者等)不能接种减毒活疫苗。

第五节　旅行预防接种

随着国际旅行迅猛发展,出国出境旅者越来越多。不同国家或地区所流行的传染病不同。旅行者途经或到达一个陌生的环境,那里可能是在某种或某些传染病的高发区或流行区,可能面临传染病的危害。疫苗接种是预防某些传染病最有效的措施,已成为人类预防传染病,保护旅行者健康的一个有效方法和措施。

一、国际预防接种的种类

（一）法定性预防接种

依据国际卫生条例或者一些国家的规定,对于旅行者前往某些烈性传染病疫区或流行区要求进行预防接种,并应持有有效的国际预防接种证书。这类预防接种有黄热病和霍乱。黄热病预防接种证书是世界卫生组织唯一要求的国际旅行预防接种证书,黄热病预防接种有效时间是从接种后第 10 天起 10 年内有效。霍乱预防接种证书仅是个别国家的要求,如阿拉伯和坦桑尼亚仍然要求入境时出示霍乱预防接种证书。

（二）强制性预防接种

按一些旅行目的地(国家)对某些传染病的预防提出的专门预防接种要求,国际旅行者必须完成的预防接种。如赴美移民申请人,就必须按照 CDC 制定的《赴美移民申请人免疫接种要求》完成规定的免疫接种;再如赴沙特阿拉伯、尼泊尔等国家的旅游者被要求接种流脑疫苗。

（三）推荐性预防接种

某些国家和地区有某种或某几种传染病流行,为了防止感染这些传染病,卫生当局提出推荐性的预防接种,这些传染病有甲型肝炎、乙型肝炎、流行性脑脊髓膜炎、伤寒、乙型脑炎、白喉、破伤风、狂犬病、脊髓灰质炎等。鉴于上述疫苗接种要求不同,因此旅行者应在旅行前 1 个月到国境卫生检疫机关咨询,以便出行前做好接种。

二、国际旅行常见传染病及预防接种要求

（一）常见传染病

不同地区国际旅行常见血源及性传播的疾病均为乙型肝炎、艾滋病,而虫媒疾病和食源性或水源性疾病则有所差异(表 26-6)。

表 26-6 全世界不同地区旅行常见传染病

地区	虫媒疾病	食源性或水源性疾病
亚洲	登革热、日本脑炎、疟疾、鼠疫	霍乱、大肠杆菌腹泻、甲型肝炎、血吸虫病、伤寒
欧洲	莱姆病	疯牛病、大肠杆菌腹泻、甲型肝炎、伤寒、霍乱
北美洲及加勒比地区	登革热、疟疾	大肠杆菌腹泻、甲型肝炎、血吸虫病、伤寒
南美洲	登革热、疟疾、黄热病	霍乱、大肠杆菌腹泻、甲型肝炎、血吸虫病、伤寒
大洋洲	登革热、脑炎、疟疾	大肠杆菌腹泻、甲肝、伤寒
非洲	登革热、疟疾、鼠疫、黄热病	霍乱、大肠杆菌腹泻、甲型肝炎、血吸虫病、伤寒

（二）预防接种要求

对所有的旅行者来说，脊髓灰质炎、白喉和破伤风的预防接种必须是最近的，所有旅行者必须对麻疹、腮腺炎及风疹有免疫力。建议所有 65 岁以上旅行者接种流感及肺炎疫苗。各地区一般均有以下疫苗接种要求。

（1）接种甲型肝炎免疫球蛋白。

（2）出现如下情况应考虑接种乙型肝炎疫苗：①可能与血制品接触（如医护工作者）；②与当地居民发生性行为；③居住超过 6 个月；④可能接受医院治疗。

（3）工作或旅游中长时间可能与野生或家养动物接触者，需接种狂犬疫苗。

（4）如有必要，进行成人百白破疫苗强化接种和脊灰疫苗接种。建议所有婴幼儿和婴幼儿期未接受乙肝疫苗接种的 11～12 岁儿童进行乙肝疫苗接种。

（5）不同地区要求接种的疫苗亦有所不同（表 26-7）。

表 26-7 不同地区旅行预防接种的个性化要求

亚洲	欧洲	北美洲及加勒比地区	南美洲	大洋洲	非洲
（1）访问亚洲超过 4 周或在特殊条件下如日本脑炎暴发的情况下，需要接种日本脑炎疫苗 （2）前往沙特麦加的朝圣旅游者需接种脑膜炎球菌疫苗 （3）前往存在对伤寒株的抗生素耐药问题的国家接种伤寒疫苗十分必要	前往欧洲尤其是发展中国家需接种伤寒疫苗	（1）前往加勒比地区尤其是发展中国家需接种伤寒疫苗 （2）前往北美洲的一些国家或地区如特立尼达岛和多巴哥岛和从南美洲或非洲的一些国家或地区到达北美洲的一些国家需提供具备黄热病疫苗接种资质的机构出示的接种证明	（1）前往南美洲尤其是发展中国家需接种伤寒疫苗 （2）前往南美洲的一些国家或地区需提供具备黄热病疫苗接种资质的机构出示的接种证明	（1）除澳大利亚和新西兰外的其他国家需进行甲肝免疫球蛋白接种 （2）除澳大利亚和新西兰外的其他国家有伤寒流行的地区需接种伤寒疫苗	（1）每年 12 月至次年 6 月前往乍得、苏丹、埃塞俄比亚、贝宁、布基纳法索、佛得角、科特迪瓦、冈比亚、加纳、几内亚、几内亚比绍、利比里亚、马里、毛里塔尼亚、尼日尔、尼日利亚、圣赫勒拿岛、圣多美和普林西比、塞内加尔、塞拉利昂、多哥的旅游者需接种脑膜炎球菌疫苗 （2）前往布隆迪、埃塞俄比亚、肯尼亚、卢旺达、坦桑尼亚、贝宁、布基纳法索、佛得角、科特迪瓦、冈比亚、加纳、几内亚、几内亚比绍、利比里亚、马里、毛里塔尼亚、尼日尔、尼日利亚、圣赫勒拿岛、圣多美和普林西比、塞内加尔、塞拉利昂、多哥、安哥拉、喀麦隆、中非共和国、乍得、刚果、刚果民主共和国、赤道几内亚、加蓬、苏丹这些国家需接种黄热病疫苗 （3）前往非洲有伤寒流行的国家需接种伤寒疫苗

（三）疫苗接种对象、剂量与方法

疫苗的接种对象一般根据当地传染病的流行情况、流行规律和人群免疫状况,生物制品的反应、效果等特殊性质,以及规定给一些特种职业高危人群进行预防接种等 3 个方面来决定。国际旅行预防接种疫苗的种类、剂量与方法及接种对象见表 26-8。

表 26-8　国际旅行预防接种常用疫苗接种对象与方法

疫苗	主要接种对象	初种剂量与方法
百白破混合制剂（DTP）	3 个月至 7 岁儿童	0.5 ml,肌内注射
破伤风白喉类毒素（TD）	7 岁以上儿童和成人	0.5 ml,肌内注射
乙肝疫苗	新生儿和易感者	10 μg,肌内注射,按 0、1、6 个月各 1 次
流感疫苗	6 个月以上儿童和易感者	1 ml,皮下注射,每年 1 次
麻疹疫苗	8 个月以上儿童和易感者	0.2 ml,皮下注射
麻腮风疫苗（MMR）	8 个月以上儿童和易感者	0.5 ml,皮下注射
脊灰疫苗	3 个月至 4 岁;17 岁以上者使用注射类疫苗	包装剂量,温开水送服;注射类,0.5 ml,皮下注射
肺炎球菌疫苗	2 岁以上儿童和所有 65 岁以上者	0.5 ml,肌内或皮下注射
黄热病疫苗	到流行区的 9 个月以上儿童和成人	0.5 ml,皮下注射
霍乱疫苗	仅针对特别高危的人群	0.5 ml,皮下或肌内注射;或 0.2 ml,皮内注射
甲肝疫苗	2 岁以上儿童和成人	2～18 岁 0.5 ml,19 岁以上 1 ml 三角肌内注射
乙脑疫苗	1～10 岁儿童	1～6 岁 0.5 ml,7～15 岁 1 ml,16 岁以上 2 ml 皮下注射
流脑疫苗	15 岁以下儿童,流行区成人	0.5 ml,皮下注射
伤寒疫苗	到流行区的 2 岁以上儿童和成人	0.5 ml,肌内注射
狂犬疫苗	被犬及其他狂犬病动物咬伤、抓伤及被患者唾液污染伤口者	于咬伤当天和 3、7、14、30 日各肌内注射 2 ml,5 岁以下 1 ml,2 岁以下 0.5 ml

三、国际旅行者预防接种禁忌证

各种疫苗都规定有接种禁忌证。禁忌证中既有适用于各种疫苗的一般（相对）禁忌证,还有因疫苗性质不同,规定有特殊（绝对）禁忌证。

（一）一般禁忌证

（1）生理状态:如妇女的妊娠期、某种传染病流行时或流行季节、最近曾进行过被动免疫、有既往病史者等。

（2）病理状态:如发热,急性传染病的潜伏期、前驱期、发病期及恢复期,过敏性体质;重症慢性疾患;神经系统疾患和精神病,严重营养不良等。

（二）特殊禁忌证

如结核菌素实验阳性者或者患有湿症、化脓性中耳炎或严重皮肤病者不宜接种卡介苗;锡克实验阴性者或肾炎的恢复期及慢性肾炎患者禁用白喉疫苗;既往有神经系统疾患或脑病史者禁用百日咳疫苗及百白破混合疫苗;严重腹泻的患者禁用脊髓灰质炎疫苗;对鸡蛋过敏者,严禁接种黄热病疫苗。常见预防接种的禁忌证见表26-9。

表26-9　常用疫苗预防接种的禁忌证

禁忌证	肠道菌疫苗	百白破混合制剂	白喉疫苗	鼠疫活疫苗	布氏活疫苗	卡介苗	破伤风疫苗	斑疹伤寒类疫苗	脊灰疫苗
一般禁忌证									
发热、急性传染病及其恢复期	++	++	+	++	++	++	±	+	+
活动性肺结核	++	++	+	++	++	+++	±	+	±
心脏、血管系统疾病	++	++	+	+	+	+	±	+	±
血液病	+	+	+	++	++	++	±	+	±
肝脏病	++	++	+	+	+	+	±	+	±
肾脏病	+	+	+	++	++	++	±	+	±
胃肠系统疾病	+	+	+	+	+	+	±	+	±
中枢神经系统疾病	+	+++	+	+	+	+	±	+	±
高血压病	+++	/	/	++	++	++	±	+	±
恶性肿瘤、内分泌及代谢病	+	+	+	+	+	+	±	+	±
过敏性体质、变态反应病史	+	++	+	+	+	+	±	+	±
年老、体弱	+	+	+	++	++	++	±	+	±
妊娠	++	+	+	++	++	++	±	+	±
哺乳前半期	++	/	/	+	+	+	±	+	±
月经期	±	/	/	±	±	±	±	+	-
特殊禁忌证									
布氏菌病	++	++	+	++	++	++	+	+	-
结核菌素试验阳性						+++	+++	=		
中枢神经系统病史、痉挛史		++	+						
湿疹、化脓性皮炎、中耳炎	+			+		++	++		
水痘	-	-				+	+		+
免疫功能不全	=	-	=	±	++	++	=	=	+

注:+一般禁忌;++、+++绝对禁忌;±相对禁忌;-不禁忌;/不需接种。

四、国际预防接种疫苗的保护期限与复种

预防接种后,机体对疫苗发生反应产生抗体,以保护人体免受传染病的侵袭,但每个机体产生的抗体水平及抗体在体内存留时间的长短是不同的。严格地说,疫苗对每个人的保护期限及复种的时间是不同的。要想准确了解个体接种某疫苗后的免疫能力,就须对机体内的抗体 IgG 水平实施监测。表26-10 所列的国际预防接种疫苗的保护期限与复种时间可供参考。

表 26-10　国际预防接种疫苗的保护期限与复种时间

疫苗	保护期限	复种时间
百白破混合制剂（DTP）	破伤风 10 年,白喉 5 年,百日咳 3 年	1.5~2 岁加强 1 次,以后每隔 10 年 Td 加强 1 次
乙肝疫苗	5~9 年	全程免疫后抗体生成不佳者,加强 1 次
流感疫苗	1 年	每对易感人群接种 1 次
麻疹疫苗	4~6 年	7 岁加强 1 次
麻腮风疫苗（MMR）	11 年	11~12 岁复种
脊灰疫苗	3~5 年	4 岁加强 1 次
肺炎球菌疫苗	6 年	6 年后复种
黄热病疫苗	10 年	10 年后复种
霍乱疫苗	6 个月	去高危地区者每 6 个月接种 1 次
甲肝疫苗	10 年或更久	第一针后 6~12 个月加强注射 1 剂,可保护 20 年
乙脑疫苗	1 年	每年加强注射 1 次
流脑疫苗	3 年	3 年加强注射 1 次
伤寒疫苗	1 年	每年加强注射 1 次
狂犬疫苗	3 个月或 2 年	若经常暴露危险者每 2 年测试 1 次狂犬病抗体

第六节　常见的预防接种一般反应及处置原则

一、预防接种一般反应

预防接种一般反应是指在预防接种后发生的,由疫苗本身所固有的特性引起的,对机体只会造成一过性生理功能障碍的反应,主要有发热和局部红肿,同时可能伴有全身不适、倦怠、食欲减退、乏力等症状。预防接种一般反应通常不需要进行特殊处理。

二、全身反应

（一）临床表现

1. 发热　分为轻度（37.1~37.5℃）、中度（37.6~38.5℃）和重度（≥38.6℃）。部分受种者接种灭活疫苗后 5~6 小时或 24 小时左右体温升高,一般持续 1~2 天,很少超过 3 天;个别受种者发热可能提前,在接种疫苗后 2~4 小时即有体温升高,6~12 小时达高峰,持续 1~2天。注射减毒活疫苗后出现发热反应的时间稍晚,个别受种者在注射麻疹疫苗后 6~10 天内会出现中度发热,有类似轻型麻疹样症状。

2. 其他　部分受种者除体温上升外,可能伴有头痛、眩晕、恶寒、乏力和周身不适等,一般持续 1~2 天。个别受种者可发生恶心、呕吐、腹泻等胃肠道症状,一般以接种当天多见,很少有持续 2~3 天者。

（二）治疗

（1）发生轻度全身反应时加强观察，一般不需任何处理，必要时适当休息，多喝开水，注意保暖，防止继发其他疾病。

（2）全身反应严重者可对症处理。

（3）高热不退或伴有其他并发症者，应密切观察病情，必要时送医院观察治疗。

三、局部反应

（一）临床表现

（1）注射局部红肿浸润，根据纵横平均直径分为弱反应（≤2.5 cm）、中反应（2.6～5.0 cm）和强反应（＞5.0 cm）。凡发生局部淋巴管/淋巴结炎者均为局部重反应。

（2）大部分皮下接种的疫苗在注射后数小时至24小时或稍后局部出现红肿浸润，并伴疼痛，红肿范围一般不大，仅有少数人其直径＞5.0 cm。有的伴有局部淋巴肿大或淋巴结炎、疼痛。这种反应一般在24～48小时逐步消退。

（3）皮内接种卡介苗者，绝大部分受种者于2周左右在局部出现红肿，以后化脓或形成溃疡，3～5周结痂，形成瘢痕（卡疤）。

（4）接种含吸附剂疫苗，部分受种者会出现注射局部不易吸收，刺激结缔组织增生，形成硬结。

（二）治疗

（1）轻度局部反应一般不需任何处理。

（2）较重的局部反应可用干净的毛巾热敷，每日数次，每次10～15分钟。

（3）卡介苗的局部反应不能热敷。对特殊敏感的人可考虑给予小量镇痛退热药，一般每天2～3次，连续1～2天即可。

（许能锋）

参考文献

[1] 王陇德主编. 预防接种实践与管理. 北京：人民卫生出版社, 2006.

[2] 张振龙, 卜令楠. 成人免疫接种. 中国临床医生, 2006, 34(4)：8-10.

[3] 中国疾病预防控制中心. 旅行健康. http://www.chinacdc.cn/lxjk/.

[4] Advisory Committee on Immunization Practices. Recommended adult immunization schedule：united states, 2012. Ann Intern Med, 2012, 156：211-217.

第二十七章 化 学 预 防

化学预防(chemoprevention)是指对无症状的人使用药物、营养素(包括矿物质)、生物制剂或其他天然物质作为一级预防措施,提高人群抵抗疾病的能力以防止某些疾病。已出现症状的患者服用上述任何某一种物质来治疗疾病不在化学预防之列。有既往病史的人使用预防性化学物质亦不能称为化学预防。本章主要讨论药物在化学预防中的作用。

值得强调是,化学预防虽在我国医疗活动中已有应用或有的已成为常规内容,但一些预防方案尚有待进一步完善。因此,医师在推荐化学预防时,一定要客观介绍化学预防的进展和成果,分析所推荐方案的潜在利与弊,由具有危险因素的高危者参与决策,并密切观察由此带来的效果和伴随的副作用。

第一节　雌激素补充疗法预防绝经期骨质疏松症

骨质疏松症(osteoporosis,OP)是一种以骨量低下,骨微结构破坏,导致骨脆性增加,易发生骨折为特征的全身性骨病(世界卫生组织)。骨质疏松症可发生于不同性别和任何年龄,但多见于绝经后妇女和老年男性。骨质疏松症分为原发性和继发性两大类。原发性骨质疏松症又分为绝经后骨质疏松症(postmenopausal OP,Ⅰ型)、老年性骨质疏松症(senile OP,Ⅱ型)和特发性骨质疏松(包括青少年型)3种。绝经后骨质疏松症一般发生在妇女绝经后5～10年内;老年性骨质疏松症一般指老人70岁后发生的骨质疏松;而特发性骨质疏松主要发生在青少年,病因尚不明。本节主要介绍雌激素补充疗法预防绝经期骨质疏松症的化学预防方法。

目前,我国60岁以上老龄人口估计有1.73亿,是世界上老年人口绝对数量最多的国家。2003～2006年的全国性大规模流行病学调查显示,50岁以上人群以椎体和股骨颈骨密度值为基础的骨质疏松症总患病率女性为20.7%。60岁以上人群中骨质疏松症的患病率明显增高,女性尤为突出。按调查估算全国2006年在50岁以上人群中约有6944万人患有骨质疏松症,约2.1亿存在低骨量。北京等地区基于影像学的流行病学调查显示,50岁以上妇女脊椎骨折的患病率为15%,相当于每7名50岁以上妇女中就有一位发生过脊椎骨折。近年来,我国髋部骨折的发生率也有明显上升趋势,北京市髋部骨折发生率研究表明,用同样的美国人口标化,1990～1992年间北京市50岁以上的髋部骨折率在女性为80/10万;而在2002～2006年间,此发生率增长为女性229/10万。10年间,北京市50岁以上的髋部骨折率在女性增加了110%。预计未来几十年中国人髋部骨折率还会明显增长。女性一生发生骨质疏松性骨折的危险性(40%)高于乳腺癌、子宫内膜癌和卵巢癌的总和。

骨质疏松的严重后果是发生骨质疏松性骨折(脆性骨折),即在受到轻微创伤或日常活动中即可发生骨折。骨质疏松性骨折的常见部位是脊椎、髋部和前臂远端。骨质疏松性骨折的危害很大,导致病残率和死亡率的增加。如发生髋部骨折后1年之内,死于各种并发症者达20%,而存活者中约50%致残,生活不能自理,生命质量明显下降。而且,骨质疏松症及骨质疏松性骨折的治疗和护理,需要投入巨大的人力和物力,费用高昂,造成沉重的家庭、社会和经济负担。值得强调的是骨质疏松性骨折是可防、可治的,尽早预防可以避免骨质疏松及其骨折。

骨质疏松症的高危人群主要是绝经后的老年妇女。妇女约在30岁时骨质密度达高峰,尔后逐渐下降;进入绝经期后,骨矿减低速度急剧增加,一般这种情况可持续3~7年。重要原因是雌激素突然匮乏所致。雌激素的减低导致体内活性维生素D水平下降和钙的排泄增加。因此,绝经期激素治疗(menopausal hormone therapy,MHT)作为缓解绝经期骨质疏松的方法,是目前预防女性因卵巢功能衰退所致健康问题的主要预防措施。

2011年,美国临床内分泌医师协会(AACE)在2006版指南的基础上,结合最新研究进展,对MHT的利与弊进行了系统分析和充分讨论,并发布了《2011年AACE绝经期诊治临床实践医学指南》(以下简称"指南")。指南中使用绝经期激素治疗(menopausal hormone therapy,MHT)替代原先的激素治疗(hormone therapy,HT),更具有准确性和针对性。

一、基本建议

建议采用雌激素经皮途径给药以避免肝脏"首过效应",这样做理论上可减少血栓栓死性疾病的风险(B级推荐:BEL3);治疗泌尿生殖道萎缩症状可考虑经阴道给药,以减少对全身多系统的影响(B级推荐:BEL3)。同时,对现有MHT的药物种类、剂量、剂型、联合方案和给药途经进行了补充与调整。

1. 药物种类及剂量　①雌激素:皮下注射雌激素用量从14~100 μg/d增加至25~100 μg/d,增加了局部用药剂型包括乳液、凝胶、喷雾等,阴道给药剂型新增结合雌激素霜剂及雌二醇。②孕激素:传统口服药物新增地屈孕酮(3 mg/d)。

2. 联合方案　口服联合方案有雌激素-地屈孕酮、结合雌激素(CEE)-甲羟孕酮(安宫黄体酮)(MPA)、炔雌醇-炔诺酮、雌二醇-诺孕酯等,经皮联合给药有雌二醇-左炔诺孕酮、雌二醇-炔诺酮等。

3. 给药途径　除既往认为的皮下给药能应用于具有高血压、高血脂、胆结石风险的妇女外,本指南指出目前研究提示经皮应用雌激素对有静脉栓塞史的妇女可能安全(BEL3),但尚需进一步证实。

4. 中华医学会骨质疏松和骨矿盐疾病分会《原发性骨质疏松症诊治指南(2011)》。

(1)适应证:60岁以前的围绝经和绝经后妇女,特别是有绝经期症状(如潮热、出汗等)及有泌尿生殖道萎缩症状的引女。

(2)禁忌证:雌激素依赖性肿瘤(乳腺痛、子宫内膜癌)、血栓性疾病、不明原因阴道出血及活动性肝病和结缔组织病为绝对禁忌证。子宫肌瘤、子宫内膜异位症、有乳腺痛家族史、胆囊疾病和垂体泌乳索瘤者慎用。

（3）疗效：临床研究证明增加骨质疏松症患者腰椎和髋部骨密度，降低发生椎体及非椎体骨折的风险，明显缓解绝经相关症状。

（4）用法：有口服、经皮和阴道用药多种制剂。药物有结合雌激素、雌二醇、替勃龙等。激素治疗的方案、剂量、制剂选择及治疗期限等应根据患者情况个体化选择。

5. 激素补充治疗的原则

（1）明确的适应证和禁忌证（保证利大于弊的基础）。

（2）绝经早期开始用（<60岁），收益更大，风险更小。

（3）应用最低有效剂量。

（4）治疗方案个体化。

（5）局部问题局部治疗。

（6）坚持定期随访和安全性监测（尤其是乳腺和子宫）。

（7）是否继续用药，应根据每位妇女的特点每年进行利与弊的评估。

二、利弊评估

绝经妇女正确使用激素治疗总体是安全的，以下几点为人们特别关注的问题。

1. 激素治疗与子宫内膜癌 自20世纪70年代以来，对有子宫的妇女补充雌激素的同时也适当补充孕激素，子宫内膜癌的风险不再增加。这一结论已有大量高级别的临床证据支持，已是无需争论的事实。

2. MHT与静脉血栓风险 在应用MHT的1～2年内静脉血栓栓塞性疾病的相对风险是增加的，但绝对风险较小。最新的研究证据表明，经皮应用雌激素对有静脉栓塞的妇女可能安全（B级推荐，BEL3），这一结论仍需要进一步的研究证明。目前在此类妇女中应用MTH时，需详细告知其存在的风险。对于具有高危血栓栓塞性疾病的妇女，新版指南与FDA的观点一致，即不推荐使用MHT（D级推荐：BEL1）。因吸烟可增加血栓栓塞的风险，故应戒烟（A级推荐；BEL1）。

3. MHT与乳腺癌风险 自妇女健康倡议（Women'S Health Initiative, WHI）研究提出，MHT使浸润性乳腺癌的风险增加26%，该结论已被许多医学组织及媒体所引用。但WHI研究者申明该结果仅达到了微弱的统计学差异，而且在后续研究中，MHT组由乳腺癌直接导致的死亡率未达到统计学意义。相比之下，法国一项具有历史意义的前瞻性研究对绝经期乳腺癌的发病率与患病率危险进行了探讨，研究纳入4 949例患者，其中MHT组2 693例（单独使用雌激素、CEE + MPA，或选择性孕激素化合物），未暴露组2 256例。MHT组平均使用8.3年，其中超过31%的人使用超过10年，结果MHT组乳腺癌的发病率为0.64%，而非暴露组为0.70%，RR = 0.914（95%CI:0.449～1.858）。因此，在众多研究中MHT与乳腺癌发生风险的结果并不一致，即使发病风险增加，也是轻微增加，且可能是在易感性高的年长妇女长期治疗中发生。

研究提示CEE-MPA联合治疗比单用雌激素治疗发生乳腺癌的风险可能增加（A级推荐；BEL1），因此对于长期使用孕激素治疗的患者，建议孕激素治疗时间为每3个月14天，以减少发生乳腺疾病的风险（B级推荐；BEL2）。过去建议应用持续低剂量孕激素联合雌激素治疗妇女闭经，考虑到长期使用孕激素增加乳腺癌风险，目前已不被推荐（D级推荐；BEL2）。

4. MHT 与其他肿瘤风险　WHI 研究提示,孕激素联合雌激素能降低结肠癌发生风险(B级推荐;BEL2);雌激素应用大于 10 年,卵巢上皮性肿瘤风险增加(B 级推荐;BEL2)。有完整子宫的妇女,不宜单用雌激素(D 级推荐;BEL1),目前推荐联合孕激素治疗的时间为每月 10 ~ 14 天(A 级推荐;BEL1)。

5. MHT 与脑卒中风险　随年龄的增加,孕激素联合雌激素或单用雌激素治疗的脑血管事件风险增加(A 级推荐:BEL1)。然而,在护士健康研究中发现,CEE 剂量大于 0.625 mg 人群的脑卒中风险增加(RR = 1.35),而 CEE 剂量为 0.3 mg 者脑卒中风险下降(RR = 0.54)。采用 MRI 评估缺血性脑病,WHI 研究表明,MHT 组与安慰剂组脑缺血未见明显差异,由此提出没有证据支持 WHI 提出的"MHT 增加脑卒中风险"的观点。

6. MHT 与痴呆　既往研究提示应用 MHT 超过 10 年可以减少阿尔兹海默病的发病率。然而在 MRI 研究的结果发现,MHT 组(妇女平均年龄 78.5 岁,平均绝经后 28.7 年)在合并大血管病变时,2 个脑区的体积显著减少,提示存在认知功能和血管损害的增加。这一研究结果与早期的研究结果相矛盾,那些研究在应用 MHT 不足 10 年的绝经后妇女中发现其大脑体积增加。因此,本指南仍不推荐用 MHT 治疗痴呆(D 级推荐;BEL1)。

7. MHT 与心血管事件风险　心血管事件为绝经后妇女死亡的主要原因,因此预防绝经期妇女的心血管事件意义重大。本指南再次强调了 MHT 与心血管风险之间的关系。指南中的建议立足于精心设计并具有说服力的临床研究,但因其受绝经年龄和不同方案的影响,故目前 MHT 与心血管疾病风险之间的关系仍不明确。流行病学和观察性研究表明绝经过渡期妇女早期应用 MHT(不联合孕激素)可能具有心肌保护效应,而随机对照研究表明 MHT 对绝经 10 年以上妇女的心脏功能是无益的。涉及 23 项研究的荟萃分析发现,较年轻妇女(< 60 岁或绝经 < 10 年)进行 MHT 能显著减少其心血管事件,而老年妇女则不能(年轻妇女 OR = 0.68,老年妇女 OR = 1.03)。WHI 干预结束 3 年后比较 15 730 例单纯使用雌激素、CEE + MPA、安慰剂的妇女健康状况,结果显示,心血管事件发生率无显著差别。因此,MHT 不适用于心血管事件的第一级或第二级预防(D 级推荐;BEL1)。

评估激素治疗的利弊后,个体化应用 MHT 可改善潮热、盗汗等绝经相关症状(A 级推荐;BEL1)、严重的泌尿生殖道萎缩症状(A 级推荐;BEL1)以及绝经后骨质疏松症(A 级推荐;BEL1)等。

总之,实施激素治疗要进行利与弊的全面评估,治疗前必须评估患者是否有明确的治疗适应证,排除禁忌证,这是保证治疗利大于弊的基础。医生要与患者讨论可能的获益和风险,取得患者的知情同意,治疗前要询问病史和全面体检,特别是要进行子宫和乳腺的检查。

第二节　阿司匹林对冠状动脉硬化病的化学预防

冠状动脉疾病(coronary artery disease,CAD)是大多数国家死因谱的第一位,尽管近年在复苏术和维持心脏生命技术方面取得长足进展,但急性心肌梗死仍是导致高死亡率的主要原因,即使心肌梗死发病后迅即入院抢救治疗,其病死率也高达 15%。此外,患有心绞痛和心肌梗死并发症的患者中,冠状动脉疾病是引起发病率增加和丧失工作能力的元凶。所以,许多国家均极为重视冠状动脉疾病的预防和控制,针对其危险因素如高血压、高血清胆固醇、吸烟及缺少运动等进行第一级预防,同时开展阿司匹林对其进行化学预防作用的研究。

有研究表明无症状男性每日服用阿司匹林,可以降低其将来发生冠状动脉疾病的发病率。已确诊心血管疾病者,如心肌梗死、短暂性心肌局部缺血、心绞痛等加服阿司匹林可改善症状;此外,阿司匹林对预防先兆子痫亦有效。

阿司匹林对无症状人群有预防心脏病作用的证据主要来自国外以健康男性医师为研究对象的联合临床实验研究报告。美国研究表明,隔天服用 325 mg 阿司匹林者心肌梗死发病率比未服药组降低 44%(从 0.4% 降为 0.2%),但无降低心血管病死亡率的作用,主要是因为该实验研究中无足够的死亡人数进行统计学分析。英国对 5 139 名男性每日服用 500 mg 阿司匹林的实验研究,未发现对心肌梗死或心脏病发病明显降低,对其死亡率亦无影响。此研究结果是否适用于女性尚不清楚。美国一项以 40 000 多名女性医务人员为对象的大样本临床实验研究正在进行中,希望对女性服用阿司匹林是否有益健康提供直接证据。

阿司匹林对脑血管疾病和癌症的基本预防作用正在研究中。阿司匹林的主要预防作用是预防血栓突发栓塞,特别适用于具有脑血管疾病多种危险因素的人群。有些观察研究提示阿司匹林能降低结肠、直肠癌发病率,但尚需前瞻性临床对照研究予以验证。

由于阿司匹林能降低血小板活性,故能增加胃肠道出血和颅内出血的危险性,这也是常规服用阿司匹林的副作用。有报道指出,阿司匹林与胃肠道出血间具有剂量-反应关系,每天服用 75 mg 阿司匹林组较对照组出血发病率略有增高,且有统计学意义;而每天服用 300 mg 者出血发病率则增高 2 倍,每天服用 1 800 ~ 2 400 mg 者则增高达 6 倍。前述美国在男性服用阿司匹林的临床实验研究中,因胃肠道出血需输血治疗的发生率增高,且有统计学意义。该研究还指出阿司匹林组突发性出血有增加趋势,但无统计学意义,主要由于这种突发性出血的发生率极低(< 0.3%)。

此外,阿司匹林会导致许多胃肠道症状,如腹痛、烧灼感、恶心、便秘等。英国试验中阿司匹林剂量为 500 mg,20% 的服用者因食欲差和便秘而不能继续用药。美国在一大规模的第二级预防试验中,同样说明阿司匹林日剂量为 324 mg 时,并不造成明显的上腹不适、血红蛋白浓度降低和隐性便血。

为减少大剂量阿司匹林的副作用,低剂量疗法比大剂量疗法对血小板的抑制作用更可取。有报道指出日剂量为 300 ~ 1 200 mg 阿司匹林产生的效果是相近的。研究表明,日剂量仅为 60 mg阿司匹林就可有效地降低妊娠高血压的发病。阿司匹林对血小板的抑制作用是通过抑制血管壁形成过程中的前列腺素和血小板形成过程中的血栓素 A_2 来实现的,而大剂量阿司匹林的抑制作用可能很小。为达到最优平衡,保持日剂量 30 ~ 40 mg 是必要的,如此低剂量产生副作用的可能性很小。

是否应接受阿司匹林化学预防也应遵守参与共同决策的原则。医师应当与 40 岁以上的男性咨询者讨论常规服用阿司匹林进行化学预防的潜在利弊,对感兴趣的女性宜让她们知道目前尚无服用阿司匹林对女性健康影响的直接证据。有关的健康教育小册子有助于患者作出选择。应让患者明白如果他们是冠状动脉疾病或血栓栓塞高危人群,阿司匹林对健康的益处可能超过其导致出血的危险。

开始接受阿司匹林化学预防的患者应每天服用或隔天服用 325 mg。尽管每天仅服 75 mg

即足以使血小板活性降低,但最佳剂量确定还需进一步研究。

多吃偏碱性食物,多饮水,选用包有肠溶衣的片剂,饭后服及加服西咪替丁或组胺阻滞剂等能缓解阿司匹林引起的胃肠不适,减少胃肠道出血的危险。

禁忌证:消化性溃疡、胃肠道出血、脑出血、未控制的高血压、易出血倾向、阿司匹林过敏、肝肾疾病、糖尿病性视网膜病。

第三节　增补叶酸预防神经管缺陷

神经管缺陷(neural tube defects)是一种常见的严重的出生缺陷。它不仅会影响儿童的健康,往往还导致儿童的死亡,即使没有死亡的儿童经过手术治疗也会造成下肢的瘫痪,严重影响今后的生活、学习和工作。此外,神经管缺陷还给国家、社会及家庭造成极大的经济负担,我国每年因为神经管缺陷造成的经济损失高达 2 亿元,因此预防显得格外重要。目前我国出生缺陷发生率 1.3% ~1.5%,居于世界较高水平,并且城市高于农村,山区干预平原。国内外研究表明,妇女体内叶酸缺乏是诱发神经管缺陷的主要原因。而我国育龄妇女普遍存在体内叶酸缺乏的现象,妇女怀孕后,母体子宫、胎盘的增长和胎儿的生长发育对叶酸的需要量还要增加,使得怀孕妇女体内叶酸缺乏更加普遍,导致我国的神经管缺陷发生率在世界上居于较高水平。目前,全世界公认的最有效的预防方法就是孕前 3 个月到孕后 3 个月补充小剂量叶酸,同时摄入富含叶酸的健康食物,可以有效预防70% 以上的神经管缺陷儿的发生。2009 年我国卫生部启动重大的公共卫生项目《增补叶酸预防神经管缺陷项目》。

神经管缺陷是指胚胎期形成中枢神经系统的原始结构叫神经管,在胚胎发育过程中神经管正常闭合就形成正常的中枢神经系统。如果在神经管形成过程中,由于遗传因素和环境因素的作用,神经管的闭合出现异常,就会出现神经管缺陷。神经管的头部不闭合会导致大脑发育异常,导致无脑儿及脑膨出;而神经管的尾部不闭合则出现脊柱发育异常,导致脊柱裂。

神经管缺陷是一种多基因病,也就是遗传因素与环境因素都有可能导致儿童患该种疾病。其中遗传因素包括孕妇本身是神经管缺陷患者,孕妇家族中其他人曾经生育过神经管缺陷的儿。环境因素包括叶酸缺乏;患有胰岛素依赖性糖尿病;患有癫痫病,使用抗癫痫药物,如丙戊酸钠和卡马西平等;患有临床诊断明确的肥胖症;在怀孕早期暴露于高温中,如持续高热、使用热水盆浴、洗桑拿等。

由于造成神经管缺陷的原因很多而且很复杂,因此原则上讲每一位孕妇都有生育神经管缺陷儿的可能。目前还很难预测哪位孕妇将会生育神经管缺陷儿,95%的神经管缺陷儿的母亲并不是一位神经管缺陷患者,也没有生育过神经管缺陷儿的家庭史。因此,每位孕妇都应该尽量避免可能造成神经管缺陷儿的环境因素,为生育一个健康儿童做好准备。

叶酸是一种 B 族水溶性维生素,是细胞新陈代谢产生和维持所必需的物质,参与体内许多重要物质如蛋白质等的合成。但是,人体不能合成叶酸,又不能大量在体内储存,每天必须从外界获得才能满足机体功能的需要。孕期妇女的叶酸需要量还要增加。

在自然界中,叶酸主要存在于以下食品中:绿色蔬菜,如菠菜、芦笋等;豆类,如扁豆、豌豆;动物肝脏及鸡蛋;水果,如哈密瓜、草莓;橙汁;坚果及干果,如瓜子、花生等。叶酸有两种形式,即食物中天然叶酸和人工合成叶酸。食物中天然叶酸分子颗粒较大,需要在人体小肠被加工后才能被身体吸收,其吸收率仅有50%;而合成叶酸的分子颗粒较小,能被直接吸收而不需要在人体肠道加工,其吸收率可以达到100%。此外,富含天然叶酸的食品在烹调过程容易因为加热而造成50%~70%的损失;合成叶酸则比较稳定,因此合成叶酸比食物中天然叶酸的利用度高。因此,妇女仅靠服用富含叶酸的食品远远满足不了身体的需要,一定要同时服用人工合成的小剂量叶酸片才能起到预防神经管畸形的作用。另外,每天补充叶酸可以提高妇女的受孕率;其次,服用叶酸还可能对其他出生缺陷,如唇裂、腭裂、某些先天性心脏病及泌尿系缺陷、肢体缺陷的预防起到作用。此外,补充叶酸还可以预防因叶酸缺乏导致的妇女及胎儿贫血,并促进胎盘和胎儿生长。

补充叶酸的方法:应该在孕前3个月到孕后3个月服用;正常育龄妇女每天服用量不超过1 mg,每日服用1次。

某些遗传因素和环境因素造成神经管缺陷儿的发生危险增高,尤其是曾经生育过一个神经管畸形或癫痫病的儿女,以及服用抗癫痫药物的妇女,更应该积极预防神经管畸形儿的发生,在医师的指导下,应加大补充叶酸的剂量,至少在怀孕前3个月开始直到怀孕后3个月每天服用4.0 mg叶酸,这一剂量是正常的妇女补充叶酸剂量的10倍。通过这种补充叶酸的方法,可以在高风险的妇女中预防70%的神经管缺陷儿的发生。

(施　萍)

参考文献

[1] 杨秉辉主编. 全科医学概论. 北京:人民卫生出版社,2008,91-95.

[2] 卫生部. 增补叶酸预防神经管缺陷项目. 北京:人民卫生出版社,2009.

[3]《2011年美国临床内分泌医师协会绝经期诊治临床实践医学指南》www. aace. com/files/menopause. pdf.

[4] 中华医学会骨质疏松和骨矿盐疾病分会《原发性骨质疏松症诊治指南(2011)》http://www. csobmr. org. cn/news. asp? bid=6@ sid=10.

第二十八章 乳房、皮肤和睾丸疾患的自我检查

第一节 乳房自我认知和乳房自我检查

  乳房疾患(breast disorders)是危害妇女身心健康的常见病、多发病。常见的乳房疾患有乳腺炎、乳房性增生病(乳腺病)、纤维腺瘤、乳管内乳头状瘤、乳腺叶状肿、平滑肌瘤、乳房神经鞘瘤、乳腺癌等。其中,乳腺癌(breast cancer)是威胁全球女性生命健康的主要杀手。WHO 的统计数据显示,乳腺癌已成为发达和发展中国家发病率最高的女性癌症,2008 年全球约 138 万乳腺癌新发病例,占当年所有恶性肿瘤新发诊断病例的 23% ,其中有 48 万死亡病例。乳腺癌的发病率各地不一,从发病较少的东非地区(年发病率 19.3/10 万)到乳腺癌泛滥成灾的西欧地区(年发病率 89.7/10 万),呈现显著的地域差异性。总的来说,世界发达国家乳腺癌的发病率较高,大于 80/10 万;发展中国家乳腺癌发病率相对低,低于 40/10 万。英国乳腺癌的发病率超越美国成为全球第一,高达 89.1/10 万。我国乳腺癌的发病率显著低于欧美国家,但呈逐年上升的趋势。以河北省磁县为例,1991 ~ 1995 年乳腺癌发病率为 5.17/10 万,1996 ~ 2000 年为 8.51/10 万,2001 ~ 2005 年为 9.07/10 万,15 年间乳腺癌的发病明显上升。我国乳腺癌发病率 2008 年达 21.6/10 万,Ziegler 等估计到 2021 年发病率将达 85/10 万。2000 年后乳腺癌已跃居成为我国女性恶性肿瘤的首位病因。同时,乳腺癌也成为全球女性最主要的癌症死因。尽管发达国家乳腺癌的发病率较高,但其死亡率远远低于发病率相对低的发展中国家,绝大部分(69%)的乳腺癌死亡病例发生在发展中国家,这导致乳腺癌的生存率也存在显著的地域差别。在北美、瑞典和日本,乳腺癌的生存率高于 80% ,中等收入国家为 60% 左右,低收入国家则低于 40% ,欠发达地区缺乏乳腺癌早期探查(early detection)的有效手段致使大部分妇女在诊断乳腺癌时已是晚期,治疗效果欠佳,预后不良。可见,提高乳腺癌的早期发现率是改善患者预后、延长患者生命、控制乳腺癌的关键。

一、乳腺癌的早期发现

  肿瘤的预后与肿瘤的分期密切相关,早期的恶性肿瘤,治疗效果一般较好,治愈率、生存率高,死亡率低;反之,晚期癌症,手术、化疗及放疗等各项治疗措施效果不佳,患者死亡率高,生存率低。Kinne 等随访乳腺癌患者的病理分期与其预后,结果发现没有腋窝淋巴结转移的 I 期乳腺癌,其生存期比其他各期伴淋巴结转移者长。Donald 等根据 22 616 例分期不同的乳腺癌妇女的研究,发现 I 期乳腺癌的 5 年生存率高达 96% ,Ⅲ期为 53% ,Ⅳ期仅为 18% 。由此可

见,患上乳腺癌并不可怕,真正置人于死地的是未能及早发现乳腺癌,错失治疗良机。控制乳腺癌的关键在于"三早",唯有早期发现、早期诊断、早期治疗,才是挽救肿瘤患者生命的有力保证。

乳房自我检查(breast self-examination, BSE)曾被视为早期发现乳腺癌的有效方法,其最早在20世纪50年代的欧美等国家兴起,并逐步推广至全球。美国癌症协会曾提倡所有>20岁的女性每月进行自我乳房检查,由医生教授女性患者乳房自我检查技术,期望通过自我检查,早期发现乳腺癌患者,早期治疗,获得良好的治疗效果。但近20年的研究表明,乳房自我检查并未提高乳腺癌患者的生存率或降低死亡率,而且可能增加不必要的乳房活检、影像检查、心理负担等风险。尤其对绝经后妇女乳房自我检查无益处,而这部分人群恰是乳腺癌的高危人群。美国国家综合癌症协作网(National Comprehensive Cancer Network, NCCN)颁布2012年乳腺癌风险降低指南中以乳房自我认知(breast awareness)代替乳房自我检查作为早期发现乳腺癌的有效方法,并提倡18岁以上的女性均应加强乳房自我认知。乳房自我认知是身体自我认知的一部分,其目的是让女性认识和熟悉乳房。在任何方便的场合下(如洗浴、更衣时)观察和触摸乳房,了解不同时期乳房的不同形态,从而知晓什么是乳房的正常状态,及时向医师汇报乳房不同寻常的变化,以期早期发现乳腺癌。2011年,英国国家卫生服务体系(National Health Service)的乳腺癌筛查项目提出乳房自我认知的5个要点:①知晓什么是乳房的正常状态;②观察和触摸;③了解乳房的异常变化;④及时向医务人员汇报乳房的异常变化;⑤50岁及以上妇女参加乳腺X线检查。

二、结合乳房自我检查,加强乳房自我认知

虽然没有证据表明乳房自我检查对早期发现乳腺癌有所帮助,但各国卫生系统并没有完全否定乳房自我检查的价值。美国2012年NCCN乳腺癌风险降低指南如此描述乳房自我检查,"定期持续的乳房自我检查能为绝经前妇女提供较多的乳房信息,也许能促进女性乳房自我认知。"WHO在乳腺癌预防与控制规划中向全球推荐将乳房自我检查作为促进女性乳房自我认知的有效手段,而不作为乳腺癌大规模早期筛检的方法。尤其针对我国卫生医疗服务发展不平衡的现状,医疗资源集中在城市,广大农村地区缺乏筛查乳腺癌的设备和医疗资源,笔者推荐乳房自我检查作为促进广大妇女同胞提高乳房自我认知、普及防癌意识的有效手段。通过每个月定期持续的乳房自我检查,增强女性对自我健康的自信,提高乳房自我保健意识。一旦发现可疑之处,即到医院请医生进行临床检查。

三、乳房自我检查的方法

(一) 乳房自我检查的体位

自我检查者可站立、坐位或卧位进行乳房自我检查。站立和坐位主要用于对乳房的观察,在镜子前站立或坐位,双手放在腰间,掌心朝内,呈叉腰状,仔细观察两侧乳房大小、形状、外形有何变化,是否对称,有无肿块隆起、皮肤皱折、凹陷、乳头渗出等。保持两手叉腰状,身体前倾,两侧乳房下垂,注意观察两侧乳房有无变化。双臂高举超过头部,双手放置脑后,手心朝前,仔细观察两侧乳房有无变化。自我检查者平躺,在右肩下垫一块毛巾或枕头,将右手置于

脑后,放松自己。将你的左手掌面放在右乳房上,触摸而不是抓捏,用中间的三指指腹(掌面)按住乳房,从外上部(外上限)向内上部(内上限),再转向内下部(内下限)至外下部(外下限),最后到乳头、乳晕部(中央部),以螺旋式运动将整个乳房一处不漏地摸完。然后摸腋窝、锁骨上。检查时需改变触摸压力,每个乳房象限以轻压、中等压力和重压 3 种不同的压力水平检查,以感受不同的乳腺组织。检查时感觉有无结节、肿块、增厚、凹陷、肿胀、压痛等。用上下往复搜索的方式触摸整个乳房,从腋窝开始触摸至乳房下限,再挪开一指的距离,往乳房中部和上部移动,直到锁骨。重复以上操作,直到触摸完乳房。同样用右手检查左侧乳房。挤压乳头,注意乳头有无液体渗出(乳汁样、血性或淡黄色)。通过自查和观察若发现乳房异常变化,应及时到医院,请医生做临床复查,确定有无病变。

(二)乳房自我检查注意事项

乳房自我检查应注意不要在月经期进行,最佳时间应是月经结束后 3 ~ 7 天。要坚持每月检查一次,并对自己检查技术充满信心,不要因为害怕生癌或怀疑生癌时才想到检查,或者认为自己生活方式好不会生癌而不去自查。有些年龄较大的妇女认为自己感觉不灵或视力差,查不查、看不看一个样,也就随它去了,这样下去就失去自查的意义。更有些妇女非常相信仪器检查,说明现代医学的先进技术的确能帮助医生对身体深部组织的肿瘤作出检测,但也有一定的限度,如热像图对乳房较大的肿块有效,越小发现率越低;钼靶 X 线影像用于较大的乳房,同时还与放射科医生的经验有关,最小可检出 0.5cm 直径的肿块,而对小而瘦的乳房则容易出现假阴性。在边远地区或缺乏这类仪器的医疗单位就不能用这种方法检查。值得注意的是,不要认为自查没有发现异常,就错误地认为没有必要再到医生那里检查。因为,检查者本人毕竟不是医生,所以除自查外,还必须定期到医院进行乳房临床检查,这样就可最大限度地提高乳癌早期发现率。所谓定期医生检查的意思是随时发现乳房病变,随时找医生检查,如没有发现乳房病变,那么应半年一次常规乳房检查。随年龄的增长,越应注意检查或缩短定期检查间隔期。

第二节　皮肤疾患的自我检查

皮肤位于人体的表面。从重量与面积的角度来看,皮肤是人体最大的器官,其总重量约占人体的16%;其面积在成人约为 1.5 ~ 2 m^2,新生儿约为 0.21 m^2。皮肤由表皮、真皮和皮下组织构成,并与其他组织相连。从皮肤胚胎发生学的观点来看,表皮由外胚叶分化而来;真皮和皮下组织由中胚叶分化而来。皮肤还具有毛发、皮指腺、大小汗腺及指(趾)甲等附属器以及神经、血管、淋巴、肌肉等组织。皮肤病种类繁多,目前已知的皮肤病就有 1 400 余种。一般来说,许多皮肤病较之其他各科疾病,更易被发现。此外,皮肤还是人体的一面"镜子"。人体的健康状况以及许多内脏器官的疾病,可以在皮肤上得到反映。一个有经验的医生,可以根据患者皮肤上皮疹的特殊表现,了解其身体内部的病变。

一、皮肤肿瘤的早期发现

皮肤肿瘤(skin cancer, SC)可以大致分为两大类:一是原发于皮肤的肿瘤;二是身体其他部位转移到皮肤的肿瘤,称为转移瘤。前者按组织发生学,又可分为表皮肿瘤、表皮附属器肿瘤、结缔组织肿瘤、皮肤脉管组织肿瘤、脂肪和肌肉组织肿瘤、神经组织肿瘤以及淋巴网状组织肿瘤等。人体最常见的皮肤恶性肿瘤主要有鳞状细胞癌、基底细胞癌、Bowen 病(表皮内鳞癌)、Paget 病(湿疹样癌)、恶性黑色素瘤、皮脂腺癌、汗腺癌、纤维肉瘤、平滑肌肉瘤、样肉芽肿瘤等。为改善皮肤癌患者预后,提高生存率,延长患者生命,早期皮肤癌筛检成为皮肤癌防治领域研究的热点和难点。皮肤自我检查(skin self examination, SSE)和皮肤临床检查(clinical skin examination, CSE)是广泛应用于皮肤癌早期筛检的两种方法。但关于这两种早期筛检的方法能否有效提高皮肤癌患者的早期诊断率及生存率,至今没有一项随机对照临床试验予以证实。2009 年美国预防服务任务组(The US Preventive Services Task Force, UPSTF)颁布各种恶性肿瘤早期筛检的研究更新,指出目前无足够的证据说明皮肤自我检查和皮肤临床检查作为早期筛检可改善皮肤癌患者预后,暂时不建议作为大规模人群的皮肤癌早期筛检。尽管如此,笔者认为皮肤自我检查通过定期对皮肤进行全面、细致的自我检查,提高人群防癌意识,增加早期发现皮肤恶性肿瘤的可能,并可通过一些皮肤病变提供的线索,发现进一步隐藏于人体内脏器官的恶性肿瘤。因此,皮肤疾患的自我检查对于皮肤肿瘤的早期发现和预后具有重要意义。让人们学会皮肤的自我检查方法,并对在什么情况下有必要去找专科医生咨询,尤其在我国边远地区以及缺少皮肤病专科医生的地方,无疑是一种积极的防治肿瘤的措施。

二、皮肤的自我检查方法

(1)检查时,光线要充足,最好是自然光。

(2)裸露全身由上向下进行有顺序的细致观察;在难以观察到的部位,可以让配偶帮助检查,或借助一面大的手握式镜子来检查。

(3)第一次做自我检查时,记住皮肤上所有的皮损,如黑痣、色素斑、伤疤、丘疹或肿块等的大小和位置,做好记录和图示。这可成为今后衡量某些特殊皮损的重要参考。在以后的定期检查中,先察看过去已发现的皮损,主要了解其大小和颜色的变化,再寻找新皮损并做记录。

(4)在观察的同时,以手指仔细触摸身体各部位,了解有无结节和肿块、质地程度、有无压痛,测量大小并做记录。

(5)检查头皮。可借助手握式镜子或配偶的帮助,也可用吹风机吹起头发暴露头皮。

(6)依次检查面、颈、耳部皮肤,有胡须者必须检查胡须下方的皮肤。

(7)检查上肢皮肤。可借助镜子依次检查上臂、前臂和手部的前、后、内、外侧并留意指间和指甲。

(8)检查躯干皮肤。先检查胸腹部;再将双上肢高举,检查躯干两侧;再将背对镜子,检查背部和臀部;再仔细检查会阴和肛门部。

(9)检查双下肢皮肤。借助镜子依次检查股部,小腿的前、后、内、外侧;再检查足背、足底、趾间和趾甲。

(10)皮肤自我检查每月一次为宜,女性可在乳房自我检查时进行皮肤自我检查,男性可在洗浴或更衣时进行。

三、皮肤自我检查中应引起注意的体征

（1）色痣需做活组织检查排除恶变的条件：①30岁以后，色痣生长迅速；②色痣自发出血，出现溃疡，周围出现卫星状色痣，所属淋巴结肿大，应立即请医生诊治；③色痣反复发生感染或位于易受摩擦的部位；④性成熟和妊娠时，色痣也可变黑并可增大，但具有普遍性。如此时单个色痣比其他色痣明显变黑、变大或增厚，也应引起警惕。

（2）皮肤结节或肿块表面呈菜花状或发生溃疡。

（3）久治不愈的溃疡。

（4）面部、头皮等处生有锥形角质增生物如角状，提示患有皮质角化，为癌前病变，应予切除。

（5）口周、唇部和口腔黏膜有褐色、黑色斑点，无自觉症状，提示患有色素沉着-息肉综合征（Peutz-Jeghers综合征），应早期查找并治疗消化道息肉，以防恶变。

（6）皮肤皱褶部发生粗糙、肥厚和色素沉着，并伴有掌跖角化，应怀疑患有黑棘皮病，该病可合并内脏肿瘤。

（7）乳房出现浸润性红色斑片，并有渗液和结痂，如湿疹样外观，并可发生溃疡，应怀疑患有Paget病（湿疹样癌）。该病也可见于男性乳房。发生阴部、肛周、腋窝和脐窝等处者称乳房外Paget病。

第三节　睾丸疾患的自我检查

睾丸位于男性阴囊内，左右各一。睾丸疾患较常见为睾丸炎，如急性化脓性睾丸炎、腮腺炎性睾丸炎。睾丸肿瘤（testis cancer，TC）较少见，据2008年我国居民恶性肿瘤发病率统计，睾丸肿瘤新发2 795例，占男性恶性肿瘤的0.2%，发病率为0.94/10万。睾丸肿瘤的发病率虽低，但一旦睾丸上长了实性肿块，恶性的可能性很大。睾丸肿瘤多发于20~40岁男性，其恶性程度高，发生转移快，大约有1/3的患者就诊时已有腹膜后淋巴结转移，并可转移至肺、骨及锁骨上淋巴结，因此，睾丸肿瘤严重危害青壮年男性的生命。虽然睾丸肿瘤发生的部位表浅，不难发现，但人们受世俗偏见的影响，不注意阴囊内容物，往往容易遗留肿瘤，应该引起人们的充分重视。睾丸肿瘤的发病原因至今还不清楚。可能的发病因素与种族、遗传、隐睾、化学致癌物质、损伤和内分泌等有关。在健康或防癌普查、自我检查的人群中，对以上可能的发病因素要给予考虑，有利于早期发现肿瘤患者。睾丸肿瘤的治疗以早期行睾丸根治性切除为主，对其中精原细胞瘤可配合放射治疗，对胚胎癌等予以腹膜后淋巴结清除，必要时再辅以化学治疗。目前，早期睾丸肿瘤的存活率可达100%，睾丸肿瘤属于可治愈的恶性肿瘤。

一、睾丸肿瘤的早期发现

睾丸肿瘤作为一种生长表浅的恶性肿瘤，完全有条件被早期发现和早期诊断。若早期治疗，患者就有可能获得治愈的机会，反之，患者会丧失治疗的良机，预后不佳。目前在各地进行的定期健康或防癌普查，对阴囊内容物的检查已列常规项目，这是十分必要的。但是，许多体

表的肿块并不是由医生第一发现，而是患者首先发现。那么怎样做到早期发现睾丸肿瘤呢？我们认为，应该提倡男性自我检查睾丸，以便能早期发现病症，及时治疗疾病。睾丸肿瘤多发生在性功能活跃的青壮年人群中，也见于隐睾患者。据 Halm 报道73例隐睾肿瘤中，腹腔内隐睾发生的肿瘤中精原细胞瘤占87%，说明精原细胞瘤的发生与隐睾关系密切。因此，睾丸自我检查尤其应在睾丸肿瘤可能发生的高危人群中开展，青春期、青春期后的男性以及隐睾患者，或者已经手术纠正的隐睾患者都应每月至少自我检查睾丸一次。睾丸的自我检查并不困难，人人都可以学会，关键在于掌握正确的检查方法，要坚持和认真地对待自我检查。

二、睾丸的自我检查方法

自我检查者首先要了解睾丸的形态和解剖位置。睾丸是一种小体，左右各一，分别由两则精索悬吊于阴囊内。睾丸的质地柔软，有弹性，表面光滑，挤压之有酸痛感。睾丸的外后侧附着有一个半月形小体为附睾，它分头、体、尾三部分。头部膨大而钝圆，体、尾部较细。通常精索左侧长，使左侧睾丸位置较低。我国正常成年男性左右睾丸大小平均容积为(17.19 ± 3.88)ml 及(17.52 ± 4.27)ml。

睾丸自我检查宜采取站立位，使阴囊自然下垂，若有阴囊病变，如精索内静脉、交通性鞘膜积液和斜疝等，比较容易发现。检查的时间最好选择在淋浴后，因为淋浴后阴囊的皮肤最松弛。检查者的手保持温暖，不会引起局部紧张而阴囊收缩。

检查步骤：观察阴囊皮肤有无红肿、增厚，阴囊是否长大，左右有无不同。用手平托睾丸，感觉睾丸的重量，有无深重感以及左、右侧睾丸重量有无差异。用两手轻叩睾丸、附睾和精索，注意它们的位置关系。用拇指按在睾丸上，示指、中指放在睾丸下，使拇指和其他手指轻轻地滚动睾丸，检查其大小、质地、是否光滑、有无硬块、有无压痛等。一般先查一侧，以便对照。当自我检查睾丸发现肿块时，应及时去医院找医生咨询和检查。

三、注意事项

（1）睾丸自我检查应在阴囊皮肤松弛，站立位进行，淋浴后是最好的检查时机，此时便于触及睾丸。

（2）自我检查者应了解阴囊内容物，尤其要区分睾丸、附睾和精素。往往有人将附睾误认为异常的肿块或肿瘤，十分惊慌，影响正常的生活、学习和工作。如自我检查发现可疑的硬结、肿块，先不必紧张，而应及时找专科医生咨询和检查。

（3）一个经过培训的自我检查者，应该对自己有信心，相信自己有能力学会初筛睾丸的疾患。但是，也应该依靠医生的帮助和指导，对睾丸的疾患鉴别诊断。发生睾丸肿瘤时，睾丸肿大，质地坚硬，表面可以光滑，但已失去正常的弹性，或者睾丸内有数枚硬结节，少数病例伴有睾丸鞘膜积液。睾丸肿瘤应与急性附睾炎、睾丸炎、睾丸鞘膜积液等鉴别。急性附睾炎、睾丸炎时，阴囊局部红、肿、痛、热明显，压痛尤为明显。睾丸鞘膜积液时，睾丸、附睾常常不易扪清，有囊性感，透光试验呈阳性。阴囊内睾丸缺如时，应仔细检查同侧腹股沟，有时可为隐睾。有少数睾丸肿瘤的发病初期，以急性炎症的表现为主，症状类似睾丸、附睾炎。对于疑为炎症，又经过有效的抗菌药物治疗，以及卧床2周以上，症状无变化或继续发展，要警惕睾丸肿瘤的可能性。

（4）若自我检查睾丸没有任何发现,那么也不应该放弃定期的保健或防癌普查,因为有经验的医生可以帮助你早期发现肿瘤。此外,B 超、CT 以及肿瘤标记检测如甲胎蛋白(αFP)和人绒毛膜促性腺激素(HCG)等,有助于明确诊断。

（申　颖）

参考文献

［1］吴菲,林国桢,张晋昕. 我国恶性肿瘤发病现状与趋势. 中国肿瘤,2012,21(2):81-85.

［2］杨国亮主编、皮肤病学. 上海:上海医科大学出版社,1996.

［3］赵辩主编. 临床皮肤病学. 第二版. 南京:江苏科学技术出版社,1988.

［4］吴在德主编. 外科学. 第五版. 北京:人民卫生出版社,2001:770-771.

［5］World Health Organization. Section of cancer information. GLOBOCAN 2008. http://globo-can. iarc. fr/factsheet. asp.

［6］Ziegler RG, Anderson WF, Gail MH. Increasing breast cancer incidence in China: the numbers add up. J Natl Cancer Inst, 2008, 100(19): 1339-1341.

［7］World Health Organization. Breast cancer : prevention and control. http://www. who. int/cancer/detection/breastcancer/en/index1. html.

［8］Kinne Dw. Staging and following of breast cancer patients. Cancer ,1991, 67:1196-1201.

［9］Henson DE, Ries L, Freedman LS, et al. Relationship among outcome, stage of disease, and histologic grade for 22,616 cases of breast cancer. The basis for a prognostic index. Cancer, 1991, 68(10):2142-2149.

［10］Thomas DB, Gao DL, Ray RM, et al. ran-domized trial of breast self-examination in Shanghai: final results. J Natl Cancer Inst Cancer Spectrum, 2002, 94:1445-1457.

［11］Austoker J. Breast self examination. BMJ,2003,326:1-2.

［12］Hampton T. Oncologists advise breast awareness over routine breast self-examination. JAMA, 2008, 300(15):1748-1749.

［13］Martin AW. Reducing death from melanoma and standards of evidence. Investigative Dermatol, 2012, 132(10):1038-1040.

［14］Griffith HW, Instructions for Patients, 5th ed, Philadelphia: WB Saunders, 1994:571.

第五篇

临床工作中预防
服务的组织与实施

第二十九章　在社区卫生服务中组织与实施临床预防服务

临床预防服务是社区卫生服务的重要内容,是社区卫生服务实现其目标的重要途径和手段。在社区范围内,依托社区卫生服务机构,将社区卫生服务与临床预防服务有机整合,开展临床与预防一体化的卫生服务,对于改善基层医疗卫生服务质量和促进居民健康具有重要意义。

第一节　社区卫生服务与临床预防服务

一、社区卫生服务

社区卫生服务(community health service,CHS)是城市卫生工作的重要组成部分,是实现人人享有初级卫生保健目标的基础环节。1999年,我国卫生部等10部委在《关于发展城市社区卫生服务的若干意见》中明确指出:社区卫生服务是社区建设的重要组成部分,是在政府领导、社区参与、上级卫生机构指导下,以基层卫生机构为主体,全科医师为骨干,合理使用社区资源和适宜技术,以人的健康为中心、家庭为单位、社区为范围、需求为导向,以妇女、儿童、老年人、慢性病患者、残疾人等为重点,以解决社区主要卫生问题、满足基本卫生服务需求为目的,融预防、医疗、保健、康复、健康教育、计划生育技术服务等为一体的有效、经济、方便、综合、连续的基层卫生服务。

社区卫生服务在不同的国家和地区有着不同的概念,在一些国家和地区,社区卫生服务等同于公共卫生服务,主要由公共卫生机构和团队负责实施,不包括基本医疗服务。在我国,城市社区卫生服务主要由社区卫生服务中心、社区卫生服务站来提供,这些机构提供的服务内容主要包括公共卫生服务和基本医疗服务。公共卫生服务具体包括卫生信息管理,健康教育,传染病、地方病、寄生虫病预防控制,慢性病预防控制,精神卫生服务,妇女保健,儿童保健,老年保健,残疾康复指导和康复训练,计划生育技术咨询指导,协助处置辖区内的突发公共卫生事件等。基本医疗服务包括一般常见病、多发病的诊疗和护理以及诊断明确的慢性病治疗,社区现场应急救护,家庭出诊、家庭护理、家庭病床等家庭医疗服务,转诊服务,康复医疗服务等。从社区卫生服务的定义可以看出,我国的社区卫生服务是一种综合性服务,除公共卫生服务和基本医疗服务以外,也包括为了满足居民特殊需求而提供的其他服务。

二、临床预防服务和社区卫生服务的关系

(一)两者目标一致

临床预防服务是指在临床场所、家庭及社区场所对健康者和无症状"患者"的健康危险因素进行评价,然后实施个体的预防干预措施来预防疾病和促进健康。其宗旨是推行临床与预防一体化的卫生服务,有效调动个人改善不良行为与生活方式的积极性和主动性,纠正不良的健康行为,早期发现疾病并及时治疗,最终达到改善患者生活质量并延长寿命的目标。社区卫生服务坚持以居民健康为中心的理念,重视疾病治疗的同时,关注各种危险因素对健康的影响,针对各种疾病危险因素开展以第一级预防为主、兼顾第二级预防和第三级预防综合服务,旨在将预防保健落实到社区、家庭和个人,提高人群健康水平。可见,临床预防服务的应用和实施真正体现了社区卫生服务的目标和宗旨,即强调重视预防保健和主动实施健康促进。

(二)临床预防服务是社区卫生服务的重要内容

"预防为主"是我国的卫生工作方针,社区卫生服务必须体现这一方针。社区卫生服务是一种集医疗、预防、保健、康复、健康教育、计划生育技术服务"六位一体"的新型卫生服务形式。临床预防服务是医疗和预防相结合的一种最佳途径,是全科医师贯彻"六位一体"服务模式的一个突破口。从 2009 年起,我国开始推广实施国家基本公共卫生服务项目,卫生部、财政部、国家人口和计划生育委员会《关于促进基本公共卫生服务逐步均等化的意见》(卫妇社发〔2009〕70 号)明确提出,基本公共卫生服务项目主要通过城市社区卫生服务中心(站)、乡镇卫生院等城乡基层医疗卫生机构免费为全体居民提供。自 2013 年起国家基本公共卫生服务项目具体包括城乡居民健康档案管理、健康教育、预防接种、0 ~ 6 岁儿童健康管理、孕产妇健康管理、老年人健康管理、高血压患者健康管理、2 型糖尿病患者健康管理、中医药健康管理、重性精神疾病患者管理、传染病及突发公共卫生事件报告和处理、卫生监督协管等,其中,健康教育、预防接种等都属于临床预防服务,而健康咨询、健康筛检等临床预防服务贯穿于高血压患者健康管理、2 型糖尿病患者健康管理、重性精神疾病患者管理、0 ~ 6 岁儿童健康管理、孕产妇健康管理、老年人健康管理、中医药健康管理等项目中。因此,临床预防服务是国家基本公共卫生服务的重要内容,也是社区卫生服务的重要内容,积极开展临床预防服务是发展社区卫生服务的必然要求。

(三)两者具有相同的实践背景

当前,医学模式已经由生物医学模式转变为生物-心理-社会医学模式,人们对健康观念的认识也逐步深化。世界各国医疗卫生服务供给都面临着老龄化的问题日益严重、疾病谱和死因谱的转变、医疗资源分布失衡、医药卫生费用过快增长等众多挑战。这对医疗卫生服务模式提出了更高要求。第一,医疗卫生服务不但要重视治疗,还要重视预防保健,应该致力于提供人性化、综合性、持续性的卫生保健服务;第二,医疗卫生服务要讲求成本效益,应该将具有良好成本效益的健康教育与咨询作为疾病预防和健康促进的重要手段;第三,医疗卫生服务不但要重视治疗,还要重视疾病的预防和早期发现,积极开展健康危险因素的评估和干预,减少疾病的发生并降低医疗卫生服务费用。社区卫生服务和临床预防服务都是在这样的背景下应运

而生,积极发展社区卫生服务和临床预防服务是应对这些挑战的重要举措。

第二节　实施临床预防服务的影响因素

临床预防服务已经被证实是解决现代医学难题的有效手段,但是其在世界范围内的发展和实施仍不理想,仅靠简单地向临床医生推荐建议与传授知识是不够的,在实践中必需考虑影响医护人员提供临床预防服务的因素。从行为转变理论来看,社区医护人员实施临床预防服务的影响因素主要包括倾向因素、促成因素和强化因素三种,这些因素共同作用,影响着社区医护人员提供临床预防服务的行为。

一、倾向因素

倾向因素(predisposing factor),通常先于行为存在,是指产生某种行为的原因和动机,具体包括社区医护人员的知识、信念、态度、价值观、自信心以及执业经历等。倾向因素可看作是"个人"的偏爱或特质,它可以使行为产生某种趋向。社区医护人员的知识对实施社区临床预防服务十分重要,但知识的增长不总是伴随有服务行为的改变。良好的知识结构是实施临床预防服务的必要条件,但不是充分条件。信念是指个体对某一现象或某一物体的存在是确信无疑的,也就是个体认为可确信的看法,社区医护人员对临床预防服务的信念是其向居民提供临床预防服务的重要动力。态度是指个体对人对事所采取的一种具有持久性而又有一致性的行为倾向,医护人员对预防保健服务的态度是影响临床预防保健质量的一个重要因素。社区卫生服务在我国发展已经有十余年,防治结合的服务模式已初步建立起来,预防保健服务作为社区卫生服务的重要内容已经得到普遍认可。国内学者研究亦表明,多数社区医护人员对临床预防服务持肯定态度,并且能合理预期临床预防工作的好处。自信心可以影响社区医护人员的自我效能感(指个体对自己是否能够成功地进行某一成就行为的主观判断),因此,建立充足的自信心是社区医护人员有效实施临床预防服务的关键,通过开展有关临床预防服务的理论和技能训练有助于提高社区医护人员的自信心。

二、促成因素

促成因素(enabling factor)是指促使某种行为动机或愿望得以实现的因素,即社区医护人员提供临床预防服务所必需的技术和资源,以及在临床预防服务实践层面和组织层面的基础设施,具体包括政府的重视与支持、相关政策和法规及经费投入;社区卫生服务的基础设施和资源、卫生技术人员的结构和技术水平等。这些因素是促使临床预防服务行为发生的核心因素。

(一) 组织环境

实施社区临床预防服务必须要有政府、卫生行政部门、社区卫生服务机构、医疗保险机构等部门的重视和支持,制定相关政策和法规。第一,要把临床预防服务纳入社区卫生服务的组织目标,制定明确的服务项目及考核目标,并在人、财、物等方面给予必要的投入。自从1997

年我国提出发展社区卫生服务以来,明确将健康教育、预防保健等服务列入社区卫生服务工作内容,并将社区公共卫生服务费用纳入政府财政预算,这在政策上保证了临床预防服务的实施。第二,社区卫生服务机构应该制定明确的预防保健服务策略,在分析居民健康服务需求的基础上,积极对居民开展临床预防服务宣传,使居民认识到预防服务对其健康维护与健康投资方面的重要价值。第三,医疗保险机构应该制定相关配套政策,如实施人头预付、总额包干以及将临床预防服务纳入医保报销范围。

（二）实践环境

在实践环境中主要有3个方面影响临床预防服务的提供。第一,社区卫生服务工作人员的团队合作服务。社区卫生服务专业人员包括全科医生、社区护士、公共卫生医师、营养师、康复理疗师等。在服务过程中应该充分发挥各个成员的专业互补技能,为社区居民提供综合性、全方位的服务,这远比单纯依靠某个医护人员提供服务更为有效。在临床预防服务过程中,不同类别的人员承担不同的职责,相互协作,如接诊人员可以在女性患者到社区卫生服务机构就诊时询问其宫颈涂片检查和乳房 X 线检查的情况;护士可以帮助询问吸烟、饮酒等行为和生活方式情况。所有工作人员的共同参与,可以向居民提供更为系统和完整的临床预防服务。此外,社区卫生服务团队成员的参与协作也有助于提出新的工作方法。第二,将临床预防服务纳入社区卫生服务的常规工作内容。社区卫生服务人员一般按照工作常规内容提供服务,临床预防服务只有被纳入工作常规内容,才能得到持续、有效的实施。作为国家基本公共卫生项目,健康咨询与教育、预防接种等临床预防服务已经成为社区卫生服务机构的常规工作内容,我国已经制定了《国家基本公共卫生服务规范》,并在实践中不断修订和完善,这将大大促进我国社区临床预防服务的推广和实施。第三,制定有针对性的实施策略。不同社区人群的服务需求不同,不同机构的优势、劣势也不尽相同,因此应该针对不同的社区卫生服务机构制定有针对性的实施策略。为促进临床预防服务的实施可以按以下步骤逐步推进:①确立明确的预防保健目标,明确患者应该接受的临床预防服务项目;②评估当前目标的实现程度,通过查阅资料和检查目前的工作进展等了解目标的完成情况,包括由哪些人员来完成及何时完成;③完善工作计划,通常包括为特定任务设计新的工作方法,确定更合适的工作时机,或者选择更合适的工作人员等;④实施新的计划方案,并定期评估预防保健目标是否实现。

（三）服务指南

应该针对特定的临床预防服务制定服务指南,提供给社区医务人员,尤其是新入职工作人员和临时参与人员,这有利于临床预防服务的规范实施。服务指南在使用过程中,应该定期修订完善,以符合发展需求。世界各国均开发了大量服务指南用以指导临床服务,如国内学者根据我国疾病防治实际情况制定了《中国高血压防治指南》、《中国糖尿病防治指南》等。服务指南的制定及服务项目的选择应该以流行病学研究结果为基础,并充分考虑服务对象的健康状况、危险因素水平以及服务需求。临床预防服务应该有比临床诊疗更高的验证标准,如健康筛检应符合快速、简便、经济、安全的标准,以便医生可以早期发现患者以及亚健康者。由筛检试验带来的假阳性可能给患者带来精神及肉体上的损害,因此应该对筛检试验的真实性、可靠性以及收益进行评价。当前我国社区卫生服务从业人员素质相对较低,开发高质量的服务指南,指导、帮助社区卫生服务人员开展临床预防服务具有重要现实意义。

（四）继续教育

知识及技能缺乏是影响医务人员提供临床预防服务的重要原因,因此开展继续教育活动是促进社区卫生服务人员开展临床预防服务的重要促成因素。继续教育对象都是成人学习者,成人学习者具有较强的学习目的性,即学以致用。因此,继续教育应该注重教育目标、教育内容的设计,致力于"学了就能用"。教育和培训之前应该做好培训需求分析,根据社区卫生服务人员的特点以及社区临床预防服务的实践需要进行课程设计,实施以需求为导向的继续教育,体现继续教育的针对性、实用性和系统性。为促进社区临床预防服务的发展,继续教育的内容可包括患者行为改变策略、癌症筛检的利弊、伤害预防策略、更年期保健、戒烟技术、家庭暴力、低脂和抗氧化食物对健康的作用、健康危险因素评价、计算机系统在个体及群体保健中的应用等。在继续教育方式方法上应该灵活多样,可包括专题讲座、角色扮演、模拟练习、案例讨论、参观考察等,以提高继续教育的效果。

三、强化因素

强化因素(reinforcing factor)是在行为之后,使行为得以巩固和加强的因素,是促使行为长期保持的基础。虽然,良好的倾向因素和促成因素可以使社区卫生服务人员将临床预防服务纳入工作常规,但如果缺乏强化因素,社区卫生服务人员持续提供临床预防服务的依从性则会减退。在社区临床预防服务实践中,强化因素包括外部奖励与支持、项目评估结果以及服务对象反馈信息等。

（一）外部奖励与支持

社区医务人员开展临床预防服务之后,上级卫生行政部门、专业学术组织等外部机构的反应对于这种服务行为能否保持影响很大。对于在临床预防服务中表现优秀的社区卫生服务人员给予一定的物质奖励,或者授予先进个人等荣誉,或者承认其在该领域的学术地位等,这显示出管理部门以及同行人士对发展和实施临床预防服务的重视和支持,可以产生极大的激励作用,有利于临床预防服务深入、持续发展。

（二）项目评估结果

对于临床预防服务项目的效果和效益开展定期评估,并将评估结果公布,可以改变社区卫生服务人员的行为。通过评估,可以使社区卫生服务人员了解本机构临床预防服务的实施现状,以及与其他社区卫生服务机构的差距等,发现各自优势和劣势,从而对服务方法及服务模式进行完善,进一步提高临床预防服务的效果和效益。

（三）服务对象反馈信息

服务对象的反馈信息对于社区卫生服务人员的行为有直接影响。通过开展健康咨询、筛检及干预,控制或减少健康危险因素,使服务对象的健康水平显著提高,这是对服务提供者最好的回报,可以对临床预防服务起到良好的正向强化作用。如果患者的接受临床预防服务的效果不好,作为负向强化因素,可以促使社区医护人员找出工作中存在的问题并努力解决,最终使临床预防服务向良性方向发展。

第三节 实施临床预防服务的策略

一、实施临床预防服务的框架

任何临床预防服务行为均受倾向因素、促成因素和强化因素的作用,这些因素彼此协同,并通过建立一个循环来不断促进临床预防服务行为(图 29-1)。

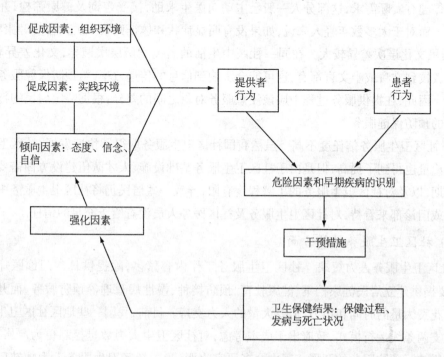

图 29-1 项目实施模式

在这个模式中,促成因素(组织环境和实践环境)和倾向因素(态度、信念和自信等)联合作用,可以改变社区卫生服务提供者的行为,促进社区卫生服务人员与患者的协调和交流,这有利于健康危险因素和疾病的早期发现,通过开展有针对性的干预实现促进健康的目标。而当获得好的干预结果时,患者的信息反馈和同行的支持则会强化这样的过程,从而形成一个循环,促进临床预防服务不断地发展下去。

为了启动这样的循环过程,应该重视倾向因素和促成因素的联合作用,两者缺一不可。如社区卫生服务人员有开展健康咨询的意愿,但如果开展健康咨询得不到合理的费用补偿,健康咨询服务则很难成功开展。另一方面,虽然国家将慢性病健康筛检作为国家基本公共卫生服务项目,在政策层面要求社区卫生服务人员必须向居民提供,但是社区卫生服务人员对开展健康筛检态度消极或缺乏自信,这项服务同样难于开展。因此要将倾向因素和促成因素摆在同等重要的位置。如我国当前开展社区卫生服务过程中,首先在政策层面将健康咨询等临床预防服务作为社区卫生服务基本工作内容,并给予必要经费补偿。其次注重对社区卫生服务人员开展教育和培训,提高其知识技能水平,转变以往重医轻防的态度,帮助社区卫生服务人员建立自信心。这样两方面同时加强，才会促进社区临床预防服务的有效实施。

二、实施临床预防服务的障碍

（一）服务对象方面

1. 预防保健意识淡薄　临床预防服务是医务人员和服务对象之间的一种互动行为，开展健康咨询、健康筛检以及预防接种等服务均需要得到服务对象的配合和支持，然而，当前我国居民预防保健意识总体仍显淡薄。一些老年人由于自身患有一种或多种慢性疾病，对于疾病预防以及保健有实际需求，这部分人一般会主动向医生求助，接受咨询及健康筛检，并有较强的遵医性。而对于大多数年轻人来说，如果没有明显症状和体征则很少关注自身健康状态。

2. 居民文化层次差异较大　在同一社区中生活的居民学历层次迥异，文化差异较大，从退休专家教授到文盲或半文盲都有，这可能会影响到信息的传递效率，给预防保健服务的推广带来难度。因此，在提供服务过程中应该注意服务对象之间的差异，根据特定居民的特点开展有针对性的预防保健服务。

3. 对社区卫生服务信任度不高　虽然我国社区卫生服务取得了快速发展，社区卫生服务机构的门诊量也得到了提高，但是由于社区卫生服务基础设施、人才队伍建设方面需要长时间的建设周期，以及对社区卫生服务的了解程度有限，导致一些居民仍将社区卫生服务中心当作街道医院或门诊部来看待，对社区卫生服务及社区医务人员没有给予充足的信任。

（二）社区卫生服务机构方面

1. 社区卫生服务人力短缺　社区卫生服务工作内容繁多，除提供日常门诊医疗服务之外，还需要提供建立居民健康档案、健康教育、预防接种、慢性病管理等预防服务，而开展预防服务需要花费大量的时间和精力，需要大量的人力支持。目前，我国一些地区社区卫生服务机构采取收支两条线运行模式，政府出于成本考虑，对社区卫生人力数量控制更为严格，这在一定程度上影响了预防服务的开展。国内众多研究表明，我国社区卫生服务人力短缺已经成为制约社区卫生服务深入发展的重要障碍。

2. 社区卫生服务人员的服务水平有待提高　近10几年来，我国积极发展全科医学教育和培训，引导高水平人才到社区卫生服务机构工作，社区卫生服务工作人员素质得到一定程度的提高。但由于起步较晚，目前我国尚未建立起一支高水平的全科医疗服务队伍。社区卫生服务人员工作经验和能力参差不齐，知识结构不尽合理，在医患沟通、家庭访视、咨询等方面存在欠缺，其知识与技能不能满足居民日益增长的医疗和保健需求，这影响了临床预防服务在社区卫生服务中的实施。

3. 社区卫生服务的服务时间问题　临床预防服务的实施对象是健康者或"无症状"患者，核心是通过健康危险因素的控制和识别来促进健康和改善生活质量，因此，中青年是临床预防服务的重要服务对象，对其开展有效的健康咨询、筛检等服务将会取得更好的成本效果。中青年居民通常白天忙于工作，而一些社区卫生服务机构晚上和夜间不提供服务，其服务时间与中青年居民的空闲时间很难形成交集，这在一定程度上阻碍了临床预防服务在中青年人群的推广和实施。

（三）外部环境

1. 配套政策法规不完善　积极发展社区卫生服务,形成大病到医院、小病在社区、康复回社区的分级医疗的有序服务格局是我国医疗卫生服务改革与发展的目标。但目前尚未实现社区首诊,社区卫生服务机构与综合性大医院、专科医院的双向转诊不畅,这些问题使得社区卫生服务的连续性服务、负责式服务无法有效实施,这不利于临床预防服务的开展。

2. 社区卫生服务人员地位不高　虽然我国政府对于基层医疗卫生服务的重视程度越来越高,但社区卫生服务人员的待遇水平总体不高,相比综合医院的专科医生,全科医生的社会地位较低,因此高水平的医学毕业生鲜有愿意到社区卫生服务机构工作,这也是居民对社区卫生服务机构信任度低的原因。

3. 开展临床预防服务缺乏有效激励机制　良好的激励机制是社区卫生服务人员持续提供临床预防服务的内在动力。当前,我国很多地区社区卫生服务机构实行收支两条线运行模式,社区卫生服务人员的工资费用基本都由政府保障,这样可能出现干多干少、干好干坏都一样的“大锅饭”现象。虽然,各级卫生行政部门对社区卫生服务采取各种形式的绩效考核,但多以机构为单位,且多注重服务提供数量的考核,这很难对个体医务人员产生激励作用。

4. 信息管理系统无法共享　良好的信息管理系统和信息沟通是改善社区卫生服务质量的核心,可以极大地方便医疗保健信息的登记、上报和统计分析,可以为医疗卫生服务决策提供非常有价值的信息。目前,我国各地均认识到了信息管理系统的巨大作用并积极开展社区卫生服务信息化建设,但在实践中,缺乏对信息系统编写规范的依从性,信息处理流程、接口、内容、格式等各行其是,使得居民健康信息无法交换,共享性差。

三、促进临床预防服务开展的基本策略

由于社区卫生服务提供者的行为受多方面因素所影响,所以临床预防服务促进策略应该采用综合性手段,全面考虑各种影响因素。如果在实践中仅考虑倾向因素,只注重改善社区卫生服务人员知识、态度、价值观等,而没有考虑促成因素和强化因素,即没有为社区卫生服务人员提供良好的环境、资源和技术以及信息反馈等,临床预防服务的促进效果将会很有限。现阶段在社区卫生服务中推广和实施临床预防服务可采取如下策略。

（一）政府加大对社区卫生服务的投入

充足的资金投入是社区卫生服务持续发展的重要保障,政府应该努力建立稳定的社区卫生服务筹资和投入机制,加大对社区卫生服务尤其是预防保健等公共卫生服务的投入力度。政府应该为社区卫生服务机构提供业务用房、医疗卫生设施,并对社区卫生服务人员的继续医学教育和培训提供经费支持。对于社区卫生服务承担的预防保健等公共卫生服务,政府应该根据服务人口、服务的数量和质量及相关成本核定经费补助。

（二）进一步完善社区卫生服务相关配套政策

政府及卫生行政部门应该积极制定有利于临床预防服务推广和实施的配套政策。应该积极推进家庭医生责任制、人头预付和总额包干和社区首诊制,通过建立以契约关系为服务形式的新型医疗保健服务模式,向居民提供包括临床预防服务在内的综合性、协调性、可及的健康照顾。应该逐步建立有利于促进临床预防服务的激励机制,这种激励机制不仅要考核全科医

生提供临床预防服务的数量,而且要注重服务质量以及对居民健康水平带来的影响。

(三)积极开展针对临床预防服务的教育和培训活动

认知、知识、态度等是行为转变的重要因素。为促进社区卫生服务人员提供临床预防服务,应该将临床预防服务信息收集、健康危险因素评估与干预、健康保健指导等纳入继续医学教育内容,积极开展有针对性的继续医学教育和培训活动。通过教育和培训使社区卫生服务人员了解实施临床预防服务的目的、意义及主要内容,并掌握实施临床预防服务的技术和方法。

(四)加强对临床预防服务的评估

政府和卫生行政部门应该定期对社区卫生服务机构开展预防服务的情况进行评估,并根据评估结果对社区卫生服务机构进行奖励和惩罚,社区卫生服务机构应给根据评估结果及时调整社区卫生服务的实施策略。社区卫生服务机构内容也应该建立起有效的全科医生绩效评估体系,并将临床预防服务作为重要内容,以此促进临床预防服务的发展。

(五)加大对居民的教育和宣传

充分利用大众媒介、健康讲座、分发宣传材料等方法,向居民传播疾病预防、健康保健等方面的信息,改变居民的一些传统健康观念,提高居民的预防保健意识,为接受临床预防服务奠定基础。对居民的教育和宣传是一项长期的工程,除了上述专门的教育和传播方法以外,社区卫生服务人员需要将预防保健的观念和意识融入到日常诊疗服务过程中,在潜移默化中提高居民对临床预防服务的认知水平。

(六)改善社区卫生服务的组织

为了提高社区临床预防服务的可及性,社区卫生服务机构应该积极改善社区卫生服务组织和管理。通过优化服务流程,缩短排队等候时间。为方便工作忙碌的青年人接受社区临床预防服务,可以调整机构服务时间,在傍晚时段开诊或在周末及节假日也提供服务。此外,应该积极开展家庭出诊、家庭病床等服务,扩大服务空间,也可以提供电话咨询服务,方便居民接受临床预防服务。

(七)将临床预防服务融入其他服务项目

社区卫生服务主要提供基本医疗服务和公共卫生服务,临床预防服务与两者均相关,社区卫生服务人员应该将临床预防服务很好地融入医疗服务及基本公共卫生服务项目中,社区卫生服务人员应该重视"机会性预防",把每一次与居民接触的机会作为开展临床预防服务的好时机。如对于因感冒而前来就诊的中年妇女,全科医生应该积极采集其健康危险因素,并对其进行有针对性的保健指导,并建议其定期接受宫颈疾病筛检等预防服务。

(张立威 王家骥)

参考文献

[1] 傅华,叶葶葶主编.临床预防医学.上海:复旦大学出版社,2006.
[2] 崔树起,杨文秀主编.社区卫生服务管理.第二版.北京:人民卫生出版社,2006.

[3] 彭伟霞,傅华,丁永明.社区卫生服务中心开展临床预防服务影响因素的定性研究.中华全科医学,2011,9(1):86-88.

[4] 林乐平,滕斌,戴俊明等.社区全科医生临床预防服务技能及相关因素调查.上海预防医学杂志,2011,23(5):244-246.

[5] 梁万年.临床预防——社区卫生服务的重要内容.中国全科医学,2000,3(6):425-426.

[6] 龚幼龙.临床预防是全科医师的基本功.上海预防医学杂志,2001,13(2):53-54.

第三十章 临床预防服务中的信息化应用

临床预防服务是在临床的条件下针对个体特征的预防服务。临床预防执行困难是日常工作中的一个瓶颈性问题，形成的原因有以下几个方面：①个性化的危险因素与健康问题的筛检、分析，健康维护计划的制定，都需要系统的知识与技能，且工作量巨大。②医生在临床环境中，一般以患者的主诉为中心，针对个体的周期性临床预防任务，很难通过自身记忆来主动完成。③临床预防的绩效评价相对困难，导致临床医生的劳动不能得到充分补偿，影响医生执行临床预防任务的积极性。

近10年，信息技术迅猛发展，数据自动采集、海量存储、自动分类搜索、数据挖掘、云计算、无线宽带、移动智能终端设备等，对人类社会生活产生了革命性影响。基于数据有效利用的智慧城市，能够动态地进行信息提示和资源配置；基于个性数据分析的电子商务，有效地降低了商业活动中信息采集、决策和交易的成本。数字化医疗设备的广泛运用，卫生服务机构信息系统的不断完善，实现了个体健康相关数据的动态采集、自动存储。区域卫生信息系统的互联共享，使个体的健康数据能够进行及时交互。电子健康档案的发展，使个性化的长期数据分类存储、系统管理成为可能。在数字时代，基于系统决策模型和个人健康数据积累，利用信息工具自动进行健康危险度评估、根据相关危险因素制定健康维护计划、主动提示临床医生进行健康维护、进行临床预防绩效评价已经没有技术障碍。

第一节 电子健康档案与临床预防

2009年，卫生部确立了卫生信息化发展的两个基础：建立电子病历和电子健康档案。电子病历主要应用于二、三级医疗机构，提高医疗信息的数字化、标准化程度，通过信息利用度改善，提高疾病诊疗的效率与效果。经过多年积累，临床决策支持在国外已经形成了系统的方法，多种标准和技术已经被应用到大型的医院以及大厂商的产品中。智能化的临床决策支持的价值有：满足医生工作流程中的信息需求；提供在线循证医学支持；无缝整合医学诊疗常规；实时的诊疗活动现场决策支持；减少决策中的失误，减少医疗差错。2005~2007年，美国纽约市的初级保健信息工程（PCIP）已协助超过3 000家的医疗机构采取和使用以预防为主的电子健康档案系统（EHRs），作为一种旨在改善初级保健的手段。美国恢复和再投资法案2009授权190亿美元的资金用于部署有效地使用EHRs。PCIP指导医生调整工作流程，使用EHRs内置系统作为健康监测工具，包括自动化质量报告措施、患者的登记和临床决策支持系统。

目前中国的电子健康档案主要应用于社区卫生服务中心,服务于长期的疾病管理和健康管理。在国家电子健康档案功能规范中,重点关注数据库的架构,通过制定数据标准,解决数据交流问题,提高数据的通用性;通过数据元与最小数据集定义,使数据库与应用系统相对独立,数据能服务于不同的系统和用户。虽然社区卫生服务中心建立了大量的健康档案,许多地区也实现了电子健康档案,但在临床和公共卫生服务实践中,均未让一线的医务人员感受到由健康档案所带来的工作便利或工作质量的改善,其原因在于缺少具体的应用主题和内容。临床预防的具体内容是面向应用的健康档案的灵魂,有了临床预防所提出的系列目标、系统的健康维护计划,相关健康数据才具备应用价值。

临床预防是根据个体的遗传背景、生活和工作环境、生活习惯、年龄、性别、疾病基础等确定个体第一级、第二级、第三级预防的重点内容,依据实证研究和卫生经济评价,制定规范的健康维护计划。临床预防评价和干预所必需的信息要素才是面向应用的健康档案所需要收集的关键数据。在数据云存储的时代,将所有的数据存储到本地既无必要,也无可能,电子健康档案应该根据临床预防的需要,确定数据目录,以属于个人的唯一检索号来进行及时的数据搜索、分类和存储,并应用于临床预防的系统分析、决策、评价模型,定时对存储的数据进行挖掘利用,实现健康危险度评估、健康维护计划调整、实时诊疗活动现场的决策支持,开展临床预防绩效评价。

第二节　健康危险因素的评估

初级保健提供者应该最大化地利用资源,首先识别合格的接受预防治疗并能从中获益的病人,而要识别某种疾病的高危人群,需要评估其危险因素,危险因素的数据主要来源于常规使用的电子健康档案。早在 20 世纪 70 年代初,就已开始应用纸质的指导手册和记录本管理的健康危险度评估工具。特别是计算机得到普及应用后,健康危险度评估是计算机在临床预防医学方面最成功的应用。由于数据库是独立的,数据维护的工作量巨大,效率相对较低,因此普及应用的难度较大。随着数据采集技术、数据库技术、网络平台和数据挖掘技术的成熟,海量的数据为健康危险因素计算机评估的广泛应用提供了可能。

健康风险评估最常用的方法是多因素模型法,它建立在多因素数理分析基础上,即采用统计学概率论的方法得出患病危险性与危险因素之间的关系模型,能同时包括多种危险因素,常用的是多元回归分析。心血管疾病(CVD)的发病是多种危险因素综合作用的结果,而心血管疾病的预防实践进展在很大程度上得益于对各种危险因素的研究。心血管疾病危险预测模型的典型代表是 Framingham 心脏研究建立的冠心病风险预测模型。该模型以是否发病或死亡作为因变量,以危险因素为自变量,通过 logistic 回归 Cox 回归建立回归方程,用于预测不同危险水平的个体在一定时间内(如 10 年)发生冠心病危险的概率。

根据英国冠心病防治指南建议治疗 20% 以上的有 10 年心血管疾病危险因素史的人群。Tom Marshall(2008 年)利用 Framingham 方程评估心血管疾病危险因素,通过构建 ROC 曲线来识别 20% 以上的有 10 年心血管疾病危险因素史的人群,并与通常普遍使用年龄、糖尿病状态和降压药治疗状况来评估心血管疾病高危人群作比较。调查人群分为 8 个年龄组(16 ~ 24,25 ~ 34, 35 ~ 44, 45 ~ 54, 55 ~ 64, 65 ~ 74, 75 ~ 84, >85),性别(男,女)分组,此时共有 16

组,然后每组再根据是否吸烟、是否降压治疗、是否患有心血管疾病和糖尿病共分为 256 个分组,然后计算每组的平均总胆固醇、高密度脂蛋白(HDL)、收缩压和舒张压。该研究共比较 5 种心血管疾病危险因素优先考虑策略模型(表 30-1)。

表 30-1　5 种 10 年心血管疾病危险因素及其优先考虑策略模型

模型名称	危险因素	策略
临床心血管病危险模型	年龄、性别、糖尿病状况、降压治疗状况、吸烟状况、临床评估血压(2 次测量平均值)、总胆固醇、HDL	最高危险优先
半完成数据模型	年龄、性别、糖尿病状况、降压治疗状况、吸烟状况、临床评估血压(1 次测量)	最高危险优先
最小数据模型	年龄、性别、糖尿病状况、降压治疗状况	最高危险优先
冠心病全国服务框架模型(NSF-CHD)	糖尿病状况、降压治疗状况	依次顺序:高血压糖尿病、糖尿病、高血压、其他
年龄模型	年龄	年龄大者优先

这项研究中,在 ROC 曲线中可以通过灵敏度和特异度划分临界(cut-off)值范围来区别大于和小于 20% 的 10 年心血管疾病危险因素。在 SPSS 14.0 统计软件中构建 ROC 曲线,通过计算曲线下面积比较哪个模型诊断价值更大(表 30-2、图 30-1)

表 30-2　4 651 名 30~74 岁成年人群 5 种模型的 ROC 曲线下面积

模型名称	曲线下面积	标准误	95% 可信区间
临床心血管疾病危险模型	0.993	0.001	(0.991~0.996)
半完成数据模型	0.976	0.002	(0.972~0.980)
最小数据模型	0.933	0.004	(0.925~0.941)
NSF-CHD 模型	0.608	0.012	(0.584-0.632)
年龄模型	0.892	0.005	(0.882~0.902)

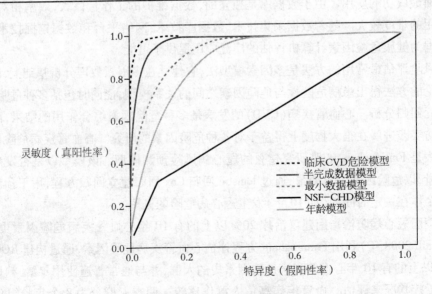

图 30-1　5 种模型的 ROC 曲线

从图 30-1 和表 30-2 可以看出,临床 CVD 危险模型的曲线下面积最大(0.993, 95% CI：0.991~0.996),诊断价值最高。4 834 例病人中有 750 例(15.5%)高于 20% 10 年 CVD 危险因素。半完全数据模型筛选 10% 的 30~74 岁 CVD 危险因素人群的灵敏度、特异度和阳性预测值分别是 0.589, 0.929 和 0.915,相对于其他模型为最高。也就是说,通过这种模型能识别 58.9% 的真正 30~74 岁 CVD 危险人群,而模型评估出的危险人群有 91.5% 都是真阳性人群,所有模型的特异度均高于灵敏度。

这项研究表明,通过患者电子健康档案的相关数据利用,可以筛选疾病高危人群,主要是作为评估优先需要治疗或注意的高危人群。利用信息技术估计风险和给病人风险分层为这种模型的运用提供了便利。信息技术还能自动提醒初级保健医生及时评估患者或者对患者进行随访。瑞典的 Björk J 等人演示了用 logistic 回归模型合并图形技术用于可视化预测单个病人的健康风险,可以帮助医生校正诊断和对病人进行分类管理。

根据 20 世纪 80~90 年代我国人群长期队列研究结果得到的危险评估模型,我国开发了成人(35 岁以上)缺血性心血管病 10 年发病危险评估方案及计算机评估工具。第一步,登陆中国心血管病防治信息网(网址 www.healthyheart-china.com)。第二步,从该网页首页最左侧总栏目中选择"危险评估"并点击,弹出"危险评估"页面。将个人有关信息填入相应空格中后,点击下面"确定",此时会弹出"危险评估结论与建议"页面。在该页面中可查到 10 年缺血性心血管病发病绝对危险、此年龄段平均危险和此年龄段最低危险。第三步,将该个体的绝对危险与所在年龄组的平均危险和最低危险进行比较,从而得出发病相对危险。此外,国内有人利用 PowerBuilder 9.0 开发由健康危险因素直接计算各个危险因素的健康评价软件,并给出健康评价报告,后台数据库使用了 Microsoft SQL Sever 2000 关系数据库。通过软件分析,可以了解个体的危险因素信息,有针对性地提出健康建议,对健康危险情况进行跟踪,并给出健康评价报告,还可为群体评价提供数据。

以上国内、外的实践表明,健康危险评价是计算机在临床预防服务方面最成功的应用,计算机的输出结果比医生的劝告更具有说服力,能促使病人改变不良的生活方式,帮助社区医生进行健康状况的自动诊断,提高科学、合理的健康管理水平,弥补全科医生缺乏的现状,进一步提高居民的健康水平。健康危险因素评价已经成为健康医疗体系中非常重要的一部分,并已证明能有效地降低个人的健康风险,同时降低医疗开支。

第三节　根据相关危险影响制定健康维护计划

第一版《临床预防服务指南》根据 100 多种危险因素或患者情况提出了大约 80 项成人健康维护推荐标准,其中许多建议只适用于特定的高危人群。显然,临床医生根本不可能全部记住这些推荐标准和危险因素,但计算机可以根据患者健康档案提供的数据和内置计算模型,进行决策支持,推荐健康维护计划。

von Korff 在西雅图的 14 个初级保健诊所对糖尿病或冠心病或两者皆有的慢性病伴抑郁

患者开展一项随机对照试验,创建个性化的临床和自我管理目标,护士和医师定期结构化访问患者,制定健康维护计划,计算机系统支持跟踪患者的血压、血糖等生化指标,动态监测和评估患者的病情,12 个月的随访结果发现综合护理能减少伤残,提高生命质量。同样,加拿大的 Holbrook 等人进行过一项计算机化医疗实践的临床随机对照试验,对 49 个社区的 1 102 例血管疾病患者利用共享的电子血管危险因素决策支持系统(CDSS),通过 CDSS 干预实验评估患者和医生初级保健的效果。Shelley 等人对电子决策系统支持的电子病历与单纯的电子病历在高血压的控制方面做过研究发现,计算机辅助决策作为多组分的质量改进计划的一种卫生信息技术,对高血压的治疗和预后的改善有明显作用。

每个人的具体情况千差万别,如何针对具体的服务对象使健康维护计划同时具备个性化和标准化特点,是需要解决的一个关键问题。从业务的角度,我们可以将危险因素进行最小数据集的细分,相对应,建设健康维护标准的最小数据集,使危险因素与健康维护标准间形成对应的逻辑关系。信息系统根据健康危险度评估的结果,自动生成健康维护的工作集合。由于不同的危险因素的临床预防措施有交叉和重叠的可能,信息系统对同类任务进行自动合并后形成针对个体的推荐健康维护计划。通过最小数据集,可以实现标准化,通过最小数据集的优化组合,可以实现健康维护计划的个性化。

时间管理是计划制定中的关键环节,我们在计划制定时必须对任务进行明确时间定义,使整个健康维护计划自动分解成不同时间段的具体任务,使计划具备更好的可执行性。

实施有效的临床决策支持是一项艰巨的任务,涉及技术与组织之间的相互作用。以计算机为基础的决策支持系统(CDSS)应该生成具体的建议,而不是单纯的评估,在作出决定的时间和地点自动成为临床工作流程的一部分。计算机决策支持系统的接口对于最终用户的接受至关重要。CDSS 能对疾病筛查进行明确指引,*Wagholikar* 团队基于国家的宫颈癌筛查指南,指导规则库构建一套 CDSS, CDSS 通过访问电子医疗记录系统生成给患者的具体建议,辅助医生进行宫颈癌筛检。但 CDSS 在优化筛检建议的同时也有其应用局限性,推广尚有难度。

第四节　实践案例介绍:电子临床预防路径及任务导航

临床医生在门诊过程中,主要以患者的主诉为中心开展常规工作,健康维护计划在临床医生的日常工作中有效落实,还必须使健康维护计划变得简单、直观、易执行。

斯坦福大学医学研究人员利用 EON 技术开发了自动化证据为基础的原发性高血压管理决策支持系统 ATHENA DSS,以及目前国内三级医院广泛应用的单病种临床路径技术,为我们提供了一个良好的范例。临床路径围绕疾病主题,形成在不同时间段内的具体任务列表,信息系统自动按照时间流进行任务的提示,指导相关工作人员开展具体的工作,明显提高了治疗的标准化程度和资源的使用效率,改善了医疗质量。

自 2010 年起,上海市浦东新区塘桥社区卫生服务中心试点家庭医生制签约责任服务,作为责任的具体内容,建立了糖尿病、高血压、高血脂的社区临床预防路径,根据国家的相关指南,分别编制相关疾病的预防路径表单,表单的横轴是以月为单位的时间轴,纵轴是具体任务(表30-3、表30-4)。

表30-3 某社区高血压易患人群社区预防路径表单

适用对象:高血压易患人群

姓名:_____ 性别:_____ 年龄:_____ 医保号:_____ 电话:_____

签约日期:_____年_____月_____日 解签日期:_____年_____月_____日

标准防控周期为12个月

时间	第一个月	第二个月	第三个月	第四个月
主要诊疗工作	□ 询问病史与体格检查,完成病历书写,签约建档 □ 完善项目检查 □ 高血压健康教育 □ 生活方式干预			
重点医嘱	□ 低盐低脂饮食 □ 高血压健康宣教 □ 血压测定 □ 血常规、尿常规、大便常规 □ 血糖、肝肾功能、血脂、电解质、血黏度 □ 尿白蛋白测定 □ 并发症相关检查: 尿蛋白/肌酐、眼底检查、Hs-CRP □ 心电图、胸片、腹部B超 □ 对症处理			
主要护理工作	□ 对患者或其家属完成签约责任告知 □ 执行医嘱 □ 正确的血压测定及记录方法 □ 电话随访 □ 相应检查数据录入			
病情变异记录	□ 无 □ 有,原因: 1. 2.	□ 无 □有,原因: 1. 2.	□ 无 有,原因: 1. 2.	□ 无 □ 无 □ 有,原因: 1. 2.

注:筛检后正常者明年复查;异常者进入随访流程。

表30-4　社区高血压易患人群筛检随访记录表

（　　　年度）

姓名：　　　性别：　　　年龄：　　　医保号：　　　高血压管理分级：　□1级管理　□2级管理　□3级管理

周期＼项目	体格检查									主要检查												特殊检查									医嘱									随访记录	
	BMI	身高(m)	体重(kg)	腰围(cm)	臀围(cm)	腰臀比	血压(mmHg)	脉搏次/分	双侧足背动脉	血常规	尿常规	尿微量蛋白(mg/L)	大便隐血	空腹血糖(mmol/L)	餐后血糖(mmol/L)	糖化血红蛋白(%)	血脂	血流变	肝功能	肾功能	尿酸	骨密度测试	心电图	14碳呼气试验	B超	视力眼底检查	胸片	动态血压	动态心电图	脑彩超	慢性病健康教育	饮食控制	运动	钙离子拮抗剂	ACEI	利尿剂	β受体阻滞剂	ARB	其他	随访人员	随访日期
第一个月	●	●	●	●	●	●	●	●	●	●	●	○	○	●	●	●	●	●	●	●	●	○	●	○	○	⊕	○	⊕	○	○	●	●	●	○	○	○	○	○	○		
第二个月	●	○	●	○	○	○	●	●	●																						●	●	●								
第三个月	●	○	●	○	○	○	●	●	●																						●	●	●								
第四个月	●	○	●	○	○	●	●	●	●	○	⊕	⊕	○	●	⊕	○	●	⊕	●	●	○		○		○						●	●	●								
第五个月	●	○	●	○	○	●	●	●	●																						●	●	●								
第六个月	●	○	●	○	○	●	●	●	●																						●	●	●								
第七个月	●	●	●	●	●	●	●	●	⊕	●	●	●	●	●	●	●	●	●	●	●	●	○	●	○	○	⊕	○	⊕	○	○	●	●	●	○	○	○	○	○	○		
第八个月	●	○	●	○	○	○	●	●	●																						●	●	●								
第九个月	●	○	●	○	○	○	●	●	●																						●	●	●								
第十个月	●	○	●	○	●	●	●	●	●	○	⊕	⊕	○	●	⊕	○	●	⊕	⊕	⊕	○		○		○						●	●	●								
第十一个月	●	○	●	○	○	●	●	●	●																						●	●	●								
第十二个月	●	○	●	○	○	●	●	●	●																						●	●	●	○	○	○	○	○	○		

年度评估及分级管理变更情况：
□ 高血压____级管理
□ 维持稳定
□ 其他：_____

责任医生：
评估日期：

注：●为必选项，○为可选项，⊕为3级管理加选项。

编制应用程序，将任务表单信息化。成年服务对象只要在社区卫生服务中心注册，建立健康档案，高血压的推荐防控路径即在后台自动生成（图30-2）。路径有刚性内容，也有供签约全科医生自主选择的部分内容，一经确定，后台即将个性化的内容备案，进入了相关临床预防的管理程序（图30-3）。系统会根据路径内容的时间安排，及时将任务推送到全科医生工作站的工作界面，进行任务的提醒和导航，帮助全科医生在解决服务对象的主诉的同时，简单、高效地完成临床预防的阶段任务。只要系统没有在后台发现任务完成的数据记录，在时间段内任务就会被反复提醒。在任务时间窗的最后一周，系统会自动生成失访对象的列表，供责任主体进行查询和主动联系（图30-4）。

在同一个时间周期内，对象的多种主题临床预防路径任务，系统进行自动的合并，以避免重复的工作量。相关干预任务的数据，在不同预防路径的绩效评价中共享。

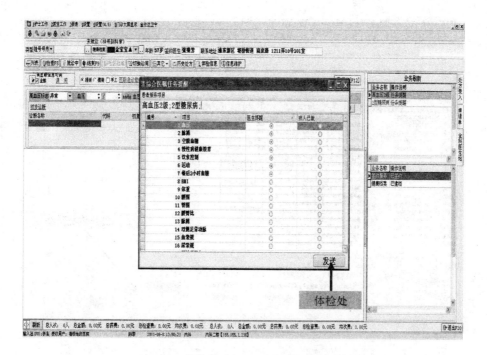

图30-2 高血压临床预防路径任务选择

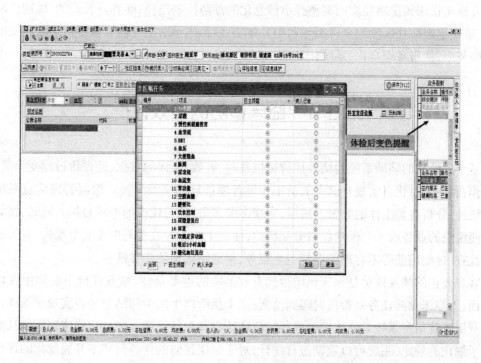

图30-3 高血压临床预防路径任务提醒与导航

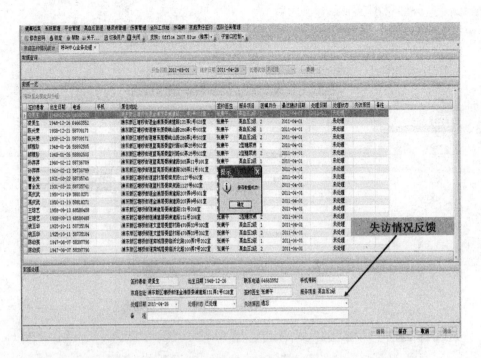

图 30-4　失访对象清单

高血压临床预防路径应用案例提示信息化的预防控制路径,能够将长期的、周期性的任务及时、准确地提醒社区签约全科医生和服务对象,使临床预防服务能够很好地融入传统的基本医疗服务中,使服务综合化、系统化。

第五节　临床预防的绩效评价

基于计算机的辅助系统为绩效评价提供及时、有效、全面的数据,使评价过程变得简单、易于操作,利用信息化可实现对医务人员工作量各项信息的全面掌握。医院管理信息系统可以实时统计、分析各类工作的数量及质量,实现多劳多得、优劳优得的考核目标。同时,绩效考核系统使医院的业务收入与医疗经费分配脱钩,使医生的业务收费与医生奖金脱钩,有力地遏制重复检查、过度用药等不合理的医疗卫生服务,促进临床预防任务落实。

客观公正的绩效评价是临床预防得到有效落实的重要条件,绩效评价主要集中在以下两个方面:①临床预防任务是否按时得到落实;②干预所产生的中间结果是否实现了预期目标。

利用医院信息系统对临床医师进行绩效评价有其独特优势。信息化临床预防路径对任务进行了细化的规定,系统可以定期进行统计,对于临床预防的任务落实率开展量化的评价。干预的中间结果详细地记录于数据库中,通过数据挖掘工具,能够对不同危险因素干预的中间结果改善情况进行详细的分析,以阶段性的结果指标评价临床预防责任主体的目标绩效。

基于量化的工作量评价,可以对临床医生进行恰当的劳务补偿,以强化临床预防任务的落实率;基于中间结果的客观数据分析,可以对临床医生进行结果为导向的绩效奖惩,引导临床医生更加关注临床预防的结果。在预防服务中,临床医生有其天然的职业优势,通过激发临床医生的积极性和责任意识,使临床预防相关技术的应用效果更加接近于功效。

卫生信息技术发展,能够为每个人长期积累健康相关数据,危险因素相关数据已经存储在数据库中,在需要的时候,根据评估模型,可以自动生成健康危险度评估结果;根据计算机为基础的决策支持系统,能够自动生成每个患者的健康维护计划;根据健康维护计划,能够形成细化的任务路径,进行任务导航,追踪健康维护任务落实的情况和结果,实时提醒医生、患者和管理者;根据健康维护任务落实和健康中间结果数据,能够进行客观的绩效评价,为强化结果为导向的健康维护提供管理基础。基于实际工作的长期数据积累,又可以帮助专家组对疾病的预防方法和干预的效果进行更加科学的评价,提出不断优化的推荐意见。

2011 年,《国务院关于建立全科医生制度的指导意见》明确定义了全科医生在基本医疗中的地位与责任,临床预防的具体任务是全科医生责任的核心内涵之一,信息化可以使临床预防的任务在全科医生临床实践中简洁、系统地得到落实。当然,临床预防的全面落实还要进行大量的模型研究和配套信息工具的开发。

(黄 煊)

参考文献

[1] 罗春燕,傅华,陈洁,等. 临床预防服务指南的制定和应用前景. 中国全科医学杂志,1999, 2(2):147-149.

[2] 魏新萍,储继志,陈凌,等. 基于信息化的社区卫生服务基本医疗功能评价体系构建. 全科医学临床与教育,2012,10(1):45-46.

[3] 吴健,黄振中,范水平. 利用医院信息系统实现临床医师的绩效评价. 医院管理论坛, 2003,(6):145.

[4] Parsons A, McCullough C, Wang J, et al. Validity of electronic health record - derived quality measurement for performance monitoring. J Am Med Inform Assoc, 2012, 19(4): 604-609.

[5] Department of Health: Health survey for England 1998. Health survey for England 2003. [http://www. data-archive. ac. uk/].

[6] Marshall. T. Identification of patients for clinical risk assessment by prediction of cardiovascular risk using default risk factor values. BMC Public Health, 2008, 8:25.

[7] Björk J, Ekelund U, Ohlsson M. Risk predictions for individual patients from logistic regression were visualized with bar-line charts. J Clin Epidemiol, 2012, 65(3):335-342.

[8] von Korff M, Katon WJ, Lin EH, et al. Functional outcomes of multi-condition collaborative care and successful ageing: results of randomised trial. BMJ, 2011, 343:d6612.

[9] Holbrook A, Pullenayegum E, Thabane L, et al. Shared electronic vascular risk decision support in primary care: computerization of medical practices for the enhancement of therapeutic effectiveness (COMPETE III) randomized trial. Arch Intern Med, 2011, 171(19):

1736-1744.

[10] Shelley D, Tseng TY, *Matthews AG*, *et al*. Technology-driven intervention to improve hypertension outcomes in community health centers. Am J Manag Care, 2011, 17: SP103-110.

[11] Wagholikar KB, *MacLaughlin KL*, *Henry MR*, *et al*. Clinical decision support with automated text processing for cervical cancer screening. J Am Med Inform Assoc, 2012, 19 (5): 833-839.

[12] Mary KG, RWC, SWTU, et al. Translating research into practice: organizational issues in implementing automated decision support for hypertension in three medical centers. J Am Med Inform Assoc, 2004, 11(5): 368-376.

图书在版编目（CIP）数据

临床预防医学/傅华主编. —2 版. —上海：复旦大学出版社,2014.1
ISBN 978-7-309-10202-4

Ⅰ.临… Ⅱ.傅… Ⅲ.临床医学-预防医学 Ⅳ.R1

中国版本图书馆 CIP 数据核字（2013）第 287082 号

临床预防医学（第二版）
傅 华 主编
责任编辑/宫建平

复旦大学出版社有限公司出版发行
上海市国权路 579 号 邮编：200433
网址：fupnet@ fudanpress.com http://www.fudanpress.com
门市零售：86-21-65642857 团体订购：86-21-65118853
外埠邮购：86-21-65109143
江苏省句容市排印厂

开本 787×1092 1/16 印张 29.75 字数 724 千
2014 年 1 月第 2 版第 1 次印刷

ISBN 978-7-309-10202-4/R·1357
定价：70.00 元